河南省卫生健康委员会立项资助项目

名中医席作武肛肠病经验集

主编　席作武

河南科学技术出版社
·郑州·

图书在版编目（CIP）数据

名中医席作武肛肠病经验集 / 席作武主编. --郑州：河南科学技术出版社, 2024.8. --ISBN 978-7-5725-1692-4

Ⅰ.R266

中国国家版本馆CIP数据核字第2024RT3281号

出版发行：河南科学技术出版社

地址：郑州市郑东新区祥盛街27号　　邮编：450016

电话：（0371）65788613　　65788625

网址：www.hnstp.cn

责任编辑：武丹丹

责任校对：董静云

封面设计：张德琛

责任印制：徐海东

印　　刷：郑州市毛庄印刷有限公司

经　　销：全国新华书店

开　　本：787mm ×1 092mm　　1/16　　印张：20.25　　字数：405千字

版　　次：2024年8月第1版　　2024年8月第1次印刷

定　　价：128.00元

如发现印、装质量问题，影响阅读，请与出版社联系并调换。

本书编委会

主　编	席作武	河南省中医院（河南中医药大学第二附属医院）
副主编	左振魁	河南省中医院（河南中医药大学第二附属医院）
	高宗跃	河南省中医院（河南中医药大学第二附属医院）
	张　宁	河南省中医院（河南中医药大学第二附属医院）
	王　凯	河南省中医院（河南中医药大学第二附属医院）
	陈　辉	河南省中医院（河南中医药大学第二附属医院）
	王振宜	上海中医药大学附属岳阳中西医结合医院
	郭成云	三门峡市中心医院
	魏林富	鹤壁市中医院
	曹琪峰	河南省中医院（河南中医药大学第二附属医院）
编　委	李培培	河南省中医院（河南中医药大学第二附属医院）
	杨娅娟	河南省中医院（河南中医药大学第二附属医院）
	刘天天	河南省中医院（河南中医药大学第二附属医院）
	尚雅嵩	河南省中医院（河南中医药大学第二附属医院）
	魏亚轩	河南省中医院（河南中医药大学第二附属医院）
	宋青青	河南省中医院（河南中医药大学第二附属医院）
	周琼阁	河南省中医院（河南中医药大学第二附属医院）
	方真妹	河南省中医院（河南中医药大学第二附属医院）

主编介绍

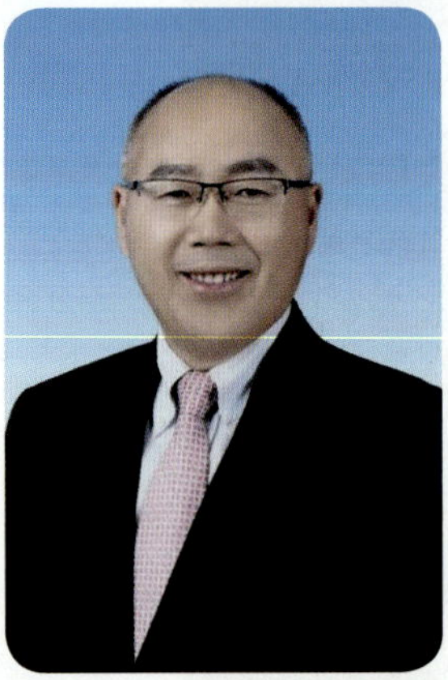

席作武，男，1964年生，主任医师，河南省中医院（河南中医药大学第二附属医院）肛肠科主任，二级教授，博士研究生导师，享受国务院政府特殊津贴专家，河南省高层次人才，河南省名中医，河南省中医药传承与创新人才工程（仲景工程）领军人才。

任河南省中医药学会外科分会主任委员、河南省卫生系列高级职称评审委员、山西省中医药高级技术职务评审委员、国家基本医疗保险药品评审专家、中华中医药学会肛肠分会（第六届）副会长、中国中医药研究促进会肛肠分会副会长、中国民族医药学会肛肠科分会副会长、世界中医药学会联合会固脱疗法专业委员会副会长、中国便秘联谊会副会长、中国医药教育协会肛肠疾病专业委员会副会长、中医药高等教育学会临床教育研究会肛肠分会副会长、欧亚结直肠外科协会中国中部地区分会副会长、中国老年保健协会肛肠专业委员会副会长、中国健康促进与教育协会肛肠分会副会长、白求恩精神研究会肛肠分会副会长、中华中医药学会外科分会常务委员、中国医师协会肛肠医师分会常务委员、世界中医药学会联合会肛肠病专业委员会常务理事、世界中医药学会联合会盆底医学专业委员会常务理事、中国中西医结合学会疡科专业委员会与大肠肛门病专业委员会常务委员、中国医师协会肛肠医师分会中西医结合痔瘘专业学组组长、中国医师协会中西医结合医师分会肛肠病学专家委员会常务委员、河南省医师协会结直肠肛门外科医师分会副会长、河南省中医药学会肛肠分会副主任委员、河南省中医药（中西医结合）学会肛肠学科协同创新共同体共同主任委员、河南省中医药学科青苗人才项目指导老师、河南省抗癌协会大肠癌专业委员会委员、郑州市医疗事故鉴定委员会专家。荣获“全国中医肛肠学科名专家”“河南省肛肠学科知名专家”“全国中医肛肠专业优秀科技工作者”“全国中医肛肠学科先进名医工作室——席作武名医工作室”等荣誉称号。

发表肛肠专业论文145篇（其中核心期刊论文25篇、SCI论文3篇）。编写论著10余部。主持及参与科研课题24项（其中在研课题8项），获得河南省科技进步二等奖1项，其他科技进步奖15项。获国家发明专利3项，申请专利12项。

从事肛肠临床近40年，擅长治疗肛肠疾病，特别是重度环状痔疮、多间隙感染复杂肛周脓肿、复杂肛瘘、陈旧肛裂、顽固便秘、溃疡性结肠炎、坏死性筋膜炎、肛肠术后大出血、重度直肠脱垂、骶前囊肿、直肠阴道瘘、结直肠癌等疑难、危重、复杂肛肠疾病。尤擅PPH、TST、RPH、STARR、Milligan-Morgan、Limberg、Bascom、Karydakis、Delorme、Altemeier手术治疗肛肠疾病。

多次荣获河南中医药大学“三育人”先进个人、文明教师。获河南省中医外科特殊贡献奖，河南省中医（中西医结合）肛肠学会工作特殊贡献奖，农工党河南省委抗震救灾优秀党员、抗击非典先进个人称号，中华医学会、中国医师协会、中国中西医结合学会2018中国－东盟胃肠肛门外科学术峰会现场手术展示大师奖。

2009～2019年先后赴美国、俄罗斯、英国、日本、越南、荷兰等26个国家和地区讲学、访问及进行学术交流。

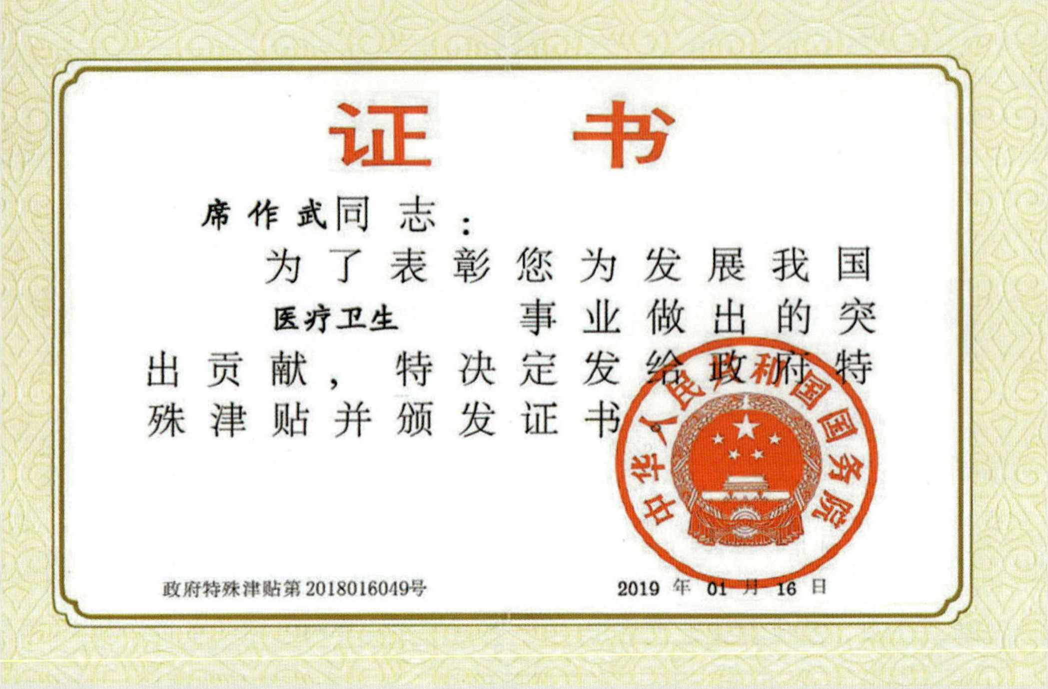

证 书

席作武同志：

为了表彰您为发展我国医疗卫生事业做出的突出贡献，特决定发给政府特殊津贴并颁发证书。

中华人民共和国国务院

政府特殊津贴第2018016049号

2019年01月16日

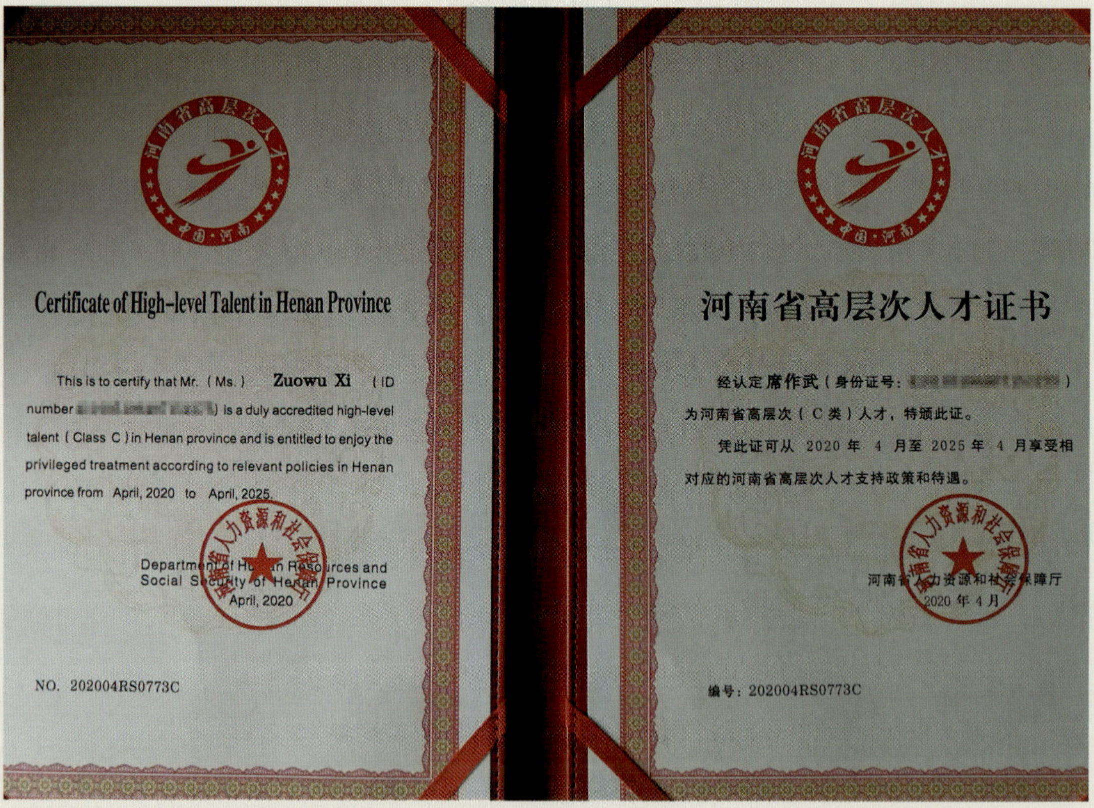

Certificate of High-level Talent in Henan Province

This is to certify that Mr.（Ms.） Zuowu Xi （ID number [redacted]） is a duly accredited high-level talent（Class C）in Henan province and is entitled to enjoy the privileged treatment according to relevant policies in Henan province from April, 2020 to April, 2025.

Department of Human Resources and Social Security of Henan Province

April, 2020

NO. 202004RS0773C

河南省高层次人才证书

经认定席作武（身份证号：[redacted]）为河南省高层次（C类）人才，特颁此证。

凭此证可从2020年4月至2025年4月享受相对应的河南省高层次人才支持政策和待遇。

河南省人力资源和社会保障厅

2020年4月

编号：202004RS0773C

所获荣誉

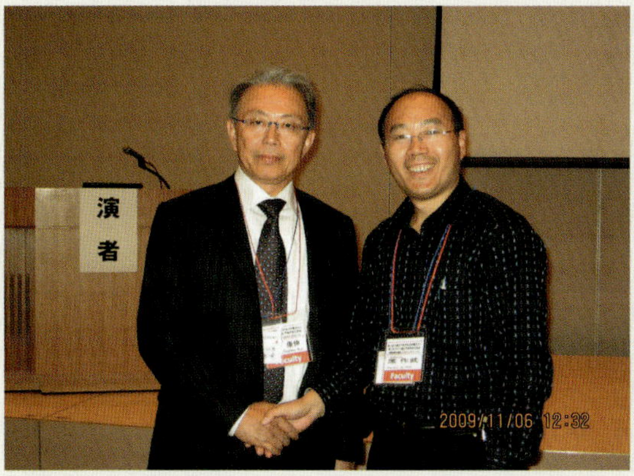

日本福冈讲学

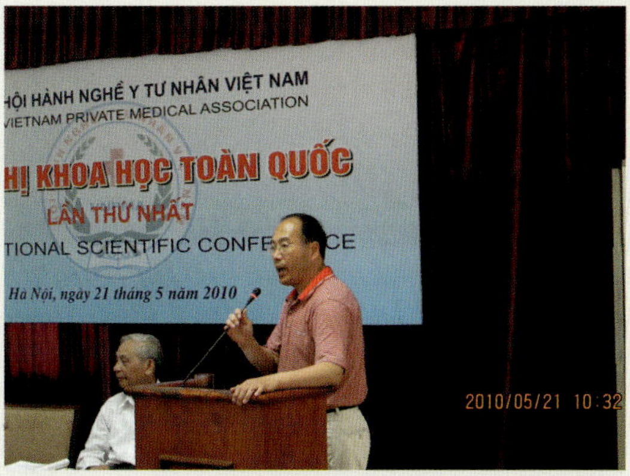

越南河内讲学

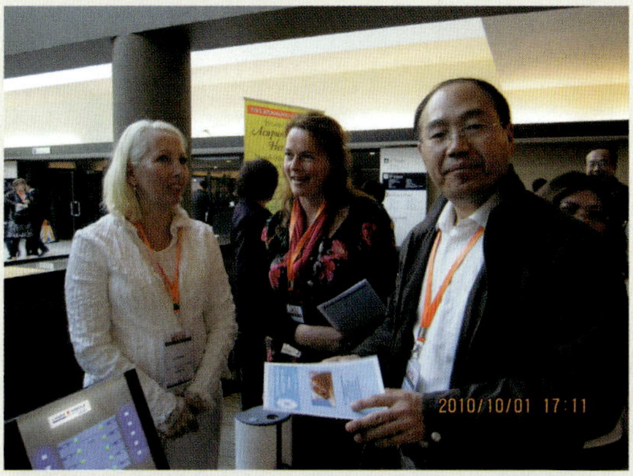

荷兰海牙讲学

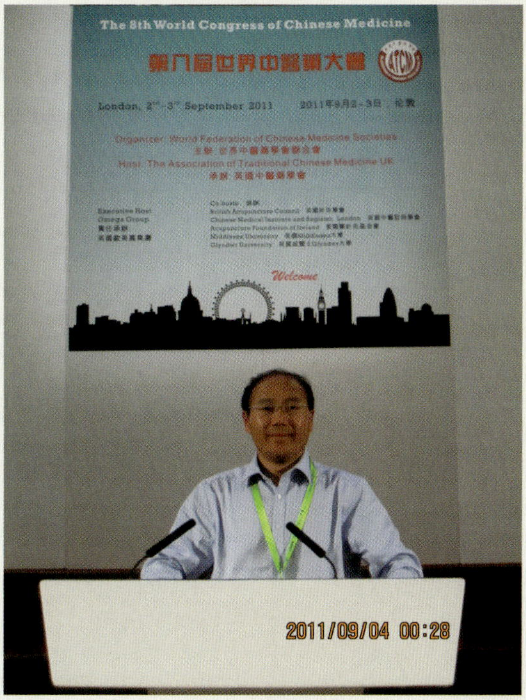

英国伦敦讲学

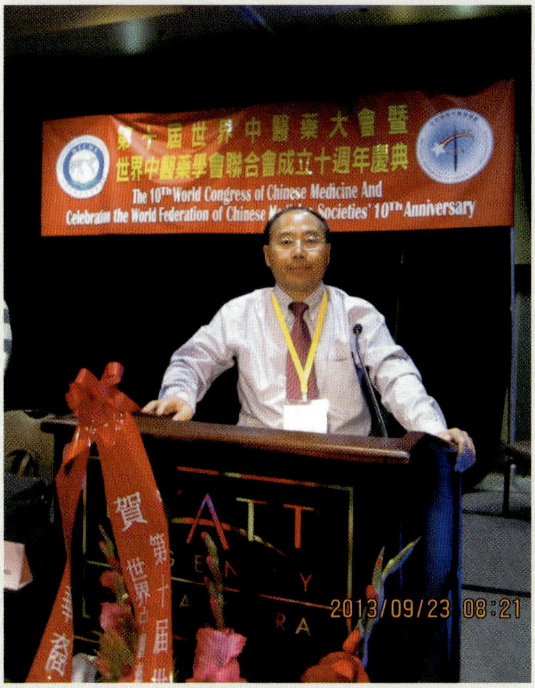

美国旧金山讲学

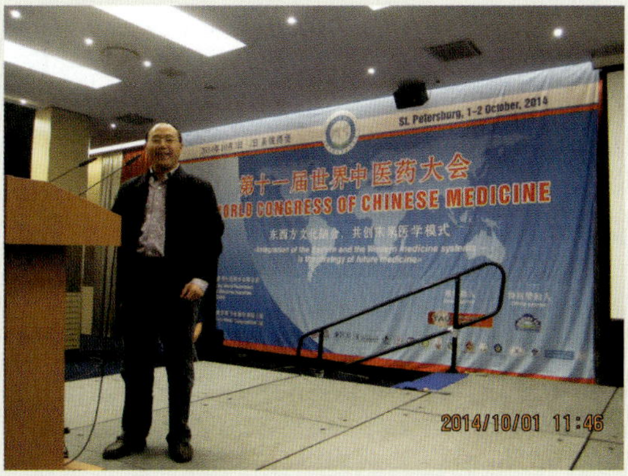

俄罗斯圣彼得堡讲学

应邀出国讲学

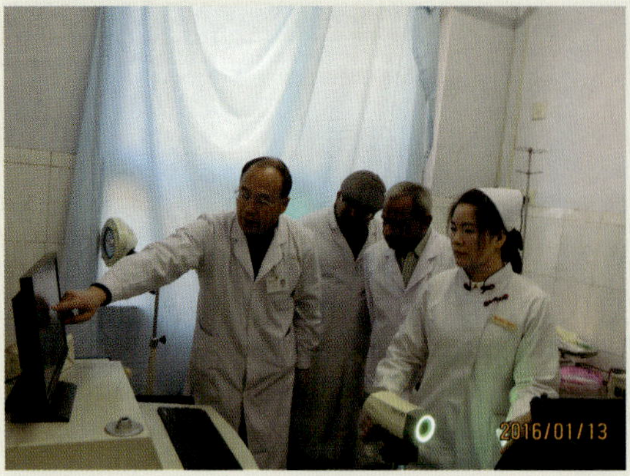

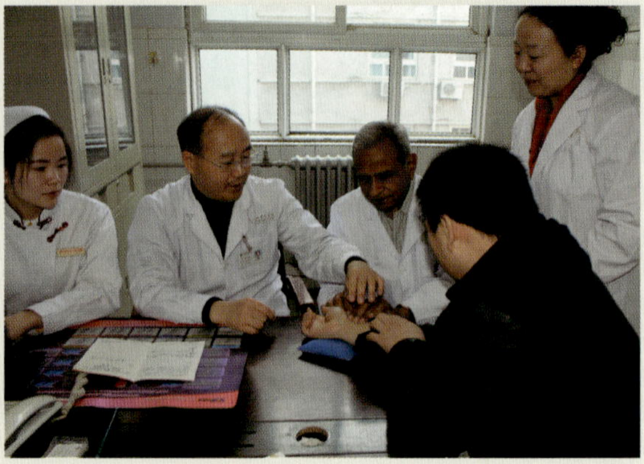

2016 年 1 月第一批印度学员参观学习

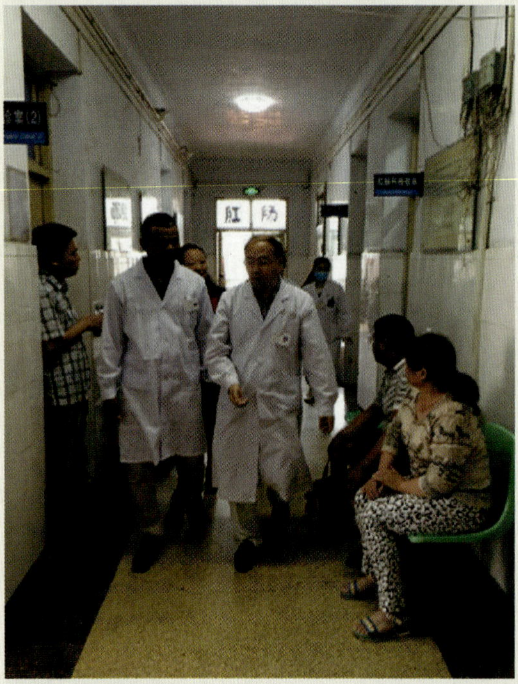
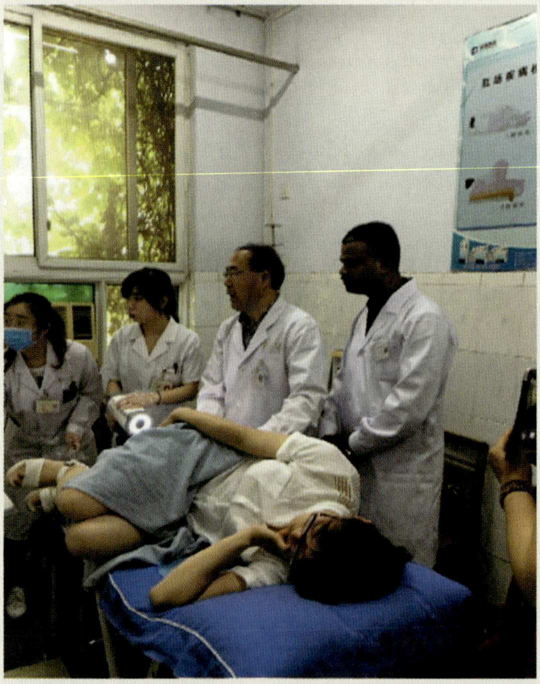

2016 年 2 月第二批印度学员参观学习

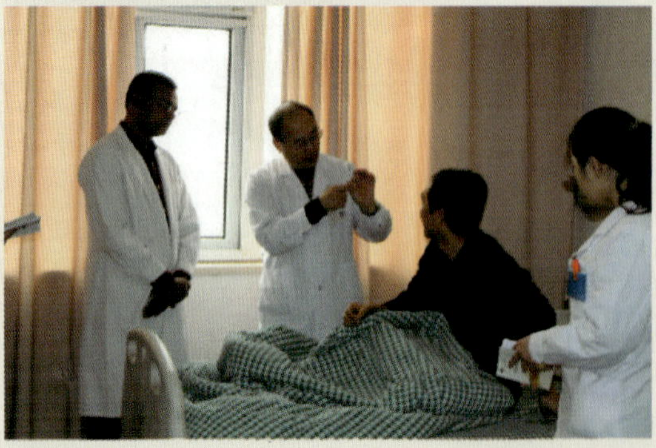
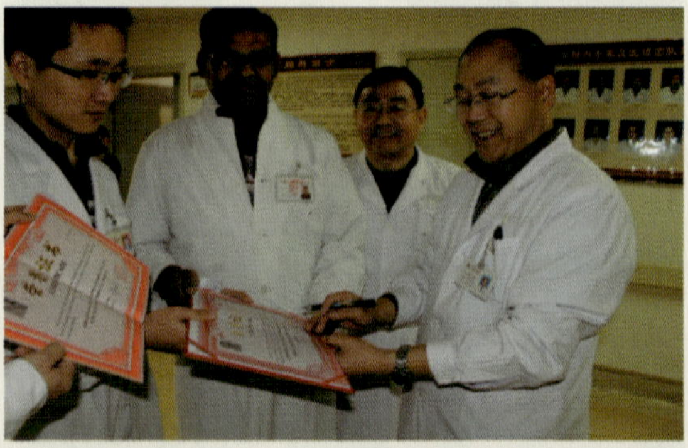

2016 年 12 月第三批印度学员参观学习

印度学员参观学习

前言

随着我国科学技术的进步与发展，医学科学亦不断进步，肛肠专科诊疗日新月异，肛肠疾病诊疗手段不断更新，肛肠病治疗学已成为肛肠专科一个极为重要的组成部分。祖国医学研究肛肠病历史悠久、内容丰富。近年来，肛肠医师根据中医理论，结合现代科学的先进技术和方法，深入开展了中医药防治肛肠病的临床和实验研究，已取得了一定的成效，积累了丰富的经验，充分体现了中医药防治肛肠病的优势。

为了进一步提高肛肠病的科研水平和临床诊疗水平，推动肛肠病中医药临床防治经验的传承，促进中医药治疗肛肠病的优势技术及研究成果的推广，我们组织编写了本书。本书以肛肠临床实用为主，图文并茂，注重先进性、科学性，贴近临床，深入浅出，简明扼要，突出中医的特色、优势及最新研究进展，内容既有传统疗法，又有现代新疗法，既有手术疗法，也有非手术疗法，尤其突出中医特色及中医外治疗法，中西医结合诊治肛肠病得到更好的体现。

河南省中医院（河南中医药大学第二附属医院）肛肠科是河南省中医重点专科，河南省区域性中医诊疗中心，是中华中医药学会肛肠分会（第六届）副会长单位，在肛肠疾病的科研、教学、临床医疗等方面享有盛誉。本书总结了席作武教授近40年的肛肠病诊疗临床经验，以中西医诊断和治疗为重点，立足中医肛肠临床，遵循临床诊疗思维，突出手术治疗的重要性，结合临床心得体会，详细介绍了10类常见及疑难危重肛肠病的临床表现、诊疗经过及经验。其中大多系笔者肛肠临床验证行之有效、重复性强的方法和方药及手术，以供从事肛肠科临床、教学及科研工作的同道参考、借鉴。

本书在编写过程中经过反复修改，力求做到由浅入深、精益求精。但由于一些病例时间较久，可能存在记录不详细之处。如本书能起到抛砖引玉的作用实为幸事，若能得到肛肠同道斧正和补充，则更为荣幸，倍加欣慰。中医书籍汗牛充栋，众多医家笔耕不止，谨以此书献给肛肠同道，期望有所收获，不负同道，传承精华，守正创新，踔厉奋进，砥砺前行。

本书编委会

目录

上篇　基础篇

下篇 实践操作及案例篇

上篇　基础篇

第一章　痔

痔是肛垫病理性肥大、位移及肛门周围皮下血管丛淤滞而形成的团块。它是一种常见病、多发病，其发病率占肛门直肠类疾病的第一位。各个年龄段皆能发病，尤以20～40岁占比最大。主要症状有三：大便出血、肿物脱出、肛门疼痛。

一、病因病机

痔的确切病因暂未明确，以下学说传识度较广。

1. 肛垫下移学说　1975年Thomson提出目前临床上广泛接受的痔的原因学说——内痔的发病原因归结于肛垫病理性肥大、位移。肛垫具有协助肛管闭合、节制排便的作用。肛垫松弛可导致肛垫病理性肥大、位移，从而形成痔。

2. 静脉曲张学说　早在18世纪Huter于解剖时发现痔内静脉呈连续扩张，他以此为依据，认为内痔发生的原因是痔静脉扩张。然而现代解剖已证实其扩张属生理性扩张，从而证实内痔的好发部位与静脉的分支类型无直接联系。

3. 慢性感染学说　直肠肛管区的感染易引起静脉炎，使周围的静脉壁和周围组织纤维化、弹性减弱、扩张而形成痔。

此外，嗜酒、嗜食辛辣刺激性食物、长期便秘、慢性腹泻、妊娠分娩、肛周感染等因素均为痔病的诱因。

二、临床表现

临床上，痔分为3种，分别为内痔、外痔、混合痔。

（一）内痔

临床上内痔发病数最多。主要表现为无痛便血和肿物脱出。常见于膀胱截石位3、7、11点位。

1. 便血　便血无痛且呈间歇性便鲜血，是内痔及混合痔的早期常见症状。便血较轻时，会在粪便表面或厕纸上显示血液，然后滴血。如果病情严重，可能会出现喷射状出血。长期出血可导致缺铁性贫血。

2. 肿物脱出　轻者可自行收缩回肛内，重者需手法帮助其复位，甚者因不能还纳，常可发生嵌顿等症状。

3. 疼痛 内痔不痛，但合并有血栓性外痔、感染或嵌顿时，可出现肛门痛感剧烈。

4. 肛周瘙痒 痔块脱出肛外常伴有黏液及分泌物，可刺激肛门周围皮肤，继而引起肛周瘙痒。

根据内痔肿物脱出程度的大小，内痔分为4期。

Ⅰ期：大便时带血、滴血或喷射状出血，血色鲜红，便后自止，无肿物脱出。

Ⅱ期：常有大便带血，颜色呈鲜红，排便时肿物脱出肛门外，便后可自行收缩回肛内。

Ⅲ期：偶有大便带血，便后久立、久行、劳动用力、咳嗽、负重增加腹压时肛内肿物脱出，不能自行收缩回肛内，需休息或手动纳回肛内。

Ⅳ期：痔块变大，肛内肿物脱出肛门外，不能还纳回肛内，或还纳后又脱出肛外。

（二）外痔

外痔患者平素仅肛缘皮肤突起或肛门有异物感，痛感不明显。排便力猛时，肛周皮下静脉丛破裂形成血栓，甚至感染，痛感剧烈。

由于临床症状、病理特点及其病程的差异，外痔可分为炎性外痔、血栓性外痔、静脉曲张性外痔、结缔组织性外痔等。

1. 炎性外痔 肛缘皮肤破损或感染后，呈红肿热痛的炎性表现。

2. 血栓性外痔 好发于肛缘外截石位3、9点位，以中年男性多见。肛缘皮下突发青紫色肿块，局部皮肤水肿，肿块初起尚软，疼痛剧烈，逐渐变硬，活动性好，可移动，分界清晰，触痛明显。

3. 静脉曲张性外痔 排便时或久蹲，肛缘皮下有柔软青紫色团块隆起，可伴有坠胀感，团块物经按压后可消失。

4. 结缔组织性外痔 肛门边缘处赘生皮瓣，逐渐增大，质地柔软，一般无疼痛，不出血，仅觉肛门有异物感，偶有感染而肿胀时，才觉疼痛。肿胀消失后，赘皮依然存在。

（三）混合痔

混合痔兼具内痔和外痔双重症状。常发生于膀胱截石位3、7、11点位，尤其以11点位最多见。

三、专科检查

1. 直肠指检 内痔患者早期无不适症状，后期可触及柔软的痔块。直肠指检的最大意义在于排除临床上手指触摸得到的肛管直肠肿瘤类疾病。

2. 肛门镜检 是内痔确诊的首检方法。可肉眼观察到内痔及直肠黏膜是否有充血、水肿、肿块、溃疡等，以及排除其他直肠疾病。

3. 肠镜检查 对年龄≥45岁的便血患者，建议进行结肠镜检查，排除结、直肠肿瘤及炎症性肠病（inflammatory bowel disease，IBD）等疾病。

四、治疗方法

痔的治疗原则：①判断痔症状之轻重，若痔无症状则不需要治疗，若合并有出血、痔核脱出、血栓和痔核嵌顿方需治疗。②若痔症状明显，重在减轻或消除其主要症状。③首选保守治疗，保守治疗失败或不宜保守治疗时方考虑非保守治疗。

（一）保守治疗

保守治疗包括内治法及外治法，目的在于控制和消除患者的主要不适症状。

1. 内治法 多适用于Ⅰ、Ⅱ期内痔，或内痔嵌顿伴有继发感染，或年老体弱，或内痔兼有其他严重慢性疾病不宜手术治疗者。

（1）风伤肠络证

［症状］ 大便带血、滴血或喷射状出血，血色鲜红，或有肛门瘙痒，舌红，苔薄白或薄黄，脉浮数。

［治法］ 祛风润燥，清热凉血。

［方药］ 凉血地黄汤或槐花散加减。

［加减］ 大便秘结者，加润肠汤。

（2）湿热下注证

［症状］ 便血色鲜，量较多，肛内肿物外脱，可自行回缩，肛门灼热，舌红，苔薄黄腻，脉滑数。

［治法］ 清热利湿止血。

［方药］ 脏连丸加减。

［加减］ 出血多者，加地榆炭、仙鹤草。

（3）气滞血瘀证

［症状］ 肛内肿物脱出，甚或嵌顿，肛管紧缩，坠胀疼痛，甚则肛缘有血栓，水肿，触觉明显，舌质暗红，苔白或黄，脉弦细涩。

［治法］ 活血化瘀，理气止痛。

［方药］ 活血散瘀汤或止痛如神汤加减。

（4）脾虚气陷证

［症状］ 肛门坠胀，肛内肿物外脱，需手法复位。便血色鲜或淡，可出现面色少华，头晕神疲，少气懒言，纳少便溏，舌淡胖，边有齿痕，苔薄白，脉弱。

［治法］ 健脾益气，养血摄血。

［方药］ 补中益气汤加减。

2. 外治法 痔症状局限于肛门部，临床上首先以肛门部对症治疗为主。外治包括熏洗、外敷、塞药、神阙穴贴药等。

（1）熏洗：中药熏洗法为中医治痔的特色之一。根据熏洗药的作用不同，可分为清热解毒类、活血消肿类、燥湿收敛类等，既可作为保守疗法，又可用于手术后治疗。目前各地医院多依据各自临床经验研制出行之有效的熏洗中药。常用的方剂有苦参汤等。

（2）外敷：膏剂最常应用，临床上有九华膏、马应龙麝香痔疮膏、龙珠软膏、肛泰软膏、四黄膏、金黄膏、化痔膏、红霉素软膏、四环素软膏、磺胺软膏等多种膏剂。这些药物多具有润滑、消肿、止痛、止血的作用，应用起来比较方便。也可以配合中西药粉剂如云南白药、甲硝唑、珍珠粉等，中医称之为掺法，适用于各期内痔及术后换药。

（3）塞药：栓剂是肛门给药，与口服药相比具有一定优点。可以防止胃酸和消化道酶对药物的破坏，免除药物对胃黏膜的直接刺激，减轻了肝脏的负担。同时由于直接作用于痔疮部位，吸收比口服药快得多，药效也能得到更大发挥。因此，栓剂治疗痔的应用较普遍，如马应龙麝香痔疮栓、普济痔疮栓、肛泰栓、解泰栓、太宁复方角菜酸酯栓、牛黄痔清栓、痔疮宁栓、化痔栓等，适用于各期内痔，具有清热消肿、止痛止血等作用。

（4）神阙穴贴药：脐贴药是中医传统疗法之一。中医认为肚脐为元神之门户，称之为神阙穴，其内联十二经脉，通五脏六腑，自古就有“入口之药，只能入其腹；入脐之药，方能入其根”的说法。肚脐的皮肤较人体其他部位薄，脐下有丰富的血管网，透皮药物在该部位容易被吸收。肚脐给药生物利用度高，是前臂给药的1～6倍。用法：首先洗净脐部周围的皮肤并擦干，然后分离贴有药片的无纺胶布与PVC片，将药片对准肚脐中心，粘贴牢固。每次1片，每天1次。

（二）非保守治疗

保守治疗效果不理想时，有必要采用非保守治疗。常用的方法主要有：

1. 内痔结扎术 适用于Ⅱ、Ⅲ期内痔。

2. 血栓外痔剥离术 适用于血栓较大且与周围粘连者或存在若干血栓者。

3. 外剥内扎术 是目前临床上治疗混合痔最常用的术式，综合Milligan–Morgan外切内扎术及中医内痔结扎术演变而成。适用于混合痔及环状痔。

4. 分段外痔剥离切除内痔结扎术 适用于所有环状混合痔。

5. 自动弹力线套扎疗法 适用于Ⅰ～Ⅲ期内痔。

6. 吻合器痔上黏膜环切术 尤其适用于Ⅱ、Ⅲ期重度内痔。通过环形切除并吻合部分内痔及痔上黏膜和黏膜下组织，提拉脱垂肛垫组织，恢复病态肛管直肠至正常解剖状态。

7. 注射疗法 适用于Ⅰ～Ⅲ期内痔、内痔兼有贫血者、混合痔的内痔部分。常用药物有消痔灵注射液、芍倍注射液等。

五、临床病例

例1 李某，男，64岁，自由职业者。肛门下坠感3年余伴便时肛门肿物脱出1周。

专科检查：视诊：截石位3、5、7、11～12点肛缘肿物。指诊：束指感明显。肛门镜下见：直肠黏膜松弛、堆积，截石位3、5、7、11、12点齿线上各有一红色肿物，截石位12点肿物糜烂。

诊断为内痔、直肠黏膜内脱垂。手术行“混合痔外剥内扎术+直肠黏膜内脱垂套扎术”。术后给予中药汤剂苦参汤外洗患处。术后13天，痔核基本萎缩脱落，便血消失，下坠感消失，痊愈出院。

例2 刘某，女，42岁，职员。便时出血5个月余。

专科检查：视诊：截石位6点肛管处有一裂口，色灰白。指诊：束指感明显。肛门镜下见：截石位3、7、9、11点齿线上各有一红色肿物。

诊断为内痔、陈旧性肛裂。手术行“内痔芍倍注射术+外痔切除术+肛裂切除术”。术后给予中药汤剂苦参汤外洗患处。次日便血停止，活动自如，无肿物脱出。术后11天，痔核基本萎缩脱落，无便时出血，无明显疼痛，无肿物脱出，痊愈出院。

例3 王某，男，31岁，自由职业者。便时间断出血5个月余。

专科检查：视诊：截石位3、5、7、11点肛缘肿物。指诊：（－）。肛门镜下见：截石位3、5、7、11点齿线上各有一红色肿物。

诊断为混合痔。手术行“内痔套扎吻合术+外痔切除术+肛门皮下组织美蓝神经阻滞术”。术后给予中药汤剂苦参汤外洗患处。次日便血停止，活动自如。术后15天，痔核基本萎缩脱落，无便时出血，无明显疼痛，痊愈出院。

例4 于某，男，41岁，职员。肛周肿物脱出半年，加重伴瘙痒2个月余。

专科检查：视诊：肛周潮湿，皮肤色红，散在丘疹样改变，截石位1、3、5、6～7、11点各有一褐色肿物。指诊：（－）。肛门镜下见：截石位3、5、7、11点各有一红色肿物，齿线上下相连。

诊断为混合痔、肛门湿疹。手术行“混合痔外剥内扎术+内括约肌松解术+肛门皮下组织美蓝神经阻滞术”。术后给予中药汤剂苦参汤外洗患处。次日活动自如，无肿物脱出。术后14天，痔核基本脱落，瘙痒消失，无明显疼痛，无肿物脱出，痊愈出院。

例5 李某，女，48岁，职员。便时肛门肿物脱出伴疼痛20天。

专科检查：视诊：截石位3、6、7、11点肛缘肿物，色褐质软。指诊：（－）。肛门镜下见：截石位1、3、7、9、11点各有一红色肿物，齿线上下相连；截石位3、6点齿线处各有一白色乳头状肿物。

诊断为混合痔、肛门乳头状瘤。手术行“内痔套扎吻合术+外痔切除术+肛门乳头状瘤电灼切除术”。术后给予中药汤剂苦参汤外洗患处。术后9天，痔核基本萎缩，创面轻微疼痛，无肿物脱出，痊愈出院。

例6 刘某，女，43岁，职员。间断便血1个月余。

专科检查：视诊：截石位3、7、12点肛缘肿物。指诊：（–）。肛门镜下见：截石位3、9、11点齿线上各有一红色肿物，表面糜烂。

诊断为内痔、外痔。手术行“内痔套扎吻合术+外痔切除术+肛门皮下组织美蓝神经阻滞术”。术后给予中药汤剂苦参汤外洗患处。术后11天，痔核基本萎缩，创面轻微疼痛，痊愈出院。

例7 卞某，男，28岁，职员。便时肛门肿物脱出伴疼痛5个月余。

专科检查：视诊：截石位3、5、6、7、9、11点肛缘各有一褐色肿物。指诊：（–）。肛门镜下见：截石位1、7、11点各有一白色乳头状肿物；截石位3、5、7、11点齿线上各有一红色肿物，与同方位肛缘肿物齿线上下相连。

诊断为混合痔、肛乳头肥大。手术行“混合痔外剥内扎术+肥大肛乳头电灼切除术+肛门皮下组织美蓝神经阻滞术”。术后给予中药汤剂苦参汤外洗患处。术后13天，痔核基本萎缩，创面轻微疼痛，无肿物脱出，痊愈出院。

例8 刘某，男，51岁，职员。便时肛门肿物脱出伴出血疼痛2个月余。

专科检查：视诊：截石位1、3、5、11～12点肛缘各有一褐色肿物，11～12点肿物较大；截石位6点肛管裂口，色灰白。指诊：（–）。肛门镜下见：截石位3、5、7、9、11点齿线上各有一红色肿物，与同方位肛缘肿物齿线上下相连。

诊断为混合痔、肛裂、便秘。手术行“混合痔外剥内扎术+肛裂切除术+肛门皮下组织美蓝神经阻滞术”。术后给予中药汤剂苦参汤外洗患处。术后13天，痔核基本萎缩，无便时出血，创面轻微疼痛，无肿物脱出，痊愈出院。

例9 张某，男，49岁，职员。便时肛门肿物脱出伴疼痛3年余。

专科检查：视诊：截石位3、7、11点各有一褐色肿物。指诊：（–）。肛门镜下见：截石位3、7、11点齿线上各有一红色肿物，齿线上下相连。

诊断为混合痔。手术行“内痔套扎术+外痔切除术”。术后给予中药汤剂苦参汤外洗患处。术后13天，痔核基本萎缩，创面轻微疼痛，无肿物脱出，痊愈出院。

例10 陈某，女，32岁，职员。便时肛门肿物脱出伴疼痛出血半年余。

专科检查：视诊：截石位3、5、9、11点各有一褐色肿物，质软；截石位6点有一裂口。指诊：（–）。肛门镜下见：截石位7点齿线处有一白色乳头状肿物，截石位3、5、7、9、11点齿线上各有一红色肿物。

诊断为混合痔、肛裂、肛乳头肥大。手术行“混合痔外剥内扎术+肛裂切除术+肛乳头切除术”。术后给予中药汤剂苦参汤外洗患处。术后14天，痔核基本萎缩，无肿物脱出，创面轻微疼痛，痊愈出院。

六、术后并发症及处理

痔的症状很常见，大多数患者在接受保守治疗或门诊治疗后症状得到缓解，5%～10%有症状的痔疮患者需要手术治疗。对于中度或重度痔疮患者，外科手术明显优于门诊治疗。与手术有关的并发症有疼痛、尿潴留、出血、肛门狭窄、大便失禁和感染等。下文主要讨论与痔切除术相关的并发症的预防和处理。

（一）疼痛

痔切除术后最常见的症状就是疼痛。根据疼痛的原因和程度不同选择不同的镇痛方式。

1. 正常术后疼痛 术后疼痛最好使用非阿片类镇痛药，以防阿片类药物引起便秘的副作用。在欧洲阿片类药物很少被用于预防术后疼痛。对乙酰氨基酚是控制术后疼痛的一个好的辅助手段。或者用中药煎剂坐浴15分钟左右，每天2～3次，对缓解疼痛非常有用。

2. 盆底痉挛 盆底痉挛可引起直肠剧烈的深处烧灼感的疼痛，并可向耻骨放射。通常发作短暂，持续仅数天。可以通过每晚增加横纹肌松弛剂和坐浴来控制。

3. 吻合口过低 荷包缝合应在齿线上方3～4cm处，吻合口位置低会刺激躯体感觉神经，该神经一般止于齿线上方5～6mm内。一般来说，如果吻合口可以通过掰开臀部来观察到，可以肯定吻合口位置太低，与齿线相接。

4. 慢性疼痛 术后肛门慢性疼痛多与吻合口过低有关，术后3～4周可以由医生去掉裸露的吻合钉，而不会有吻合口裂开或出血的风险。如果发现肛门狭窄，应采取适当处理，包括简单地扩张、切除瘢痕，甚至行部分侧方内括约肌切开术。

5. 肛裂 肛管扩张后插入环形扩肛器时可发生肛裂，所以应避免人工扩肛。可应用龙珠软膏、生肌散、复方多黏菌素B软膏等。如果肛裂对局部药物没有反应，可能需要行侧方内括约肌切开术。

如果术前外痔较大，且术中未切除，可能会发生水肿或血栓性外痔。长期使用止痛药、消炎药、激素类外用止痛药进行“保守”治疗而饱受争议。在局部麻醉下切除痔及其血栓可立即缓解疼痛等症状。

（二）尿潴留

尿潴留是痔切除术后除了疼痛外最常见的并发症。这在行多个痔切除术或行痔切除术的同时联合其他肛门部手术后尤为明显，与腰硬联合麻醉有一定关系。许多研究表明，将围手术期液体限制在1 000mL以下可以将尿潴留的发生率从20%左右降低到10%以下。建议患者在排尿前尽量减少液体摄入。术后第1天使用温热水或中药水坐浴通常会促进排尿。也可用中药热罨包，双侧足三里穴位注射缓解尿潴留。

（三）出血

痔切除术后出现大出血并需要再次手术的患者占1%～2%。痔术后出血分早期（术后立即出血或48小时内出血）和迟发（出血发生在术后72小时或更长）两类。通常情况下识别出血并不困难，但如果局部有肛门填塞物，出血倒流直肠内，则有可能被掩盖，因此，一些医生不主张痔术后进行肛管填塞。

1. 术后早期出血 几乎所有的术后早期出血都和手术技术问题有关，比如因结扎痔核线不紧所致。虽然伤口的外部出血是很少见的，但它仍有可能发生，可以在麻醉恢复室的床边处理。单纯注射1%利多卡因加1：10万肾上腺素可治疗外部伤口出血，可以方便地控制出血，至少让外科医生能够仔细观察出血的外部伤口。有时候可能需要缝合结扎外部皮肤上的出血点。如果患者在术后48小时内有严重的出血，应立即回手术室处理，直视下寻找出血点并缝扎止血。

2. 术后迟发性出血 迟发性出血可在痔切除术后数周内发生，但大多数发生在第1周内。迟发性出血常需住院观察和处理。迟发性出血通常是由于痔切除术后伤口的出血，创面肉芽组织中可能有裸露的血管存在。Milligan-Morgan开放式痔切除术和Ferguson闭合式痔切除术的迟发性出血发生率接近。迟发性出血可通过多种治疗加以预防。一旦患者在急诊室复苏，就要通过详细的病史和体格检查来对出血的程度进行评估。如果患者在复苏后血流动力学仍不稳定，应立即到手术室进行麻醉下探查，并可能进行缝合结扎。如果患者病情稳定，可以尝试使用大号Foley三通导管进行直肠冲洗，这通常不需要麻醉或镇痛药，但也可以选择性地使用。如果鲜血在直肠冲洗过程中持续存在，则应将患者送至手术室进行麻醉下探查；反之，如果直肠冲洗未见鲜血流出，那么患者就可以转入观察病房进行密切观察。

（四）肛门狭窄

痔切除术后肛门狭窄通常是一种可预防的并发症，其原因是肛周皮肤和肛管皮肤被过度切除。其发生率通常低于5%，但有报道称高达10%。肛门狭窄的最佳处置是预防，如果在痔切除术中保留足够的皮肤和黏膜桥，肛门狭窄的风险将会降低。在痔切除术的整个手术过程中，建议使用一个大号的Hill-Ferguson拉钩。如果痔核是环周一圈的，建议最好留下足够的皮肤和肛管黏膜桥，即使术后患者可能会抱怨还残留一些皮赘。如果需要，可以在最初的伤口完全愈合后进行一些处理，以避免术后肛门狭窄。肛门狭窄的发生时间可能在痔切除术后的几周到几个月之间。药物和外科治疗应根据肛门狭窄的严重程度进行选择。

肛门狭窄的患者通常表现为排便时疼痛、便血、大便变细或排便困难。视诊和肛门直肠指检通常能确诊肛门狭窄，然而，有些患者可能需要在麻醉下进行检查，以便做出充分的评估。如果狭窄的病因不清楚，患者应进行内镜检查，以排除恶性肿瘤和炎症性肠病，尤其是与克罗恩病进行鉴别诊断。狭窄可分为轻度、中度和重度。轻度狭窄的特点是能够对患者进行直肠指检，或能够在无须强力扩张的情况下在肛门内置入中号Hill-Ferguson拉钩；中度狭窄则需要强力扩张，以便进行直肠指检或置入中号Hill-Ferguson拉钩；重度狭窄的特点是只有强力扩张后才能插入小指或小号Hill-Ferguson拉钩。狭窄也可根据受累高度分为低、中、高位。低位狭窄指至少累及齿线远端0. 5cm，中位狭窄为累及齿线远端0. 5cm至近端0. 5cm，高位狭窄指累及齿线近端0. 5cm以上。

1. 轻度狭窄 常可用大便软化剂或膨松剂治疗。有些患者可能需要每天2～3次自行手指扩肛或器械扩肛。建议患者每周门诊随访，评估治疗进展并进行扩肛或直肠指检。

2. 中度狭窄 应首先行补充纤维素和扩肛等保守治疗。如果保守治疗效果不佳，患者可通过切开狭窄带并同时行侧方内括约肌切开来改善症状。侧方内括约肌切开应该以开放的方式进行，以便同时行肛管瘢痕切除。括约肌切开术的伤口应保持开放以便二期愈合，术后早期应用中药润肠通便及纤维素大便膨松剂。部分患者可能需要接受不止一次的括约肌切开术，以达到合适的扩肛效果。

3. 重度狭窄 通常需要手术干预，比如行肛门成形术。肛门成形术本质上是为了治疗因痔切除术导致的肛管皮肤缺损。应用各种皮瓣推移技术，目的是用健康、柔软的组织来取代瘢痕和缺失的肛管组织。有时可能需要使用多个皮瓣来矫正畸形。实际上所有用于治疗因痔切除术后引起的肛门狭窄的皮瓣，应该以肛管左右侧为基础，远离中线，因为中线张力更大，会影响愈合。

（五）黏膜外翻

当黏膜被错误地缝合至齿线远端时，有时就会出现黏膜外翻。肛缘处可见外翻的黏膜，又因外翻的黏膜接触到肛周皮肤导致肛周潮湿，患者也会抱怨肛周持续潮湿和刺激。这种并发症通常发生在不规范的痔环切术后。如果没有出现肛门狭窄，外翻仅局限于肛周的某个象限，那么可以进行局部切除。切除外翻的黏膜后，将直肠黏膜在齿线水平与内括约肌横向缝合，术后局部换药直至愈合。如果存在肛门狭窄或广泛的黏膜外翻，又或是痔环切术后肛管皮肤缺损严重，应进行肛门成形术。

（六）大便失禁

对考虑接受痔切除术的患者必须详细询问病史，包括污粪、小便失禁、大便失禁或气体失禁的发作频率。这对可能有肛门自制功能障碍的老年患者尤其重要，因为当患者抱怨因黏膜脱垂引起污粪或大便失禁时，这些问题很难解决。

虽然术后出现新的大便失禁很罕见，但患者术后数周内出现暂时性排气控制困难并不罕见。至于是因为手术切除了肛垫组织（起协同维持肛门自制作用），还是因为切除了肛管移行区组织（和感觉有关），目前还不清楚。尤其是对女性患者，更应该关注这个问题。此外，对肛门自制功能下降的患者，必须避免行内括约肌切开术，否则可能会导致大便失禁。术中使用肛门牵引器也会影响肛门自制功能。正如许多并发症一样，预防是最好的治疗方法。对于肛门自制功能下降的患者，应避免行痔切除术。除了选择适合的患者，小心使用肛门牵引器和避免行内括约肌切开术可以减少这类术后并发症。

（七）感染性并发症

所有直肠手术后均有发生菌血症的可能，表现为短暂的低热和寒战，一般持续时间不超过24小时。菌血症发生率低，通过保守治疗如坐浴和应用退热药就足够应对了。目前还不清楚术前使用抗生素预防是否会降低菌血症的发生率，因为这种情况很少见，而且缺乏基于证据的数据或前瞻性随机试验。

（八）泌尿生殖器并发症

1. 排尿困难 吻合器痔上黏膜环切术后排尿困难多见于男性患者。虽然病因尚不清楚，但可能与术后疼痛引起盆底痉挛或膀胱颈反射性收缩有关。术后3～4晚经验性地使用环苯扎林10mg和盐酸坦索罗辛0.4mg（每天临睡前），效果显著。

2. 性功能障碍 男性性功能障碍如暂时性阳痿几乎总是能及时解决，而女性偶尔会出现性交困难，可能与吻合钉非常接近阴道后壁有关。有一个案例是直肠阴道隔小血肿引起阴道深部疼痛和性交困难。手术后1个月，血肿开始通过吻合口的微小缺陷自动排出。在局部麻醉下，用止血钳扩大开口，进一步引流淤血，症状会在2周内消失。

（九）“漏气”

据报道，气腹、腹膜后气肿和纵隔气肿与痔吻合器术后直肠穿孔有关。当直肠穿孔较大时，必须开腹进行漏的修补和结肠造口。有时可在腹膜后及纵隔中见到气体，但无明显临床症状。经CT确诊后，可予静脉滴注抗生素，保持禁食并密切观察。

如患者出现发热、白细胞增多、腹部或盆腔压痛，应及时干预。应在麻醉下对吻合口进行观察，如有可能，小的缺损可经肛门进行修补。

（十）直肠阴道瘘

直肠阴道瘘可能是吻合器痔上黏膜环切术引起的最严重的并发症。可以通过在向肛管内推进以完成闭合前，在肛门外完成大部分吻合器的关闭来进行预防。吻合器关闭后，用手指触诊阴道后壁，并轻柔地向左右两边旋转吻合器，一旦确定阴道后壁没有被带入吻合器内，就可以击发吻合器然后取出。医生必须仔细检查被切除的环形肠壁组织。直肠黏膜和黏膜下层呈明显的粉红色和红色，而阴道壁呈白色，形成鲜明对比。如果在切除的痔标本中发现任何白色组织，必须使用牵拉器（包括LoneStar拉钩），在光源充足的情况下仔细检查阴道后壁。

如果采取了所有的预防措施，仍有一小段阴道壁被包埋在吻合口内，则必须将造成阴道壁缺损的吻合钉取出，分开直肠壁和阴道壁。仔细清创后，用3–0可吸收缝线缝合关闭阴道壁，再用可吸收缝线缝合环形吻合口的缺陷。

不幸的情况是，有些患者在术中未能及时发现阴道壁被带入吻合器内，并在术后5～7天出现阴道内有粪便排出的情况，再次找到医生或被送到急诊室进行治疗。其处理方法与直肠癌端–端吻合术后出现的低位直肠阴道瘘相同。首先应对患者行转流手术，让感染消退。然后在手术室里，仔细取出直肠阴道瘘处的吻合钉，对阴道和直肠壁的缺损进行清创，用可吸收缝线分别间断缝合。在内窥镜检查和钡剂灌肠均证实直肠阴道瘘修补成功后，术后6～12周可将转流的造口回纳。

（十一）吻合口开裂

吻合口开裂是技术操作失误的结果，由于吻合器没有被完全地挤压就击发和关闭吻合器，但切割刀已经切断组织。其结果是近端直肠和远端肛管黏膜之间出现间隙，吻合钉松动，造成大出血。最好立即用无损伤的钳子夹住直肠近端黏膜，靠近远端黏膜，用3–0可吸收缝线环周缝合，如有需要则进行第二层加强缝合。

在直肠子宫陷凹［又称道格拉斯（Douglas）陷凹］较深的女性中，错误的吻合口位置（太高）可能会导致这种罕见和不寻常的并发症产生。一旦发生，须立即开腹探查，回复脱垂的小肠，关闭直肠缺损或行Hartmann手术及近端结肠造口。

七、痔病的其他治疗方法及并发症

（一）内痔胶圈套扎及其并发症

内痔胶圈套扎是一种基于门诊的内痔治疗方案，它不涉及任何外痔部分。大部分医生使用这种方法治疗Ⅱ期和一些Ⅲ期痔疮。肛门内放置肛门镜，用吸引器将痔疮基底抬高。将胶圈置于痔疮基底部近端，引起被套扎的组织局部缺血，由此产生的瘢痕将痔疮下层组织固定。医生在一次治疗中治疗痔疮的数量各不相同。有些人会一次套扎3个痔疮，而另一些人通过多次治疗来分别处理单个痔疮。

胶圈套扎的并发症如下：

（1）大多数患者在治疗后的24～48小时会出现轻度里急后重感。如果在套扎过程中立即出现疼痛，是由于胶圈的位置太靠近齿线，应该及时移除并重新套扎。在使用胶圈之前，让患者比较一下当肛门镜就位时的感觉和当痔疮被拉入套扎器时的感觉是很有帮助的。此外，吸引式套扎器更能模拟套扎后的感觉。如果患者感到剧烈的疼痛，应释放痔疮，将套扎器向头侧重新定位。如果疼痛超过24小时，患者需要手术切除痔疮并摘除胶圈。有报道1例患者因胶圈套扎而引起坐骨神经痛，疼痛随着移除胶圈而缓解。其他较少发生的并发症包括尿潴留、阴茎勃起功能不全、胶圈脱落、痔疮血栓形成和瘙痒。如果在一次治疗中套扎多个痔疮，这些并发症的发生率会更高。

（2）前几天轻微出血很常见，应与术后10～14天的继发性出血区分开来。当被套扎的组织脱落时，1%～2%的患者会发生继发性或迟发性出血，而且可能相当严重。大多数大样本研究中仅有少量出血患者需要入院和输血，但不需要手术。非手术性出血在服用华法林和阿司匹林的患者中更为常见，但其发生率还不足以使这些药物成为绝对禁忌。局部应用1∶100肾上腺素可引起明显的动脉收缩，出血或减少或完全停止。然后用硝酸银烧灼圆心点。

（3）最严重的并发症是感染。肛周脓肿和由此产生的瘘管可能发生在套扎点。菌血症的发生率低于1%，有病例报道盆腔脓毒症需要进入ICU治疗，同时静脉注射抗生素；坏死性筋膜炎导致需要永久性粪便转流的括约肌损伤或死亡。因此，当患者出现严重疼痛或发热时，特别是持续几天并伴有尿潴留的情况时，应给予积极治疗，在门诊或麻醉下反复检查，摘除胶圈，清理坏死组织，以及静脉注射广谱抗生素。

（二）红外线凝固法及其并发症

红外线凝固法（infrared coagulation，IRC）是一种门诊手术，通常用于Ⅰ期和Ⅱ期痔疮。该方法使用红外线直接照射黏膜，直接施压于痔疮基底附近。每个痔疮给予2～5次脉冲产生的热量，以促进血管和痔疮组织的凝固，其深度为3mm，宽度为3mm。当炎症组织愈合时，所产生的瘢痕会固定痔疮，防止脱垂。

红外线凝固法的并发症如下：

1. 早期并发症 目前还没有关于红外线凝固法的主要并发症的报道。患者描述在手术过程中和术后24～48小时有轻微疼痛。术后第1周出现溃疡面分泌物及轻微出血是很常见的。同时，尿潴留和肛裂的发生率较低。

2. 后期并发症 红外线凝固法的主要远期并发症是源于对痔疮症状的治疗不充分。Ⅰ期或Ⅱ期痔疮在一次治疗后只有大约2/3的患者症状得到有效控制，超过5. 3%的Ⅲ期痔疮会在1年后脱垂复发。

（三）注射疗法及其并发症

注射疗法可以是一种门诊治疗，旨在将肥大的肛垫与浅层组织粘连固定来防止脱垂。它被用于Ⅰ、Ⅱ期痔疮，对痔疮出血的防治效果较好，对脱垂的防治效果较差。作为一种历史悠久的治疗方法，注射疗法自19世纪60年代以来一直被用于治疗Ⅰ期和Ⅱ期痔疮。方法是将2～5mL含油苯酚注射到齿线以上黏膜下层。间隔6～12周可重复注射。目前国内多用芍倍注射液、消痔灵注射液等进行注射治疗。

注射疗法的早期并发症在许多病例报道中都有详细的记录。它们可分为3种不同的反应：局部反应、感染性反应和泌尿系统反应。

1. 局部反应 注射药物应注射到黏膜下层，如果注射太浅或太深，会出现黏膜脱垂和出血；如果注射的硬化剂药物量过大或注射过程过于频繁，也会发生黏膜脱垂。和下肢静脉疾病不同，硬化剂不应被注入血管腔内，因为这会导致痔黏膜血栓形成。

2. 感染性反应 感染相关的并发症可以从局部脓肿发展成为严重的菌血症、脓毒症、坏死性筋膜炎、腹膜后脓肿和腹腔间室综合征（abdominal compartment syndrome，ACS）。

3. 泌尿系统反应 泌尿系统并发症包括血尿、前列腺炎、直肠尿道瘘，尤其在肛管前侧注射硬化剂时多见。

（四）缝合痔固定术及其并发症

缝合痔固定术是一种结合痔结扎与固定的技术。在痔疮底部用可吸收缝线将所有流入痔血管丛的动脉结扎，沿着痔核连续缝合，将所有多余的组织与下层肌肉固定。不切除任何组织，所有缝线都处在齿线近端，以减少疼痛。黏膜固定术被认为是对痔组织再排列、重建一个直的静脉回流通道的手术。当可吸收缝线溶解后，瘢痕将痔固定在适当的位置。这与经肛门痔动脉结扎术（transanal hemorrhoidal dearterialization，THD）不同，因为这是在没有多普勒超声引导下的盲缝。

缝合痔固定术最常见的并发症是血栓性外痔、尿潴留及继发性出血。没有肛门狭窄或感染并发症的报道，因为几乎没有坏死组织。

（五）经肛门痔动脉结扎术＋黏膜悬吊固定术及其并发症

经肛门痔动脉结扎术（THD）联合或不联合黏膜悬吊固定术是治疗痔疮的一种非手术方法。它与缝合痔固定术的不同之处在于动脉的流入是通过一个带有多普勒探头的专用肛门镜来确定并结扎的。Morinaga在20世纪90年代首次提出，多普勒被用来定位需要缝合阻断的痔动脉血流。平均有6～8条动脉被结扎。当加做黏膜固定术（也称为直肠-肛门修复术）时，痔疮被拉回到解剖位置，以减少脱垂。由于不切除任何组织，所有缝线都位于齿线近端，因此术后疼痛明显轻于痔切除术后患者的疼痛，而且患者恢复到基线活动的速度更快。大多数研究评估了Ⅱ期和Ⅲ期内痔，但也有证据表明Ⅲ期内痔可以用THD和黏膜固定术治疗，随访1年复发率为10%。

经肛门痔动脉结扎术+黏膜悬吊固定术的并发症如下：

1. 早期并发症 术后出血发生率为1%～5%，一些病例系列研究报道了因出血需要重回到手术室进行处理的情况。因为与黏膜固定术相关的黏膜坏死非常少，整体缺血性并发症非常少。一些研究报道了1～2名有开裂的患者，提示可能有局部缺血手术后，1%的患者可能会形成血栓性外痔，需要切除。1%～2%的患者会发生尿潴留。术后最初几天有些轻微的疼痛是正常的；如果疼痛太严重，则是由于缝合线与齿线太接近。如果抽出缝线，容易发生早期脱垂复发。

2. 后期并发症 正如预期的一样，没有术后尿失禁的报道，因为肛门扩张很小，也没有切除组织。脱垂、疼痛和出血等症状的远期缓解率为85%～90%，但大多数研究只对Ⅱ期和Ⅲ期痔疮进行了评估。接受THD治疗并不排除患者在必要时接受后续治疗。

（六）LigaSure痔切除术及其并发症

LigaSure痔切除术适用于治疗中度和重度痔疮，并可用于同时去除外痔部分。LigaSure痔切除术的支持者关注手术时间缩短、出血量减少和术后疼痛减轻的优点。

LigaSure痔切除术的并发症如下：

1. 早期并发症 多项Meta分析和随机对照试验比较了LigaSure痔切除术与常规Ferguson痔切除术的并发症，但未能显示出术后出血、尿潴留或大小便失禁的发生率存在统计学差异。肛门失禁可能继发于愈合过程中的感觉功能下降或术后使用泻药的情况，并会在术后几周内改善。只有少数出血病例需要回到手术室进行处理。LigaSure痔切除术使用双极能量凝固痔疮基底，并用剪刀横断组织。如果痔疮没有精确地沿着凝固线进行横断，边缘可能会出血。与传统痔切除术相比，LigaSure痔切除术术后早期疼痛更轻，患者能更快地恢复工作。然而，由于黏膜边缘没有缝合，伤口会裂开，开放性伤口会引起一些疼痛。这些伤口会导致暂时的瘙痒和黏液分泌物增加。目前尚无伤口裂开引起会阴部感染或脓肿的报道，只有1例浅表感染需要静脉注射抗生素的报道。

2. 远期并发症 LigaSure痔切除术最令人关注的远期并发症是肛门狭窄。大多数研究报道了每项研究中少数此类情况，以及一些不同的病因学理论。如果局部麻醉不能充分抬高黏膜下层，则热扩散可损伤下层括约肌并引起狭窄。LigaSure痔切除术常被用于混合痔的治疗，如果不使用手术刀或剪刀锐性切除肛管皮肤，瘢痕可能导致狭窄。

（七）激光痔切除术及其并发症

激光痔切除术是一个通用术语，包括两个单独的技术和两种类型的激光。应用最广泛的技术类似于Milligan–Morgan或Ferguson常规痔切除术，但这种切除是用激光而不是用烧灼、手术刀或剪刀来完成的。激光被认为对组织的破坏比传统的烧灼要小。最常用的是CO_2激光器，Nd：YAG激光器也被研究过。激光痔切除术是利用CO_2或Nd：YAG激光对痔表面进行激光消融，使痔组织气化或凝固。激光可以使用直接接触或非接触技术放置。这种方法在20世纪80年代发展起来，现在临床几乎不再运用了。

激光痔切除术的并发症如下：

1. 早期并发症 传统的激光痔切除术的早期并发症与任何切除性痔切除术相似。尿潴留、出血、感染和皮赘发生率较低，与传统的痔切除术相似。一些研究报道显示，与传统的痔切除术相比，激光痔切除术患者的疼痛程度更低，恢复工作的速度更快，但另一些研究没有发现统计学意义。虽然在术后10天随访时有较高的伤口裂开率，但对远期愈合或狭窄无影响。有1例病例报道有证据表明激光损伤下括约肌和痔动脉导致致命性出血。表面消融术的支持者认为，作为一种局部治疗方法，与传统的痔切除术相比，表面消融术所带来的疼痛更少、瘢痕更小。然而，即使黏膜表面凝固，也会对括约肌造成足够的潜在损伤进而导致狭窄的形成。

2. 远期并发症 没有长期的研究评估激光痔切除术后的复发率。有激光痔切除术后发生肛门狭窄的报道，提示潜在的括约肌损伤。

为了避免并发症发生，医生必须注意细节，严格把握手术指征和掌握技术，熟悉手术中和术后所有可能出现的并发症，并尽可能从他人的错误中吸取教训。

八、围手术期护理

（一）非手术治疗护理/术前护理

1. 调整饮食 嘱患者多饮水，多进食新鲜蔬菜、水果，多食粗粮，少食辛辣、刺激性食物，忌烟酒。养成良好的生活习惯。适当增加运动量，促进肠蠕动，切忌久站、久坐、久蹲。

2. 热水坐浴 便后及时清洗，保持局部清洁舒适。必要时用1：5 000高锰酸钾溶液或复方荆芥熏洗剂熏洗坐浴，控制温度在40℃左右，每日2次，每次20～30分钟，可有效改善局部血液循环，减轻出血、疼痛症状。

3. 痔块还纳 痔块脱出时应及时还纳，嵌顿性痔应尽早行手法复位，防止水肿、坏死；不能复位并有水肿及感染者用复方荆芥熏洗剂坐浴，局部涂痔疮膏，用手法再将其还纳，嘱患者卧床休息。注意动作轻柔，避免损伤。

4. 纠正贫血 缓解患者的紧张情绪，指导患者进少渣食物，术前排空大便，必要时灌肠，做好会阴部备皮及药敏试验。贫血患者应及时纠正。贫血体弱者，协助完成术前检查，防止排便或坐浴时晕倒受伤。

5. 肠道准备 术前1日予全流质饮食，手术当日禁食，术晨2小时软皂水或甘油灌肠剂110mL灌肠，以清洁肠道。

（二）术后护理

1. 饮食护理 术后当日应禁食或给无渣流食，次日半流食，以后逐渐恢复普食。术后4～6小时内尽量卧床休息，减少活动。4～6小时后可适当下床活动，如排尿、散步等，逐渐延长活动时间，并指导患者进行轻体力活动。

2. 疼痛护理 因肛周末梢神经丰富，痛觉十分敏感，或因括约肌痉挛、排便时粪便对创面的刺激、敷料堵塞过多，导致大多数肛肠术后患者创面剧烈疼痛。疼痛轻微者可不予处理，但疼痛剧烈者应给予处理。指导患者采取各种有效止痛措施，如分散注意力、听音乐等，必要时遵医嘱予止痛药物治疗。

3. 局部坐浴 术后每次排便或换药前均用1：5 000高锰酸钾溶液或痔疾洗液熏洗坐浴，控制温度在40℃左右，每日2次，每次20～30分钟，坐浴后用凡士林油纱覆盖，再用纱垫盖好并固定。

4. 保持大便通畅 术后早期患者有肛门下坠感或便意，告知其是敷料压迫或痔核套扎及结扎刺激所致；术后24小时内尽量避免解大便，促进切口愈合；术后第2天应多吃新鲜蔬菜和水果，保持大便通畅。如有便秘，可口服中药五仁汤或麻仁软胶囊等润肠通便药物，或使用液体石蜡。

第二章　肛瘘

肛瘘是指肛管直肠与肛门周围皮肤互通形成的继发通道，又名肛管直肠瘘，简称肛瘘。一般由以下三部分组成：原发性内口、瘘管和继发性外口。瘘管必须存在，瘘管有直有弯，少数有分支；内口和外口可单独出现，也可同时出现。原发性内口大多存在于肛管齿线处肛窦内；继发性外口存在于肛门及其周围皮肤，数量不一。肛瘘多数与肛痈原发性感染灶未彻底清除有关。肛瘘可分为化脓性肛瘘与结核性肛瘘两类。发病率在肛门直肠疾病中高居第二位，以20～40岁男性多发，婴幼儿发病亦时常见诸报道。中医学称本病为肛漏。

一、病因病机

（一）中医病因病机

中医学认为肛漏是肛痈溃后，余毒未尽，留连肉腠，创口不合，日久成漏；或因肺脾两虚，气血不足，以及虚劳久咳，肺肾阴虚，湿热乘虚流注肛门，久则穿肠透穴为漏。

1. **湿热蕴阻**　肛痈溃后，湿热蕴结，久居腠理不散，疮口不合而成漏。

2. **正虚邪恋**　正虚无力托毒外出，湿热留恋致收口困难，形成漏疾。

3. **阴液亏虚**　肺脾肾阴液亏虚，邪热乘虚下注肛门直肠，郁久血肉腐败化脓，溃破而成漏。

（二）西医病因病机

西医学认为，肛周间隙化脓性感染包括肛门直肠周围脓肿与肛瘘，肛门直肠周围脓肿为感染急性起病，肛瘘为感染长时间渗透所致。肛瘘多数是化脓性感染所致，少数表现为特异性，如结核、克罗恩病等。

二、临床表现

临床上肛瘘以局部反复溃破流脓、疼痛、瘙痒为其主要临床症状表现，并可用手指触及或探针探及瘘管管道通向肛门或直肠内。

1. **局部反复溃破流脓**　新发肛瘘流脓较多，脓液色黄质稠，粪臭味明显；脓水呈递减趋势；当患者熬夜上火或过食辛辣、刺激性食物时，脓水又呈递增态势。

2. 疼痛 疼痛的出现与继发性外口的开合及瘘管内脓液汇集刺激密切相关。瘘管通畅，脓液顺利流出且不在瘘管内聚集，疼痛感轻微；外口封闭，脓液汇集引流不畅，刺激局部皮肤而致红肿胀痛。

3. 瘙痒 脓液作为异物长期刺激肛门周围皮肤，使肛周环境湿热蕴结，可引起局部瘙痒不适，严重者可伴发肛周湿疮。

三、分类

（一）单纯性肛瘘

凡是内、外口及瘘管都有且只有1个的都可以称为单纯性肛瘘，或完全瘘、内外瘘；只有外口上连瘘管而无内口者，称为单口外瘘，又称外盲瘘；若只有内口下连瘘管而无外口者，称为单口内瘘，又称内盲瘘。

（二）复杂性肛瘘

复杂性肛瘘指在肛门内、外有3个或以上的开口，或有2条以上管道的肛瘘。若瘘管管道环绕肛门形如马蹄者，称为马蹄形肛瘘。

1975年全国首届肛肠学术会议制定了统一的肛瘘分类标准，以外括约肌深部画线为准，经过此线以上者为高位肛瘘，以下者为低位肛瘘。其分类如下：

1. 低位单纯性肛瘘 有且只有1个瘘管在外括约肌深部以下，其内口在肛窦附近。

2. 低位复杂性肛瘘 瘘管位于外括约肌深部以下，有2个以上外口，或2条以上管道，内口在肛窦处。

3. 高位单纯性肛瘘 有且只有1条瘘管穿过外括约肌深部以上，内口位于肛窦处。

4. 高位复杂性肛瘘 有2个以上外口及瘘管有分支窦道，其主管道通过外括约肌深部以上，有1个或2个以上内口者。

肛瘘的发展规律：将膀胱截石位3点、9点画一条横线，当瘘管外口在横线之前且距离肛缘4cm以内，内口在齿线处与外口相同点位，其管道多直行；如外口在距离肛缘4cm以外，或外口在横线之后，内口多在截石位6点齿线处，其瘘管多弯曲或呈马蹄形。

四、专科检查

1. 肛门视诊 可见继发性外口。化脓性肛瘘的外口常常突起且较小；复杂性或结核性肛瘘，其外口较大且向下凹陷，周围皮肤呈暗紫色，皮下组织多不规则，甚至呈豆腐渣样改变。

2. 直肠指检 在肛管齿线附近触摸到中心凹陷的小硬结，按压可有轻微刺激疼痛，此处往往是感染灶，也即是肛瘘的原发性内口。低位肛瘘可触及条索状硬物通向直肠肛门内，于外口两侧施加压力常有脓液从外口流出；高位肛瘘或结核性肛瘘一般不易触及。

五、辅助检查

1. 美蓝染色检查 通过无菌白纱布块堵塞肛门口，从外口用注射器注入美蓝与生理盐水的稀释液，一方面通过观察白色纱布块是否染色，判断外口与直肠是否相通，即是否属于外盲漏，若染色则可确定有内口及内口所在的方位；另一方面根据美蓝染色判断瘘管的走行。

2. 直肠腔内超声检查 通过超声手段可以发现瘘管及内口的位置，为手术操作提供帮助，快速找到病变部位，节约手术时间。

3. MRI检查 MRI对软组织的分辨率较高，针对复杂肛瘘、瘘管距离肛门远、瘘管路径复杂及多发性瘘管，MRI能够更好地发现其走行，帮助找到内口。

六、治疗方法

肛瘘主要通过手术方法治疗，中医辨证论治并施以中药口服治疗适用于改变患者内环境，防止病症进一步发展。

（一）中医辨证治疗

1. 湿热下注证

[症状] 肛周溃口常流味臭质厚样脓液，肛门灼热胀痛，按之有条索状物通向肛门内，舌红，苔黄腻，脉弦滑。

[治法] 清热利湿。

[方药] 二妙丸合萆薢渗湿汤加减。

2. 正虚邪恋证

[症状] 肛周溃口流质稀薄脓液，肛门隐隐作痛，溃口皮色暗淡且时溃时愈，按之有条索状肿物通向肛门内，伴神疲乏力，舌淡，苔薄，脉濡。

[治法] 扶正透脓，益气补血。

[方药] 托里消毒散加减。

3. 阴液亏虚证

[症状] 肛周溃口，脓液质稀，外口内陷，漏管不易触及，伴潮热盗汗，心烦口渴，舌红，苔少，脉细数。

[治法] 养阴清热。

[方药] 青蒿鳖甲汤加减。

[加减] 肺虚者加沙参、黄精、玉竹、麦冬等；脾虚者加白术、茯苓、山药等。

（二）外科疗法

1. 手术疗法

手术将瘘管全部切开并剔除管壁组织，修剪瘘管周围瘢痕组织，使引流通畅，创面逐渐愈合。手术的关键在于准确地找到所有感染性内口并剔除根治，防止复发。常用的手术疗法有挂线疗法、切开疗法、切开挂线疗法等。

（1）挂线疗法：此法具有简便效廉、不影响肛门功能、创伤小、引流通畅等优点。其机理为：通过丝线或橡皮筋跨过肛管直肠环勒紧瘘管，阻断血液供应以缓慢切割，边割边长，使肛管直肠环缓慢断裂，控制肛门收缩功能不受影响，避免出现肛门失禁。同时丝线或者橡皮筋可将患处分泌物引流出肛外，缩短治疗时间。

适应证：高位肛瘘；也可作为复杂性肛瘘切开疗法或切除疗法的辅助方法。

禁忌证：患者肛门周围有皮肤病；瘘管仍有酿脓现象存在者；有严重的肺结核病、梅毒等或极度虚弱者；有癌变者。

若以药线挂线，则将药线收紧后打一个二扣活结，以备以后紧线；也可将药线的一端穿入另一段药线内，由肛门牵出，使线在瘘管周围成为双股线，然后收紧，打一活结，每隔1～2天紧线一次，直至挂线脱落。

（2）切开疗法

适应证：低位单纯性肛瘘和低位复杂性肛瘘。

禁忌证：同挂线疗法。

（3）切开挂线疗法：该法是以传统挂线疗法为基础，结合现代医学解剖知识的综合治疗方法。

适应证：外括约肌深层及耻骨直肠肌以上的高位肛瘘，包括骨盆直肠间隙瘘、高位后马蹄形肛瘘、高位直肠后间隙瘘等。

2. 微创疗法

（1）肛瘘镜治疗肛瘘：肛瘘治疗的难点在于根治肛瘘的同时保护肛门功能，Meinero教授开创了保留括约肌治疗复杂性肛瘘的新术式，创新性地解决了这个难题。肛瘘镜下操作，不损伤括约肌，住院及术后恢复时间极短；精确识别瘘管解剖，定位内口位置，解决内口识别难题；精准定位任何可能复发的瘘道或脓肿，完全根除肛瘘。

（2）括约肌间瘘管结扎术（ligation of intersphincteric fistula tract，LIFT）：其核心技术是术前对瘘管走行的准确判断及术前对内口的明确，先沿括约肌间找到瘘管，然后缝扎瘘管闭合内口，切除括约肌间段瘘管，最后隧道式剔除剩余瘘管组织。

（3）直肠瓣推移修补内口术：其核心技术是游离直肠黏膜瓣或黏膜肌瓣，切除内口，然后推移修复内口处缺损。该方法清除了感染灶，闭合了内口，不切断括约肌，伤口小，可重复治疗。

（4）生物蛋白胶封堵术：该方法最大的优势在于操作简单，易于学习推广，低侵入性，且没有肛门失禁之虞，失败病例重复治疗亦不会对肛门功能产生太大影响。目前有文献报道的肛瘘填充物有纤维蛋白胶、猪小肠黏膜制成的生物栓等。

3. 手术时的注意事项

（1）探针由外口探入时切忌使用暴力，以免造成假道。

（2）如瘘管未通过肛管直肠环，可以一次全部切开瘘管；如瘘管跨过肛管直肠环时，必须加用挂线疗法，这样可避免一次性切断肛管直肠环而造成失禁。如肛管直肠环已纤维化者，可一次性全部切开而无须挂线。

（3）瘘管通过外括约肌深、浅部，若该处肌肉未纤维化，则不能同时切断两处外括约肌。在切断外括约肌时切忌斜行切断，需与肌纤维直角切断。

（4）高位肛瘘通过肛尾韧带时需纵行切开，切忌横行切断，以免造成肛门向前移位。

4. 术后处理

（1）术后须保持大便通畅，防止便秘，给予润肠通便类药物口服以预防便秘发生。但亦不可以腹泻。

（2）术后疼痛者可给予止痛类药物口服或外用。

（3）每天便后用中药苦参汤加减坐浴、换药。

（4）一般挂线后橡皮筋在7天左右可以脱落，若超过10天不脱落，用剪刀帮助剪开橡皮筋；若结扎橡皮筋较松，需要再紧线一次，直至脱落。

（5）伤口必须从基底部开始生长，防止表面过早粘连，形成假性愈合。

（6）管道切开或挂开后，改用生肌类纱条换药至收口。

（7）肛瘘在切开或挂开后可有少量脓水流出，四周肿胀逐渐消散。若脓水量多，应检查是否有隐蔽管道。

（8）如有局部感染，应及时予以抗感染治疗。

七、临床病例

例1　张某，男，35岁，自由职业者。肛周肿物溃破流血1年。

专科检查：视诊：截石位2点距肛缘4cm有一溃口，截石位3点距肛缘2cm有一溃口，截石位3、7、11点肛缘处各有一褐色肿物。指诊：顺截石位2、3点溃口可触及条索状肿物通向肛内。肛门镜下见：截石位3、5、7、9、11点各有一红色肿物，齿线上下相连。

诊断为复杂性肛瘘、混合痔。手术行“复杂性肛瘘切开术+内痔套扎吻合术+外痔切除术”。术后给予中药汤剂苦参汤外洗患处。术后25天，无明显疼痛，创面未见明显出血，创面未见明显水肿，痊愈出院。

例2　牛某，男，34岁，自由职业者。肛周肿物伴潮湿、瘙痒半月余。

专科检查：视诊：截石位5点距肛缘1cm有一1cm×1cm肿物，截石位6点距肛缘2cm有一凹陷外口。指诊：顺截石位6点外口可触及条索状肿物通向肛内。肛门镜下见：直肠黏膜松弛、堆积，截石位3、7、11点齿线上各有一红色肿物。

诊断为复杂性肛瘘、内痔、直肠黏膜内脱垂。手术行“低位复杂性肛瘘切开术+内痔套扎术+松弛直肠黏膜套扎术”。术后给予中药汤剂苦参汤外洗患处。术后17天，无明显疼痛，创面未见明显出血，肛周无潮湿、瘙痒，痊愈出院。

例3　张某，男，41岁，无业人员。肛门肿物伴疼痛1个月余，溃破流脓10天。

专科检查：视诊：左侧臀部截石位5点距肛缘15cm有一3cm×5cm肿物，按压破溃流脓，截石位7点距肛缘3cm有一溃口，截石位5点距肛缘0. 5cm有一溃口。指诊：顺外口各有一条索状肿物通向肛内。肛门镜下见：截石位1、3~5、7~9、11点齿线上各有一红色肿物。

诊断为复杂性肛瘘、内痔、臀部脓肿。手术行“高位复杂性肛瘘切开挂线术+脓肿切开引流术”。术后给予中药汤剂苦参汤外洗患处，每日冲洗换药，保持各切口引流通畅。术后39天，无明显疼痛，创面未见明显出血，痊愈出院。

例4　孟某，女，27岁，专业技术人员。肛周有分泌物1年余。

专科检查：视诊：截石位12点肛缘处有一褐色肿物，截石位1点距肛缘2cm、3cm处各有一手术瘢痕，截石位3点距肛缘10cm处有一外口，截石位5点距肛缘15cm处有一外口。指诊：按压截石位3、5点外口可见少量脓性分泌物流出。肛门镜下见：截石位3、7、12点各有一红色肿物，齿线上下相连。

诊断为复杂性肛瘘、混合痔。手术行“复杂性肛瘘切开挂线术+内痔套扎吻合术+外痔切除术”。术后给予中药汤剂苦参汤外洗患处。术后21天，肛瘘挂线已脱落，各切口引流通畅，肉芽组织生长良好，痔核基本萎缩，无明显疼痛，创面未见明显出血，无明显疼痛，无异常分泌物，痊愈出院。

例5　邵某，男，32岁，职员。肛周肿物溃破间断性流脓半年。

专科检查：视诊：截石位3、7、11点肛缘处各有一褐色肿物，截石位3点距肛缘1.5cm有一外口，截石位1点会阴部距肛缘6cm有一外口。指诊：各外口均可触及条索状肿物通向肛内。肛门镜下见：直肠黏膜松弛、堆积，肠腔不清，截石位3、6、9、12点齿线上各有一红色肿物。

诊断为低位复杂性肛瘘、内痔、直肠黏膜内脱垂、外痔。手术行“低位复杂性肛瘘切除术+内痔注射术+外痔切除术”。术后给予中药汤剂苦参汤外洗患处。术后29天，肛瘘切口基底部愈合良好，痔核基本萎缩，无明显疼痛，创面未见明显出血，无异常分泌物，痊愈出院。

例6 朱某，男，32岁，工人。肛周肿物反复肿胀、流脓血3个月。

专科检查：视诊：截石位1点距肛门2cm处有一个瘘管外口。指诊：顺截石位1点可触及条索状物通向肛内。肛门镜下见：截石位3、5、7、11点齿线上各有一红色肿物，齿线上下相连。

诊断为肛瘘、混合痔。手术行“肛瘘切开术+混合痔外剥内扎术（用套扎器）”。术后给予中药汤剂苦参汤外洗患处。术后10天，各切口引流通畅，肛瘘基底部肉芽组织生长良好。

例7 李某，男，37岁，农民。肛周肿物有分泌物溢出半年余。

专科检查：视诊：截石位6点距肛缘3cm处有一溃口，截石位11点肛缘有一褐色肿物。指诊：顺截石位6点溃口可触及条索状肿物通向肛内。肛门镜下见：截石位3、7、11点各有一红色肿物，齿线上下相连。

诊断为肛瘘、混合痔。手术行“肛瘘切开术+混合痔外剥内扎术（用套扎器）”。术后给予中药汤剂苦参汤外洗患处。术后18天，肛瘘切口基底部肉芽组织生长良好，各切口引流通畅，仍有少量分泌物。

例8 张某，男，37岁，职员。肛周肿物溃破伴出血2个月余。

专科检查：视诊：截石位5、7、11点肛缘处各有一肿物，色褐质软；截石位1点距肛缘1.5cm处有一溃口；截石位12点距肛缘5cm处有一溃口。指诊：顺各溃口可触及条索状肿物通向肛内。肛门镜下见：截石位5、7、12点各有一红色肿物，齿线上下相连。

诊断为低位肛瘘、混合痔。手术行“低位肛瘘切开术+肛门皮下组织美蓝神经阻滞术”。术后给予中药汤剂苦参汤外洗患处。术后6天，瘘管切口基底部引流通畅，无明显疼痛，创面未见明显出血，有少量分泌物，好转出院。

例9 孙某，男，34岁，工人。肛周肿物破溃间断流脓7个月余。

专科检查：视诊：截石位7点有一肿物。指诊：按压截石位7点肿物破溃流脓，顺此溃口可触及条索状肿物通向肛内。肛门镜下见：截石位3、5、7、9、11点齿线上各有一红色肿物。

诊断为低位肛瘘、内痔。手术行“低位肛瘘切除术+内痔套扎吻合术”。术后给予中药汤剂苦参汤外洗患处。术后14天，痔核基本萎缩，无明显疼痛，创面未见明显出血，无异常分泌物，好转出院。

例10 袁某，男，44岁，无业人员。肛周肿物溃破流脓3个月余。

专科检查：视诊：截石位7点距肛缘约3cm处有一溃口；截石位11点肛缘处有一肿物，色褐质软。指诊：可触及截石位7点条索状肿物通向肛内。肛门镜下见：截石位9点齿线处有一白色带蒂状肿物，可随镜脱出肛外；截石位3、7、11点各有一红色肿物。

诊断为低位肛瘘、混合痔、肛门乳头状瘤。手术行“低位肛瘘切开术+混合痔外剥内扎术+肛门乳头状瘤电灼切除术”。术后给予中药汤剂苦参汤外洗患处。术后12天，肛瘘各切口引流通畅，肉芽组织生长良好，痔核基本萎缩，无明显疼痛，创面未见明显出血，有少量分泌物，好转出院。

八、术后并发症及处理

（一）创面不愈

肛瘘手术后由于瘘管切开成为肛外大、肛内小的创面，引流通畅，因而正常肉芽组织逐渐形成，创面二期愈合。如创面长期不愈，肉芽不健康，则须详细检查其原因，以便处理。若肛瘘手术后创面长期不愈，首先要查明原因，根据情况予以处理。

1. 因瘘管切开不彻底，内口尚未切开；或复杂肛瘘尚有一部分未处理而使创面不愈　可以再次将需要切开的瘘管切开。要肯定内口已经切开，复杂的肛瘘按原则加以处理。当全部瘘管切开后，引流通畅，创面必将逐渐愈合。

2. 由于结核性感染而使创面不愈　可将瘘管的结核感染组织予以切除，但切忌因切除过度而损伤括约肌。残留少量瘢痕内结核感染可由机体自行逐渐包围或去除。局部处理的同时，应根据情况给予全身抗结核治疗，包括应用链霉素、异烟肼、利福平等，并加强营养，增强机体免疫功能。

3. 由于组织癌变而引起创面不愈　其处理原则应是彻底切除。但是在此部位大块组织切除，必然会导致括约肌部分切除而致肛门失禁。因此，可以根据病理情况考虑是否可用放射治疗或激光治疗。皮肤浅层恶性肿瘤放疗或激光治疗常既可达到治疗目的，又可不致严重损伤四周重要组织。

（二）复发肛瘘

肛瘘手术处理不当，易致复发，有时可以多次复发，甚至长达数年。复发原因与上述创面不愈相似，只是因为程度较轻，因而表面创面愈合而内部尚有一部分瘘管残留，引起以后愈合创面重新破裂而复发。肛瘘手术不彻底的最常见原因为内口未切开。因为单纯用探针从外口插入瘘管来探索内口易致假道，这与瘘管常为弯曲不直，管壁组织较脆易被穿破有关。因此，手术中必须严格探明内口部位。较为可靠的方法仍为美蓝液由肛瘘外口注入，用洁白湿纱布放在肛管及直肠下端肠腔内以显示内口的部位及深度。较浅的内口可以用窥肛器见到，有时也可以用手指摸到与四周健康组织感觉不同。然后再用探针从外口轻轻插入，用手指在肛管内引导探针从内口穿出，方能避免遗留内口未切开。复发的肛瘘应与未手术的肛瘘一样，查明深浅、单纯或复杂，对肉芽组织做病理检查以明确性质，然后根据原则进行手术处理。

（三）肛门失禁

肛瘘手术最常见的并发症是不同程度的肛门失禁。除非因为损伤、肿瘤切除或严重感染使肛管组织大量缺损，一般痔瘘或其他与肛管有关的手术很少引起较严重的肛门失禁。复杂肛瘘，尤其深部肛瘘处理不当，切断内外括约肌，甚至多处切断或大块切除括约肌，是引起肛门失禁的主要原因。严重肛瘘损及部分括约肌，手术后即使创面愈合也可引起所谓“钥匙锁形畸形”，常使少量水样粪便漏出，但并非肛门失禁。肛瘘手术常因误切断一处或多处括约肌，使括约肌收缩，产生失禁。挂线结扎使需要切断部位的括约肌与四周产生粘连至切断时不收缩，以避免失禁的发生。因此，手术中应明确肛瘘的内口所在，瘘管与括约肌的关系，以决定正确的手术方法，这是预防肛门失禁的关键。并非所有水样大便污染内裤的症状均为肛门失禁引起，因此，明确诊断至关重要，以便决定如何处理。

严重肛门失禁使肛门口经常敞开，直肠黏膜外翻，因此视诊即可发现。一般肛门失禁可用手指肛诊来予以鉴别。患者括约肌收缩能力基本上可因此得以判明，有时可以感到括约肌收缩力良好，但因严重肛瘘愈合后所致瘢痕使一小部分括约肌关闭不全，基本上不属肛门失禁。为更明确有无肛门失禁，有学者提议用保留灌肠法，如果保存100mL水而不外漏者，不存在任何问题，也不必再予以任何处理；有学者采用肌电图测定来了解括约肌功能情况，以决定如何手术；也有学者设计用一2cm直径的金属球置入直肠内，从球一端引出一线，从外部施加适当的力量，以区别有无失禁。综观以上诸法，从临床来考虑，手指肛诊法仍较实用可靠。

肛瘘手术中切断括约肌引起肛门失禁的较好手术治疗方法为括约肌成形术。如果括约肌缺损不大，手术效果良好。术前应充分做好肠道准备，行手术前插导尿管。手术可在阻滞麻醉（鞍麻）下进行。手术中找出被切断的括约肌两端，向两侧游离括约肌至足以松弛重叠缝合两端为度。但必须注意切勿损伤自后外方进入肌肉的阴部神经，缝合后可容中指进入肛管而无困难。缝合最好采用合成可吸收缝线。手术成功的关键在于游离适度，不勉强牵拉缝合，否则不但易致狭窄，也可因张力过大而使缝合处裂开，使手术失败。

术后第1周须给予流质或无渣饮食并予适量阿片制剂以止痛及减少排便次数，保证局部良好愈合。预防性抗生素应用虽有争议，但仍以常规应用为好。如果处理得当，手术成功，其良好效果可达89%。

如括约肌缺损较大，有学者建议采用股薄肌转位术以替代缺损的括约肌。方法为：游离一侧股薄肌束，切断远侧端，转移至会阴部，绕肛管一周，然后将游离的远端缝合于对侧坐骨结节。此法褒贬不一，有学者认为可以替代括约肌，产生收缩功能；有学者认为最终效果不好，且排便时牵拉股薄肌使之紧张，阻碍大便排出，因此建议采用两侧臀大肌束交叉缝合于肛管前后，以替代括约肌。此外，还有替代手术，即将金属环、涤纶带或硅胶套在肛管外以达到使肛管末端适度狭窄，以防大便因失禁而漏出。此法并不改善括约肌功能，仅能控制固体大便随意流出，对水样便并无作用。何况异物一旦感染必须取出，有时异物本身也会向外脱出，造成失败。

轻度肛门失禁，可采用非手术治疗。有学者建议用电极埋置于括约肌中以有节律的刺激来改善失禁情况。这类方法对括约肌收缩力正常但因缺损而失禁者无效。也有学者建议每日1次用气囊放置在直肠肛管内，然后逐步锻炼括约肌收缩能力。但此法也仅适用于收缩力差的患者，括约肌缺损者也不适用。

九、围手术期护理

1. 耳穴压豆法 该法可以疏通经络、止痛、行气活血，无痛苦和各种不良反应。对于痔瘘围手术期疼痛展开耳穴压豆法，能够得到较理想的成效。

2. 中药熏洗疗法 中药熏洗疗法以辨证施治为依据。治疗时能够直达病所，局部用药效果显著。采取苦参汤加减的方案，可以充分发挥出消肿止痛、活血化瘀、收涩收敛的功效，而且对于治疗肛瘘术后并发症情况也可实施此法，奏效迅捷，优于内治方法。

3. 灸法 在展开中药熏洗治疗举措以后，应用艾灸治疗也有良好的效果。艾炷直接对准创面，保持适当距离，避免造成烫伤。借助于热力，以温通为主，促使肛门局部保持良好的血液循环状态，并确保淋巴回流，防止渗出，加强药物的吸收，最终有利于减轻肛瘘术后疼痛，达到良好的治疗效果。

4. 冷敷法 痔瘘术后肛门创缘部位进行自制冰袋冷敷，采取局部冷敷压迫法，能够较好地减轻术后疼痛现象，同时起到积极的防控作用，显著减少出血、水肿等。

5. 饮食和生活指导 术后指导患者进行适当的运动锻炼，循序渐进，以促使肠功能尽快恢复。术后根据情况指导患者进行提肛运动，促进肛门括约肌功能恢复。同时为患者制订科学的饮食方案，指导患者多食蔬菜及水果，多饮水，同时禁止食用辛辣、刺激性、油腻等食物，禁烟酒，养成良好的排便习惯，避免大便干结引发切口感染、排便时切口疼痛。

6. 情感及人文关怀 一方面为患者营造舒适、安静、温馨、和谐的医疗环境；另一方面护理人员要多与患者及其家属进行交流，给予积极的鼓励和心理支持，以消除患者的紧张感及焦虑、抑郁等负面情绪，且转移患者的注意力，减轻其疼痛感。

第三章　肛裂

肛裂指肛管皮肤全层裂开并形成感染性溃疡。中医将本病称为“钩肠痔”“裂痔”等。其临床特点是肛门周期性疼痛、出血、便秘。多见于20~40岁的青壮年，好发于肛门截石位6、12点处，女性患者多发于12点处。在肛门部疾病中，其发病率仅次于痔。

一、病因病机

（一）中医病因病机

本病多因阴液亏虚或脏腑热结肠燥，而致大便秘结，粪便质硬，排便努挣，使肛门皮肤破裂受伤，湿热蕴阻，染毒而成。

1. 血热肠燥　常因饮食不节制，过度饮酒，嗜食辛辣、刺激性食物，以致燥热蕴结，耗伤人体阴液，阴液亏损无以下润大肠，则大便干结；用力努挣，使肛门裂伤而致便血等。

2. 阴液亏虚　素有阴血亏虚，血虚则津乏生燥，阴虚津少肠道失于濡润，可致大便燥结，损伤肛门而致肛裂；阴液亏虚则溃口修复迟缓，难愈合。

3. 气滞血瘀　气为血之帅，气滞致使血瘀阻于肛门，使肛门紧锁，不通则痛，便后肛门刺痛明显。

（二）西医病因病机

西医学认为，肛裂的发生与肛门部的解剖、外伤、细菌感染及内括约肌痉挛等因素有关。

二、临床表现

肛裂临床主要表现为便时痛甚，呈阵发性刀割样疼痛或灼痛，排便后数分钟到十余分钟内疼痛递减，随后又因括约肌持续性痉挛而剧烈疼痛，往往持续数小时。病情严重时，咳嗽、打喷嚏均可引起疼痛，并向骨盆及下肢放射。同时可见便时滴血，量少或仅附着于粪便表面。患者素有便秘史，干燥粪便常使肛门皮肤撕裂而引起肛裂，又因恐惧疼痛而不愿定时排便，产生“惧便感”，又使便秘加重，形成恶性循环。

三、专科检查

专科检查以肛门视诊为主，用两拇指将肛缘皮肤向两侧轻轻分开，并嘱患者放松肛门，可见肛管有纵行裂口或纵行梭形溃疡，多位于截石位6点或12点处，常伴有赘皮外痔、肛乳头肥大等病理改变。

四、临床分期

根据不同病程及局部表现，肛裂分为以下两期。

1. 早期肛裂 发病时间较短，仅在肛管皮肤上见有一小的梭形溃疡，创面浅而色鲜红，边缘整齐，富有弹性。

2. 陈旧性肛裂 病程较长，反复发作，溃疡色淡白，底深，边缘呈“缸口”增厚，底部形成平整较硬的栉膜带。由于裂口周围组织的慢性炎症，常可伴发结缔组织性外痔（又称赘皮痔）、单口内瘘、肛乳头肥大、肛窦炎、肛乳头炎等。因此，裂口、栉膜带、结缔组织性外痔、肛乳头肥大、单口内瘘、肛窦炎、肛乳头炎这七大病理改变，均为陈旧性肛裂的特征。

五、治疗方法

肛裂的治疗以纠正便秘、止痛和促进溃疡愈合为目的。早期肛裂一般采用保守治疗。

（一）中医辨证论治

1. 血热肠燥证

［症状］ 大便2～3日行一次，质干硬，便时肛门疼痛，便时滴血或手纸染血，裂口色红，伴腹部胀满，小便黄，舌质红，脉弦数。

［治法］ 清热润肠通便。

［方药］ 凉血地黄汤合麻子仁丸加减。

2. 阴虚津亏证

［症状］ 大便干结，数日一行，便时疼痛滴血，裂口深红，伴口燥咽干，五心烦热，舌红，苔少或无苔，脉细数。

［治法］ 养阴清热润肠。

［方药］ 润肠汤加减。

3. 气滞血瘀证

［症状］ 肛门刺痛明显，便时及便后疼痛尤甚，肛门紧缩，裂口色紫暗，舌紫暗，脉弦或涩。

［治法］ 理气活血，润肠通便。

［方药］ 六磨汤加减。

（二）外治疗法

1. 熏洗法 每次便后用苦参汤温水坐浴，可促进血液循环、保持局部清洁、减少疼痛刺激。

2. 外敷法 坐浴后用生肌类药物涂于裂口，每天1～2次，具有活血祛腐、解毒镇痛、润肤生肌等作用。陈旧性肛裂可用腐蚀药物搽于裂口，2～3天腐脱后，再改用生肌类药物收口。

3. 封闭法 于长强穴用0. 5%～1%普鲁卡因或1%利多卡因做扇形注射，隔天1次，5次为一个疗程。亦可于裂口基底部注入长效止痛剂如美蓝溶液（稀释后）3～5mL，每周1次。

（三）手术疗法

手术疗法适用于陈旧性肛裂及非手术疗法治疗无效的早期肛裂，并根据不同情况选择不同的手术方法。

1. 扩肛疗法 适用于早期肛裂，无结缔组织外痔及肛乳头肥大等并发症。

2. 切除疗法 适用于陈旧性肛裂，伴有结缔组织性外痔、肛乳头肥大等。

3. 括约肌松解术 适用于不伴有结缔组织外痔、皮下瘘等的陈旧性肛裂。

4. 纵切横缝法 适用于陈旧性肛裂伴有肛管狭窄。

六、临床病例

例1 王某，女，31岁，助理工程师。便时肛门疼痛伴出血1个月余。

专科检查：视诊：截石位12点肛缘处有一肿物，暴露肛门见12点有一裂口，色灰白。指诊：束指感明显。肛门镜下见：截石位1、3、11点各有一红色肿物，齿线上下相连。

诊断为陈旧性肛裂、混合痔。手术行“肛裂切除术+内痔套扎吻合术+外痔切除术”。术后给予中药汤剂苦参汤外洗患处。次日活动自如，无便时出血。术后15天，无明显疼痛，便时出血消失，痊愈出院。

例2 王某，女，30岁，职员。便时肛门疼痛伴出血半月余。

专科检查：视诊：截石位3、6～7、11～12点肛缘处各有一褐色肿物。指诊：（－）。肛门镜下见：截石位3、7、11点各有一红色肿物，齿线上下相连；截石位6、12点肛管处各有一裂口，颜色灰白。

诊断为陈旧性肛裂、混合痔。手术行“肛裂切除术+混合痔外剥内扎术+内括约肌松解术+肛门皮下组织美蓝神经阻滞术”。术后给予中药汤剂苦参汤加减外洗患处。次日活动自如，无便时出血。术后14天，无明显疼痛，便时出血消失，痊愈出院。

例3 孙某，男，31岁，自由职业者。便时肛门疼痛半月余。

专科检查：视诊：截石位5、7、11点肛缘各有一褐色肿物，质软；分开肛门见截石位12点肛管处有一裂口，基底部灰白淡红。指诊：（–）。肛门镜下见：截石位3、5、7、9、11、12点齿线上各有一红色肿物，齿线上下相连；截石位7点齿线处有一白色乳头状肿物。

诊断为陈旧性肛裂、混合痔、肛门乳头状瘤。手术行“肛裂切除术+内痔套扎吻合术+外痔切除术+肛门乳头状瘤电灼切除术”。术后给予中药汤剂苦参汤加减外洗患处。次日活动自如。术后15天，便时无明显疼痛，未见明显出血，肉芽组织生长良好，痊愈出院。

例4 赵某，女，27岁，教师。便时肛门疼痛1个月。

专科检查：视诊：截石位6点肛管处有一陈旧裂口。指诊：束指感明显。肛门疼痛明显。肛门镜下见：直肠黏膜充血、水肿，截石位3、7、11点各有一红色肿物，齿线上下相连。

诊断为陈旧性肛裂、混合痔。手术行“肛裂切除术+内痔套扎吻合术+外痔切除术”。术后给予中药汤剂苦参汤加减外洗患处。次日活动自如。术后5天，便时肛门疼痛较前明显减轻，好转出院。

例5 王某，女，28岁，职员。便时出血4天。

专科检查：视诊：截石位6点有一陈旧裂口，灰白色；截石位3、7、11点肛缘各有一褐色肿物。指诊：（–）。肛门镜下见：截石位3、7、11点各有一红色肿物，与同方位肛缘肿物在齿线上下相连。

诊断为陈旧性肛裂、混合痔。手术行“肛裂切除术+混合痔外剥内扎术”。术后给予中药汤剂苦参汤外洗患处。每日给予常规换药，保持局部切口引流通畅。术后6天，便时无明显出血，好转出院。

例6 刘某，女，26岁，无业人员。间断便时出血伴疼痛2年、加重20余天。

专科检查：视诊：截石位6、11点肛缘各有一褐色肿物；截石位6点肛管处有一裂口，基底部色白，边缘不齐。指诊：（–）。肛门镜下见：截石位3、5、7、9、11点齿线处各有一红色肿物，齿线上下相连；截石位3、7、11点各有一白色乳头状肿物。

诊断为陈旧性肛裂、混合痔、肛乳头肥大。手术行“肛裂切除术+混合痔外剥内扎术+肥大肛乳头电灼切除术”。术后给予中药汤剂苦参汤外洗患处。每日给予常规换药，保持局部清洁。术后13天，无明显疼痛，便时出血消失，痊愈出院。

例7 秦某，女，39岁，干部。肛门疼痛1周。

专科检查：视诊：截石位6点肛管处有一裂口，基底部色灰白；截石位3、5、9、12点肛缘处各有一褐色肿物与肛内肿物相连。指诊：肛门疼痛明显。患者因疼痛拒查肛门镜。

诊断为陈旧性肛裂、混合痔。手术行“肛裂切除术+混合痔外剥内扎术”。术后给予中药汤剂苦参汤外洗患处。术后20天，切口愈合良好，未见明显出血，无明显疼痛，痊愈出院。

例8 吴某，女，35岁，自由职业者。便时肛门疼痛半月余。

专科检查：视诊：截石位6点肛管处有一裂口，色灰白；截石位5点肛缘肿物，色褐质软；截石位7点距肛缘约2cm处有一溃口。指诊：可触及截石位7点有一条索状肿物通向肛内。肛门镜下见：截石位5、9、11点齿线上各有一红色肿物，齿线上下相连。

诊断为陈旧性肛裂、肛瘘、混合痔。手术行“肛裂切除术+肛瘘切开术+混合痔外剥内扎术”。术后给予中药汤剂苦参汤外洗患处。术后12天，各切口引流通畅，无明显疼痛，痊愈出院。

例9 韩某，女，25岁，银行职员。间断性便时肛内肿物脱出1年余。

专科检查：视诊：截石位6、11点肛缘各有一褐色肿物，质软；分开肛门见截石位6点有一裂口，色灰白。指诊：（–）。肛门镜下见：截石位3、7、11点各有一红色肿物，齿线上下相连；截石位7、11点齿线处各有一白色乳头状肿物。

诊断为陈旧性肛裂、混合痔、肛乳头肥大。手术行“肛裂切除术+内痔套扎吻合术+外痔切除术+肛门乳头状瘤结扎切除术”。术后给予中药汤剂苦参汤外洗患处。未见明显出血，各切口生长良好。术后14天，无明显疼痛，无肿物脱出，痊愈出院。

例10 刘某，男，40岁，营业员。便时肛门疼痛伴出血半月余。

专科检查：视诊：截石位6点肛管处有一裂口，色灰白；截石位3、7点肛缘各有一褐色肿物。指诊：束指感明显。肛门镜下见：截石位3、5、7、11点齿线上红色肿物，齿线上下相连。

诊断为陈旧性肛裂、混合痔。手术行“肛裂切除术+内痔套扎吻合术+外痔切除术+肛门皮下组织美蓝神经阻滞术”。术后给予中药汤剂苦参汤外洗患处。术后12天，便时无明显疼痛、未见明显出血，痊愈出院。

七、术后并发症及处理

（一）术后出血与处理

（1）全身性疾病导致凝血机制障碍，如血友病、再生障碍性贫血、血小板减少、急慢性白血病等。

处理方法：严格掌握手术的适应证，对有凝血机制障碍的患者不宜手术，可在治疗原发病的同时，采用保守疗法治疗肛裂。

（2）长期应用抗凝血药物，如阿司匹林、华法林等。

处理方法：对服用抗凝血药物的患者在决定手术前，请专科医生会诊决定，在不影响原发病治疗的基础上，是否能停止1周抗凝药物的使用。如果病情允许，当停用抗凝药物1周后再行手术治疗，以减少术后出血的机会。

（3）内括约肌切开术后，出血的血管可缩入肌肉内，引起出血并造成止血困难；当使用挂线切开括约肌手术时，若出血点位于挂线处的下方，或在脱线过程中血管未闭而发生出血。

处理方法：最好在两把血管钳钳夹肌肉后的中间切断肌肉，并予以结扎，避免因血管或肌肉中血管回缩而找不到出血点，留下出血隐患。挂线脱落时，注意观察创面有无渗血，并嘱患者卧床休息，如渗血不多，应先予以塔形纱布压迫止血；出血较多时，应在局麻下缝扎止血；对于术中见到的出血点，特别是搏动性出血点，应及时夹住并予以电灼、结扎或缝扎止血。

（4）在肛裂术中切除肛乳头时未做有效的止血处理而发生出血。

处理方法：当手术中对肥大乳头决定切除时，应先在其基底部钳夹并进行电灼、结扎或者进行缝扎。电灼或结扎后的远端，最好不予切除而令其自行脱落，以免因切除部位距离结扎线较近，线脱落过早而引起出血。

（5）术后大便干燥，排便时擦伤创面，或导致结扎线滑脱或过早脱落。

处理方法：术后避免过度活动。多食蔬菜、水果以确保大便通畅。术后适当口服润肠通便类药物，如中药汤剂五仁丸和六磨汤加减；或麻仁软胶囊1～2粒/次，每日2次；或地榆槐角丸9g，每日2次，用以软化大便，防止其干燥损伤创面而引起出血。如果发生术后便时滴血，或手纸染血，应严密观察，不必特殊处理。估计即时出血在200mL或以上者，应及时到医院手术室麻醉后，在肛门镜下仔细寻找到出血点后，予以钳夹后结扎或缝扎，也可采用电凝止血。对于没有明确出血点的创面渗血，可采用压迫止血，创面用凝血酶1支（1 000IU/支）局部涂敷或止血粉（马勃、地榆炭、三七粉，各研细末，均等比例混匀备用）外敷，或采用吸收性明胶海绵压迫止血。

（二）术后疼痛与处理

（1）肛管皮肤神经丰富，感觉十分敏感，受到手术刺激后可产生剧烈疼痛。

处理方法：术前消除患者顾虑，对疼痛耐受较低的患者，手术结束时给予局部应用长效止痛剂封闭（美蓝1mL加入0. 5%利多卡因5mL中备用）。

（2）肛裂手术时内括约肌切断不完全而创伤又可引起括约肌的痉挛，导致肛门抽痛。

处理方法：术前根据患者的情况，制订适当的手术方案，严格执行手术操作规范，同时选用合理的麻醉方法。轻度疼痛，仅需温水或中药苦参汤煎后坐浴即可；如疼痛较重时，可以适当给予止痛药物洛索洛芬钠10mg口服；疼痛仍不止时，考虑长效止痛剂局部封闭治疗。

（3）排便时粪便对创面的刺激，或便后伤口内残存的粪便刺激皮下神经而引起肛门疼痛。

处理方法：术后禁食辛辣、刺激性食物，保持大便质软且通畅；便后温水或中药坐浴时，注意用无菌纱布蘸复方黄柏液药水，由创面向肛内轻轻挤压按摩，使嵌塞在创面上的粪便残渣得以洗净，从而减少因刺激引起的疼痛；换药时认真清洁伤口，用棉签进一步擦净创面上的分泌物及残存粪便，放置油纱条引流，操作动作轻柔，认真仔细。

（4）创面的渗血、水肿、感染刺激皮下神经而引起肛门疼痛。

处理方法：手术操作认真规范，减少出血；术中切除肛裂时，肛缘处伤口应向外延伸0.5～1cm，创面两侧皮缘修剪齐整，使其引流通畅，避免或减少水肿及感染的发生；术后应用抗生素，可以口服左氧氟沙星0.4g/次，每日2次，可以有效防止感染。

（5）术中运用电刀后可因伤口切缘的灼伤，而引起术后肛门疼痛。

处理方法：术中应尽量少用电刀或用电刀直接切除皮肤，将肛管皮肤损伤降到最轻；术后轻度疼痛，可用五倍子汤煎后坐浴；换药时用湿润烧伤膏或生肌玉红膏肛内敷用；疼痛较重者可用长效止痛剂，伤口周围皮下封闭。

（6）术后便秘、粪嵌塞和排尿困难等引起括约肌的痉挛而导致伤口疼痛。

处理方法：术后严密观察大便及小便的排泄，如术后小便排泄不畅，尿意频繁，膀胱隆起，需及时用热毛巾或热罨包在小腹部热敷，如不能排尿需置管导尿；在术后不控制饮食的情况下，大便最迟应48小时排出，当未见到大便时，要及时口服润肠通便药物如麻仁软胶囊1～2粒/次，每日2次，避免大便壅滞嵌塞在直肠壶腹，反射性引起括约肌痉挛，而引起伤口疼痛。

（三）术后伤口愈合缓慢与处理

（1）全身性慢性疾病，如贫血、营养不良、糖尿病、维生素C缺乏症、慢性肠炎等。

处理方法：对有慢性疾病或消耗性疾病的患者，应先予纠正，待全身情况好转后再行手术治疗；对糖尿病患者，术后继续监测血糖的变化，注意将其控制在正常范围；对于因肛裂造成的贫血、营养不良的患者，术后应加强营养，给予足够的维生素、蛋白质等营养丰富的食品，必要时给予中药八珍汤加减煎煮后口服，或给予十全大补丸9g/次，每日2次口服，以促进伤口尽快愈合。

（2）术中创面引流不畅；术中切口较小或未切开肛裂上端的肛隐窝，术后创面反复感染形成慢性溃疡，经久不愈；未切除肛裂下端的皮赘，导致引流不畅，影响创面愈合；肛裂切除后的创面高低不平，或内低外高，影响引流通畅。

处理方法：术中对肛裂引起的肛窦炎及皮赘等并发症一并处理，力求处理彻底；切除后的创面要达到内高外低；术后换药时对创面修复严密观察，发现问题及时处理。

（3）肛裂切除术后，皮瓣残留过多发生卷曲或裂口周围有痔核未处理。

处理方法：术中修剪的皮缘够大；对于肛裂周围的痔核，应予以结扎切除，以免术后皮缘、痔核向创面卷曲或倾斜，影响创面生长，或延迟愈合。

（4）伤口内有异物或线头刺激而换药方法不当，创面水肿的肉芽组织未及时处理，引流不畅。

处理方法：术后换药时应注意清除伤口处结扎的线头等异物，对于肉芽组织增生和水肿，应使用芒硝30g坐浴消肿，严重时应用八二丹祛腐生肌或10%高渗盐水湿敷处理；对影响局部引流的因素，如水肿、渗血和异物等应及时去除。

（四）术后感染与处理

（1）患者身体虚弱，抵抗力降低，或患有代谢性疾病（如糖尿病患者血糖控制不佳）。

处理方法：及时治疗原发病，对糖尿病患者有效地控制血糖；对素体不佳者，可运用中医药补虚扶正辨证治疗，如八珍汤、十全大补汤。

（2）手术时无菌操作不严格；术后没有应用抗生素；肛裂潜行侧切时皮下出血较多形成血肿；创面缝合时留有死腔；术后伤口感染。

处理方法：术中要严格无菌操作，术后24小时即可以坐浴，尤其是便后及时坐浴，既可以清洁肛门，通畅引流，减少感染的机会，又可以缓解肛门括约肌痉挛，使疼痛减轻；皮下出血或创面的缝合留有死腔，除注意不留死腔外，侧切或缝合后及时用纱布压迫，防止渗血瘀结血肿形成感染，若发现感染化脓应及时拆线切开引流；术前或术后（尤其是侧方切开，直视下的内括约肌切断术，其皮肤需要缝合的患者），根据患者情况适当应用抗生素可以预防感染的发生；术后伤口感染主要发生在侧位切开直视下的内括约肌切断术后缝合的伤口，感染多在术后3～4天发生。发现感染，要及时处理，适当应用抗生素，局部用中药苦参汤熏洗，外敷金黄膏，必要时扩创或切开引流。

（五）术后肛门溢液与处理

肛门溢液污染内裤是肛裂术后较常见的并发症，年老体虚的患者术后尤为常见。其主要是术中括约肌损伤所致。肛门溢液产生的因素包括：暴力扩张肛门；括约肌切开过多、过深；肛裂切除时创面过大，伤口延迟愈合；患者为瘢痕体质，致使术后瘢痕形成过多，影响肛门闭合功能。

处理方法：术前应详细了解病情，做好肛管测压，设计扩肛的大小和力度；在采用扩肛疗法治疗肛裂时，不可使用暴力，而应缓慢、持续、均匀地利用食指和中指向两侧牵开扩肛（男性患者可前后扩张），当感觉有狭窄环松开时即可，扩张后肛管的直径在4～6cm，应注意避免括约肌过度损伤。

关于扩肛治疗肛裂的问题，曾有一种说法认为“4个手指4分钟可以治愈肛裂，而且与内括约肌切开术一样”。但许多经验说明扩肛比内括约肌切开术后更容易产生肛门溢液、排气甚至排便功能损害。这主要是因为扩肛疗法不仅扩张了内括约肌，而且扩张了外括约肌和耻骨直肠肌。鉴于以上情况，对于老年体虚患者应禁忌采用扩肛法治疗肛裂。在括约肌切开术和肛裂切除术中，应注意掌握其深度。一般以松解栉膜带和部分内括约肌为度，不宜过深，肛管上皮切除不宜过多。对于术后肛门溢液的治疗，主要是指导患者进行提肛锻炼，一般每次做提肛动作30～40次，每天2～3次。对瘢痕组织过多者，可采用理疗以促进瘢痕软化。若因瘢痕较多而影响肛门闭合者，可考虑瘢痕切除修补术。

（六）术后肛周脓肿和肛瘘形成与处理

（1）陈旧性肛裂继发的肛隐窝炎或肛腺炎及瘘管在术中未做处理或处理不当。

处理方法：在术前对肛裂进行仔细检查，以提前对肛裂的并发症做出准确判断，麻醉后核实与术前的评估是否一致，手术时应对这些并发症做相应处理，尤其应注意切除继发的肛隐窝炎、肛腺炎和皮下瘘管。

（2）闭合性内括约肌切断术时，手术刀穿透直肠黏膜或肛管皮肤，造成医源性脓肿或瘘管。

处理方法：在行侧方闭合性内括约肌切断术时，要注意在食指的引导下，将白内障剥离刀潜行进入内括约肌的上方0. 3～0. 5cm，然后将刀刃向外，利用刀尖将内括约肌切断，切忌盲目乱穿，刺破肛管皮肤，造成医源性感染或瘘管形成。当出现刺破肛管皮肤时，应及时将闭合性内括约肌切断术变为开放式内括约肌切断术，避免上述情况的发生。此术式需要由有一定的经验者完成，初学者不宜单独采用此种术式。

（3）肛裂术后创面桥形愈合，导致瘘管形成。

处理方法：术中对裂口皮缘进行修剪时要够大，一般每侧切去1～2mm，避免因皮肤边缘上皮表面愈合过速，形成桥形愈合；术后换药时，要注意用油纱条嵌塞入创面，即可以保证基底的组织与皮肤同步生长；当发现有桥形愈合倾向，而又不能通过换药纠正时，可在局麻下再次修剪皮缘，使创面敞开，可以防止潜行性瘘管发生。

（4）肛裂挂线术后感染，由于皮筋的存在影响局部引流，导致肛周脓肿和肛瘘的形成。

处理方法：挂线术后每天换药时应注意观察挂线处上方的两侧皮缘生长是否过快，下方是否有感染及脓液引流不畅现象，如果有，应及时去除皮筋，剪开将要挂断的组织及修剪增长过快的皮缘，搔刮创面使其引流通畅；如果形成肛周脓肿和肛瘘，应在局麻下切开引流，或按肛瘘切除术处理。

（七）术后瘀斑与处理

在行肛门局部浸润麻醉、肛裂扩肛及皮下潜行内括约肌切开术时，损伤局部小血管，导致其损伤破裂而出现皮下瘀斑，为常见并发症。

处理方法：主要是术前检查凝血机制。另外在术中操作应稳、准、细，避免因手术粗暴而造成不必要的损伤，导致术后局部皮下渗血而发生瘀斑。内括约肌切开时应尽量一次完成，避免反复切割，切开后应立即予以压迫，或边切边压迫。面积较小的瘀斑一般不需要处理。如果瘀斑较大，24小时内用冰袋或冷水袋局部外敷，每次3～5分钟，每日4～6次；48小时后估计渗出停止后，可每日进行温水坐浴，每天1～2次，持续1周左右，也可用红外线局部照射理疗，以促进瘀血吸收；若瘀斑逐渐增大，甚至出现血肿时，则应及时切开引流。

（八）术后“锁眼”畸形与处理

“锁眼”畸形是由于后方（截石位6点处）肛裂切除和后正中线上内括约肌切开术引起的一种并发症。其肛门外观颇似锁眼，这种畸形的结果可引起黏膜脱出，污染内裤，产生严重的瘙痒症状。

处理方法：手术结束时要注意检查创面引流是否通畅，当存在这种情况时，要注意延长引流口，避免因引流不畅引起水肿，造成“锁眼”畸形。矫正这种畸形需要在局麻下将“锁眼”的外侧端切开引流，对水肿的组织用10%高渗盐水湿敷，或用中药九一丹涂在创面上，以祛腐生肌，有利于组织的生长愈合。

八、围手术期护理

（1）大便仍然要保持软化，排便仍然要保持顺畅，排便时间也尽量缩短，控制在3～5分钟。如果大便干结，排便困难，会导致手术创面的撕裂，引起疼痛、出血、肿胀。平时多吃蔬菜和水果，多喝水。如果大便仍然干结，可以考虑口服乳果糖口服溶液或者麻子仁丸。

（2）清热解毒、除湿消肿中药煎剂坐浴，每天1～2次，每次10～15分钟，可以有效改善肛周微循环，促进手术创面的愈合，另外还可以保持手术创面的清洁。

（3）手术创面可以涂抹黄柏液、康复新液，还可以涂抹龙珠软膏、太宁乳膏等痔疮膏类。

（4）避免辛辣、刺激性饮食，避免饮酒，避免长时间蹲坐，避免手术创面的压迫。

第四章　肛周脓肿

肛门直肠周围脓肿，简称肛周脓肿，指肛门腺感染、化脓蔓延至肛管直肠周围形成的脓肿，相当于西医学肛管直肠周围间隙发生急、慢性感染而形成的脓肿。其特点是多见于20～40岁青壮年，多数发病急剧，疼痛剧烈，伴有高热。其属临床急症，宜尽早治疗，以免病情加重。

一、病因病机

（一）中医病因病机

祖国医学认为此病的发生多因嗜食肥甘厚味、辛辣食物，湿浊不化，热邪蕴结，下注大肠，毒阻经络，瘀血凝滞，热盛肉腐成脓而为痈疽；亦有因肺、脾、肾亏损，湿热乘虚下注而成。

1. 火毒蕴结证　湿热下注肛门部，造成局部气机不畅，气血壅滞，火毒蕴结则肛门肿痛。

2. 热毒炽盛证　气血壅滞不通，湿热蕴阻肛门，热盛肉腐而肛门部酿脓。

3. 阴虚毒恋证　病久正气虚衰，肺、脾、肾亏损，湿热乘虚下注，日久化热而成。

（二）西医病因病机

西医学认为本病主要由肛腺感染所致。临床上大多数肛周脓肿的发生与肛腺感染化脓有密切关系，少数由于肛周皮肤感染、异物外伤或会阴手术处理不当，骶尾骨结核或骨髓炎等化脓，而继发肛周间隙脓肿。

二、临床表现

本病男性多于女性，尤以青壮年为主。糖尿病患者易患肛周脓肿。由于脓肿的部位和深浅不同，临床表现也有差异。如肛提肌以上的间隙脓肿，位置深隐，全身症状重而局部症状轻；肛提肌以下的间隙脓肿，部位浅，局部红肿热痛明显而全身症状较轻。往往首先感到肛门周围有一肿块，轻微疼痛，或感肛内刺痛或坠胀作痛，继则疼痛加剧，肛门周围肿块增大，红肿触痛，质较硬，伴有不同程度的发热、倦怠、食欲缺乏、大便秘结等症状。往往1周左右局部可形成脓肿，脓肿形成后局部可有波动感。如脓肿自行溃破可流出黄白色脓液，此后疼痛可逐渐缓解或消失，体温下降，其他症状亦随之缓解。肛门脓肿发生的部位不同，名称亦不同。

1. 肛门旁皮下脓肿　发生于肛门周围皮下组织内，最为常见。脓肿一般较小，全身症状不明显，局部疼痛较重，多呈持续性或搏动性疼痛。肛旁有明显红肿、硬结、触痛，如已化脓则有波动感；若疼痛剧烈，往往伴有大便排出困难；如脓肿位于前侧，可出现排尿困难。检查可见肛门一侧有一界线不明显的微红色突起包块，触痛明显。

2. 坐骨直肠窝脓肿　发生于肛门与坐骨结节之间，位于坐骨直肠窝内，脓肿范围广而深。初期仅感肛门部不适或有微痛、酸胀感。全身症状明显，有高热、寒战、头痛、乏力、小便困难、食欲缺乏等。继而局部症状加重，患处肛门一侧出现皮肤肿胀、发红、肿痛，脓肿形成后为跳痛。在排便、咳嗽、行走时疼痛加剧，甚至坐立不宁。触诊局部有硬结和明显压痛。肛门指诊患者坐骨直肠窝所对应的肛管或直肠壁有压痛和波动感。

3. 骨盆直肠间隙脓肿　位于肛提肌以上，腹膜以下。多因坐骨直肠窝脓肿未及时手术引流，脓液向上穿透肛提肌而形成；也可直接由肛窦、肛腺炎症扩散而形成。由于脓肿位置深，隐蔽性强，因此全身感染症状重，而肛门局部症状则不明显。常有会阴部沉重下坠，有里急后重感，排便时加重，下腹部疼痛。由于脓肿部位深，自行破溃所需时间较长。指检可在直肠壁上触及肿块隆起，有压痛及波动感。

4. 直肠后间隙脓肿　早期可出现排便不适。初期有恶寒发热，直肠内有明显坠胀感，肛门会阴部下坠及钝性疼痛并可放射至下肢。随着病变继续发展，全身症状逐渐加重。在尾骨与肛门之间有明显深压痛。肛内指检可在肛管后、肛管直肠环水平面以下触及局限性硬结或肿块，并可触及波动感。

5. 直肠黏膜下脓肿　位于直肠黏膜与内括约肌之间的黏膜下间隙内。初期症状常有直肠部沉重或饱满感，排便或步行时疼痛明显。一般全身症状较明显，而肛门局部无明显症状，肛内指检在黏膜下可触及表浅之肿块，有压痛及波动感。

6. 结核性肛周脓肿　常常起病缓慢，肿痛较轻，脓成溃破或切开后流出之脓液清稀或伴干酪样物，常伴有低热、盗汗、颧红、形体消瘦等症状。炎症表现不明显，常称为“冷脓肿”。

三、辅助检查

1. 直肠指检　肛门周围可触及肿块，有压痛及波动感，皮温较周围正常皮肤高。

2. 实验室检查　根据白细胞总数及分类计数，可判断感染的程度。

3. 超声检查　有助于了解脓肿的大小、位置及与肛管、直肠的联系。

4. 病理检查　取脓腔壁组织送病理，可明确病变性质。

5. **脓腔穿刺** 对于脓肿部位较深，难以判断是否已成脓，可在局麻下用粗腰椎穿刺针在脓肿中心处或压痛最明显处刺入抽吸，如有脓液抽出即可确诊。

6. **影像学检查** 对于反复发作或脓肿位置较深的患者，应进行CT、MRI检查，以明确病变的具体部位和大小等情况。

四、治疗方法

肛门直肠周围脓肿的治疗原则，主要是控制感染扩散，减轻患者的痛苦。

少数小的表浅肛周脓肿用抗生素、热水坐浴及局部理疗等可以消散，但多数需要手术治疗。

在脓肿未形成时，即在肛隐窝炎时，尚可考虑保守疗法，应用有效的抗生素静脉滴注或灌肠。脓肿初期按疮疡消法中药辨证施治，使用局部栓剂和中药坐浴、如意金黄膏外敷患处等，能够取得较为理想的效果。一旦脓肿形成，最积极的方法是及时切开引流。有学者指出，肛周脓肿手术不可避免，不必等待出现局部波动感再行手术，以免炎症扩散。切开引流的切口虽然不同，但以使脓液充分通畅引流为目的。由于原发病灶多数是在肛管齿线区的肛隐窝处的肛腺，因此内口的寻找和切除极为重要。

需要特别强调，在急性炎症中，找内口有困难时，不应盲目寻找，以免炎症蔓延或形成假道，仅做切开排脓，待形成肛瘘后，再做肛瘘手术不失为上策。

（一）内治法

早期多为实证和热证，治宜清热解毒、凉血祛瘀、软坚散结，以消法为主。

中期脓成邪留，治宜扶正脱毒，以托法为主。

后期毒尽体虚，治宜补养气血、健脾渗湿、滋补肝肾，以补法为主。

1. 热毒蕴结证

［症状］ 肛门周围突然肿痛，持续加剧；肛周红肿，触痛明显，质硬，表面湿热，伴有恶寒、发热、便秘、溲赤，舌红，苔薄黄，脉数。

［治法］ 清热解毒。

［方药］ 仙方活命饮或黄连解毒汤加减。

［加减］ 若舌苔黄腻，脉滑数，可合用萆薢渗湿汤。

2. 火毒炽盛证

［症状］ 肛门肿痛剧烈，持续数日，痛如鸡啄，难以入寐，肛周红肿，按之有波动感或穿刺有脓，伴有恶寒发热，口干便秘，小便困难，舌红，苔黄，脉弦滑。

［治法］ 清热解毒透脓。

［方药］ 透脓散加减。

3. 阴虚毒恋证

［症状］ 肛门肿痛，皮色暗红，成脓时间长，溃后脓出稀薄，疮口难敛，伴有午后潮热，心烦口干，夜间盗汗，舌红，苔少，脉细数。

［治法］ 养阴清热，祛湿解毒。

［方药］ 青蒿鳖甲汤合三妙丸加减。

［加减］ 肺虚者，加麦冬、沙参、马兜铃；脾虚者，加白术、山药、白扁豆；肾虚者，加龟板、玄参，生地黄改熟地黄。

（二）外治法

1. 敷药 初起实证用金黄膏、黄连膏外敷；位置深隐者，可用金黄散调成糊状灌肠。虚证用冲和膏或阳和解凝膏外敷。成脓后，宜早期切开引流。溃后用红油膏纱条引流或药线引流，脓尽改用生肌散纱条。日久成瘘者，按肛瘘处理。

2. 熏洗 多用于脓肿溃后，具有清热解毒、消肿止痛、收敛止血、祛湿止痒、祛腐生肌的作用。常用参黄袋泡剂（河南省中医院院内制剂）或苦参汤加减和1∶5 000高锰酸钾溶液等。

（三）手术疗法

手术方式分为三种：①分次手术，适用于体虚或不愿住院治疗的患者，行单纯脓肿切开引流，形成肛瘘后二期手术治疗；②一次性手术，即脓肿切开引流的同时一并处理内口，避免形成肛瘘，这种手术方式适合浅部脓肿；③一次切开挂线法，适用于高位脓肿、坐骨直肠窝脓肿、骨盆直肠间隙脓肿、直肠后间隙脓肿及马蹄形脓肿等。

手术各有利弊，单纯切开引流后形成肛瘘的风险非常大，仍需再次手术。采用哪种术式，要根据术中切开脓腔后是否找到内口、脓肿的位置、患者全身状态及术者的经验水平等具体情况决定。

手术的注意事项：①定位要准确：一般在脓肿切开引流前可考虑先穿刺，待抽出脓液后，再行切开引流。②切口的选择：浅部脓肿可行放射状切口，深部脓肿及马蹄形脓肿可行弧形切口。其原则是既要清创彻底，引流充分通畅，又要避免损伤括约肌，以保证其正常的肛门功能。③引流要彻底：切开脓肿后要用手指去探查脓腔，分开脓腔内的纤维间隔以利于引流，同时，应将脓肿下缘完全切开，不留袋状创口。④预防肛瘘形成：术中应切开原发的感染性肛隐窝，成脓后尽早切开或切除，不让脓腔扩大，以免病情发展形成肛瘘。

对于肿势范围大，全身症状明显，或体质虚弱者，可用有效的抗生素控制，预防感染。

五、各间隙肛周脓肿的特点与治疗

（一）非瘘管性肛周脓肿

非瘘管性肛周脓肿主要包括肛旁皮内脓肿、肛旁皮下脓肿、直肠黏膜下脓肿、骨盆直肠间隙脓肿和直肠后间隙脓肿五类。

治疗要点：选择合理的切口，进行肛内外的充分引流，根据感染特点适当应用抗生素。

1. 肛旁皮内脓肿

［特点］ 肛旁皮内脓肿是非肛腺性的，与其他部位皮肤的脓肿基本相同，主要是由皮肤的毛囊或皮脂腺感染所致。

［治疗］ 未化脓前用碘酊外涂或中药外洗药物即可治愈。脓肿较大者给予中药外洗剂坐浴，促使化脓。成脓者摘去脓头，或用牙签蘸少许苯酚烧灼即可。治疗方法较多，治疗相对简单。

2. 肛旁皮下脓肿

［特点］ 非瘘管性肛旁皮下脓肿多是由皮内脓肿发展而来，只是较肛旁皮内脓肿范围大，疼痛明显。

［治疗］ 最好的治疗方法是行切开引流术，一般治疗同肛旁皮内脓肿。形成肛瘘的肛旁皮下脓肿称为瘘管性肛旁皮下脓肿，是由肛腺感染所致。

3. 直肠黏膜下脓肿

［特点］ 直肠黏膜下脓肿多是由于痔核注射药物或插药不当所致，一般不会引起肛瘘。临床也有由于注射药物过深，肠壁破溃，造成盆腔脓肿的病例，此治疗相对复杂，应予注意。

［治疗］ 以保守疗法为主，中药口服仙方活命饮和黄连解毒汤加减，同时应用大剂量有效抗生素效果良好。目前主要采用头孢曲松钠、甲硝唑联合静脉滴注，或喹诺酮类药物静脉滴注等，也可直接切开或挂线。若延误治疗，临床常形成内口瘘，但很少有涉及其他肛周间隙的，治疗相对简单。

4. 骨盆直肠间隙脓肿

［特点］ 骨盆直肠间隙脓肿主要由盆腔感染引起，虽然有许多参考书认为其发生与肛管直肠周围脓肿有相同的原因，但这显然不是主要的，有学者认为骨盆直肠间隙脓肿绝大部分不是因肛腺感染引起的。骨盆直肠间隙脓肿早期常有延误诊断，因为早期患者仅有直肠的重坠感，或排便时肛管不适，重者有大便频或排便不尽感，小便不畅。

［治疗］ 骨盆直肠间隙脓肿一经确诊，须及时引流。若治疗不及时，常会并发急性弥漫性腹膜炎，出现全身中毒症状。引流的途径有二：一是通过直肠壁引流入直肠腔

内；二是通过皮肤引流至体外。目前认为，后者较好，因为内引流由于肛门括约肌的作用，经常存在一定的压力，使引流不畅；同时脓腔内经常遭受到粪便的污染，可能延长引流时间，故不可取。运用肛外引流，手术的成功率也仅在50%左右，另50%左右则形成肛瘘，有学者认为其原因是不容易找到内口。难以治愈的原因是引流不畅，一个位置较高的脓肿，很难通过一个经过肛门括约肌引流口解决。

5. 直肠后间隙脓肿

［特点］ 直肠后间隙与骨盆直肠间隙基本处在同一水平面上，只是被直肠侧韧带隔开，故直肠后间隙脓肿与骨盆直肠间隙脓肿相似，有学者认为不是肛腺感染所致，除手术感染的原因外，也应考虑到骶尾骨结核、骶前囊肿的可能。该类脓肿临床较少见。

［治疗］ 治疗有两条途径，即肛内引流或体外引流，以后者较好。由该类脓肿治疗不当形成的肛瘘有其特殊性，临床治疗困难，且经常复发。

（二）瘘管性肛周脓肿

瘘管性肛周脓肿主要包括肛旁皮下脓肿、直肠壁内脓肿、坐骨直肠窝脓肿和肛管后深间隙脓肿四类。

治疗要点：寻找明显的内口并彻底清除，脓腔充分引流。

1. 肛旁皮下脓肿

［特点］ 多数肛旁皮下脓肿是由肛管破损如肛裂、肛隐窝炎等引起。感染经外括约肌的皮下部向外蔓延，形成皮下间隙脓肿，其中包括肛管前后浅间隙脓肿，临床最为常见。内口一般在肛隐窝处，也有少部分在括约肌间沟处。

［治疗］ 治疗方法最好是切开引流。若能在手术时找到明显内口，应将其与外口一并切开，否则可形成肛瘘。若不能找到内口，约有一半可能形成肛瘘。肛瘘的手术应在瘘管形成3周后进行，可以减少肛门局部的损伤。临床也可见到肛旁皮下脓肿单纯切开多年不再复发的患者。

2. 直肠壁内脓肿

［特点］ 直肠壁内脓肿包括直肠下段黏膜下脓肿，以及位于直肠纵肌和环肌之间的脓肿，主要由肛隐窝炎或肛腺感染上行引起。脓肿自行破溃后常形成内口瘘。

［治疗］ 直肠下段黏膜下脓肿可直接切开或挂线。位于直肠纵肌和环肌之间的脓肿通常采用从内口向上切开或挂线的手术，可达到治愈目的。

3. 坐骨直肠窝脓肿

［特点］ 坐骨直肠窝脓肿临床最常见，症状表现较重。一侧坐骨直肠窝的容量有40～90mL，两侧可经肛门前后间隙相通。其特点是这类脓肿的内口多在肛管齿线附近，肛管后深间隙的脓肿在初期症状不太明显，肛管后间隙容积较小，当脓液蓄积到一定程度时，即由肛管后间隙流向两侧或一侧坐骨直肠窝，形成蹄铁形或半蹄铁形脓肿。该脓

肿向上穿破肛提肌形成骨盆直肠间隙或直肠后间隙脓肿的可能性极小，故不必人为地向较高位置进行探查。

［治疗］ 切开引流术是最好的手术方式。若手术经验不足，最安全的方法是手术分期进行，即先切开引流，后行肛瘘手术。

4. 肛管后深间隙脓肿

［特点］ 肛管后深间隙脓肿多是由位于后位肛隐窝的肛腺感染所致。由于肛管后深间隙的特性，形成脓肿后，很快与一侧或两侧的坐骨直肠窝相通，造成坐骨直肠窝脓肿。

［治疗］ 肛管后深间隙脓肿的治疗也有其特殊性，因为其下界为肛尾韧带，肛门正后位的切开引流应注意保护此韧带。一般采用肛管后间隙两侧的引流及相应坐骨直肠窝的引流，临床效果较好。

（三）特殊类型的肛周脓肿

1. 外伤性肛周脓肿

［特点］ 外伤性肛周脓肿指因肛门周围外伤而导致的肛门周围间隙的化脓性感染，可以形成窦道，也可以形成与直肠相通的肛瘘。这类肛瘘的内口并不局限于肛隐窝处，可在肛管直肠的任何位置。

［治疗］ 多根据创口的特点，采用消创、切开引流、挂线等治疗。

2. 异物性肛周脓肿

［特点］ 异物性肛周脓肿多是由于误食致异物刺入肛门周围造成的肛周脓肿。常见的异物有误吃的鱼骨、鸡骨等。另外有报道蛲虫致肛周脓肿，是由于蛲虫经肛隐窝窜入肛腺内死亡、溃烂，导致肠道致病菌感染而致。

［治疗］ 主要采用切开引流、取出异物等方法。

3. 糖尿病性肛周脓肿

［特点］ 肛周脓肿是糖尿病的并发症之一，脓肿常呈多发性，脓液稀薄。

［治疗］ 单纯切开引流难以治愈，应积极治疗糖尿病，一般使血糖控制在8mmol/L左右，可不影响创口愈合。但该类患者一次治愈后，常有复发，临床应注意。

4. 白血病性肛周脓肿

［特点］ 白血病由于疾病特点及化疗原因，使患者全身抗感染能力下降，容易导致肛周脓肿的发生。该类脓肿可以扩散到整个肛周，控制、治疗相对较难。

［治疗］ 在条件许可的情况下，应暂时停用化疗，应用大量抗生素或中药辨证内服、外洗，可取得一定效果。

5. 结核性肛周脓肿

［特点］ 结核性肛周脓肿可分为继发和原发两种。多数继发于开放性肺结核或邻近

器官的结核，经血行、淋巴播散或脓液流注感染。原发性肛门、直肠结核极少见，一般是由于肛门皮肤或直肠黏膜有损伤后，全身和局部免疫功能下降，加上误食或误饮含有大量结核菌的食物或饮料，导致结核杆菌在肛门、直肠部位生长和繁殖，形成结核性肛周脓肿。该脓肿的临床特点是：容易自行破溃，创口平塌、凹陷，分泌物稀薄，创口周围也可有结节样增生，常反复发作。一般经过X线、病理检查、脓液涂片、痰培养、结明二项、结核分枝杆菌T细胞检测、PPD结核菌DNA检测等，可以确诊。

［治疗］ 治疗原则主要是合理的抗结核治疗。若需手术，应在抗结核治疗使病情稳定或强化治疗2～4周后进行。

6. 会阴部坏死性筋膜炎

［特点］ 会阴部坏死性筋膜炎与肛门疾病关系密切，为混合感染，常表现为肛周脓肿的症状。资料显示坏死性筋膜炎死亡率高达25%～40%。

［治疗］ 按肛周脓肿切开引流常不能使病情得到控制，且迅速向肛周及会阴、阴囊部扩散。确诊后应迅速治疗，广泛、彻底清除坏死病灶。有文章指出，确定24小时的清创延迟导致死亡率增加9倍，及时清创并应用足量有效的抗生素、高压氧治疗等控制感染。该病来势凶险，可有生命危险，应高度重视。

7. 肛周脓肿致其他疾病

［特点］ 综合临床报道，高位肛周脓肿可导致阴囊脓肿及右下腹壁脓肿，肛周脓肿可并发肝脓肿、坏死性筋膜炎等。

［治疗］ 根据不同的并发症，积极采取相对应的药物或手术治疗方法。

六、预防与调护

肛门直肠周围脓肿给患者带来巨大的痛苦，为了免受疾病的侵害及减轻痛苦，应注意以下事项：

（1）积极防治其他肛肠疾病，如肛窦炎、肛乳头肥大、肛裂、炎性痔、直肠炎等。一旦发现要及时、正确、有效地治疗，以避免和减少肛周感染、脓肿和肛瘘的发生。

（2）防治便秘和腹泻，对预防肛门直肠周围感染有重要意义。它能避免和减少肛门直肠区的黏膜和上皮组织的损伤或炎症，降低脓肿与肛瘘的发病率。

（3）及时治疗可引起肛门直肠周围脓肿的全身性疾病，如溃疡性结肠炎、肠结核、克罗恩病等。

（4）保持肛门部清洁卫生，勤换内裤，坚持每日便后清洗肛门，对预防感染有积极作用。

（5）平时积极锻炼身体，增强体质，能增进和改善肛门部血液循环，使局部的抗病能力提高，预防感染的发生。

（6）一旦发生肛门直肠周围感染，应及早到正规医院诊治，并采用有效的抗感染措施，包括全身及局部的治疗，可防止炎症蔓延、扩散。切勿轻信“游医”所谓“祖传”的宣传而延误诊断及治疗。

七、临床病例

例1 赵某，男，39岁，银行职员，肛门肿物伴疼痛4天。

专科检查：视诊：截石位2～5点肛缘口有一6cm×5cm肿物，截石位3、7、11点有一褐色肿物。指诊：截石位2～5点肿物按压疼痛。肛门镜下见：截石位3、7、11点齿线上各有一红色肿物，截石位3、12点齿线处各有一白色乳头状肿物。

诊断为肛周脓肿、混合痔、肛乳头肥大。手术行“肛周脓肿切开引流术+混合痔外剥内扎术+肥大肛乳头电灼切除术”。术后给予苦参汤加减外洗患处，术后创面约35cm^2。术后12天，大便日行1次，质软成形，未见明显黏液血便，便时肛门部疼痛明显缓解，偶有手纸带血，小便调；换药时见肉芽组织生长尚可，渗出物减少，创面较前减小，好转出院。

例2 严某，男，45岁，自由职业者，肛周肿物疼痛5天。

专科检查：视诊：截石位12点有一褐色肿物；截石位6点肛缘有一肿物，大小约3cm×4cm。指诊：截石位6点肛缘肿物按压疼痛，有波动感。肛门镜下见：截石位1、3、7、11点齿线上各有一红色肿物，齿线上下相连。

诊断为肛周脓肿、内痔、外痔。手术行“肛周脓肿一次性切开引流术+混合痔外剥内扎术+外痔切除术+肛门皮下组织美蓝神经阻滞术”。术后给予苦参汤加减外洗患处。术后22天，手术伤口基本愈合，大小便可，痊愈出院。

例3 李某，男，42岁，专业技术人员，肛周脓肿疼痛2周。

专科检查：视诊：截石位7点距肛门3cm处有一肿物，大小约5cm×6cm。指诊：按压肿物疼痛明显。肛门镜下见：截石位3、5、7、11点各有一红色肿物，齿线上下相连。

诊断为肛周脓肿、混合痔。手术行“肛周脓肿切开引流术+混合痔外剥内扎术”。术后给予苦参汤加减外洗患处。术后22天，手术伤口基本愈合，大小便可，痊愈出院。

例4 吕某，男，33岁，无业人员，肛周肿痛4天。

专科检查：视诊：截石位7点处肛缘有一5cm×4cm大小肿物，色红肿胀。指诊：截石位7点肿物按压有明显波动感。肛门镜下见：截石位3、7、11点齿线上各有一红色肿物。

诊断为肛周脓肿、内痔。手术行“肛周脓肿切开引流术+内痔套扎吻合术”。术后给予苦参汤加减外洗患处。术后28天，手术伤口愈合，大小便可，痊愈出院。

例5 刘某，女，32岁，公司职员，肛周肿物伴疼痛5天。

专科检查：视诊：截石位12点肛缘肿物，质软。指诊：可触及截石位1点有一质硬肿物，触之疼痛明显。肛门镜下见：截石位3、5点齿线上各有一白色乳头状肿物，截石位3、7、11点齿线上各有一红色肿物。

诊断为肛周脓肿、内痔、肛乳头肥大、外痔。手术行“肛周脓肿切开引流术+内痔套扎术+肥大肛乳头电灼切除术+外痔切除术”。术后给予苦参汤加减外洗患处。术后19天，大便日行1次，质软成形，未见明显黏液血便，便时肛门部疼痛明显缓解，偶有手纸带血，小便调；换药时见肉芽组织生长尚可，渗出物减少，好转出院。

例6　霍某，男，32岁，职员，肛周肿物疼痛1周，加重1天。

专科检查：视诊：截石位1点距肛门1cm处可见一1cm×2cm肿块，截石位7、9点肛缘各可见一褐色肿物。指诊：截石位1点可触及一大枣大小肿块。肛门镜因疼痛未查。

诊断为肛周脓肿、混合痔。手术行“肛周脓肿切开引流术+内痔套扎术+外痔切除术”。术后23天，大便日行1次，质软成形，未见明显黏液血便，小便调；换药时见肉芽组织生长尚可，渗出物减少，痊愈出院。

例7　刘某，女，27岁，护士，肛门肿物伴疼痛3天余。

专科检查：视诊：截石位9点距肛缘2cm处有一肿物，大小约6cm×3cm，红肿明显；截石位1点肛缘肿物，质软。指诊：截石位9点肿物中心波动感明显。肛门镜下见：截石位1、3点齿线上各有一红色肿物，截石位9点肛隐窝处有脓液溢出。

诊断为肛周脓肿、混合痔。手术行“肛周脓肿切开引流术+混合痔外切内扎术”。术后18天，大便日行1次，质软成形，未见明显黏液血便，便时肛门部疼痛明显缓解，偶有手纸带血，小便调；换药时见肉芽组织生长尚可，渗出物减少，创面较前减小，好转出院。

例8　张某，男，44岁，职员，肛周肿物疼痛2周。

专科检查：视诊：截石位1点距肛缘3cm处有一肿物，大小约2cm×3cm。指诊：压痛明显。肛门镜下见：截石位1、5、7、11点齿线上各有一红色肿物，齿线上下相连。

诊断为肛周脓肿、混合痔。手术行“肛周脓肿一次性切开引流术+混合痔外剥内扎术+肛门皮下组织美蓝神经阻滞术”。术后17天，大便日行1次，质软成形，未见明显黏液血便，便时肛门部疼痛明显缓解，偶有手纸带血，小便调；换药时见肉芽组织生长尚可，渗出物减少，好转出院。

例9　刘某，女，30岁，自由职业者，肛周疼痛1月余，加重2天。

专科检查：视诊：截石位5、11点肛缘肿物，质软；截石位9点距肛缘2cm处有一肿物，大小约2cm×3cm。指诊：可触及截石位9点有一条索状肿物通向肛内，压之疼痛。肛门镜下见：截石位5、7、11点齿线上各有一红色肿物。

诊断为肛周脓肿、混合痔。手术行“肛周脓肿切开引流术+内痔套扎术+外痔切除术”。术后38天，大便日行1次，质软成形，未见明显黏液血便，小便调；换药时见肉芽组织生长尚可，无渗出物，痊愈出院。

例10 温某，女，22岁，自由职业者，肛周肿胀疼痛1周。

专科检查：视诊：截石位7点距肛缘3cm处有一肿物，红肿；截石位11点肛缘可见一褐色肿物，质软。指诊：截石位7点肛旁肿物触痛明显。肛门镜下见：截石位3、7、11点齿线上各有一红色肿物。

诊断为肛周脓肿、混合痔。手术行“肛周脓肿切开引流术+内痔套扎术+外痔切除术”。术后11天，大便日行1次，质软成形，未见明显黏液血便，便时肛门部疼痛明显缓解，偶有手纸带血，小便调；换药时见肉芽组织生长尚可，渗出物减少，好转出院。

八、术后并发症及处理

（一）腺源性肛周感染手术并发症

19世纪末至20世纪初，外科学者提出了许多在当今肛肠病临床实践中仍被普遍认可的观点。例如，引流是针对脓肿最直接的处理方法，“十”字形切口加皮缘切除可避免创口过早闭合和脓毒症的发生。

同样，术中也应该积极打开脓腔；术后创面填塞可用于止血；有学者认为在切开引流阶段同时行瘘管切开术是不必要的，认为多数急性脓肿并不会导致慢性肛瘘，并且瘘管切开术可能导致医源性瘘管形成和大便失禁；在部分患者中，肛瘘是肛门直肠感染自然进程中不可避免的一部分。

目前对于肛管直肠感染的理解，一般认为其不良后果和部分操作方法有关，应慎重考虑。

1. 神经血管损伤 外科手术中均有出血的可能，但肛周脓肿切开引流术发生出血似乎并不常见。深部脓肿的广泛渗血较多见，经过脓腔冲洗后多能止血。然而，手术钳在坐骨肛门窝或更高的位置破坏脓腔时可引起单侧或双侧直肠下或阴部内血管和神经的损伤。最好用食指轻揉探查，显性活动性出血可能与脓腔中假性动脉瘤破裂有关（但极其罕见），大样本研究显示，术后出血发生率为0. 6%。同样，创面延迟愈合、括约肌损伤或继发性神经损伤与创口内大量填塞有关，轻微的填塞或不做填塞效果更佳。

2. 持续性脓毒症 持续性脓毒症是指急性感染通过外科手术干预失败后仍存在反复感染的状态。在一项包含500例肛周脓肿患者二次手术的报道中，Onaka等人指出持续性脓毒症的总发生率为8. 2%。他们研究发现，这种情况与引流不通畅（4. 6%）、脓腔残留（3. 0%）、脓肿漏诊（0. 6%）有关。虽然罕见，但持续性脓毒症也是一种可预防的并发症。

手术引流术后引起的持续性脓毒症是由多种因素导致的。在上述因素中，肛周感染具有最高的二次手术率，其次为坐骨直肠窝脓肿、括约肌间脓肿、肛提肌上脓肿。虽然这个观察结果与直觉相悖，但也能理解。特别是那些缺乏经验的外科医生，常常更多地关注肛周表浅体征，而忽视患者病史与体格检查的重要性。大多数肛管直肠周围感染似乎很简单，然而它们可能是复杂感染的“冰山一角”。

很多学者试图阐述多腔隙脓肿概念的合理性。大量文献也报道了多腔隙感染，例如肛管后深间隙与肛提肌上间隙导致的继发性坐骨肛门窝感染。视诊时也可发现肛提肌上感染同时伴有肛周感染，但直观证实这一概念非常困难。

双侧坐骨直肠窝可采用烟卷式泄液线经肛管后浅间隙贯通引流，但不能处理肛管后深间隙的感染。

虽然持续性感染的发生率比较小，但在临床实践中也是一个不可忽视的问题。在糖尿病患者中，即使引流充分，持续性感染也仍较常见。这些患者通常需要一段时间的抗生素治疗、血糖控制及局部创面护理（坐浴）。此外，持续性脓毒症的患者也可能仅引流了继发脓腔而遗漏了原发脓腔。如怀疑仍有感染，最好先行影像学检查，并在手术室里根据病灶的解剖特点进行引流。

3. 脓液的进展　“脓液压力”学说认为，脓液会沿各组织平面扩散至潜在的腔隙。腺源性感染可通过多种路径播散至肛提肌上间隙。一旦被感染，脓液会播散到腰大肌或脊旁肌组织。治疗这些并发症，一定要控制原发病灶和引流现有感染病灶。坏死性筋膜炎是一个相对罕见的腺源性感染疾病的并发症，见于免疫功能低下的个体。

4. 脓肿的复发　脓肿复发常见于腺源性感染，25%～50%的腺源性脓肿会复发，应通过详细询问病史和患者自诉症状区分脓肿复发与持续性脓毒症。如果脓肿没有从初始治疗中得到解决，一般会持续存在。而真正的脓肿复发也许与肛瘘有关。与简单的切开引流相比，在脓肿与肛瘘原发病灶确定的情况下行根治性手术，复发感染会明显减少。与简单的引流相比，根治性手术可减少手术次数。

5. 创面延迟愈合　会阴部血供丰富，髂内动脉分支丰富的血供可提供良好的愈合条件。尽管可能有频繁的粪便污染，但创面仍愈合较快。营养状况差与免疫力低下也许会引起创面延迟愈合，粗暴填塞包扎可延缓创面愈合，有放疗史、潜在的恶性肿瘤或盆腔骨髓炎及携带人类免疫缺陷病毒（HIV）的患者可能会出现伤口延迟愈合或愈合不良。但感染症状均可通过手术缓解。

6. 创面挛缩畸形　创面挛缩畸形或“瘢痕增生”是“十”字形或垂直引流切口的结果，这两种方法都不能防止创面过早愈合。然而，一项大型病例序列研究表明，放射状切口有效率达到99. 6%。Ayers在1886年首次提出放射状切口引流方式，并指出这种切口可预防创面挛缩畸形区。

7. 医源性肛瘘　30%～50%的肛周脓肿可继发形成肛瘘，复杂性肛周脓肿的错误引流可导致医源性肛瘘。例如：经肌间途径播散的肛提肌上脓肿采用肌外引流，可引起括约肌上肛瘘；经括约肌外播散至肛提肌上的脓肿如果采用直肠内引流，可导致括约肌外肛瘘。从理论上讲，脓肿与原发性瘘管的不正确治疗可导致医源性肛瘘。然而，后者并发症的发生率却不得而知。对于多腔隙感染病例，仅采取简单的引流可能会导致复杂性肛瘘，脓肿自发破溃流脓者也会导致复杂性肛瘘。

8. 慢性肛瘘 传统观点认为，一定比例的急性肛周感染患者可进展为慢性肛瘘。何种程度的慢性肛瘘可以预防还不得而知。然而，原发性瘘管的根治性治疗和充分引流与随后脓肿的复发及肛瘘的再手术次数密切相关。大便失禁的发生率并不会因联合治疗而增加，在大多数情况下肛管后深间隙脓肿的确定性治疗可预防马蹄形、半马蹄形、括约肌上型及括约肌外型肛瘘的形成。

9. 大便失禁 肛周感染及治疗有导致患者大便失禁的风险。反复感染对肛门功能的影响大于肛瘘切开加引流治疗及单纯切开引流治疗。在任何涉及可能造成括约肌损伤的手术前，医生应评价括约肌功能，询问患者当前肛门对粪便及气体的控制情况，并评估肛管直肠环的静息压与收缩压。经验丰富的临床医生通过指检即可判断，无须特定的压力检测。但在急性期由于感染引起的疼痛，这种方法并不适用，医生应在非感染期指检评估肛管直肠环的收缩力。如果肛瘘需进行治疗，在手术决策前应进行术前评估。由于肛瘘外口有分泌物，许多患者可能会对其肛门自制功能产生错觉，不能正确分辨失禁与瘘管分泌物。在目前的技术状态下，单纯引流与瘘管脓肿期的根治性手术可能会造成肛门自制功能的下降。幸运的是，这并不是一个常见的问题（发生率为1%～2%）。而且，这些改变也许只局限于气体或液体的失禁。在任何情况下，充分评估潜在风险（即使风险非常小）都是必要的。

（二）预防策略

1. 预防急性肛管直肠周围感染的并发症需要系统的临床管理

（1）疼痛：疼痛是最常见的症状，不同疼痛性质的演变和持续时间有助于判断脓肿的类型。肛周感染性疼痛表现为发病迅速，这是由于脓液穿透致密的肌筋膜间隔到达肛周皮肤的过程所致。

排便时疼痛加剧与括约肌间感染有关，这种感染的脓液在内外括约肌间播散。长时间持续性疼痛多见于较大的肛周间隙，如坐骨肛门窝或多个间隙（如肛提肌上脓肿）。排便时胀痛与里急后重也是肛提肌上脓肿的特征。

（2）肛周视诊：肛周视诊尤为重要。

在肛腺隐窝急性梗阻的情况下，视诊可发现随时间推移的炎症变化。蜂窝织炎通常在淋巴水肿与淋巴管阻塞之前出现，波动感的发生则相对较晚。因此，医生不能忽视这些阳性体征，因为它们也许是深部感染的先兆。

临床症状不明显则提示为一种隐匿性感染，黏膜下脓肿、括约肌间脓肿、肛管后深间隙脓肿、肛提肌上脓肿均属于这一类。

（3）肛门指检：肛门指检也应作为常规检查。

肛门括约肌上方触及波动性包块是确诊肛提肌上脓肿的必要条件。黏膜下脓肿起自肛管并向近端延伸一小段距离，括约肌间脓肿、肛提肌上脓肿可在耻骨直肠肌上方触及。

双指合诊，即检查者将食指置于直肠中，拇指置于坐骨直肠窝表面，进行坐骨直肠窝的触诊。触诊肛管可发现肛隐窝区域的硬结或凹陷。

肛门指检时肛管脓性分泌物溢出有三种解释：①脓肿的原发隐窝腺破溃；②肛提肌上脓肿自发破溃，脓液流入直肠；③结直肠炎。检查脓肿时，应在麻醉状态下对其进行按压，可明确原发病灶和瘘道走行。

（4）尽早引流：除非有经验的医生提早处理，否则肛周感染的自然进程是皮肤黏膜的坏死破溃，而自行破溃引起的感染可能会产生不良后果，包括复杂性瘘管等。因此，尽早引流仍是有效处理肛周感染的基本原则。

2. 隐匿性肛周感染的预防 隐匿性肛周感染包括疼痛、脓毒症、缺乏阳性体征及感觉过敏，这常常使医生的检查变得非常局限。感染多见于黏膜下脓肿、括约肌间脓肿、肛管后深间隙脓肿及肛提肌上脓肿。以下是肛周感染的几种途径，应注意预防。

1）腺源性感染：包括以下三种途径。

a.浅表型：浅表感染易致黏膜下脓肿和皮下脓肿，如果诊断正确，治疗上几乎不会有什么问题。黏膜下脓肿在肛周可能没有明显异常，但在直肠内可触及类似核桃大小的柔软包块。

b.括约肌间型：括约肌间感染可有肛周表现，病灶局限于肛管周围，也可向近端延伸至肛提肌上。

c.经括约肌型：经括约肌途径感染较少见，但是最复杂、最单纯的间隙感染是原发性单侧坐骨肛门窝脓肿。后侧的经括约肌途径感染可导致肛管后深间隙脓肿。早期肛管后深间隙脓肿可能是孤立的，症状轻微。然而，它可穿透前外侧进而继发坐骨直肠窝脓肿。若穿透两侧，则会形成“马蹄形”脓肿。

以上三个间隙的感染或联合间隙感染均有括约肌间感染通道的存在。

2）罕见的播散途径——括约肌外型：括约肌外型是指感染经坐骨直肠窝穿越肛提肌播散至肛提肌上。

肛管后深间隙的感染可在耻骨尾骨肌水平肌间隙延伸至尾骨两侧，进而导致后位的括约肌外的肛提肌上脓肿，甚至播散至双侧肛提肌上间隙和坐骨直肠窝。

坐骨直肠窝的继发性感染可沿着闭孔内肌筋膜的内侧面径自扩散到肛提肌上间隙。

肛管后深间隙的原发性感染或坐骨直肠窝继发性感染均可播散引起肛提肌上脓肿。

3.不同间隙的肛周脓肿的预防策略 简单的低位浅表感染从短期和长期来看预后良好，而更深的感染及多间隙感染则明显有所不同。后者更容易出现持续性脓毒症、复发性和慢性脓毒症（如复杂性肛瘘）。因此，马蹄形肛瘘、坐骨肛门窝脓肿、肛管后深间隙脓肿及肛提肌上脓肿都要特别重视。

肛提肌上脓肿正确诊断和治疗需要评估三个间隙：肛提肌上间隙、坐骨直肠窝间隙、肛管后深间隙。需要特别指出的是，肛管后深间隙是超过一半的腺源性肛提肌上脓肿的原发感染灶。

对三个间隙（肛提肌上间隙、坐骨直肠窝间隙、肛管后深间隙）进行评估，各间隙的探查结果决定了不同类型肛提肌上脓肿正确的干预措施，预防复发性或持续性脓毒症，以及复杂性肛瘘。

坐骨直肠窝感染是排在浅表间隙脓肿之后的第二类常见脓肿。相比之下，其进展期更长、范围更大。在进展早期很少有肛周形态学改变，然而，可通过检查者食指与拇指之间的饱满感加以识别；后期最常见的表现为大片蜂窝织炎，通常在肛缘外延伸数厘米，覆盖臀部组织。

继发性坐骨直肠窝感染起源于肛管后深间隙，然后播散到一侧或双侧的坐骨直肠窝，这种双侧的感染可以同步或先后出现。由于这些原因，建议应对坐骨直肠窝脓肿进行影像学检查，以利于最终治疗方案的确定。这种情况下，这一策略对于持续性或复发性脓毒症和慢性肛瘘的预防似乎更为合理。

原发性坐骨直肠窝脓肿可在门诊治疗室引流或手术室手术。继发性坐骨直肠窝感染如果采用根治性治疗，可消除持续性感染或将复发率降到最低。肛管后深间隙的手术入路需在肛腺隐窝到尾骨之间做一中线切口，在中线垂直切开肛尾韧带，可在原发性后位瘘道放置穿过括约肌的松弛挂线。

直肠内引流是经括约肌间向上播散的肛提肌上脓肿的标准治疗方案。如果在括约肌间发现原发性瘘道，可一并行内括约肌切开术。对于女性前侧瘘道或男女后正中瘘道，最好在括约肌间放置引流挂线，对于后者来说，可降低后侧形成“锁眼”畸形而导致肛门溢液的风险。

经坐骨直肠窝向上播散的肛提肌上脓肿需采用经坐骨直肠窝途径的外引流，可联合或不联合经括约肌挂线处理原发性肛瘘。由于引流位置较深，多数医生会选择在肛提肌上脓腔内放置引流管，几周后，当脓腔收缩变小时拔除。一些医生并没有明确原发性瘘管的位置，因此只采用简单的创面护理和引流管引流。

经肛管后深间隙后侧向上播散的肛提肌上脓肿可将肛尾韧带垂直切开，在较大的直肠后间隙脓腔中放置引流管，如果原发肛瘘确定，也可放置挂线。

肛管后深间隙与坐骨直肠窝感染同时向上播散引起肛提肌上脓肿，手术入路主要应针对肛管后深间隙的原发感染灶，肛提肌上脓腔中可放置引流管，并对坐骨直肠窝做一对口引流切口对坐骨直肠窝进行外引流。

后位肛提肌上脓肿的术前影像检查是非常必要的，术前明确肛管后深间隙是否为原发感染灶对手术方式影响较大。如果术前缺乏影像学检查，也可以通过对肛管后深间隙经皮穿刺以确诊。推荐一种方法：后中线部分切开以识别肛尾韧带，将大孔针头沿肛管长轴方向插入，不要在尾骨方向抽吸，这一点很重要。深部穿刺只能确定直肠后方的肛提肌上脓肿是否存在，但并不能判断感染是否波及肛管后深间隙。如果退针时肛管后深间隙抽吸到脓液，需行后位探查及引流；若没有脓液即为经括约肌间感染型，需进行直肠内引流。

后位感染最常见，治疗失败率高达50%。医生需要考虑以下4个可导致马蹄形病变的间隙：①肛管后浅间隙；②肛管后深间隙；③肛提肌上间隙；④直肠后间隙。众多学者使用“马蹄形”这一术语是因为观察到的炎症波及范围类似马蹄形，而非单纯脓肿范围，如局部多表现为蜂窝织炎而不是非常明显的脓肿波动感，这些改变都提示为深部感染。马蹄形脓肿治疗最关键的是控制原发感染灶。因此，医生应考虑对坐骨直肠窝感染行术前影像学检查，以便对原发性感染灶行根治性治疗。

马蹄形脓肿也许会出现多间隙感染，包括肛管前间隙、肛管后浅间隙、肛管后深间隙、肛提肌上间隙、直肠后间隙。术前影像学检查可帮助判断涉及哪种间隙。

4. 辅助影像技术的作用　影像技术在许多外科领域都发挥重要作用。但对于其在急性肛门直肠周围感染的评估与治疗中发挥的作用，在很大程度上仍缺乏认识。

首先，影像学检查对四类患者有显著益处：①隐匿性肛门直肠周围感染四联症；②原发性与继发性坐骨直肠窝感染的鉴别；③肛提肌上脓肿；④马蹄形脓肿。隐匿性肛门直肠周围感染四联症包括疼痛、脓毒症、缺乏阳性体征，以及由于感觉敏感而导致体格检查受限。其次，坐骨直肠窝脓肿原发病灶的鉴别与它的手术方式密切相关，能否识别肛管后深间隙为感染的原发病灶，是手术成败的关键。同样，原发感染灶的确认不仅有助于马蹄形瘘管的诊断，还有助于鉴别继发性脓肿和蜂窝织炎（脂肪团块、淋巴水肿及淋巴回流障碍）。前者需手术切开引流而后者可能并不需要，两者鉴别诊断仅靠临床检查是很难区分的。最后，肛提肌上脓肿需要评估3个间隙：①肛提肌上间隙；②坐骨肛门窝；③肛管后深间隙。对原发性肛管后深间隙联合肛提肌上脓肿的误诊是治疗失败最重要的因素。

每种影像学检查都有其支持者：超声的优点在于其成本低廉和便捷性，但插入探头引起的不适使其应用受限；磁共振成像可用于评估深层与多腔隙感染，有效鉴别肛管直肠周围深浅间隙的脓肿。

在感染侵袭腹盆腔及肛提肌上间隙时，术前影像学检查是不可或缺的。通过系统地了解患者的病史、体格检查，以及运用辅助影像学检查可帮助鉴别，尤其可使那些复杂的多腔隙感染患者获益。

（三）结论

一直以来，肛门直肠周围感染是众多临床工作者需要面对的一个常见问题，但对其认识的不足仍普遍存在。

（1）系统的病史分析与全面的体格检查能明晰病情，使治疗获得最佳的效果。

（2）辅助影像学检查在临床中发挥的作用越来越重要。

（3）“急性肛门直肠周围感染不可避免地形成慢性肛瘘”这一观点还有待商榷。

（4）对复杂性脓肿采取恰当的评估与手术处理时，可避免形成复杂性肛瘘。

九、围手术期护理

（一）非手术治疗护理/术前护理

1. 保持大便通畅 告知患者多饮水，多进食含膳食纤维丰富的蔬菜、水果和蜂蜜等，忌食辛辣、刺激性食物，避免饮酒。也可遵医嘱给予麻子仁丸或液体石蜡口服。

2. 应用抗生素 根据医嘱全身应用抗生素，有条件时穿刺抽取脓液，并根据药敏试验结果合理选择抗生素，控制感染。

3. 热水坐浴 局部用1∶5 000高锰酸钾溶液3 000mL或痔疾洗液熏洗坐浴，控制温度在40℃左右，每日2次，每次20分钟，可有效改善局部血液循环，减轻出血、疼痛症状。养成定时排便习惯，便后清洗或坐浴。

4. 卧床休息 急性炎症期应卧床休息，协助患者采取舒适体位，避免局部受压加重疼痛。

5. 降温 高热患者给予物理降温或遵医嘱药物降温，嘱患者增加饮水。

（二）术后护理

（1）饮食护理：术后6小时进流质饮食，术后第1日给半流质饮食，以清淡、易消化食物为主，保持排便通畅。

（2）有脓液形成时，及时切开引流。早期分泌物较多，应定时观察敷料有无渗出，一旦渗出应及时更换敷料，可每日更换2次，防止切口感染。

（3）脓肿切开引流术的护理：对脓肿切开引流者，应密切观察引流液的颜色、量、性状，并记录。定时冲洗脓腔，保持引流通畅。

（4）脓肿切开挂线术的护理：①皮肤护理：保持肛门皮肤清洁，嘱患者局部皮肤瘙痒时不可搔抓，避免皮肤损伤感染。②挂线橡皮筋护理：术后7～15日收紧橡皮筋，直到橡皮筋脱落。脱落后局部创面可外敷中药生肌散，以促进创面愈合。

（5）热水坐浴：便后局部创面用1∶5 000高锰酸钾溶液3 000mL或痔疾洗液熏洗坐浴，每日2次。既可缓解局部疼痛、清洁肛门周围皮肤，又有利于局部炎症的消散、吸收，促进创面愈合。

（6）后期创面表浅可定时坐浴使其自然愈合。排便后应先坐浴再换药。创面愈合应由内向外，避免皮肤假性愈合形成肛瘘。

第五章 便秘

便秘是指在多种致病因素影响下，结直肠、肛门结构及功能改变，临床上以排便困难、排便量少、排便次数减少或排便不尽感及相关不适等为主要表现的一类疾病。便秘可以继发精神心理障碍，如抑郁症、焦虑症、精神分裂症，甚至有自杀倾向等。

一、病因病机

便秘病因归结起来包括禀赋不足、饮食不节、感受外邪、情志失调等。病机主要是热结、寒凝、气滞、阴阳及气血亏虚，致使大肠传导功能失司所致。

1. 禀赋不足 素体羸弱，气血双亏，气虚则大肠传导力亏，血虚则津枯肠道难以濡润。若阴阳俱虚，阴亏则肠道失荣，大便干结难下；阳虚则肠道阴寒，便下无力且艰涩。

2. 饮食不节 嗜酒、嗜食辛辣刺激性食物及肥甘厚味，致胃肠积热，大便干结；或嗜食生冷之物致阴寒凝滞，胃肠传导功能失司。

3. 感受外邪 外感寒邪入里致阴寒内盛，凝滞胃肠，粪便传导失司而难以下行，外感火热之邪入里，热盛伤津，大肠濡润亏欠，亦可致大便燥结难下。

4. 情志失调 过度忧愁思虑，又或久坐懒动，气机流转受限致郁滞不通，升降功能失常，传导功能失司，粪便糟粕难以传导下行。

便秘的病性可概括为寒、热、虚、实四个方面。燥热内结于肠胃者，属热秘；气机郁滞者，属实秘；气血阴阳亏虚者，为虚秘；阴寒积滞者，为冷秘或寒秘。四者之中，又以虚实为纲，热秘、气秘、冷秘属实，阴阳气血不足者便秘属虚。而寒、热、虚、实之间，又常相互兼夹或相互转化。如热秘久延不愈，津液渐耗，可致阴津亏虚，肠失濡润，病情由实转虚；气机郁滞，久而化火，则气滞与热结并存；气血不足者，如受饮食所伤或情志刺激，则虚实相兼；阳气虚衰与阴寒凝结可以互为因果，见阴阳俱虚之证。

便秘以虚实为总纲。邪滞胃肠，壅塞不通致实；肠腑失养，推动无力致虚。治则为实者通泻，虚者润补，标本兼治。便秘的病变部位虽在大肠，但与其他脏腑、经络、气血、津液皆有密不可分的关系，是脏腑阴阳、气血津液失调在局部的一种具体表现。习惯性便秘是一种慢性病，久病必虚，证属津虚血少，肠道失润。《医宗必读·大便不通》云："更有老年津液干枯……皆能秘结。"总之，机体阴阳气血俱虚，阳虚不能蒸化津液而濡润肠道，阴亏肠道失荣而更加干枯，二者均可导致大便排出困难而秘结不通。便秘患者往往是燥热内蕴，津液亏虚，燥热之邪与阴津不足互为因果。

便秘的基本病机为大肠传导失司，且与肺、脾、肝、肾等脏腑失调有关。如肺与大肠相表里，肺气虚则大肠传导力亏；肝郁气结，气机壅滞不行，甚或气郁化火伤津致肠腑不通；肾主司二便，肾精亏虚则肠道失润干涩；肾阳火衰，阴寒凝滞，津液不行，大肠传导功能不利，皆可致病。

二、诊断

（一）诊断依据

便秘症状出现不少于6个月，同时近3个月患者不适症状符合以下描述。

（1）符合下列描述不少于2项：

a. ≥1/4的排便感到费力难解。

b. ≥1/4的排便质硬或呈干球状。

c. ≥1/4的排便不尽感、堵塞感明显。

d. ≥1/4的排便需手动辅助。

e. 每周排便不超过3次。

（2）依赖泻药才能产生稀便。

（3）排除符合肠易激综合征的诊断。

（二）西医分类

1. 结肠慢传输型便秘 排便次数明显减少，便意弱，粪质干硬，排便困难。全胃肠或者局限于结肠部位传输粪便时间延长，每周排便不超过3次。肛门指检未触及直肠内粪便，肛管括约肌收缩及力排功能正常，无排便不尽感及堵塞感。

2. 出口梗阻型便秘 排便费劲，便时不尽感、堵塞感或下坠感明显，排出量少。肛门指检可触及粪便，用力排便时耻骨直肠肌及肛门括约肌不仅不松弛，反而痉挛性收缩。结肠传输试验传输时间正常，不透X线标记物多数堆积于直肠内；排粪造影检查结果异常，如直肠前突、会阴下降、直肠黏膜内脱垂、耻骨直肠肌肥厚、肛管直肠角力排时变小等；肛门直肠测压力排时肛门外括约肌不松弛或直肠壁感觉阈值增高等。

3. 混合型便秘 兼具上述结肠慢传输型便秘及出口梗阻型便秘两者特点。

4. 肠易激综合征型便秘 这类便秘多因受情志刺激、精神压力而致使肠蠕动功能紊乱。除便秘症状外，尚有腹痛、腹胀及食欲不振等不适症状表现。

三、辅助检查

1. 肛门直肠指检 可直观感受患者直肠内粪便有无潴留及粪便软硬情况，肛门括约肌、耻骨直肠肌的功能状况，肛门直肠是否有狭窄，以及直肠是否有前突、异常占位等病变。

2. 血常规、粪便常规、大便隐血试验 可作为便秘辅助常规检查，应排除结直肠器质性病变。

3. 腹部平片 排除肠梗阻引发的便秘，若发生肠梗阻可确定肠梗阻部位。

4. 钡剂灌肠及电子结肠镜检查 可排除结直肠器质性病变。

5. 结肠传输试验 提前3天禁服一切影响肠道功能的药物及食物，通过口服包含20枚不透X线标记物的胶囊，自口服标志物时间开始计时，每24小时拍摄一张腹部X线平片，共拍摄3次。若拍摄中途停留在患者腹部的标志物少于4枚则余下拍摄停止。正常情况下72小时后标记物可排出体外80%。可根据标记物在结直肠的分布情况判断便秘属于结肠慢传输型还是出口梗阻型。

6. 肛管直肠测压 通过机器测定患者的肛管静息压、肛管最大收缩压、肛门直肠抑制反射、直肠压力、直肠感觉功能及直肠顺应性等，评估患者肛管括约肌压力大小、直肠动力的有无及感觉功能障碍的程度等。

7. 排粪造影 将适量钡剂注入直肠，嘱患者模拟静坐、提肛、强忍、力排及力排后的排便动作。拍摄X线片观察肛门直肠的解剖结构及功能的动态变化。主要用于诊断直肠黏膜脱垂、直肠前膨出、会阴下降、耻骨直肠肌肥厚症及失弛缓症等。此方法对诊断肛门直肠出口型梗阻疾病意义重大，可作为手术方式选择的依据。

附：排粪造影各项指标数值

（1）肛直角：静坐101.9°±16.4°（62°～155°）；力排120.2°±16.7°（70°±173°）；力排与静坐差18.3°±16.5°（–19°～66°）。

（2）肛上距：正常值≤30mm，经产妇放宽至≤35mm。超过即为会阴下降。

（3）乙耻距和小耻距：正常力排时应为负数。否则即为内脏下垂。

（4）肛管长度：力排正常人男性＞女性，正常值（37.03±6）mm。

（5）骶前间距：正常值＜10mm。＞20mm可考虑为异常。

（6）骶骨及骶尾曲率：骶骨曲率正常值为18mm左右，骶尾曲率为34mm左右。

总之，排粪造影正常所见力排与静坐比较：肛直角增大，应＞90°；肛上距增大，但不应＞30mm（经产妇≤35mm）；肛管开大；直肠大部或近于全排空，显示出粗细均匀1～2mm的黏膜皱襞；耻骨直肠肌压迹消失；乙耻距增大，但仍为负值。

四、治疗方法

（一）非手术治疗

1. 运动　通过机体活动量的增加，增强肌肉力量，以改善排便困难的症状。

2. 饮食　食用富含水分及膳食纤维的食物，可有效改善轻中度排便困难。

3. 建立规律健康的排便习惯　定时排便，排除外部干扰，全神贯注，“速战速决”。切忌排便时使用手机，注意力不集中会大大延长排便时间，致使排便反射紊乱。

4. 药物干预

（1）容积型泻药：如硫酸镁、乳果糖等。此类药不被肠壁吸收，较少干扰人体血液循环，且可刺激肠道蠕动，而对宿便排出起到较好的治疗作用。可作为孕妇、儿童及老年便秘患者临床推荐用药。

（2）肠道微生物制剂：如复方嗜酸乳杆菌片。通过调节肠道菌群失调引起的功能紊乱，在一定程度上缓解排便困难的不适症状。

（3）渗透性泻药：如复方聚乙二醇电解质散。此类药可在肠道内形成高渗状态，吸收肠道外水分，有效增加肠道内液体容积，刺激肠道蠕动，增加大便频次，引起水样腹泻。值得注意的是，此类药对于重度便秘患者需慎用，因为服用本类药可使肠内压力升高，可能会引起肠穿孔等并发症。

（4）刺激性泻药：如大黄、番泻叶、芦荟等。此类药作用时间快，效果明显，但需注意，短期内使用尚可，长期应用可引起大肠肌无力、肠道平滑肌萎缩，甚则会引发结肠黑变病。

5. 生物反馈疗法　通过模拟生物电刺激，增强盆底神经及肌肉的兴奋性，改善盆底血供及肌肉紧张，促进盆底松弛及肠道蠕动，建立正常的排便反射，增强便意。是一种治疗功能性便秘的无创伤性疗法。

6. 心理疗法　通过条件反射、气氛反射、环境反射等方式对便秘患者进行疏导，提高患者对便秘知识的认知，减轻焦虑情绪。作为药物治疗的辅助疗法，有一定的临床意义。

7. 针灸治疗　以毫针为主，以通为用，穴位埋针、埋线及敷药次之。平补平泻法及泻法为主要针刺手法。治疗老年患者虚秘、冷秘，采用针刺与艾灸相结合的温针灸，艾灸的热刺激透过毫针传导至全身脏腑经络，起到温阳祛寒、扶正祛邪、通腑利便的作用。

（二）手术治疗

经非手术治疗后患者症状轻微缓解甚至无缓解迹象，同时符合手术适应证者，可根据便秘相关检查确定便秘类型，并综合评估，选择对应的手术方式。

1. 结肠慢传输型便秘的手术治疗 经结肠传输试验，未能在72小时内排出80%标记物且标记物主要分布于结肠部分、日常生活严重受限的患者建议行手术治疗。手术方式主要有以下4种：

（1）全结肠切除，回直肠吻合术：该术式吻合方式为回肠末端与直肠上端吻合，直接有效解决排便困难症状。该术式存在腹泻、小肠梗阻及大便失禁等并发症，术后患者的生活严重受限。

（2）结肠次全切除术：自直肠上段至回盲部行结肠次全切除，保留回盲部及部分升结肠，行升结肠-直肠吻合术。重建盆底并行盆底抬高术。该术治疗效果明确，是治疗结肠慢传输型便秘的首选方式。

（3）结肠旷置术：该术式尤适用于年老顽固性结肠慢传输型便秘患者，优点包括手术操作简单、创伤小、恢复时间短、术后并发症风险低等。该术式主要包括全结肠旷置+回肠直肠吻合术，以及结肠旷置+盲肠直肠吻合术。术后患者生活质量提高明显。

（4）回肠造口术：年老体弱患者行结肠旷置术，术后出现腹痛腹泻、贫血、体重减轻等不适症状，适宜采用此种术式。

2. 出口梗阻型便秘的手术治疗

（1）直肠黏膜内脱垂：患者排粪造影检查，诊断提示存在直肠黏膜内脱垂，经非手术治疗无效，需借助手术解决。手术方式包括经肛手术与经腹手术2种。经肛手术包括直肠黏膜纵行折叠术联合芍倍注射液或消痔灵硬化剂注射术、经肛吻合器直肠切除术（stapled transanal rectal resection，STARR）及吻合器痔上黏膜环切钉合术（procedure for prolapse and hemorrhoids，PPH）；经腹手术包括直肠悬吊固定术。

（2）直肠前突：直肠前突于门诊首先通过肛门直肠指检明确诊断，排粪造影检查作为机器辅助明确诊断，造影剂存留于前突的直肠内，深度＞3cm，患者便时用力努挣无效，常需手动辅助排便。该病常伴随直肠黏膜内脱垂同时诊断。手术方式参照直肠黏膜内脱垂。

（三）中医辨证治疗

中医辨证便秘应首分虚实。便秘实证包括热秘、气秘和冷秘，便秘虚证包括气虚、血虚、阴虚及阳虚。

1. 热秘

［症状］ 便质干结，腹部胀满，按之疼痛，口干或口臭，舌质红，舌苔黄燥，脉滑数。

［治法］ 清实热润肠通便。

［方药］ 麻子仁丸方加减。

［加减］ 热秘时间久，粪块坚硬者，加芒硝以软坚散结；口渴喜冷饮之热秘津伤较

重者，加玄参、生地黄、麦冬之属以增液生津；肝胃火旺之便秘者，加龙胆草、黄芩等以清肝泻火；若兼具阳明腑实症状，可暂用承气汤以峻下腑实、急下存阴，待通便后再改投缓剂，如用麻子仁丸之类治疗，并佐以养阴生津之品。

2. 气秘

［症状］ 大便不爽，欲解不得出，腹部作胀疼痛，胸胁胀满，饮食减少，肠鸣矢气，嗳气频发，舌苔薄腻，脉弦。

［治法］ 理气导滞。

［方药］ 六磨汤加减。

［加减］ 气秘腹胀甚者，加莱菔子、陈皮；气逆致呕者，加紫苏子、代赭石、桔梗等以行气降逆止呕；气郁化火者，加龙胆草、黄芩、栀子以清实热泻肝火；兼具瘀血者，加桃仁、川芎、红花以行气活血。

3. 冷秘

［症状］ 大便艰涩难出，腹部胀满疼痛、拒按，四肢冰凉，呕吐呃逆，舌苔白腻，脉紧弦。

［治法］ 温里祛寒，通便止痛。

［方药］ 温脾汤合半硫丸加减。

［加减］ 冷秘腹痛明显者，加枳实、厚朴增加泻下力量；冷秘手足不温者，加小茴香、高良姜助长散寒之力。

4. 气虚秘

［症状］ 空有便意，排便费力，用力努挣后短气出汗，面白，神疲乏力，四肢疲倦，懒言，舌淡苔白，脉弱。

［治法］ 益气润肠通便。

［方药］ 黄芪汤加减。

［加减］ 汗出、乏力者，加党参、白术、白扁豆以补益中气；腹部坠胀不适者，合用李东垣之补中益气汤以升提中气；懒言少动者，加人参、麦冬、五味子以补益肺气；四肢疲倦伴腰膝酸软者，加人参、熟地黄、山药、杜仲、当归、枸杞子、山茱萸、炙甘草等以滋补肾气；脘腹痞满不舒，舌苔白腻者，加藿香、茯苓、白扁豆、薏苡仁以健脾祛湿；腹胀、纳食减少者，加炒鸡内金、炒山楂、炒麦芽、焦神曲以健胃消食。

5. 血虚秘

［症状］ 大便干结难解，口唇色淡，面色无华，头晕目眩，心悸健忘，舌淡苔白，脉细。

［治法］ 养血以润燥通便。

［方药］ 润肠丸加减。

［加减］ 面色白，眩晕严重者，加玄参、枸杞子以养血润肠；手足心热，午后潮热者，加青蒿、地骨皮、鳖甲、知母、胡黄连以清虚热；阴血已复，大便仍干燥难解者，加杏仁、柏子仁、郁李仁、酸枣仁以润滑肠道。

6. 阴虚秘

［症状］ 羊屎状干结便，形体消瘦，头晕耳鸣，颧红面赤，心烦失眠，潮热盗汗，腰膝酸软，舌红少苔，脉细数。

［治法］ 滋阴润肠通便。

［方药］ 增液汤加减。

［加减］ 面赤、口干、心烦、盗汗者，加白芍、玉竹以助长养阴之功；羊屎状干结便秘者，加杏仁、火麻仁、郁李仁、柏子仁、瓜蒌仁以增润肠之效；胃阴不足，口干渴者，加沙参、冰糖、玉竹以补益脾胃、养阴生津；肾阴亏虚，腰膝酸软者，加熟地黄、山茱萸、山药、泽泻、牡丹皮、茯苓以滋阴补肾。

7. 阳虚秘

［症状］ 大便排出困难，腹中冷痛，得温痛减，小便清长，面色㿠白，四肢不温，或伴见腰膝酸冷，舌淡苔白，脉沉迟。

［治法］ 温肾助阳通便。

［方药］ 济川煎加减。

［加减］ 寒凝腹痛较甚者，加肉桂、木香温中行气以止痛；胃气不和，恶心呕吐者，加半夏、砂仁以降逆和胃。

笔者在临床中多见便秘患者往往是燥热内蕴，津液亏虚，燥热之邪与阴津不足互为因果。因此笔者在治疗上提出“三滋三多”法治疗阴虚津亏肠燥型便秘，在临床上取得了良好疗效。选方用药，既补阴津，又清燥热，因果互补，标本兼治，从而达到津调便利、热清便畅之效。“三滋”是根据中医辨证施治而拟定的经验处方，按君、臣、佐、使遣方用药：陈皮、枳实、杏仁、郁李仁、松子仁、玄参、麦冬、生地黄、大黄、桃仁、麻子仁、芍药、厚朴、甘草，符合制方规律原则，以滋阴、滋液、滋润法为主；“三多”是指饮食与起居方面以多食纤维、多补水液、多运动为主的方法。

五、临床病例

例1 王某，男，62岁，退休人员。有便秘病史1年，间断口服药物治疗，效果欠佳。诊时见神志清，纳、眠一般，排便时间延长，时有排便困难，肛门部憋胀感，便后不尽感，大便次数增多，每次量少、不成形，小便调，舌质淡，苔白，脉沉。

属中医便秘病之脾虚气陷型。治宜补气增液，润肠通便。方药：党参15g，黄芪30g，白术30g，陈皮15g，玄参15g，麦冬15g，生地黄15g，白芍12g，玉竹15g，石斛

15g，炒火麻仁30g，柏子仁15g，瓜蒌仁30g，黄芩10g，姜厚朴15g，木香15g，当归15g，甘草6g，炒苦杏仁10g，郁李仁15g。3剂后，便后不净感减轻。继服15剂，诸症悉除，大便通畅。随访半年未见复发。

例2 蔡某，女，43岁，高管人员。有便秘病史10年余，间断口服药物治疗，效果欠佳。诊时见神志清，精神可，纳可，眠一般，大便日行3次，不成形，量少，排便不畅，便后不净感明显，肛门堵塞感，小便调，舌质淡，苔薄白，脉沉细。

属中医便秘病之脾虚气陷型。治宜益气健脾，滋阴润肠。方药：党参15g，白术30g，升麻15g，柴胡15g，黄芪30g，瓜蒌仁30g，酒苁蓉30g，木香15g，姜厚朴15g，麸炒枳实15g，炒酸枣仁15g，桔梗15g，甘草10g。7剂后，症状较前缓解。继服14剂，大便通畅。随访3个月未见复发。

例3 刘某，女，36岁，无业人员。便秘半年，口服芦荟胶囊后方可排出大便，停药后症状反复。诊时见神志清，精神可，纳、眠可，大便7～8天一次，质干，难以排出，解不尽感，腹胀，时感四肢无力，头晕耳鸣，咽干口渴，无出血，小便调。舌质淡，苔薄白，脉沉细。

属中医便秘病之气秘型兼阴虚肠燥。治宜行气消胀，滋阴润肠通便。方药：六磨汤、增液汤合五仁汤加减。麸炒枳实15g，姜厚朴15g，木香15g，乌药15g，炒火麻仁30g（捣烂），炒桃仁15g，柏子仁15g，炒苦杏仁15g，炒酸枣仁15g，郁李仁15g，白术30g，酒苁蓉15g，瓜蒌仁20g，生地黄15g，麦冬15g，炒麦芽30g，醋柴胡15g，大青叶15g，甘草6g，党参15g。5剂后，大便日行一次，质尚可，同时给予厚朴排气合剂以行气消胀，复方嗜酸乳杆菌片口服以调整肠道菌群，复方聚乙二醇电解质散口服以软化大便。继服23剂，诸症悉除，大便通畅。随访半年未见复发。

例4 刘某，女，38岁，银行职员。便秘11年，自行口服通秘丸，效尚可。诊时见神志清，精神可，纳、眠可，排便困难，费力努挣，大便一周2～3次，量不多，质干成形，时有腹胀；便后不净感、肛门堵塞感明显，时有肛门下坠感，偶有便时肛门疼痛；便后无肿物脱出，无黏液、脓血便，小便调。舌质淡，苔薄白，脉沉细。

属中医便秘病之阴虚气滞型。治宜滋阴润肠通便，行气消胀。方药：玄参15g，生地黄15g，麦冬15g，炒火麻仁30g，炒桃仁15g，柏子仁10g，蜜苦杏仁10g，郁李仁10g，炒酸枣仁10g，麸炒枳实15g，姜厚朴15g，木香15g，白术30g，瓜蒌仁30g，酒苁蓉30g，炒决明子20g，大青叶15g，甘草10g，乌药15g。5剂后，排便较前通畅，质稍干。继服16服，诸症悉除，大便通畅。随访半年未见复发。

例5 郑某，女，52岁，无业人员。排便困难8个月，加重15天。诊时见神志清，精神可，纳、眠可，排便困难，大便4～5天一次，质干，腹部憋胀不适下腹部隐痛，伴胃脘部疼痛、泛酸，时感四肢乏力，口咽干燥，乳房胀痛不适，小便调，舌质淡，苔薄白，脉沉细。

属中医便秘病之气阴两虚型。治宜健脾益气，养阴润肠，行气通便。方药：党参15g，茯苓12g，白术30g，炒白扁豆12g，砂仁10g（后下），生地黄15g，白芍15g，炒火麻仁30g，木香15g，炒山楂20g，炒苦杏仁15g，麸炒枳实12g，柏子仁15g，炒酸枣仁20g，姜厚朴15g，郁李仁20g，酒苁蓉15g，当归15g，甘草10g，瓜蒌仁20g。3剂后，大便2～3天一次，质稍干，下腹部隐痛减轻。继服17剂，大便通畅，腹部无明显不适。随访半年未复发。

例6 周某，男，78岁，退休干部。排便困难15年，加重15天，曾口服芦荟胶囊、麻仁软胶囊、芪蓉润肠口服液等药物后，症状时有缓解，其间症状反复。诊时见神志清，精神一般，纳、眠一般，右下腹冷痛，排便困难，难以排出，解便不尽感，大便2日一次，质干，附有白色黏液，小便清长，夜尿增多，小腹发凉，舌质淡，苔薄白，脉沉。

属中医便秘病之脾肾阳虚型。治宜补肾助阳，益气通便。方药：真武汤合济川煎加减。茯苓15g，白术15g，赤芍12g，生姜12g，姜厚朴15g，桂枝9g，肉苁蓉30g，当归10g，川牛膝12g，升麻10g，炒枳壳12g，制附子9g，醋柴胡12g。7剂后，大便排出，右下腹疼痛减轻。加减继服21剂，排便不畅恢复正常而痊愈。

例7 戚某，女，53岁，农民。排便困难3年余，自行口服芦荟胶囊等药物，效果一般。诊时见神志清，精神可，纳、眠可，大便排出困难，大便4～5日一次，量少，质干硬，排便费力，时间长，排便不尽感，小便调，舌质淡，苔薄白，脉沉细。

属中医便秘病之气阴两虚型。治宜健脾补气，养阴润肠，行气通便。方药：党参15g，黄芪15g，白术30g，麦冬15g，玄参15g，生地黄15g，木香15g，麸炒枳实15g，姜厚朴15g，炒火麻仁30g，蜜苦杏仁15g，桔梗15g，陈皮10g，大青叶15g，炒决明子20g，乌药15g，瓜蒌仁30g，酒苁蓉30g，甘草10g。6剂后，症状好转。继服21剂，诸症悉除，大便通畅。随访半年未复发。

例8 张某，女，50岁，无业人员。排便困难半年余，自行口服药物治疗（具体药物不详），效果可，症状反复发作。诊时见神志清，精神可，纳可，眠差，排便困难，伴腹胀、肛门下坠感，便血，色鲜红，大便2日行一次，质干硬，小便正常，舌质淡，苔薄白，脉沉细。

属中医便秘病之气秘兼气阴两虚型。治宜行气消胀和胃，养阴润肠通便。方药：四磨汤、五仁丸、增液汤合麻子仁丸加减。姜厚朴15g，麸炒枳实15g，木香10g，乌药15g，炒火麻仁30g，炒桃仁10g，炒苦杏仁10g，桔梗15g，白芍15g，玄参10g，生地黄15g，麦冬15g，酒苁蓉30g，瓜蒌仁30g，郁李仁10g，白术30g，炙甘草10g，酒萸肉15g，金银花15g。同时予十二味胃康丸口服。5剂后，症状减轻。加减继服14剂，痊愈而安。

例9　区某，男，68岁，无业人员。大便干结难解，3～4日一次，面色无华，头晕目眩，口唇色淡，心悸，健忘，失眠，舌质淡，苔白，脉细稍弱。

属中医便秘病之血虚型。治宜养阴血，润肠燥，通大便。方药：润肠丸合五仁丸加减。当归10g，生地黄15g，麻子仁30g，桃仁10g，枳壳15g，杏仁10g，郁李仁15g。5剂后，大便较前通畅。继服10剂，便秘痊愈。

例10　王某，男，35岁，干部。排便困难2个月余，便质干结，腹部胀满，按之疼痛，大便3日一次，口干口臭，舌质红，舌苔黄燥，脉滑数。

属中医便秘病之热秘型。治宜清实热润肠通便。方药：麻子仁丸加减。火麻仁30g，白芍15g，枳实15g，杏仁10g，大黄9g，厚朴15g，乌药15g，大青叶10g，甘草6g。服用7剂而愈。

六、术后并发症及处理

1. 出血　严密观察患者伤口敷料，是否有渗血、渗液。严密观察患者的生命体征，如脉搏、心率、呼吸、神志、体温。观察患者排便时有无带血，嘱患者勿用力排便，以免引起伤口出血。如患者伤口敷料有鲜红色血液渗出，应立即告知医生并协助医生进行止血甚至抢救处理。

2. 排便困难　术后患者因恐惧排便引起伤口疼痛，担心伤口愈合不良，刻意忍耐便意，导致粪便干硬不易排出。观察患者术后第2日起有无自行排大便，有无腹胀，有无强烈的便意感，如3～4日仍未排便，必要时遵医嘱给予清洁灌肠。

3. 肛门坠胀　术后1周观察患者有无肛门坠胀感，指导患者适当进行提肛运动或膝胸卧位，以减轻肛门坠胀感。

七、围手术期护理

（一）术前护理

1. 心理护理　患者手术前常有情绪紧张、焦虑、注意力高度集中或恐惧，对治疗心存顾虑，对治疗相关知识缺乏，担心手术后恢复效果。护士应帮助患者做好充分的心理准备，耐心讲解疾病相关知识，对疾病进行健康宣教，讲解手术的优点，并向患者介绍成功手术案例，使患者接受手术，树立战胜疾病的信心。

2. 术前常规准备及肠道准备　①饮食：术前一日清淡、易消化饮食，术前6小时禁食、4小时禁饮。②皮肤、肠道准备：术前备皮，术前晚、术晨行清洁灌肠。③术前建立静脉通道：给予术前抗生素及林格液静脉滴注。

（二）术后护理

1. 一般护理　观察患者意识、面色，测量患者体温、脉搏、呼吸、血压，注意观察创口敷料有无渗血、脱落，发现异常及时报告医生，及时给予更换敷料并加压包扎，严密观察病情变化。

2. 体位 术后回病房遵医嘱去枕平卧4小时，禁饮、禁食。手术当日减少活动，除需下床如厕外，需在床上休息。避免坐位或下蹲，防止肛内缝合处裂开。下床时需动作缓慢、搀扶，不可离人。

3. 饮食护理 嘱患者4小时后麻醉清醒后可适量饮水，若无恶心、呕吐等不适，给予正常饮水，同时可给予半流质饮食，如稀饭、面条、藕粉等，避免进食刺激或胀气的食物，如豆类、牛奶、洋葱等。术后第2日遵医嘱给予普食，进食富含纤维素的食物和足够的水分，禁辛辣燥热的食物。

4. 疼痛护理 术后伤口疼痛是肛肠手术患者最常见的症状，也是患者最担心的问题，麻醉作用消失后患者会开始感觉到疼痛。①术后应定时评估患者有无疼痛，疼痛的性质、症状。通过建立疼痛评分表，及时、准确、客观地对患者术后疼痛做出评分，根据评分采取相应的护理措施。②术后必要时给予患者镇痛泵使用，此方法止痛效果明显。在使用镇痛泵的过程中，观察患者有无头晕、恶心欲吐等症状，镇痛泵一般在72小时后停用。③遵医嘱可给予耳穴埋豆，指导患者按压以刺激穴位，起到镇痛的作用。④若患者疼痛不能耐受，应立即报告医生，遵医嘱给予肌内注射止痛针。⑤给予患者心理支持，分散其注意力，嘱患者听音乐、看书等，以疏导不良心理，消除疑虑，保持乐观情绪。

5. 小便护理 ①观察患者术后有无便意，有无小腹胀痛，叩诊膀胱是否充盈。嘱患者下床小便时可听流水声、热敷或按摩小腹部以诱导排便。②遵医嘱给予中药熨敷穴位。方法：采用笔者所在医院自制的中药制剂八正散，将其用白酒浸湿加热后放置待熨处，取气海、中极、关元穴，合并TDP治疗仪照射20～30分钟，以起到刺激穴位、帮助排便的作用。熨敷过程中防止烫伤。③遵医嘱给予耳穴埋豆疗法，选王不留行子或莱菔子均可，选取穴位：三焦、膀胱、大肠。④若患者小便自解困难，叩诊膀胱充盈，给予热敷小腹，并报告医生，遵医嘱给予肌内注射新斯的明。仍不能自解者，遵医嘱给予床旁留置导尿。

6. 大便护理 ①一般情况下患者术后当日不会有大便排出，嘱患者术后24小时尽量不排便。②嘱患者每日清晨温服水或蜂蜜水，并养成排便习惯，晨起或餐后2小时如厕排便，避免久蹲、努挣。③术后的患者常因精神紧张、由于伤口疼痛而惧怕排便，担心排便影响伤口愈合，护士应加强患者健康宣教，讲解疼痛的机制，解释术后排便的重要性，消除患者的紧张、顾虑，嘱患者自然放松，使肛门括约肌处于松弛状态，改变肛直角，使大便顺利排出，必要时给予止痛药。便后给予中药坐浴，换药。

7. 睡眠型态紊乱的护理 ①评估导致患者睡眠型态紊乱的具体原因，尽量减少或消除患者睡眠型态紊乱的因素。②为患者安排合理的运动、活动，减少白天卧床、睡眠时间，帮助患者适应环境及改变生活方式。夜间患者睡眠时，除必要的操作外，不宜干扰患者休息。③有计划性地对患者进行心理疏导，减轻患者焦虑、抑郁、恐惧等心理状态，从而改善其睡眠。④药物指导，给予镇静药（如艾司唑仑）。

8. 自我形象紊乱的护理 护士在为患者进行操作时应注意保护患者的隐私。

第六章　溃疡性结肠炎

溃疡性结肠炎（ulcerative colitis，UC）是一种病因尚未明确的结肠黏膜部位炎症性疾病。主要累及结肠黏膜及黏膜下层，范围自直肠、结肠远端开始，逆行向近心端发展，甚至累及整个结肠，以直肠及乙状结肠的病变最多见。此病与感染、免疫、基因遗传、精神因素等有关。主要症状包括腹痛、腹泻、黏液脓血便等。任何年龄段均可发病，以20~40岁最多见，男女发病率相当。本病属祖国医学“肠澼”“痢疾”“肠风”等的范畴。

一、病因病机

（一）西医病因病机

溃疡性结肠炎的病因与病机目前尚未完全明确，目前大多数学者认为此病是包括遗传、免疫、环境因素及感染等因素在内的多个因素共同致病的结果。免疫反应和炎症是环境因素作用于某基因个体，同时有肠道菌群的参与，肠道免疫及非免疫系统得以启动的过程。

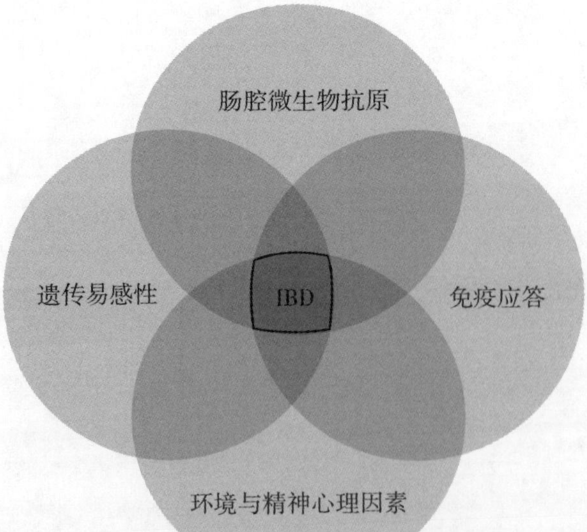

西医病机

（二）中医病因病机

溃疡性结肠炎，中医认为此病由外邪侵袭、饮食所伤、情志失调及脏腑虚弱等因素所致。本病初期多因外感湿邪，慢性期病因主要归结于脾虚湿阻、脾肾两虚或中气虚弱。该病具有缠绵难愈、易于复发、虚实夹杂的特点。

1. 外邪侵袭 外感暑、湿、寒、热邪，以湿邪为中心，外邪困脾，脾失健运，水谷夹杂下利而致本病。湿邪与热邪结合，侵犯胃肠，胃肠运化失司，气血瘀滞，热毒炽盛，湿热互结，化成脓血；湿邪与寒邪结合，侵犯胃肠，寒湿同为阴邪，寒性凝滞，湿性黏滞，寒湿相兼，侵犯人体，致气血凝滞，肠液与肠中糟粕之物相结，便下白色浑浊黏液；暑热之邪与湿邪相兼，损伤脾胃，运化失司，清浊不分，引发泄下。

2. 饮食所伤 饮食过饱致使宿食停滞，或恣食肥甘厚腻，肠内酝酿湿热，致使气血瘀滞，脓血生成。或饮食不洁，脾胃功能受损，运化失司，水湿内停，脾阳受损，湿从寒化，寒湿阻滞肠道，气血凝结，而致白色果冻样黏液生成。

3. 情志失调 忧郁、恼怒引发肝脏疏泄功能失调，脾气素虚，肝气横逆犯脾，脾胃运化功能失司，饮食消化失调，渐成泻下赤白黏冻样便。

4. 脏腑虚弱 脾胃虚弱，或因饮食失调，或因劳倦所伤，或因久病缠绵致脾胃损伤，受纳及运化功能虚弱，不能受纳及运化水谷精微，水谷酿成湿滞，内停于肠内，清浊不分，下注大肠，遂成泄泻。脾、肾分别为后、先天之本，两者互为因果，互利亦可互害。例如，肾脏阳气充足，可助脾阳腐熟水谷，帮助肠胃消化吸收水谷精微；脾阳不足，久则亦能损伤肾阳；久病久泄，肾阳受损，脾失温煦，亦可引发泄泻。

二、临床表现

溃疡性结肠炎临床表现为反复发作腹痛腹泻、黏液脓血便、里急后重及不同程度的全身症状。病程多持续4周以上。肠外表现涉及皮肤、关节、眼、口及肝胆等。此病起病多缓慢，初期症状不明显，发病后往往数周甚则数月才就诊，急性起病者少见，常被诊断为急性细菌性痢疾并做相应治疗。该病反复发作，时可缓解；轻症首次发作后，病情可快速缓解，也可持续不缓解；部分患者于病症发作间歇期，因饮食不节或不洁、身心劳累、细菌感染或精神刺激等诱发或加重临床不适症状。少数患者病情严重，甚则危及生命，需手术治疗。

1. 腹泻 腹泻是大多数患者的共同症状。本病炎症活动期主要表现为黏液脓血便。轻症者日排便2~4次，便血较少或无便血；重症者日排便>10次，可见明显脓血，甚则大量便血。粪质多呈糊状或稀水状。

2. 腹痛 轻型及缓解期腹痛不适情况不明显。腹痛多为轻、中度，疼痛部位多在左下腹或下腹，呈阵痛，甚至可扩散至全腹。经历疼痛—便意—便后缓解的过程，里急后重为其伴随症状。持续性剧烈腹痛多发生于中毒性巨结肠或炎症波及腹膜时。

3. 腹胀、食欲差、恶心呕吐等 为本病次要伴随症状。食欲减退，致使身体营养不良或生长发育障碍。体温一般无异常，可有轻度贫血症状出现。急性期伴随有发热症状。重症或病情持续期可出现身体消瘦、贫血、低蛋白血症、水电解质平衡紊乱等症状表现。

溃疡性结肠炎与克罗恩病的鉴别

项目	溃疡性结肠炎	克罗恩病
症状	脓血便多见	有腹泻，但脓血便较少见
病变分布	病变连续	呈节段性
直肠受累	绝大多数受累	少见
肠腔狭窄	少见，中心性	多见，偏心性
内镜表现	溃疡浅，黏膜弥漫性充血水肿、颗粒状，脆性增加	纵行溃疡、卵石样外观，病变间黏膜外观正常（非弥漫性）
活组织检查特征	固有膜全层弥漫性炎症、隐窝脓肿、隐窝结构明显异常、杯状细胞减少	裂隙状溃疡、非干酪性肉芽肿、黏膜下层淋巴细胞聚集

溃疡性结肠炎的肠外表现：

（1）关节：多关节炎、单关节炎、骶髂关节炎（26%）。

（2）皮肤：结节性红斑、脓皮病（19%）。

（3）肝胆：脂肪肝、慢性活动性肝炎、原发性硬化性胆管炎（7%）。

（4）眼：虹膜睫状体炎、葡萄膜炎（4%）。

（5）口腔：阿弗他溃疡（4%）。

（6）肺：肺泡炎、肺纤维化（<1%）。

三、诊断

溃疡性结肠炎的诊断内容包括其临床类型、严重程度、病情分期、病变范围及并发症。

1. 临床类型 分为初发型、慢性复发型、慢性持续型和暴发型。初发型指首次发作。暴发型指患者症状严重，日排血便>10次，伴全身中毒样症状，可伴发有脓毒血症、肠穿孔、中毒性巨结肠等并发症。除暴发型外，初发型、慢性复发型、慢性持续型均可互相转化。

2. 严重程度 分为轻度、中度和重度。轻度：腹泻<4次/天，无便血或有少量便血，余无异常表现。重度：腹泻>6次/日，大量黏液血便，体温>37. 5℃，脉搏>90次/

分，血红蛋白＜100g/L，血沉＞30mm/h。中度：介于轻度与重度之间。

3. 病情分期　分为活动期和缓解期。

4. 病变范围　分为直肠、直肠乙状结肠、左半结肠（脾曲以远）、广泛结肠（脾曲以近）、全结肠。

5. 并发症　肠外表现可有眼部、皮肤、关节、肝胆等器官受累；并发症有穿孔、大出血、中毒性巨结肠甚至癌变。

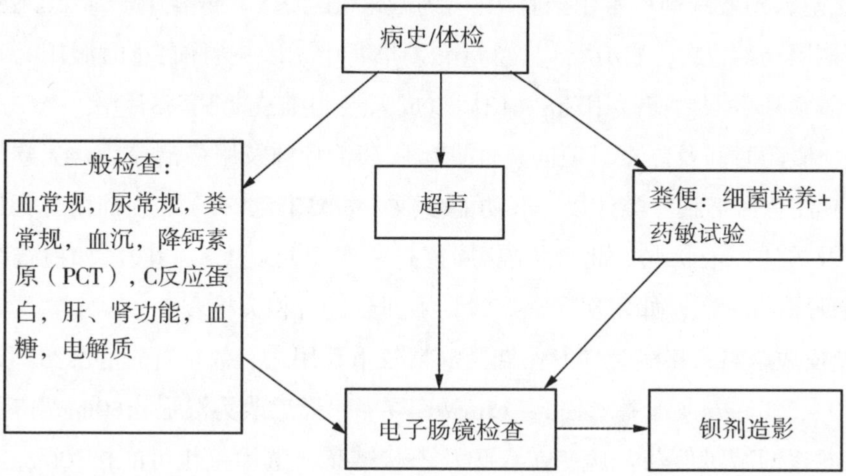

溃疡性结肠炎的诊断流程

四、辅助检查

当患者出现持续及反复发作的腹痛腹泻、黏液脓血便、里急后重及不同程度的全身症状，疑似为溃疡性结肠炎时，首先可为患者行实验室检查，如血常规、C反应蛋白、血沉、粪常规、肝肾功能、电解质等检查；其次是电子结肠镜检查。电子结肠镜可以观察结肠病变的形态、黏膜颜色及状态，并且可以夹取黏膜组织进行病理检查，更有利于医生对患者症状的明确诊断。还可以进行X线气钡双重灌肠检查，可观察结肠肠腔的形态及病理改变的范围等表现。严重病变时不宜进行钡剂灌肠检查，以免加重病情，造成中毒性巨结肠。

五、治疗方法

溃疡性结肠炎病灶部位局限于直肠、结肠，但治疗应坚持整体与局部相结合的原则。首先从整体方面应分清主次，肠为标，脾为本。脾主运化水谷精微，若脾主运化失司，湿热内蕴，下移肠道而发本病；脾主统血，脾虚而失统摄，血无归处，湿热与离经之血结合，化脓血而注大肠。脾虚迁延难愈，脾虚及肾，脾肾两虚。治脾是从整体方面治疗本病的关键一步。所以整体治疗应以健脾益气为主，伴以理气化湿、统血和血、消导传滞、补肾阳、涩肠等为治疗法则，采用口服中药疗法；局部肠道治疗应以清热解毒、活血生肌、化湿祛腐为原则，采用中药直肠滴入疗法。

（一）西医治疗

1. 一般治疗 休息充足，饮食清淡且营养，情绪正常、稳定。

2. 药物治疗

（1）氨基水杨酸制剂：常用药物为美沙拉嗪（5-ASA）肠溶片（每片0. 25g）。成人急性发作期服药4片/次，日4次，日总量4g，早、中、晚三餐前1小时服用为宜，切忌嚼碎片剂，需整片吞服。持续用药8～12周。成人疾病维持期服药3片/次，日3次，日总量1.5～2.5g，服药时间及注意事项同急性期。服药治疗前及服药治疗后14天建议患者检查血象，尤其注意血细胞分类计数、肝功能参数（如ALT或AST）、血肌酐等指标有无异常变化，以及关注尿液状况。此后每隔4周复查一次，共复查2～3次。如检查结果无异常，则每3个月检查一次；如发现异常症状，须即刻进行相关检查。

（2）糖皮质激素：疾病急性发作期及病情较重者用之有效。首先静脉给药，给予氢化可的松200～300mg/d或地塞米松5～15mg/d，7～14天后改为泼尼松60mg/d口服，病情缓解后视情况逐渐减量停药。病变在直肠及乙状结肠，选用氢化可的松100mg或泼尼松20mg或地塞米松5mg注入温盐水100mL保留灌肠，日1次，症状改善后改为每周2～3次，持续1～3个月。

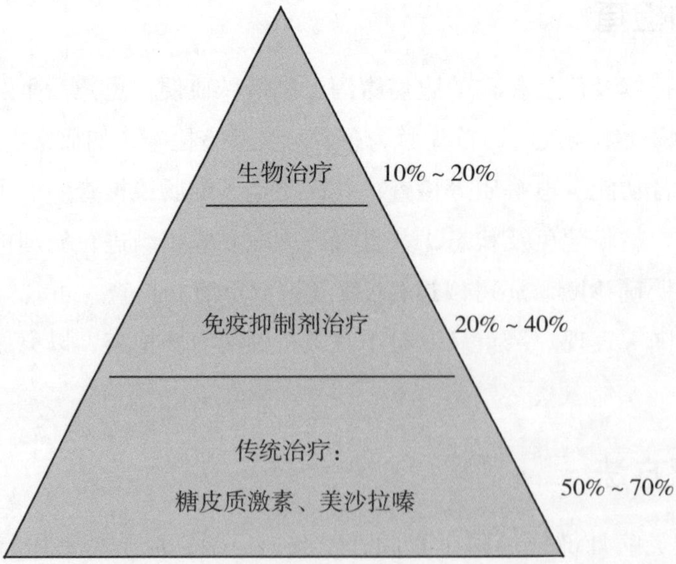

西药治疗

3. 手术治疗

（1）手术适应证：①慢性持续性发作经内科治疗效果差甚至无效者，反复发作者；②出血、肠穿孔、中毒性巨结肠等局部严重并发症；③儿童多次反复发作且内科治疗无效，导致儿童发育障碍者；④已经癌病或者怀疑癌病者。

（2）手术方式

a. 全结肠、直肠切除+回肠造瘘术：为治疗本病的传统手术方式。

b. 结肠切除、回直肠吻合术：保留直肠及肛管的功能，但保留的直肠有炎症复发或炎症向回肠蔓延的可能。

c. 结直肠切除+回肠贮袋肛管吻合术：经腹切除结肠及直肠中上段，直肠下段黏膜剥除，回肠与肛管吻合。该术式保留膀胱及生殖器的副交感神经支配，保留肛管括约肌对大便的调控作用，避免永久性回肠造瘘。

（二）中医治疗

中医学并无溃疡性结肠炎的名称，考其病名，据其症状特点，可归属于中医学“肠澼”“大肠泄”“久痢”“休息痢”“滞下”“血痢”等病证范畴。《伤寒论》中则把泄泻与痢疾等统称为“下利”。《金匮要略》中亦载有“下利”“便血”“下重”等病证的辨治。

1. 辨证论治

（1）湿热瘀阻证

［症状］ 便下脓血或赤白黏冻，里急后重，胸脘痞闷，腹痛，肛门烧灼感明显，小便量少，舌苔黄腻，脉滑数。热重于湿者，泻下物赤多白少，或单纯便下赤冻，口渴喜饮，小便有灼热感；湿重于热者，泻下物白多赤少，胸脘痞闷，身体沉重；湿热兼有食积者，腹痛胀满、拒按，泻下物腐败臭秽；湿热兼有表证者，恶寒发热，头痛，脉浮数。

［治法］ 清热化湿，调气行血。

［方药］ 芍药汤加减。芍药30g，槟榔12g，大黄炭6g，黄连15g，当归15g，木香9g，甘草6g。

［加减］

①热重于湿者，治以清热解毒，化湿和胃，方用蚕矢汤加减。蚕沙15g，薏苡仁25g，大豆卷10g，木瓜15g，黄连9g，半夏15g，黄芩12g，通草9g，栀子12g，金银花25g，连翘15g，白头翁20g。

②湿重于热者，治以化湿清热，方用三仁汤合胃苓汤加减。白蔻仁15g，薏苡仁25g，厚朴15g，苍术9g，半夏15g，陈皮15g，佩兰15g，通草15g，滑石25g，竹叶9g，茯苓15g。

③湿热兼有食积化热者，治以消食导滞，泻热止泻。方用枳实导滞丸加减。枳实

15g，大黄9g，泽泻9g，茯苓15g，神曲15g，鸡内金6g，白术15g，黄连6g，黄芩9g。

④湿热兼有表证者，治以外疏内通，解肌清热。方用芍药汤加减。主方去大黄炭，加葛根20g，荆芥10g，防风10g，甘草6g。

（2）寒湿凝滞证

［症状］腹部拘挛疼痛，泄下赤白黏冻，白多赤少，或单纯泄下白冻，里急后重，口淡无味，中脘痞闷，口不渴，头身困重，小便清稀，舌质淡，苔白腻，脉濡缓。若寒盛于湿，泄下肠鸣，清稀如水状，腹痛喜温喜按；亦有兼风寒表实证者。

［治法］温化寒湿，理气和血。

［方药］半苓汤加减。半夏12g，茯苓15g，厚朴10g，通草9g，木香12g，桂枝9g，薏苡仁25g，炮姜12g，白蔻仁10g，苍术10g，陈皮10g，当归6g。

［加减］

①寒邪直中肠胃，治以温化寒湿。方药：半夏12g，茯苓15g，厚朴10g，通草9g，木香12g，肉桂9g，薏苡仁25g，炮姜12g，白蔻仁10g，吴茱萸15g，乌药15g，苍术10g，陈皮10g，当归6g。

②兼风寒外束，治以温化寒湿，祛风散寒。方药：半夏12g，茯苓15g，厚朴10g，通草9g，木香12g，桂枝9g，薏苡仁25g，白蔻仁10g，苍术10g，陈皮10g，当归6g，荆芥9g，防风9g。

（3）伤食证

［症状］脘腹胀满，嗳腐酸臭，腹痛肠鸣，泻后痛减，大便稀溏，夹有残渣及未消化食物，气味酸臭如败卵，常伴呕吐，饮食乏味，苔垢浊或厚腻，脉滑。

［治法］消食导滞。

［方药］保和丸加减。炒山楂30g，莱菔子30g，神曲30g（包煎），半夏15g，陈皮12g，茯苓15g，连翘15g。

（4）肠络瘀阻证

［症状］泄泻迁延难愈，里急后重，腹部针刺样疼痛，痛有定处，拒按，便下暗黑色血，面色晦滞，舌色暗红，舌质可见瘀斑，口渴不欲饮，脉沉涩。

［治法］化瘀通络，和血止痛。

［方药］少腹逐瘀汤加减。乳香、没药各10g，蒲黄15g，五灵脂15g，当归10g，川芎10g，延胡索30g，肉桂9g，香附15g，木香15g，小茴香10g，干姜9g，炒白术15g。

（5）热毒壅肠证

［症状］急性发热，大热口渴，烦躁头痛，胸满不欲饮食，剧烈腹部疼痛，泻下血水如赤豆汁样，或如蛋花样，里急后重明显，舌质红绛，苔黄燥，脉滑数。

［治法］清热解毒，凉血安神。

［方药］ 白头翁汤合黄连解毒汤加减。白头翁30g，生石膏30g，黄芩15g，黄连15g，黄柏15g，金银花30g，秦皮15g，知母20g，赤芍12g，大黄9g。

（6）肝郁脾虚型

［症状］ 腹痛欲泻，泻后痛减，大便日行3～4次，溏薄且多黏液，偶有血便混合，左小腹坠胀，里急后重，伴有胸脘痞闷，纳差，嗳气不舒，性情急躁等，情绪波动则上述症状加重，舌质红，苔薄白腻，脉弦。

［治法］ 疏肝理气，补脾化湿。

［方药］ 四逆散合痛泻要方加减。柴胡25g，白芍20g，炒枳实15g，炒白术10g，防风10g，陈皮10g，山药20g，薏苡仁20g，茯苓15g，甘草6g。

（7）脾虚湿盛证

［症状］ 腹胀纳差，身重乏力，气短形疲，大便溏薄，便下脓血，久泻不止，日行3～6次，伴有腹痛绵绵，舌质淡，苔白腻，脉缓。

［治法］ 益气补阳，健脾祛湿。

［方药］ 升阳益胃汤加减。黄芪30g，党参30g，柴胡20g，炒白术15g，陈皮12g，半夏12g，羌活9g，防风12g，白芍12g，茯苓15g，泽泻15g，甘草9g。

（8）阴虚肠燥证

［症状］ 大便硬如栗，2～3日行一次；或大便先干后稀，夹有黏冻或下鲜血，脐下疼痛，虚坐努责，烦躁口渴，夜间症状较重，舌质红，苔薄或花剥，脉细数。

［治法］ 滋阴润肠，清热养血。

［方药］ 黄连阿胶汤加减。黄芩10g，黄连10g，白芍25g，阿胶30g，鸡子黄20g，当归15g，生地黄15g，麦冬15g，玄参15g，酸枣仁、柏子仁、郁李仁各15g，甘草9g。

（9）脾气虚弱证

［症状］ 大便时干时稀，迁延难愈，食物消化不完全，或黏液样便，食量减少，食后脘闷不爽，进食油腻食物则大便次数明显增多，面色萎黄，神疲倦怠，舌淡，苔白，脉细弱。

［治法］ 益气健脾，和胃化湿。

［方药］ 参苓白术散加减。党参30g，茯苓25g，白术25g，白扁豆20g，莲子肉15g，桔梗6g，山药30g，砂仁12g，炒薏苡仁25g，甘草9g。

（10）脾肾阳虚证

［症状］ 久泻不愈，泻下清稀，夹带有黏白样冻黏液，腹部绵绵作痛，喜按喜温，得温痛减，口淡不渴，食少神疲，或五更时腹泻，形寒畏冷，腰背酸软，甚则四肢厥冷，滑脱不禁，舌淡，苔薄，脉沉细。

［治法］ 温补脾肾，收涩固脱。

［方药］四神丸合真人养脏汤加减。补骨脂15g，五味子10g，吴茱萸3g，干姜10g，党参30g，当归25g，白术25g，白芍15g，肉豆蔻15g，肉桂9g，诃子15g，罂粟壳9g，木香9g，山药20g，益智仁20g，甘草6g。

2. 专病专方 口服药物有河南省中医院院内制剂结肠补虚丸、结肠清热丸及中成药四神丸等。

3. 中药保留灌肠 起源于张仲景《伤寒论》中的“导”法。在治疗本病时药物在靶向部位的浓度是有效发挥抗炎作用的关键。通过肛门直肠给药，使药物直接作用于直肠黏膜病变部位，透过直肠黏膜、结肠管壁，通过淋巴管、毛细血管直接发生治疗作用，直达病所，充分发挥药效，使药物利用率更高。一般选择左侧卧位，并稍微垫高臀部，防止药液流出。中药保留灌肠一般联合应用敛疮生肌、活血化瘀及清热解毒类药物。

敛疮生肌类：珍珠、象皮粉、琥珀、儿茶及康复新液等。

活血化瘀类：蒲黄、丹参、三七及锡类散、康复新液等。

清热解毒类：金银花、青黛、黄连、黄柏、白头翁、败酱草及锡类散等。

4. 穴位贴敷 穴位贴敷治疗是将药物研成粉末，并与蜂蜜调成糊状，固定于特定穴位，使之持续作用的治疗方法。河南省中医院肛肠科常用的有附子理中散、如意金黄散（均为河南省中医院院内制剂）。常选穴位：神阙、关元、足三里、上巨虚、天枢等。

附子理中散：温脾散寒暖肾，止泻止痛止痢，常用于脾肾阳虚证。

如意金黄散：清热解毒，消肿止痛，常用于湿热下注证。

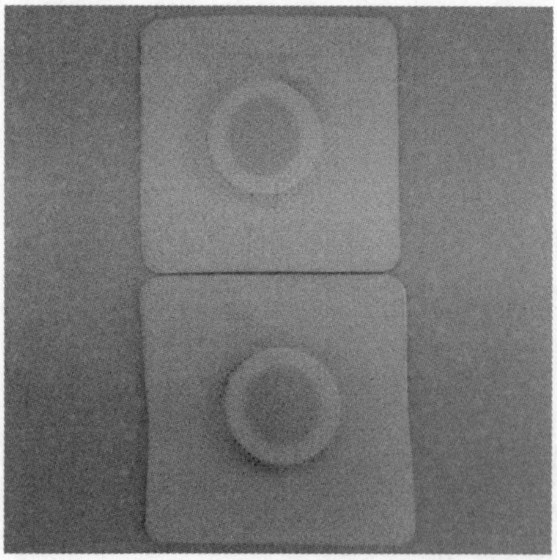

穴位贴敷

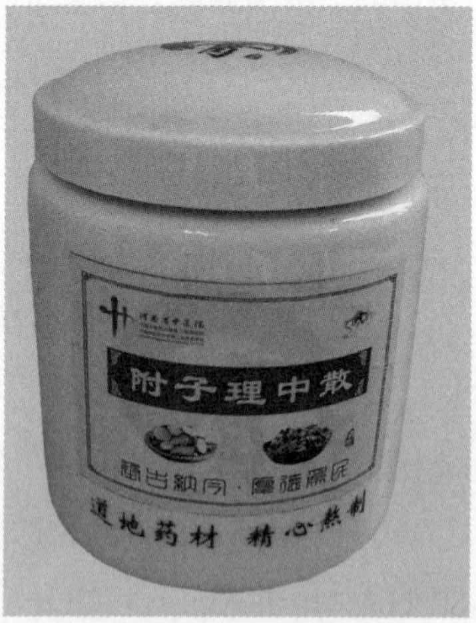

附子理中散

5. 中药熏洗 中药熏洗治疗借助现代熏洗机器，具有疏通经络、调和气血、解毒化瘀、扶正祛邪的功效，可调整和改善脏腑阴阳功能，促进机体恢复。

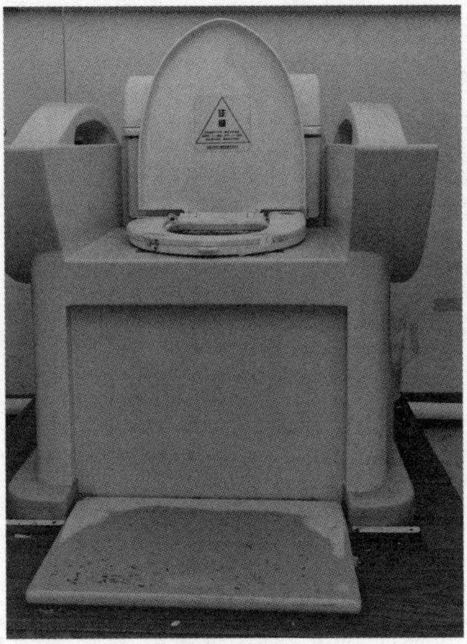

中药熏洗机器

6. 针灸　针灸包括针刺和灸法，可通经脉，调气血，使阴阳归于相对平衡，使脏腑功能趋于调和。

针刺常用取穴：脾俞、天枢、足三里、大肠俞、气海、关元、上巨虚、中脘、丰隆等穴。

灸法常用取穴：中脘、天枢、关元、脾俞、大肠俞等穴，可采用回旋灸或雀啄灸法。

7. 推拿　推拿是在特定穴位或部位运用不同手法取得不同疗效的一种中医特色疗法，可疏经通络、消瘀散结、行气活血止痛，调节胃肠道功能。

8. 耳穴压豆　耳穴压豆是将王不留行子贴压、刺激耳部特定部位，通过经络传导，达到通经活络，行气活血，调节机体各脏腑功能的效果。

取穴：主穴为大肠、腹、皮质下、直肠。湿热下注证加耳尖放血；肝郁脾虚证加肝、脾、胃、三焦；脾胃虚弱证加脾、肺；脾肾阳虚证加脾、肾；中焦虚寒证加脾、胃；寒热错杂证加肺、脾、肾。

六、临床病例

例1　吴某，男，57岁，退休人员。大便次数增多伴出血半月余。

患者半月前无明显诱因出现大便次数增多，日行4～5次，质稍稀，表面附有黏液脓血，色暗红，无腹痛不适。口服美沙拉嗪肠溶片治疗，未见好转，于2019年10月6日至驻马店某医院行无痛电子肠镜检查，结果示：溃疡性结肠炎。患者为求进一步系统治疗，来我院门诊就诊。门诊经检查以“溃疡性结肠炎”为诊断收入院。肠镜检查示：溃疡性结肠炎。舌质红，苔黄腻，脉滑数。治以清热祛湿。

处方：赤芍30g，葛根15g，黄芩15g，黄连15g，薏苡仁30g，山药30g，泽泻15g，三七粉2g（另包），金银花15g，甘草10g。7剂，每日1剂，水煎服。

口服3剂后，患者大便黏液脓血明显减少。继服7剂，大便日行1次，质软成形，未见明显黏液脓血。

例2 张某，男，69岁，农民。间断性腹胀1个月余。

患者1个多月前无明显诱因出现腹胀不适，至宁陵县某医院就诊，给予马来酸曲美布汀片口服，腹胀未缓解，大便次数增多，日行5～6次，质稀不成形，伴黏液脓血，肠鸣音亢进，排气较少。于2020年5月27日在苏州某医院门诊就诊，粪便常规示：镜检白细胞＞30个/HP，镜检红细胞8～10个/HP，隐血试验阳性。给予美沙拉嗪肠溶片、益君康口服治疗，症状不能缓解。于2020年5月31日在苏州工业园区某社区医院就诊，给予盐酸左氧氟沙星注射液、甲强龙、奥美拉唑钠、氯化钾注射液等输液治疗，病情好转，仍自觉腹胀不适。患者为求系统治疗，来我院门诊就诊。门诊经检查以“溃疡性结肠炎”为诊断收住入院。肠镜检查示：溃疡性结肠炎。舌质淡，苔白，脉沉细。治以健脾益气，和胃祛湿。

处方：党参20g，炒白术20g，黄芪30g，当归20g，龙眼肉15g，酸枣仁20g，远志12g，马齿苋30g，炒麦芽15g，炒山楂15g，神曲15g，陈皮12g，木香3g，白及10g，补骨脂20g，茯苓15g，白芍12g，防风10g，小麦10g，大枣10g，甘草8g。7剂，每日1剂，水煎服。

配合美沙拉嗪肠溶片（每片0. 25g）口服，4片/次，每日3次，同时每日给予1次云南红药及康复新液中药灌肠治疗。

患者口服药物3日后，大便日行3～4次，质稀不成形，伴少量黏液，腹胀稍缓解。继服7剂，大便日行3次，质稍软，黏液明显减少，腹胀缓解明显。后又调服10剂而愈。

例3 王某，男，28岁，公司职员。脓血便5天。

患者5天前无明显诱因出现便时脓血便，色暗红，量少，黏液多，大便日行3次，质稀不成形。现患者为求系统治疗，来我院门诊治疗。门诊经检查见：直肠黏膜充血，水肿，糜烂伴浅表溃疡，以“溃疡性直肠炎”为诊断入院。入院症见：神志清，精神可，饮食、睡眠可，便时脓血，色暗红，量少，黏液多，排气多，无腹痛，大便日行3次，质稀不成形，纳差，四肢无力，小便正常。近期体重未见明显减轻。舌质红，苔黄腻，脉滑数。治以清热祛湿，健脾益气，收敛止血。

处方：葛根15g，黄芩12g，黄连15g，党参15g，茯苓15g，麸炒白术15g，麸炒薏苡仁30g，麸炒山药15g，盐车前子30g，泽泻15g，砂仁10g，仙鹤草15g，白及30g，金银花炭15g，血余炭10g，三七粉3g，棕榈炭15g。7剂，每日1剂，水煎服。

配合美沙拉嗪肠溶片（每片0. 25g）口服，4片/次，每日3次，同时每日给予1次云南红药及康复新液中药灌肠治疗。

患者口服药物3天后，大便日行2次，质软成形，伴少量黏液脓血。继服7剂，大便日行1次，质软成形，黏液脓血消失。

例4 李某，女，58岁，自由职业者。黏液脓血便半月余。

患者半月前无明显诱因出现大便次数增多，日行8～10次，质稀，暗红色血及黏液相混，肠鸣音亢进，伴肛门下坠，小腹冷痛。在当地诊所就诊，给予相关药物口服，效差。曾分别于2015年、2016年在本院诊断为“溃疡性结肠炎”，住院治疗后症状好转。近半月来患者自觉以上症状复发并加重，口服美沙拉嗪肠溶片，效差。患者为求系统诊治，来我院门诊就诊。门诊经检查以“溃疡性结肠炎”为诊断收住入院。肠镜检查示：直肠黏膜充血，水肿糜烂溃疡，散在片状出血，增生。舌质淡，苔白，脉沉。治以健脾除湿，温阳止泻。

处方：党参20g，麸炒白术30g，茯苓12g，炒白扁豆20g，陈皮12g，麸炒山药20g，莲子20g，薏苡仁30g，败酱草30g，诃子肉10g，禹余粮10g，制附子6g，棕榈炭15g，盐补骨脂20g，煨肉豆蔻15g，甘草6g，砂仁20g，炒莱菔子20g，炒山楂20g，炒鸡内金10g，仙鹤草30g。7剂，每日1剂，水煎服。

配合美沙拉嗪肠溶片（每片0. 25g）口服，4片/次，每日3次，同时每日给予1次中药灌肠治疗。灌肠处方：炒薏苡仁20g，败酱草20g，艾叶炭15g，黄芩炭20g，黄柏炭20g，白花蛇舌草20g，茜草炭20g，仙鹤草20g。

患者口服药物3日后，大便日行5～6次，质稀不成形，伴黏液脓血，里急后重感稍有减轻。继服15剂，大便日行1次，质软成形，未见黏液脓血，无腹痛不适。

例5 代某，女，54岁，干部。患者大便次数多，黏液脓血便1年。

患者1年前无明显诱因出现大便次数多，黏液脓血便，大便无规律，日行1～5次，无腹痛。曾于苏州某医院就诊，诊断为溃疡性结肠炎，好转后出院。后症状反复发作，曾来我院门诊就诊，给予药物治疗后好转。1个月前上述症状再发，大便次数增多，黏液脓血便，腹部时痛。患者为求系统治疗，来我院就诊。门诊经检查以“溃疡性结肠炎，内痔，外痔”为诊断入院。肠镜检查示：直肠黏膜充血，水肿糜烂，散在片状出血伴小溃疡。舌质淡，苔白，脉沉细。治以健脾祛湿，涩肠止泻，收敛止血。

处方：党参15g，麸炒白术30g，茯苓15g，泽泻15g，车前子30g，炒山药5g，白及30g，血余炭10g，麸炒薏苡仁30g，仙鹤草30g，棕榈炭10g，三七粉2g（另包），砂仁15g，甘草10g，炒白扁豆15g，诃子10g，炒鸡内金30g，麸煨肉豆蔻15g。7剂，每日1剂，水煎服。

配合美沙拉嗪肠溶片（每片0.25g）口服，4片/次，每日3次，同时每日给予1次云南红药及康复新液中药灌肠治疗。

患者口服药物5日后，大便日行1～3次，质软成形，伴少量黏液脓血，腹痛减轻。继服15剂，大便日行1次，质软成形，黏液脓血便消失。

例6 周某，男，54岁，退休人员。大便次数增多伴黏液脓血便10年，加重1个月。

患者10年前无明显诱因出现大便次数增多，伴黏液脓血便，大便日行6～8次，质稀不成形，便意频繁，便后小腹下坠，腹部发凉。在多地治疗，上述症状反复发作，1个月前再发加重。患者为求系统治疗，遂来我院门诊就诊。门诊经检查以“溃疡性结肠炎”为诊断收入我院。肠镜检查示：直肠黏膜充血，水肿糜烂溃疡，散在出血点。舌质红，苔白，脉沉细。治以健脾温中，祛湿止泻。

处方：党参15g，黄芪12g，茯苓15g，白术10g，当归15g，泽泻12g，黄连5g，干姜30g，甘草15g，桂枝15g，姜半夏15g，车前子20g，麸炒苍术15g，乌梅8g，败酱草30g，鸡内金30g，草豆蔻15g，麸煨肉豆蔻15g，仙鹤草30g。7剂，每日1剂，水煎服。

配合美沙拉嗪肠溶片（每片0. 25g）口服，4片/次，每日3次，同时每日给予1次云南红药及康复新液中药灌肠治疗。

患者口服药物7日后，大便日行3次，质软成形，伴少量黏液脓血，腹痛、腹凉减轻。继服7剂，大便日行2次，质软成形，黏液明显减少，无脓血，腹痛、腹凉明显缓解。再调服10剂而愈。

例7 庞某，男，35岁，职员。大便次数增多伴出血10年。

患者10年前无明显诱因出现大便次数增多，日行4～5次，质软，大便混杂黏液及血，间断口服美沙拉嗪肠溶片，口服中药（具体药物不详）等治疗，症状控制一般，仍反复发作。患者为求系统治疗，遂来我院门诊就诊。现大便次数增多，日行5～8次，质稀，混杂黏液及脓血，小腹凉痛，两脚发凉。门诊经检查后以“溃疡性结肠炎”为诊断收入院。肠镜检查示：乙状结肠及直肠黏膜充血水肿、糜烂并见浅表溃疡，肠腔可见暗红色黏液脓血便。舌质红，苔薄黄，脉沉弦。治以清上温下，健脾止血。

处方：党参20g，茯苓15g，麸炒白术15g，炒白扁豆12g，陈皮12g，麸炒山药20g，半边莲20g，麸炒薏苡仁15g，桔梗12g，连翘12g，败酱草30g，仙鹤草30g，北柴胡15g，禹余粮30g，盐补骨脂20g，草豆蔻15g，甘草6g，肉桂15g，煨肉豆蔻15g，诃子肉12g，石榴皮12g，乌梅炭10g，炒苦杏仁10g。7剂，每日1剂，水煎服。

配合美沙拉嗪肠溶片（每片0. 25g）口服，4片/次，每日3次，同时每日给予1次中药保留灌肠治疗。灌肠处方：炒薏苡仁20g，败酱草20g，艾叶炭15g，黄芩炭20g，黄柏炭20g，白花蛇舌草20g，茜草炭20g，仙鹤草20g，三七粉4g（另包），槐花炭15g，地榆炭20g。

患者口服药物3日后，大便日行5次，质软不成形，伴少量黏液脓血。继服15剂，大便日行1次，质软成形，未见黏液脓血，无腹痛不适。

例8 岳某，男，33岁，银行职员。便次增多伴黏液血便1周。

患者1周前因生气出现大便次数增多，日行5～6次，质稀不成形，混杂大量黏液及血，腹痛欲泻，泻后痛减。既往有溃疡性结肠炎病史，缓解期大便日行2～3次，每遇生气及劳累发作或加重。大便溏薄且多黏液，偶有血便混合。小腹坠胀，里急后重，伴有胸脘痞闷，纳差，嗳气不舒，性情急躁等。情绪波动则上述症状加重。长期口服美沙拉嗪肠溶片（莎尔福，0.5g/片）或美沙拉嗪缓释颗粒（艾迪莎，0.5g/袋）及中药（具体药物不详）治疗，有时配合中药直肠滴入（中药配合地塞米松10mg）治疗，症状控制一般。患者自带电子结肠镜检查单示：溃疡性结肠炎。为求系统治疗，遂来我院门诊就诊。门诊经检查后以"溃疡性结肠炎"为诊断收入院。肠镜检查示：横结肠、降结肠、乙状结肠及直肠黏膜充血，水肿，糜烂，大片溃疡。舌质红，苔薄白腻，脉弦。治以疏肝理气，补脾化湿。

处方：四逆散、痛泻要方合参苓白术散加减。柴胡25g，白芍20g，炒枳实15g，炒白术10g，防风10g，陈皮10g，党参20g，山药20g，薏苡仁20g，茯苓15g，砂仁15g，甘草6g。7剂，每日1剂，水煎服。

配合美沙拉嗪肠溶片（每片0. 25g）口服，4片/次，每日3次，同时每日给予1次云南红药及康复新液中药灌肠治疗。

患者口服药物7日后，大便日行4次，质稀稍成形，伴少量黏液脓血（明显减少）。继服20剂，大便日行1～2次，质软成形，黏液脓血消失。

例9 苏某，男，29岁，职员。间断大便次数增多伴黏液脓血便3个月余。

患者3个月前因饮食不当出现大便次数增多，伴脓血黏液，大便质软，日行1～2次，便后腹部疼痛，自行口服中药（具体不详）及美沙拉嗪肠溶片后症状缓解不明显。患者为求系统治疗，来我院门诊就诊。门诊经检查以"溃疡性结肠炎、贫血、胃溃疡"为诊断收住入院。现大便溏薄，便下脓血，腹胀纳差，身重乏力，气短形疲，日行4～6次，伴腹痛绵绵，喜温喜按，舌质淡，苔白腻，脉缓。证属脾虚湿盛。治以益气健脾温中，除湿止血。

处方：参苓白术散合理中汤加减。党参30g，茯苓15g，麸炒白术20g，麸炒薏苡仁30g，麸炒山药30g，仙鹤草20g，血余炭10g，炙甘草10g，炒白扁豆20g，陈皮10g，砂仁8g，桔梗8g，石榴皮20g，炮姜12g，炒鸡内金20g，炒麦芽20g，棕榈炭15g，三七粉2g（另包）。7剂，每日1剂，水煎服。

配合美沙拉嗪肠溶片（每片0. 25g）口服，4片/次，每日3次，同时每日给予1次云南红药及康复新液中药灌肠治疗。

患者口服药物后，大便日行3次，质软成形，伴少量黏液脓血。继服14剂，大便日行

1~2次，质软成形，无黏液，无脓血。嘱其避风寒、调饮食以防复发。

例10 王某，男，28岁，职员。黏液脓血便4个月余。

患者4个多月前无明显诱因出现大便次数增多，日行2~3次，质稍稀，量少，伴黏液脓血，色暗红，伴腹胀不适。至郑州市某医院就诊，行电子肠镜检查，结果示：结肠多发溃疡。给予美沙拉嗪缓释颗粒、复方谷氨酰胺肠溶胶囊、双歧杆菌四联活菌片口服，康复新液保留灌肠治疗，病情好转后出院。近1周来病情复发并加重。患者为求系统治疗，来我院门诊就诊。门诊经检查以“溃疡性结肠炎”为诊断收住入院。现大便日行3~4次，质稀，量少，伴黏液脓血，色暗红，肛门灼热，里急后重，腹胀满不适。肠镜检查示：结肠多发溃疡。舌质红，苔黄腻，脉滑数。治以清热祛湿。

处方：葛根芩连汤合芍药汤加减。葛根15g，黄芩15g，黄连15g，白芍10g，肉桂6g，炒槟榔10g，砂仁10g，金银花10g，盐车前子30g，泽泻10g，炒山楂15g，炒鸡内金30g，大黄炭6g，甘草10g。5剂，每日1剂，水煎服。

配合美沙拉嗪肠溶片（每片0. 25g）口服，4片/次，每日3次，同时每日给予1次云南红药及康复新液中药灌肠治疗。

患者服药后，大便日行2~3次，质软不成形，伴少量黏液脓血，腹胀缓解。继服18剂，大便日行1~2次，质软成形，无黏液脓血，身安体轻。

七、并发症及处理

对于急性暴发性溃疡性结肠炎及急性重症患者，应警惕中毒性巨结肠、结肠穿孔、下消化道出血等严重并发症的发生，尤其是在患者服用可待因、苯乙哌啶及阿托品等抗胆碱能药物后更要注意观察。需密切观察患者腹痛性质及腹部体征的变化。如果患者腹部很快膨隆，有压痛，肠鸣音减弱或消失，同时伴随高热及感染中毒症状，应立即报告上级医师，遵医嘱给予胃肠减压，观察胃肠减压引流液颜色、量、性状，建立静脉通道，快速补充水、电解质，积极完善术前准备，行外科手术治疗。

八、围手术期护理

（一）起居护理

（1）为患者提供安静、清洁、通风良好、舒适的环境，房间温湿度适宜，定时开窗通风，保持空气清新。

（2）做好手卫生及消毒隔离工作，避免医源性感染。

（3）避免过度劳累，劳逸结合。患者急性发作期或病情严重时需卧床休息，缓解期则适当休息，选择合适的运动锻炼方式以增强体质。长期卧床者，指导患者适度进行下肢主动、被动运动，防止微血栓导致下肢深静脉血栓形成。

（二）心理护理

（1）对于初次发病的患者，要向其讲解溃疡性结肠炎的相关知识，如发病的诱因，治疗的药物、手段方法，心理状态、压力对疾病的影响，并对患者提出的问题进行答疑解惑，鼓励其学习解决问题的策略，使得患者能够以平和的心态面对疾病，自觉配合治疗。

（2）慢性疾病控制不佳、疾病反复、担心癌变，常常会给患者带来一系列精神、经济压力，甚至出现焦虑、抑郁等心理疾病。而心情抑郁、焦虑、压力大本身又是诱发疾病活动或反复的原因。与患者进行深入沟通，鼓励其讲解对疾病的体验，耐心倾听其抒发情感，适时开导。同时鼓励家属给予患者更多的关心和爱护，让患者体验到家庭的温暖和牵挂，增加自我存在的价值。

（3）及时观察患者的心理变化，及时指导患者求助心理医生。及时的心理疏导或适当的药物干预有助于改善症状、提高生活质量、阻断恶性循环。

（三）病情观察及护理

1. 腹泻　观察患者大便的次数、性状、颜色、气味、量、时间，与饮食活动的关系，有无发热、腹痛，尤其需要观察大便中的黏液、脓血变化，协助患者正确留取标本，及时送检验科行粪便常规和细菌培养。指导患者多饮水。

2. 腹痛　观察腹痛的性质、部位、程度、出现的时间、强度及发作频率，根据其需求给予适当的疼痛控制，如采取注意力转移法、积极的语言暗示法、深呼吸训练等措施减轻患者的症状。腹痛严重者可使用解痉剂，但一定要掌握适应证及剂量，防止出现中毒性巨结肠。

3. 生命体征的观察及护理　密切观察患者生命体征变化，有无里急后重、恶心、呕吐、发热等伴随症状，有无口渴、疲乏无力、头晕、肌肉抽搐等表现，发现异常及时向医生汇报。发热患者按时监测体温，严重感染者遵医嘱应用抗生素，避免应用大量发汗的降温药。体温高于38℃的患者在物理降温基础上，配合穴位按摩，取穴大椎及双侧曲池、合谷、外关，重按并左右旋转，每穴2分钟。

（四）用药护理

溃疡性结肠炎是一种慢性复发性疾病，需长期药物维持治疗防止复发，但药物长期服用会出现皮疹、粒细胞减少、肝炎、骨髓抑制、免疫抑制和诱发特异性感染等并发症。

（1）向患者及其家属讲解药物用法、作用、不良反应等相关知识。嘱患者饭后半小时服药，勿空腹服药，以免诱发或加重消化性溃疡，必要时给予保护胃黏膜的药物。

（2）指导患者严格遵守医嘱服用美沙拉嗪肠溶片、糖皮质激素、免疫抑制剂等药物，不可擅自停药、减药，以防出现停药反跳现象，加重病情或疾病复发。

（3）教会患者自我观察，识别药物的不良反应。观察用药期间有无如恶心、呕吐、食欲减退、皮疹、粒细胞减少等不良反应，指导患者定期监测白细胞、肝肾功能变化，定期门诊随诊，出现症状立即复诊，及时处理。

（4）口服中药护理。据患者的辨证分型、治则及药物的功效，合理指导患者煎药及服药，通常中药汤剂宜饭前30分钟温服，每日1剂，每日2次。并密切观察服药前后腹痛、腹泻性质的改变情况。

（五）饮食护理

（1）急性发作期：对于腹泻、腹痛严重的急性发作期患者，应禁食或进流质饮食，通过静脉补充营养物质，以保证患者的身体需求，减少肠道的负荷，增强其抵抗力，病情缓解后逐步恢复饮食。对于贫血患者，宜补充维生素B_{12}、叶酸或输血，血清白蛋白过低者可输白蛋白或血浆。

（2）缓解期：待病情稳定后指导患者食用易消化、少纤维素、高营养低渣饮食。食物以既能满足机体代谢又不增加对肠道的刺激、利于吸收为原则。避免生、冷、硬、辛辣、刺激性、高纤维素食物，有过敏史的患者应减少过敏食物及损伤肠道药物的摄入。采用蒸、煮、炖，避免油炸的烹饪方法。

（六）肛周皮肤护理

患者由于频繁腹泻，肛周皮肤长期受到粪便及擦拭等刺激，易造成肛周皮肤黏膜水肿甚至破溃。每次便后应该用柔软的一次性无纺布对肛周皮肤进行轻柔的擦洗，避免用力搓擦。如果肛周皮肤已经发生红肿破溃，可以使用肛周护肤粉，以保持局部清洁干燥，或涂抹护臀膏等。

（七）中医护理

1. 中药气药保留灌肠 灌肠可以让药物高浓度作用于病灶，直达病所，同时肠壁吸收药物的有效成分比内服药快，效果直接，可促进消炎、止痛、止血，对溃疡面愈合有很大帮助。溃疡性结肠炎的病变部位变异性很大，大部分患者仅累及直肠-乙状结肠或累及脾曲以远的结直肠，但仍然有20%左右的患者扩展至近端结肠甚至全结肠。传统灌肠方法是用灌肠筒，导管末端连接肛管进行灌肠。当药液进入结肠时，常受到结肠括约肌的影响，而不能顺利通过结肠，药液仅仅作用于直肠，因此降低了保留灌肠的疗效。气药灌肠法是采用电脑灌肠仪治疗，在气压推动下，使药液均匀分布于整个结肠黏膜表面。不改变中药的剂型、药液温度与剂量，输入时间可以控制；患者的舒适度、依从性提高。

2. “上、中、下三部并治”的中医护理手段 上者，指根据生物全息论学说，选取对症的耳穴，用王不留行子按压，以局部治疗求整体之效；中者，是运用经络学说和灸法原理，结合现代科技成果，微波隔姜灸中部的神阙和天枢穴，达健脾和胃、调理肠腑之功；下者，指应用足底反射的原理，予中药煎剂每日足浴。在整体观念、三焦原理的指导下整体调护，内外兼顾，取长补短，扶正祛邪，增强患者免疫力。

（八）术后护理

（1）术后病情观察及护理：术后严密监测生命体征；观察伤口有无渗血渗液；观察腹部体征；妥善固定引流管，保持引流通畅，观察引流液的颜色、性状及量。

（2）术后疼痛：术后评估患者疼痛情况，遵医嘱给予镇痛药物，提供安静舒适的环境，采取适宜的体位；指导患者平稳呼吸，咳嗽时用手保护切口，以减轻疼痛。

（3）术后取平卧位，生命体征平稳后取半卧位以减少腹部切口张力和疼痛，利于术后引流；术后鼓励患者多活动，尽早下床，避免肠粘连等并发症。

（4）患者若术中造口，在住院期间应教会患者及其家属造口的清洁及造口袋的更换技巧。

第七章 直肠脱垂

直肠脱垂，俗称“脱肛”，祖国医学称之为“人州出”，是直肠黏膜、肛管、直肠全层和部分乙状结肠向下移位，脱出肛门外的一种疾病。任何年龄均可发生，但多发于幼儿、老年人、久病体弱及身体瘦弱者，男性多于女性。在肛肠疾病中占0. 58%，国外调查占0. 4%~2.1%。小儿多为直肠黏膜脱垂，青壮年多为直肠全层脱垂，50岁以上者多为直肠与部分乙状结肠脱垂。该病以直肠黏膜及直肠反复脱出肛门外并伴随肛门松弛为主要特点。

在儿童，直肠脱垂是一种自限性疾病，可在5岁前自愈，故以非手术治疗为主。成人完全性直肠脱垂较严重的，咳嗽或打喷嚏、排矢气时，均可脱出肛外。多因工作劳累或久行、久站、久坐，诱发症状或使症状进一步加重。常伴有肛门括约肌松弛。

一、病因病机

（一）中医病因病机

直肠脱垂的发生，与局部因素和全身因素密切相关。小儿气血未旺，老年人气血衰退、中气不足，或妇女分娩用力耗气、气血亏损，以及慢性泻痢、习惯性便秘、长期咳嗽等，均易致气虚下陷，固摄失司，以致肛管直肠向外脱出。

本病以本虚为主，包括气虚下陷证、气血两虚证。也可出现虚中夹实或实中夹虚。如湿热下注证反复发作，损伤正气，可表现为实中夹虚；而气虚下陷证、气血两虚证感受外邪或邪从内生，可表现为虚中夹实证。

1. **气虚下陷** 脾肺气虚，肺气虚则大肠失守而脱，脾气虚则升举无力，大肠失托而下陷。肾主二阴，肾气不固，久脱难愈。

2. **气血两虚** 气血不足或气血耗损，大肠久失温煦滋养而脱出，脱出物色淡红无华。

3. **湿热下注** 外感湿热之邪或邪从内生，以致湿热蕴结，下注大肠，直肠脱出嵌顿，不能还纳，以致肛门灼热肿痛或潮湿渗液。

（二）西医病因病机

西医将本病归结于以下几点：

1. 解剖因素　盆底组织较弱，小儿盆腔支持组织发育不全，年老衰弱或久病后营养不良，均可使肛提肌和盆底筋膜薄弱无力；神经麻痹可引起肛管括约肌失禁；骶骨弯曲发育不完善；直肠前陷凹腹膜反折过低，使直肠易于向下滑动。

2. 腹压增加　长期便秘、腹泻、前列腺肥大、尿路结石、慢性咳嗽等，均可使腹压持续升高，使松弛的直肠向外脱出。

3. 肛门直肠手术损伤　手术不慎损伤腰骶神经或严重损坏肛管直肠环，使肛门括约肌松弛无力，直肠肛管向下移位，造成直肠黏膜、直肠脱垂。

目前，关于直肠脱垂的发病机制，主要有滑动疝学说和肠套叠学说这两种学说。

二、临床表现

本病以肛内肿物脱出为主要临床表现，反复脱出日久可致黏液血便、坠胀不适、肛门潮湿、大便不尽、下腹部坠胀等症状，甚至嵌顿坏死、出血。

1. 脱出　早期排便时直肠黏膜脱出，便后能自行回纳。随着病情的发展，逐渐不能复位，需用手托或平卧方能复位，久之直肠全层或部分乙状结肠脱出，甚至咳嗽、负重、行走及下蹲时也可脱出，且难以复位。

2. 黏液血便　直肠黏膜脱出，可见有少量黏液分泌物，偶尔大便干燥时，擦伤黏膜有滴血、粪便带血或手纸擦拭时带血，出血量少，色鲜红。

3. 坠胀和疼痛　由于黏膜下垂，反复脱出，致使直肠或部分结肠套叠。压迫刺激肛门部，出现坠胀感，或有里急后重感。严重者可有腹部或下腹部钝痛，其痛多向下肢或会阴部放射。部分患者有一侧或双侧腰部疼痛、酸胀和沉重感，可向下延伸至小肠。

4. 潮湿和瘙痒　由于肛门括约肌松弛，肛门闭合无力，过多的分泌物沿肛管流出；或由于反复脱出，脱垂部分暴露时间较长，容易受到刺激，致使分泌物增多，渗液刺激肛周皮肤，造成肛门周围皮肤潮湿、瘙痒。

5. 嵌顿　便时肛门直肠黏膜脱出，未能及时复位，以致局部静脉回流受阻，继而发生黏膜充血、水肿，并导致脱出部分嵌顿。随着嵌顿时间延长，黏膜由红色逐渐变成暗红色，甚至出现表面黏膜糜烂坏死。病情进一步发展，脱垂段肠管发生绞窄坏死，可由局部反应发展为全身反应，出现发热、小便困难、疼痛与坠胀加重、坐立不安，甚至出现肠梗阻的症状。

三、辅助检查

1. 肛门指检　是直肠脱垂定性的重要方法。指检常发现肛门括约肌松弛，收缩力减弱，手指沿脱出物上行，在脱出的黏膜外侧与肛管之间能触摸到环形沟的是直肠黏膜脱出；如无环形沟，肛管内层亦随着下脱，可见肛门瓣和肛乳头的为直肠全层脱垂。直肠黏膜内脱垂宜侧卧或蹲位检查，直肠壶腹部可触摸到折叠黏膜，柔软，上下活动。

2. 其他辅助检查 主要有内镜检查、X线摄影、肛管直肠压力测定、MRI等。

四、临床分类

1. 根据直肠脱出部分及脱出程度的差异分类 分为两大类。

（1）不完全脱垂（黏膜脱垂）：这种类型在临床上比较常见，其实很多便秘患者都伴有轻度不完全脱垂（脱垂黏膜没有到肛门外）。部分病变较重的患者，脱出肛门外的部分仅仅包含直肠黏膜，因此称为黏膜脱垂。正由于脱出部分是黏膜组织，因此脱垂长度较短，同时黏膜皱襞呈放射状排列。

（2）完全脱垂（全层脱垂）：这类患者直肠壁的全层组织均从肛门脱出，因此组织较厚，脱垂长度也较长，呈宝塔状。

2. 根据直肠脱垂的长度、形状、回纳情况、肛门括约肌功能及自觉症状等综合因素分类 分为三度。

（1）Ⅰ度脱垂：排便或腹压增加时，直肠黏膜下移，脱出肛外，脱出物呈淡红色，长度3～5cm，触之柔软，无弹性，不易出血，便后可自行回纳，无自觉症状。

（2）Ⅱ度脱垂：大便时直肠全层脱出肛外，长度5～10cm，呈圆锥形，淡红色，表面为环形而有层次的黏膜皱襞，触之较厚，有弹性，脱出黏膜出现环状沟，肛门松弛，便后有时需用手复位，有自觉症状。

（3）Ⅲ度脱垂：肛管、直肠、部分乙状结肠脱出肛外，长度10cm以上，呈圆柱形，触之较厚，复位困难，肛门括约肌松弛，肛门口闭合不全伴不全性大便失禁。

需要注意的是，内痔脱出应与Ⅰ度脱垂鉴别。内痔脱出时痔核分颗脱出，无环状黏膜皱襞，暗红色或青紫色，容易出血。

五、治疗方法

（一）中医治疗

1. 内治法

（1）气虚下陷证

［症状］ 便时肛内肿物脱出，轻重不一，甚至咳嗽、行走时即脱出，色淡红，伴有肛门坠胀或大便带血，神疲乏力，食欲缺乏，气短声低，头晕心悸，甚则头昏耳鸣，腰膝酸软，舌淡，苔薄白，脉细弱。

［治法］ 补气升提，收敛固涩。

［方药］ 补中益气汤加减。

［加减］ 腹胀纳呆者，加神曲、谷芽；中气虚寒者，加炮姜；气滞者，加枳壳、木

香；腰酸耳鸣者，加山茱萸、覆盆子、诃子。

（2）气血两虚证

［症状］ 肛内脱出物色淡无华，伴面白或萎黄，少气懒言，头晕眼花、神倦乏力，失眠多梦，舌淡，苔薄白，脉细弱。

［治法］ 益气养血，升举固脱。

［方药］ 八珍汤加减。

［加减］ 大便干结者，加肉苁蓉、火麻仁；夜寐不安者，加酸枣仁、柏子仁；脱垂日久者，加肉豆蔻、乌梅；脱垂较重而不能自行还纳者，宜重用升麻、柴胡、党参、黄芪。

（3）湿热下注证

［症状］ 直肠脱出，嵌顿不能还纳，色紫暗或深红，甚则表面部分溃破、糜烂，肛门坠痛，肛内指检有灼热感，舌红，苔黄腻或黄燥，脉弦数。

［治法］ 清热利湿，升阳举陷。

［方药］ 萆薢渗湿汤加减。

［加减］ 肛门肿痛者，加金银花、白芷；表面红热、糜烂者，加黄连、生地黄、赤芍；大便秘结者，加生大黄、生山栀；出血多者，加地榆、槐花、侧柏炭。

2. 外治法 治疗直肠脱垂的外用药物及方法较多，但其作用也只是暂时的，或作为辅助治疗。

（1）熏洗：熏洗药物多采用收敛固涩之剂，常用药物有石榴皮、五倍子、乌梅、枳壳、苦参、蛇床子、荆芥等。如苦参汤加石榴皮、枯矾、五倍子等，煎汤熏洗，每日2次；或生枳壳、防风、五倍子煎汤，熏洗坐浴，每日2次。

（2）外敷：如五倍子散或马勃散等外敷。将药物研为细末，混合均匀，撒于患处，使之还纳复位。

（3）熨敷：多用于治疗小儿直肠脱垂，方法为把砖块烧热后外包毛巾或布，趁热熨敷肛门局部，每次20～30分钟。

（4）注射疗法：注射疗法是将药液注入直肠黏膜下层或直肠壁外周围间隙，使直肠黏膜与肌层粘连，或使直肠壁与周围组织粘连固定。治疗直肠脱垂的注射类药物较多，大体可分为硬化剂、收敛剂、平滑肌兴奋剂等。常用药物有6%～8%明矾、苯酚甘油或植物油、鱼肝油酸钠、盐酸、盐酸尿素、5%葡萄糖、中药复方制剂等。

近年来，我国采用中药提纯制剂，如1∶1消痔灵注射液、6%～8%明矾注射液等治疗成人直肠脱垂已取得良好的效果。明矾注射液能使组织产生较强的无菌性炎症，使局部组织纤维化而粘连固定。原理是直肠壁与两侧的直肠侧韧带及后方的骶前筋膜牢固粘连固定，就像用缝线做固定缝合的原理一样，使直肠恢复原位，不再脱出。由于这种方法简便易行、疗程短、复发率低，并发症和后遗症少，目前已成为中医治疗直肠脱垂的主要方法。

注射疗法大体分为直肠黏膜下注射法和直肠周围注射法。直肠黏膜下注射又分为黏膜下点状注射法和黏膜下柱状注射法。直肠周围注射法的特点是注射时针头不直接从直肠黏膜进针，而是从肛旁穿刺进入直肠周围间隙，将药液注入周围间隙和肠壁周围，通过无菌性炎症，局部产生纤维化，使直肠壁与周围组织粘连，起到固定作用。

1）直肠黏膜下注射法：适用于Ⅰ、Ⅱ度直肠脱垂，以Ⅰ度直肠脱垂效果最好。

操作方法：取截石位，局部消毒后，将直肠黏膜暴露肛外，或在肛门镜下，齿线上1cm，环行选择2～3个平面，或纵行选择4～6行。每个平面或每行选择4～6点，各点距离相互交错，每点注药0. 2～0. 3mL，将药液注射到黏膜下层，不要过深刺入肌层，或过浅注入黏膜内，以免无效或局部坏死。总量一般为6～10mL，注射完毕，塔形纱布压迫固定。柱状注射，在暴露肛外直肠黏膜3、6、9、12点齿线1cm的黏膜下层做柱状注射。长短视脱出长度而定，每柱药量2～3mL，注射完毕，送回肛内。注射当天适当休息，不宜剧烈活动。流质饮食，控制大便1～3天。一般一次注射后可收到满意效果，若疗效不佳，7～10天后再注射一次。

2）直肠周围注射法：适用于Ⅱ、Ⅲ度直肠脱垂。

操作方法：在腰俞穴麻醉或局麻下，取截石位。局部和肛内消毒，选定距离肛缘1.5cm的3、6、9点三个进针点，然后用细长腰穿针头和20mL注射器吸入注射药液，在3点距肛缘1. 5cm处刺入皮肤、皮下进入坐骨直肠窝，进入4～5cm。针尖遇到阻力，即达肛提肌，穿过肛提肌，进入骨盆直肠间隙。此时，另一手食指伸入直肠内，仔细寻摸针尖部位，确定针尖在直肠壁外，再将针深入2～3cm，为了保证针尖不刺入直肠壁内，以针尖在直肠壁外可以自由滑动为准。然后缓慢注入药物6～8mL，使药物呈扇形均匀散开，用同法注射对侧。最后在6点处注射，沿直肠后壁进针，刺入4～5cm，到直肠后间隙，注药4～5cm。三点共注射药量16～20mL。注射完毕，局部消毒后，用无菌纱布覆盖。卧床休息，控制大便3天。注射后1～3小时内肛门周围胀痛，一般可自行缓解。术后2～3天，有时有低热，如不超过38℃，局部无感染者多为吸收热，可不做处理；如超过38℃，局部有红肿等感染性炎症改变时，应给予抗生素治疗。

目前对注射疗法治疗直肠脱垂的疗效评价意见不同，有学者认为根据直肠脱垂的特性，该法不可能治愈成人完全性直肠脱垂；也有学者认为可以治愈直肠脱垂，只是由于注射方法的不同而效果有明显差别。

3. 其他疗法

（1）针灸：针灸治疗小儿直肠黏膜脱垂有较好的效果，对成人直肠脱垂也有一定的效果。通过针刺的强刺激或艾灸，能够增强肛门括约肌的收缩，改善肛门局部的症状。

针刺主穴一般是长强、百会、承山、足三里、提肛穴等。

（2）推拿按摩：取仰卧位，两手轻柔按摩腹部，再用一手中指指尖按压肛门周围，向上缩提肛门，可增强肛门括约肌功能，减轻脱垂。

（3）气功：可练习提肛功法，同时缩提肛门，每次20～30遍，每日2次。

（二）西医治疗

根据患者年龄不同，直肠脱垂的西医治疗方法也有所不同。

（1）对幼儿患者，大多数直肠脱垂可以自愈。因此，这类患儿以非手术治疗为主。这是由于随着小儿的生长发育，骶骨弯曲度的形成，直肠脱垂将逐渐消失。如果治疗无效，可采用直肠内黏膜下注射疗法，很少需要手术。

（2）无论是幼儿还是成人患者，直肠只要脱出肛门外，就应该立即复位。如果直肠脱出时间长，脱垂组织充血、水肿严重，应前往医院，尽可能请医生手法复位，回复后应做直肠指检，将脱垂肠管推到括约肌上方。对于幼儿，在手法复位后，可使用纱布卷堵住肛门部，再将两臀部用胶布固定，暂时封闭肛门，可防止因啼哭或因腹压增高而于短期内再发。

（3）对成人患者，若为早期病变或病变较轻，可采取非手术治疗，避免便秘和腹泻，以此减轻脱垂症状。对于脱垂较重的直肠及部分乙状结肠脱出，往往需要手术治疗。治疗的原则是根据脱垂的不同类型，采用不同的综合治疗方法。

（4）手术治疗

1）不完全性直肠脱垂和轻度完全性直肠脱垂：对不完全性脱垂和轻度完全性脱垂，可采用黏膜切除缝合术、纵切横缝术。

a. 黏膜切除缝合术：由齿线上方到脱出部分上部纵行钳夹起黏膜，在脱垂下部穿一缝合线，切除黏膜，连续缝合，一般可切除2～4处。术后处理与痔切除术相同。

b. 纵切横缝术：将脱出部分牵出肛门，在其前壁切开一长5～6cm的纵行切口，起于齿线上2. 5cm，切开黏膜，以钝剪将黏膜由肌层分离，结扎止血。向两侧牵开切口，使纵切口改为横切口。切除两端的多余黏膜，再将黏膜下层与肌层缝合，以免黏膜收缩，然后间断缝合切口。脱垂的直肠后壁黏膜用同一方法处理。最后将脱出部分推入直肠，直肠内放凡士林纱条。

2）直肠全层脱垂：直肠全层脱垂有多种解剖和病理改变，需做较大范围的修复。治疗直肠脱垂的方法较多，但归纳起来这些手术方法主要有6种治疗原则：①切除脱垂的多余肠段；②缩小肛门；③加强、重建和形成盆底；④经腹部对脱垂肠段进行悬吊和固定；⑤闭合、抬高直肠膀胱（或直肠子宫）陷凹；⑥修补会阴滑疝。如Teflon海绵植入术、扩大的直肠固定术、低位前切除术。

a. Teflon海绵植入术：下腹左侧旁正中切口，进入腹腔后将直肠由骶前筋膜游离。牵拉直肠向上，用宽5cm的T形Teflon海绵围绕直肠前面和两侧约2/3周，然后将其两端在骶岬下方5cm的中线两侧固定于骶前筋膜和骨膜上。再将Teflon海绵网铺平使其覆盖较宽范围，前缘与直肠全局间断缝合，T字延长部分边缘在腹膜反折下方缝于直肠前壁。最后缝合直肠两侧腹膜切口，缝合腹壁。

b. 扩大的直肠固定术：进入腹腔，充分游离直肠后，用一块Ivalon海绵缝在直肠背侧，使直肠挺直，不易折叠；将直肠侧韧带先在紧贴盆壁处断离，使直肠向上提拉并重新将其缝合固定在骶岬上后，再将侧韧带缝合固定在两侧盆腔壁上；修补直肠阴道隔，重建、抬高直肠子宫陷凹；将子宫底缝合悬吊在前腹壁上。术中注意勿损伤骶前神经丛，以免术后发生性功能障碍。

c. 低位前切除术：手术与直肠癌前切除相似，游离直肠到肛管直肠环，看到直肠与肛提肌连接处，切除过长的直肠和乙状结肠，留有7cm直肠。吻合后，如为女性患者则将腹膜由子宫和阔韧带后面分离，缝于骶骨和结肠前面，消除直肠子宫陷凹，并将直肠固定于骶前筋膜。

成年人完全型直肠脱垂以腹内直肠固定或悬吊术较安全，并发症较少，效果良好。对于年长的、全身情况差的患者，通过经会阴手术可以得到很好的治疗。常用的经会阴手术是经会阴行直肠、乙状结肠部分切除术（Altemeier术）或经会阴直肠黏膜切除肌层折叠术（Delorme术），以及肛门环缩术（Thiersch术）。

六、临床病例

例1 杨某，男，54岁，自由职业者，以“便时肛内肿物脱出10年余，加重2年”为主诉入院。患者10余年前出现肛内肿物脱出，呈圆柱状，不能自行回纳，偶有出血，量少，色鲜红，大便日行2次，质软成形。近2年来上述症状逐渐加重。小便调。舌淡，苔白，脉沉。

专科检查：视诊：肛门松弛，力排时肿物脱出，呈圆柱状，长约12cm，表面附有黏液。指诊：肛门松弛。肛门镜未查。

西医诊断：①直肠脱垂（Ⅲ度）；②结肠炎。

中医诊断：脱肛（脾虚气陷证）。

治则：补中益气，升阳举陷。

方用补中益气汤加减。

手术治疗：手术行超声刀辅助下“经会阴直肠、乙状结肠部分切除（Altemeier术）+肛门成形术”。术后10天，患者大便日行2次，质软成形，未见便时出血，小便调，痊愈出院。

例2 程某，女，70岁，退休人员，以“肛门肿物脱出5年余”为主诉入院。患者精神一般，纳、眠可，肛内肿物脱出，不能自行回纳，需手推方可回纳，肛门坠胀不适，无肛门疼痛，未见明显出血，未经系统治疗。大便3天一次，质软成形，时有大量黏液便。小便可。

专科检查：视诊：肛内肿物脱出，呈螺旋状，长约4cm。指诊：脱出肿物质软，肛门松弛。肛门镜未查。

西医诊断：①直肠脱垂（Ⅰ度）；②高血压；③脑梗死；④高脂血症；⑤贫血。

中医诊断：脱肛（脾虚气陷证）。

治则：补中益气，升阳举陷。

方用补中益气汤加减。

手术治疗：手术行“PPH术+松弛直肠黏膜套扎吻合术”。术后13天，患者大便日行1次，质可，未见便时出血，小便调，吻合口愈合，套扎黏膜脱落，肉芽组织生长良好，未见明显感染，痊愈出院。

例3　王某，女，54岁，自由职业者，以“便时肛内肿物脱出20余年”为主诉入院。20余年前患者出现便时肛内肿物脱出，表面附有黏液，需手推方可回纳，大便日行1次，质稍稀，伴排便不净感及肛门下坠感，偶有黏液，无脓血便，未经任何治疗。小便调。舌质淡，苔薄白，脉细弱。

专科检查：视诊：肛门松弛明显。蹲位见肛门肿物，呈圆锥状，色红，长约7cm，表面附有稀便。指诊：触及肿物柔软。

西医诊断：直肠脱垂（Ⅱ度）。

中医诊断：脱肛（脾虚气陷证）。

治则：补中益气，升阳举陷。

方用补中益气汤加减。

手术治疗：手术行超声刀辅助下“直肠脱垂Delorme术”。术后15天后，患者大便日行1次，质可，未见便时出血，小便调，吻合口愈合，未见明显感染，痊愈出院。

例4　汪某，男，67岁，无业人员，以“便时肛内肿物脱出30年余”为主诉入院。患者便时肛内肿物脱出，能自行回纳，未治疗。大便时黏液增多，活动后加重，大便日行3～5次，质软成形，量少，未见明显脓血，当地医院给予头孢类药物口服（具体不详），效欠佳。小便调。舌质淡，苔白，脉沉细。

专科检查：视诊：肛门松弛明显。蹲位见肛门肿物，呈环形，色红，长约3cm，表面附有黏液。指诊：触及肿物柔软。

辅助检查：电子结肠镜示结肠多发腺瘤。病理诊断：管状腺瘤，小灶呈高级别上皮内瘤变。

西医诊断：①直肠脱垂（Ⅰ度）；②结肠多发息肉术后。

中医诊断：脱肛（脾虚气陷证）。

治则：补中益气，升阳举陷。

方用补中益气汤加减。

手术治疗：手术行“直肠黏膜脱垂PPH术+直肠黏膜套扎吻合术”。术后14天后，患者大便日行1次，质可，未见便时出血，小便调，吻合口未见明显感染，痊愈出院。

例5 侯某，男，19岁，无业人员，以“便时肛内肿物脱出10余年，加重2个月”为主诉入院。患者便时肛内肿物脱出，能自行回纳，脱出肿物长约5cm，未经治疗，脱出肿物逐渐增大。现脱出肿物长约10cm，肿物回纳时伴小腹鸣响。大便日行5～6次，质软成形，排便不净感明显，偶见便后少量出血。小便调。舌质淡，苔白，脉沉。

专科检查：视诊：肛内肿物呈螺旋样脱出，长约10cm。指诊：肛门松弛，收缩力差。肛门镜未查。

西医诊断：直肠脱垂（Ⅲ度）。

中医诊断：脱肛（脾虚气陷证）。

治则：补中益气，升阳举陷。

方用补中益气汤加减。

手术治疗：手术行超声刀辅助下“经会阴直肠乙状结肠切除术（Altemeier术）”。术后12天，患者大便日行1次，质可，未见便时出血，小便调，吻合口愈合良好，未见明显感染，痊愈出院。

例6 余某，男，56岁，退（离）休人员，以“便时肛门肿物脱出50年余”为主诉入院。患者50年前出现便时肛内肿物脱出，表面附有黏液，能自行回纳。大便日行1～2次，质稍稀，小便调。1985年在广西某医院就诊，诊断为“直肠脱垂”，行手术治疗（具体术式不详）。2018年因直肠脱垂在当地医院行手术治疗（具体不详）。上述症状反复出现并进行性加重，便时肛内肿物脱出频繁，可自行回纳。小便次数增多。舌质淡，苔白，脉沉细。

专科检查：视诊：肛门松弛明显。蹲位见肛门肿物，呈圆锥状，色红，长约3cm，表面附有黏液。指诊：触及肿物柔软。

辅助检查：电子胃镜示：①食管正常；②慢性红斑性胃炎，胃窦为主。电子肠镜示：①结肠炎；②直肠炎。肛门直肠测压：①肛管最长收缩时间低于正常值；②排便动作时，直肠压力上升，肛管压力不降反升，提示盆底肌痉挛综合征可能；③以上结论仅供参考，请结合临床。彩超示：①肝囊肿；②胆囊壁稍毛糙；③前列腺体积增大。

西医诊断：①直肠脱垂（Ⅰ度）；② 肝囊肿；③前列腺增生。

中医诊断：脱肛（脾虚气陷证）。

治则：补中益气，升阳举陷。

方用补中益气汤加减。

手术治疗：手术行“直肠黏膜脱垂PPH术+直肠黏膜套扎吻合术”。术后12天，患者大便日行1次，质可，未见便时出血，小便调，吻合口愈合良好，未见明显感染，痊愈出院。

例7 彭某，女，30岁，职员，以“便时肛内肿物脱出7年”为主诉入院。患者7年前出现便时肛内肿物脱出，约12cm，手推方能还纳，可见少量黏液，肛门潮湿，大便日行1~2次，质时干时稀，自行应用痔疮膏、栓（具体不详），效一般。小便调。舌质淡，苔白，脉沉细。

专科检查：视诊：直肠脱出约12cm，色鲜红，呈圆柱状，表面糜烂，附着黏液，质软，触之有弹性，不能自行还纳。指诊：肛门部松弛无力。肛门镜下见：直肠黏膜充血水肿，随肛门镜脱出肛外。

西医诊断：①直肠脱垂（Ⅲ度）；②贫血。

中医诊断：脱肛（脾虚气陷证）。

治则：补中益气，升阳举陷。

方用补中益气汤加减。

手术治疗：手术行“经会阴直肠乙状结肠切除术”。术后16天，患者大便日行1次，质可，未见便时出血，小便调，吻合口愈合良好，未见明显感染，痊愈出院。

例8 张某，女，79岁，退休人员，以“肛门肿物脱出4年余”为主诉入院。既往有高血压、冠心病、支气管扩张、冠状动脉钙化病史。4年前患者出现肛门肿物脱出，由小变大，逐渐发展，尚可自行回纳，大便日1~2次，质软成形，患者口服药物治疗（具体不详），症状未见明显缓解。小便调。舌淡红，苔白腻，脉细弱。

专科检查：视诊：环肛一周红褐色肿物，用力排便后直肠黏膜环状脱出，长约5cm，呈淡红色。指诊：肛门松弛。肛门镜下见：直肠黏膜松弛堆积，肠腔不清，截石位3、7、11点齿线上各有一红色肿物，肿物齿线上下相连。

西医诊断：①直肠脱垂（Ⅰ度）；②混合痔；③高血压；④冠心病；⑤支气管扩张；⑥冠状动脉钙化。

中医诊断：脱肛（脾虚气陷证）。

治则：补中益气，升阳举陷。

方用补中益气汤加减。

手术治疗：手术行“直肠脱垂PPH术+直肠黏膜脱垂注射术+混合痔外切内扎术”。术后19天，患者大便日行1次，质可，未见便时出血，小便调，吻合口愈合良好，未见明显感染，痊愈出院。

例9 单某，男，30岁，公司职员，以“便时肛内肿物脱出1年余”为主诉入院。1

年前患者出现便时肛内肿物脱出，表面附有黏液，可自行回纳，大便日行5～6次，质稍稀，伴排便不净感及肛门下坠感，黏液便明显，无脓血便，未经任何治疗。小便调。舌质淡，苔薄白，脉弦数。

专科检查：视诊：肛门松弛明显。蹲位见肛门肿物，呈圆锥状，色红，长约4cm，表面附有稀便。指诊：触及肿物柔软。

辅助检查：无痛电子肠镜结果回示：①直肠黏膜隆起性病变；②直肠黏膜炎症表现。病理回示：（直肠）考虑慢性炎症，局部可见破碎的绒毛状或管状排列结构，不除外管状绒毛状腺瘤伴低级别上皮内瘤变可能，建议结合临床，密切随诊，必要时再取材送检。排粪造影回示：①直肠黏膜脱垂；②乙状结肠冗长，乙状结肠下降，乙状结肠疝可能；③考虑耻骨直肠肌肥厚；④直肠前壁欠光整。

西医诊断：①直肠脱垂（Ⅰ度）；②直肠炎；③乙状结肠冗长；④耻骨直肠肌肥厚；⑤脂肪肝。

中医诊断：脱肛（脾虚气陷证）。

治则：补中益气，升阳举陷。

方用补中益气汤加减。

手术治疗：手术行“直肠脱垂PPH术+肛门还缩术”。术后14天，患者大便日行1次，质可，未见便时出血，小便调，吻合口愈合良好，未见明显感染，好转出院。

七、术后常见并发症

直肠脱垂手术方式众多，其术后并发症一般包括：局部出血、缺血、吻合口狭窄、吻合口瘘、腹膜炎、男性患者射精和勃起功能障碍、女性患者直肠阴道瘘、肛门失禁等。选择合适术式可以尽可能地规避术后并发症的风险。

国内治疗重度直肠脱垂常见术式是经腹手术和硬化剂注射术。硬化剂注射术理论上更具微创特点，但对于直肠全层脱垂复发率非常高。

近年来，国内也有学者报道Altemeier术（直肠、乙状结肠部分切除术）治疗重度直肠脱垂取得较好的效果，但Altemeier术因为需要切除肠管，游离肠系膜，不可避免离断直肠供养血管，损伤盆底生殖神经，手术创伤大，出血多，操作难度较大，术后吻合口瘘、腹膜炎、男性患者射精和勃起功能障碍、女性患者直肠阴道瘘、肛门失禁等并发症发生率较高。

PPH术切除直肠黏膜有限，对重度直肠全层脱垂并不适合，而选择性痔上黏膜切除术（tissue-selecting therapy stapler，TST）和STARR术都是改良的PPH术，面临的问题和PPH术一致，对重度直肠脱垂效果不佳。

硬化剂肛周及直肠黏膜注射粘连术，并不处理病变肠管，而是利用硬化剂的无菌性炎症反应所致瘢痕粘连，加强肛提肌等盆底肌的功能，固定脱垂直肠，疗效不确切，复发率高，对肛门失禁无改善。

Thiersch术只是缩小肛门口，亦未处理病变肠管，同时还易造成粪便嵌塞。

同其他治疗方案相比，Delorme术不损伤腹下和盆丛神经，不会对男性患者造成射精和勃起功能障碍等泌尿生殖并发症，不损伤直肠壁肌层，避免对女性患者造成直肠阴道瘘，并且不易发生吻合口瘘及肠瘘，避免了损伤肛提肌而造成肛门失禁。相反，因为通过最大限度切除脱垂直肠黏膜而消除了由其引起全部脱垂的扳机效应，同时折叠肠肌缩短直肠，不仅能够稳定直肠正常的解剖位置，而且直肠末端折叠增厚的肌层可以加强盆底肛提肌和肛门括约肌的力量，从而改善肛门失禁。该术式创伤小，术后恢复快，可明显缩短住院时间，降低住院费用。

综上所述，Delorme术疗效确切，安全可行，并发症少，是治疗直肠脱垂，避免直肠脱垂术后并发症的较为理想的手术选择之一。

八、围手术期护理

（一）护理评估

1. 术前护理评估

（1）询问患者是否有慢性咳嗽、便秘、排便困难等腹压增高情况，既往是否有内痔或直肠息肉病史。

（2）了解排便情况，有无排便不尽感，排便时是否有肿物脱出，便后能否回纳。

（3）了解辅助检查结果及主要治疗方式。

（4）评估患者对疾病的病因、治疗和预防的认识水平，是否因疾病引起焦虑、不安等情绪。

2. 术后护理评估

（1）了解术中情况，包括手术、麻醉方式、术中用药、输血、出血等情况。

（2）了解患者的生命体征，伤口的渗血、出血情况，及早发现出血。

（3）了解术后排尿情况，及时处理尿潴留。

（4）了解血生化、血常规的检验结果。

（5）了解患者的饮食及排尿、排便情况。

（6）评估患者对术后饮食、活动、疾病预防的认知程度。

（7）了解患者对术后的肛门收缩训练是否配合，对术后的康复是否有信心，对出院后的继续肛门收缩训练是否清楚。

（二）护理诊断

（1）急性疼痛：与直肠脱垂、排便梗阻有关。

（2）完整性受损：与肛周炎症、皮肤瘙痒等有关。

（3）潜在并发症：与出血、直肠脱垂有关。

（4）焦虑：与担心治疗效果有关。

（三）护理措施

1. 术前护理措施

（1）观察患者排便情况，有无排便困难、排便不尽感，排便时是否有肿物脱出、便后能否回纳。

（2）是否有出血，以及肛门周围肿胀、疼痛、黏液、瘙痒，症状明显时，嘱其卧床休息，肛门局部给予热水坐浴，以减轻疼痛。

（3）鼓励患者进食含高纤维的蔬菜、水果，如番薯叶、芹菜、韭菜、茼蒿及苹果、香蕉，主食以燕麦麸皮、番薯等为主，以软化大便，缓解患者的排便困难。

（4）术前1日半流质饮食，术前晚进食流质饮食，配合灌肠，以减少术后早期粪便排出。术前视手术和麻醉方式给予禁食禁饮，配合肠道准备。

（5）准备手术区域皮肤，保持肛门皮肤清洁。

2. 术后护理措施

（1）腰麻、硬膜外麻醉，术后需去枕平卧6小时，避免脑脊液从蛛网膜下腔针眼处漏出，致脑脊液压力降低引起头痛。监测脉搏、呼吸、血压6～8小时至生命体征平稳。

（2）做好排便管理：术后给予轻泻软便药乳果糖或麻子仁丸及纤维增加剂，使粪便松软，易于排出。排便后及时坐浴和换药，以保持肛门周围皮肤清洁。

（3）术后3～5日，指导患者肛门收缩训练。

（四）护理评价

（1）能配合术前的饮食、灌肠，保证粪便的排出。

（2）能配合坐浴、换药，保持肛周皮肤清洁。

（3）能配合术后的饮食、盆底肌锻炼及肛门收缩训练。

（4）掌握复诊指征。

（五）健康教育

1. 饮食指导　视手术方式不同，术后需禁食5～7天，或术后1～2日少渣半流质饮食，之后正常饮食，忌辛辣、刺激性食物如辣椒及烈性酒等，进食高纤维的蔬菜、水果，如番薯叶、芹菜、韭菜、茼蒿及苹果、香蕉，主食以燕麦麸皮、番薯等为主，以软化大便，利于粪便排出。

2. 肛门伤口的清洁　每日排便后用1∶5 000高锰酸钾溶液或温水外洗，药液温度适中。

3. 改变如厕的不良习惯　避免长时间蹲厕或阅读，减少排便努挣，降低腹压。

4. 肛门收缩训练 具体做法：戴手套，食指涂液体石蜡，轻轻插入患者肛内，嘱患者收缩会阴、肛门肌肉，感觉肛门收缩强劲有力为正确有效的收缩，嘱患者每次持续30秒以上。患者掌握正确方法后，嘱每日上午、中午、下午、睡前各锻炼一次，每次连续缩肛100下，每下30秒以上，术后早期锻炼次数依据患者耐受情况而定，要坚持，不可间断，锻炼至术后3个月。

5. 及时就诊 如发现排便困难、排便有肿物脱出，应及时就诊。

第八章　直肠阴道瘘

直肠阴道瘘是由于先天不足、发育缺陷，或分娩伤害、手术损伤等后天因素致使直肠与阴道之间产生的瘘道。若处理方式欠妥，易反复发作或留有后遗症，严重伤害患者身心健康，降低患者生活质量。

一、病因

直肠阴道瘘很少由隐窝腺体感染引起，故不常有肛瘘的表现。这种情况多继发于创伤，特别是产伤。直肠阴道瘘的病因囊括了先天及后天因素，既有先天不足、先天发育缺陷，又有后天如分娩伤害、手术损伤等多种因素。

1. 先天因素　胚胎早期尿生殖膈形成或下降过程不利所致。高位直肠阴道瘘常因肛门发育欠缺，外括约肌及外生殖器异常发育，末端直肠向前开口于阴道后穹隆，止于耻骨直肠肌上方。低位直肠阴道瘘常开口于阴道系带处。

2. 后天因素　后天因素致直肠阴道的形式多样繁杂，常见于产妇分娩伤害、炎症性肠病、直肠癌术后吻合口瘘、妇科晚期癌肿侵透直肠、直肠壁感染坏死、医源性放疗损伤、外伤等。

二、分类

1. 根据瘘孔在阴道内的部位分类

（1）高位瘘：瘘孔位于直肠阴道隔上段且有腹膜覆盖。

（2）中位瘘：瘘孔位于直肠阴道隔中下段。

（3）低位瘘：瘘孔位于齿线上下舟状窝内。

2. 根据瘘口大小分类　直肠阴道瘘瘘口直径为1～3cm，临床可分为三型。

（1）小型：瘘口直径<0.5cm。

（2）中间型：瘘口直径在0.5～2.5cm。

（3）大型：瘘口直径>2.5cm，即为3度缺损，范围包括整个阴道后壁，直至宫颈处。

3. 根据瘘孔位置及大小分类

（1）复杂型瘘：瘘道位于直肠阴道隔上段，瘘孔≥21. 5mm或合并有尿瘘。其多因肿瘤、放射性疗法、溃疡性结肠炎、克罗恩病等引发，或因手术吻合器所致。

（2）单纯型瘘：瘘道仅仅累及直肠阴道隔，位于阴道中下段，瘘孔＜21. 5mm。其多为中低位瘘，且多由外伤及炎症引起。

三、临床表现

直肠阴道瘘的临床表现从轻度溢粪到显著溢粪程度不等。在腹泻或解稀便时尤为明显，有时有阴道排气现象发生，瘘孔＞2cm于排便时粪便可自瘘孔溢出，瘘孔＜2cm于排稀便时粪便可自瘘孔流出。此外，由于分泌物的刺激，可能发生慢性外阴炎，有瘙痒、渗液和皮疹等症状。

四、诊断

根据临床表现及直肠阴道检查一般可以明确诊断此病。

临床检查可通过探针探查、瘘管造影、内窥镜检查、美蓝染色试验或气泡试验进一步证实。球头探针插入瘘孔以探走行，或可用直肠镜观察，又或在阴道内放置无菌白色纱布，直肠内注入美蓝生理盐水溶液保留灌肠，半小时后取出纱布观察是否发生美蓝染色，以确定有无阴道瘘发生。

症状复杂难以确定时，行瘘管造影或MRI检查以明确瘘口的位置。

需注意与以下疾病进行鉴别诊断：

（1）膀胱阴道瘘：漏尿为其主要症状。

（2）结肠阴道瘘：结合手术史，考虑钡剂灌肠。

五、辅助检查

1. 直肠阴道检查 肛门指诊：直肠前壁可触及凹陷或硬结，有的可摸到瘘管。阴道指诊：阴道后壁可有凹陷性薄弱，并能探及粪便。肛门镜检查可以见到瘘口。

2. 影像学检查 包括经直肠超声、阴道造影、钡剂灌肠、CT、MRI等。

3. 美蓝法 在阴道内放置纱布，经直肠内注入美蓝10mL，几分钟后取出纱布观察是否蓝染可确定有无阴道瘘。

4. 阴道窥器法 大瘘孔可在阴道窥器暴露下看到，瘘孔较小仅可见到一处小的鲜红的肉芽组织。

六、治疗方法

修补瘘管，避免复发，保护肛门括约肌的功能，缩短瘘口愈合时间，是治疗直肠阴道瘘的目的。直肠阴道瘘的种类繁多，治疗应根据不同病因、瘘口高低和大小等因素来确定。少数由于直接外伤或手术创伤所引起的瘘经抗感染、中药外洗等非手术治疗可自愈，多数情况需要手术治疗。根据畸形类型的差异、瘘管大小的不同，选择不同手术时间及手术方式，以避免反复手术给患者带来的生理及心理伤害。

（一）非手术治疗

非手术治疗适用于瘘口较小的早期瘘，炎症较轻，周围瘢痕及上皮性瘘管尚未形成。治疗方法有：①肠外营养抗感染治疗；②局部引流通畅；③冲洗、坐浴、换药；④生物胶、纤维蛋白胶填塞。

（二）手术治疗

1. 手术原则 关键在于直肠前壁的重建，恢复直肠及肛管部位的“高压区”。

（1）选择适合的修复时机。

（2）广泛游离邻近组织面。

（3）完全切除瘘道。

（4）多层缝合，可对较宽的组织表面进行无张力缝合。

2. 手术时机的选择

（1）急性期应待感染控制、充血水肿完全消退、上皮覆盖、瘘管成熟、瘢痕软化后（一般3～6个月）行局部修补手术。

（2）修补失败者可于3个月后再行修补。

（3）放疗所致的直肠阴道瘘直接手术难以成功，可使瘘口进一步扩大，应及时行近侧肠道造口，等待约1年后，肿瘤复发性小时，考虑局部手术。

3. 手术方式

（1）先天性直肠阴道瘘的手术方式：一般此病常见于肛门直肠畸形，须行肛门成形术。

a. 高位畸形：骶腹会阴肛门成形术联合后路行肛门成形术。

b. 中间位畸形：可选择Pena术式和骶尾路肛门成形术。

c. 并发的瘘管：于术中游离直肠盲端后缝扎或结扎，阴道侧的瘘口可自行愈合。

（2）后天性直肠阴道瘘的手术方式

a. 中、低位直肠阴道瘘：经肛经阴道修补术。手术分离直肠阴道隔并修剪瘘管周围瘢痕组织，采用可吸收线分层缝合瘘孔，明显提高瘘孔修补成功率。

b. 高位直肠阴道瘘：经腹拖出式直肠切除术，手术完全隔开阴道壁与直肠，彻底解决直肠阴道瘘复发情况。

4. 手术关键

（1）手术时机的选择。直肠阴道瘘发生3～6个月后行修补手术。

（2）术前充分的肠道准备，如严格的饮食管理，术前清肠，术前3天阴道冲洗。术后早期禁食，术后3个月内避免性生活。

（3）手术操作采用锐性分离，避免使用大功率电刀，瘘口周围组织充分分离，完整切除瘘口周围的瘢痕组织，在无张力状态下缝合，保证良好的血供，必要时行结肠造瘘术。

5. 手术疗效评定标准

创面肉芽生长良好，无感染迹象，创面愈合后，复查无经阴道排便、排气及肛门失禁等情况，即诊断为治愈。

七、临床病例

例1 李某，女，32岁。主诉：便时阴道漏气漏便2年余。于2019年7月8日来我院就诊。

2年来患者无明显诱因出现便时阴道漏气漏便，大便日行1次，质软成形，无明显黏液血便，2017年11月在本地医院行手术治疗，效差。上述症状逐渐加重，患者为求系统治疗，来我院门诊就诊。门诊经检查以“直肠阴道瘘、混合痔”为诊断收住入院。入院时症见：神志清，精神可，纳、眠可，便时阴道漏气漏便，大便日行1次，质软成形，无明显黏液血便，小便调。

专科检查：视诊：阴道后壁距阴道口1cm有一直径约0. 2cm的瘘口，距阴道口1.5cm有一直径约0. 3cm的瘘口，瘘口右侧有一长约1cm的手术瘢痕；探针探查与直肠相通；肛门见截石位5、7、11点有一褐色肛缘肿物，会阴至肛缘有一陈旧性手术瘢痕。指诊：（–）。肛门镜下见：截石位5、7、11点齿线上各有一红色肿物。

诊断：直肠阴道瘘。

手术治疗：行“经阴道直肠阴道瘘修补术”。手术刀切开阴道后壁两瘘口，于瘘口直肠黏膜层做一荷包状缝合，将阴道后壁及部分直肠黏膜翻转于内，采用可吸收线间断缝合阴道壁，切除瘘道送病理。15天后痊愈出院。

例2 葛某，女，56岁。主诉：阴道漏气漏便半年余。于2020年8月14日来我院就诊。

患者于半年前无明显诱因出现阴道漏气漏便，平素大便2～3日一次，口服通便类药物（具体不详）治疗，大便可日行1次，成形，阴道经常漏气，大便成形时无漏便，质稍稀时出现阴道漏便，未做任何治疗。患者今来我院就诊，经检查以“直肠阴道瘘、便秘”为诊断收入院。入院时症见：神志清，精神可，纳、眠尚可，阴道漏气漏便，大便日行1次，质软成形，未见黏液脓血便，小便调。

专科检查：视诊：截石位1点距肛缘1cm处有一外口。指诊：可触及肛内12点有一瘘口通向阴道。肛门镜下见：截石位12点有一瘘口，瘘口较大，直径约1cm。

诊断：直肠阴道瘘。

手术治疗：行“直肠阴道瘘修补术+肛门外括约肌折叠术+肛门成形术”。麻醉满意后，术中探查见直肠前壁距肛缘1cm可见5处瘘口，止血电极沿探针逐层切开瘘管组织，可见花生米大小粪块及火龙果籽嵌顿于瘘管内，清除异物后仔细探查，逐个切开瘘道。电极剔除上皮化瘘管组织，于会阴部偏向直肠侧做弧形标志线为手术切口，逐层切开皮肤及皮下组织，并锐性分离直肠阴道隔至肛提肌水平，游离两侧括约肌断端至截石位3、9点水平，稀碘伏冲洗创面，于直肠前壁用3-0薇乔线行肛提肌缝合成形、内括约肌做折叠缝合及肛门外括约肌断端折叠缝合；3-0薇乔线间断缝合直肠前壁及阴道后壁，于创面最低部左右两侧分别放置引流管，并固定；两侧游离皮瓣对合成Y形缝合。

八、术后并发症及处理

与直肠阴道瘘修补术相关的常见并发症包括复发、出血、感染及周围组织结构的损伤等。这些都可以导致肠道相关的功能紊乱和泌尿生殖系统并发症，从而影响患者生活质量。此外，复杂的修补手术通常需要行粪便转流，因此还会导致更多的潜在并发症。而放疗又会增加直肠阴道瘘治疗的复杂程度。

（一）复发

复发可单独作为一个并发症，也可能是其他并发症的结果，例如出血和感染。即使采取正规的直肠阴道瘘修补方法，也可能出现修补失败（复发/未愈）的情况。

直肠阴道瘘修补成功与否受到多方面因素的影响。直肠阴道瘘有不同类别，阴道与直肠、肛管各个水平都可能相通。瘘管开口大小不同，意味着直肠阴道隔、括约肌复合体、会阴体和盆底肌群组织可能存在缺损。残留的炎症反应和前期放疗的副作用可能导致残余组织的质量改变。管道粗且组织条件较差的瘘管属于复杂性直肠阴道瘘，其预后往往较差。并且反复多次行直肠阴道瘘修补者预后多不佳。

1. 手术治疗 直肠阴道瘘的治疗首先需选择创伤最小的方法，其次再考虑创伤较大的手术。手术时机也非常重要，结合保守治疗的原则，需使局部组织达到最佳修复能力。有时患者的瘘管存在支管或直肠处还有第二个内口，病情就更为复杂。尤其是进行再次手术和瘘管复发时，术者应警惕这种可能性。必要时可在麻醉下进行实时经直肠腔内超声检查或术前完善磁共振检查。

大多数直肠阴道瘘患者最初表现为原发感染灶不同程度的炎症反应，很少具备即时手术修补的良好组织条件。所以在尝试进行修补术前，应控制局部的感染灶，更有利于治疗。因此，推荐8～10周后再行修补手术。同时结合麻醉下探查有利于后期修复手术方案（模拟日后可能采用的手术）。基于麻醉下探查的结果，医生可以决定在最终修补术之前是否需要进行多学科联合诊治。

2. 创面愈合 想要降低失败的概率，就必须遵循创面愈合的原则。对于糖尿病患者，需要控制血糖，由于大多数修补手术都是择期进行的，因此在术前一段时间需密切监测患者的血糖和糖化血红蛋白水平。尽管对于糖尿病患者而言可能很难达到正常血糖值，但是维持围手术期血糖水平至关重要。因此，建议术前血糖控制在7. 8～11. 1mmol/L范围，快速血糖应在7. 8mmol/L以下，随机血糖应控制在10mmol/L以下。

吸烟会通过多种机制影响创面愈合，其中包括血管收缩导致局部血流灌注减少，解剖组织相对缺血，抑制炎症反应，杀菌机制受损，以及胶原代谢改变等。吸烟因素在采用组织瓣进行重建手术时显得尤其重要。在某些情况下，为了保证最佳愈合条件，可通过测量患者体液中的可替宁水平来监测患者戒烟的效果。若遇到不配合的患者，则应延缓其手术时间。

3. 克罗恩病 克罗恩病患者由于炎症的透壁性，常会导致瘘管的发生。肛门直肠区域是最常见的瘘管形成部位，而邻近的阴道后壁的病变则会形成直肠阴道瘘。这些瘘管常伴严重的炎症反应和狭窄，导致术后复发。患者反复多次手术的情形并不少见，例如切开引流、挂线引流、肛瘘栓、生物胶和皮瓣修复术，但通常都会失败。所以许多患者放弃治疗而选择带瘘生存。而医生考虑到克罗恩病直肠阴道瘘患者的直肠黏膜炎症状态，会更倾向先行转移性造口，再进行经肛手术治疗。

通过生物制剂的治疗，例如阿达木单抗（Humira）和英夫利昔单抗（Remicade），可以减轻炎症反应，并有助于部分瘘管的闭合。然而通过磁共振影像学支持的瘘管远期愈合情况尚不明确。在克罗恩病的ACCENT二期临床试验中，Sands等研究了25位（18%）直肠阴道瘘患者，其中接受英夫利昔单抗静脉滴注治疗的患者中，在第10周和第14周，分别有60%和44. 8%的瘘管闭合。此外，与安慰剂组的瘘管闭合平均维持时间（33周）相比，使用英夫利昔单抗5mg/kg静脉滴注患者瘘管的闭合维持时间更长（46周）。所有患者均未采取手术治疗。

粪便转流虽然有利于减轻炎症反应和感染，但尚未证明可促进直肠阴道瘘闭合。然而粪便转流的好处之一是可以改善患者的生活质量，且利于患者接受直结肠切除术。Scott等报道，38例非直肠阴道瘘的肛周克罗恩病患者中，有13例需要进行造口或直肠切除术；而29例患有克罗恩病直肠阴道瘘患者中，有18例最终行造口或直肠切除术。

4. 恶性肿瘤 癌症患者也可能发展形成直肠阴道瘘。宫颈癌患者行短程放射治疗，以及直肠癌患者行外源性放射治疗，均可导致直肠阴道瘘发生。直肠前壁肿瘤侵犯阴道时，由于辐射导致组织坏死，有时会引起直肠阴道瘘。同样，低位直肠阴道瘘可见于进展期肛管癌行放化疗的患者。如果直肠阴道瘘是宫颈癌治疗后所致，必须进行麻醉下探查，并在瘘管阴道及直肠侧分别行活检排除残留组织恶变的可能。如果排除了肿瘤可能，则可以尝试采取超低位前切除（VLAR）和低位结直肠或结肠肛管吻合术，可将大网膜填补于阴道和结直肠吻合处之间。

瘘管复发也可能受其他因素影响，包括血肿、异物（包括吻合钉、补片和不可吸收的缝线、肛瘘栓）、放射性脉管炎、闭塞性动脉内膜炎、缺血、死腔、排便梗阻综合征或使用激素等。因此，在直肠阴道瘘的外科治疗中，会有诸多影响因素。这也可以解释直肠阴道瘘为什么在行多次手术修补后仍然难以痊愈，尤其手术次数越多，成功率却越低。

（二）出血

出血是几乎任何外科手术都可能出现的并发症。涉及肛门直肠、直肠阴道隔和阴道壁的手术本身就存在较高的出血风险，其主要原因是阴道壁血供丰富，阴道周围静脉丛（主要是侧方并延伸至后方）的血管增多，直肠周围主要血管丛尤其是下段的痔静脉丛较丰富。其中最重要的是直接相通的直肠和阴道静脉丛。

在直肠阴道瘘修补术中，出血可导致解剖标志模糊，但是采用电凝止血会导致组织热损伤。如果术中组织游离切除的方向偏离了正确的、无血管（或血管较少）的平面，那么术中出血的风险就会增加。当既往手术破坏了局部解剖结构或情况特殊（如严重的直肠前突伴随直肠阴道隔变薄）时，患者术中出血发生的风险更高。在这种情况下，建议使用精准缝扎止血，而不要使用大功率电凝来处理阴道静脉丛的持续出血。同时，也不建议使用金属夹来控制手术区域的出血，应尽量避免在可能感染的区域内遗留异物。持续的术中出血会对术者产生心理影响，进而可能引起治疗上的失误。避免出血或止血的最好方法是充分暴露手术区域，使用自固定拉钩，并沿着无血管的解剖平面进行手术操作。

大多数外科医生习惯于在切开组织前先局部注射混有肾上腺素的局麻药物，这样不仅可以防止术中出血，也能减轻术后疼痛。这一方法已使用了数十年，但需要注意的是，这样会导致组织间隙变形，或因针尖损伤血管导致血肿。在这种情况下，组织不仅会因水肿而发生改变，而且血肿还会引起感染。有学者认为，这种注射方法仅适用于无法评估手术视野是否存在血管丰富的情况。相反地，一旦组织切除后，含或不含肾上腺素的局麻药物通常都可用于镇痛。

血肿通常在术后形成，并经常发生在出血较多的手术区域，通常可分为动脉性血肿（阴道或直肠壁、肛提肌）与静脉性血肿（阴道周围静脉丛）。当起源于痔静脉丛时，也可以是动、静脉混合性的。切开后的直肠阴道隔有可能存在潜在腔隙，更易发生血肿。便秘或腹泻患者因运动或用力摒便会增加腹腔和盆腔压力，从而引起血肿。在行括约肌成形术过程中，很可能会出现括约肌缝合张力过高的情况，这可能导致术后出现排便梗阻，以及排便努挣时盆腔压力异常升高。这类情况也可能出现在由其他原因或括约肌张力过高引起排便障碍症状的患者身上。纤维膨胀剂疗法有助于改善患者的排空，因此推荐患者在行修补术后使用。出血可发生于术后早期，这种情形应为手术操作的失误所致。若术后随即出现从肛管或阴道排出新鲜血液或血块（术后24小时内），要立即返回手术室，进行麻醉下探查，并行止血处理。术后数日发生的迟发性出血通常是由轻度感染或缝合线断裂引起的，意味着直肠阴道瘘修补术的早期失败。患者必须被送到手术室行麻醉下探查，然而此时行再修复手术往往会失败，最好的方法是先清洁创面使其开放，为二期愈合创造有利环境。再次修补术最好推迟3～4个月后进行。

（三）化脓

化脓是直肠阴道瘘修补术失败的主要原因。如果患者会阴部出现少量分泌物，则应行伤口清洁，提供低渣饮食，并短期使用抗生素，以期防止感染和脓肿形成。然而，如果出现明显的脓性分泌物或红、肿、痛，甚至发热，应立即返回手术室行麻醉下探查，进行脓肿切开、清创和感染区域引流，不要尝试同期进行修补术。腹泻型肠易激综合征患者持续的粪便污染是导致化脓的主要原因。部分医生主张在直肠阴道瘘修补术后控便3～5天，但是这可能会导致数日后患者排便干硬难解。目前尚不清楚患者近端转移性造口后行直肠阴道瘘修补术仍出现感染的原因，但可以肯定地说，粪便转流并不是预防直肠阴道瘘术后伤口感染的最佳方法。

直肠阴道瘘修补术后因感染或脓肿部位形成的死腔可使脓液隐匿积存数天。因此，必须在手术时消除所有死腔。如果不能完全清除，可在阴道侧的修补后创面予以局部开放，起到引流作用，防止在修补好的直肠和阴道壁之间产生液体积聚。同样，如果术后感染或脓肿需要手术引流，也应敞开阴道侧，以确保充分的引流。

要重视直肠阴道瘘修补术后因稀便导致手术失败的风险。有严重便秘或重度肠憩室的患者，很难达到彻底的肠道准备条件。这可导致肠道稀便积存过多。在这种情况下，建议正式修补手术前先进行结肠镜检查，以便吸除肠腔内液体物质。如果未能达到肠道准备条件，则应重新安排手术时间。有时，术后局部化脓可引起末端直肠的炎症反应而导致腹泻，进而导致修补失败。

Alverdy等人研究了结肠微生物群对低位直肠修补术失败的影响。最初他们的研究对象是直肠癌切除采用低位和超低位吻合患者，但也适用于直肠阴道瘘修补术的患者。早期研究结果表明，特定种类的肠道菌群有更强的破坏力。正因为如此，除了机械肠道准备外，还要予以口服抗生素杀灭肠道细菌，这有助于预防瘘管修补失败。

（四）胃肠道并发症

术后早期便秘通常与饮食饮水减少、使用阿片类镇痛药和患者对排便的恐惧感有关。要解决术后便秘，必须充分告知患者，增加口入液体量，并给予粪便软化剂和非阿片类止痛药。如果患者术后数天仍未排便，特别有明显的迹象表明粪便嵌塞、盆腔压力增加、排尿困难或时有便意但每次只排出少量稀便时，则应行局部探查，去除嵌塞粪便并进行灌肠。如果在解决粪便嵌塞过程中发现修补的直肠阴道瘘部分或全部开裂，则必须充分暴露并行保守治疗，而不是进行同期修补。如果创面需要彻底开放，应去除所有异物，包括缝合线、肛瘘栓、补片和吻合钉。

直肠阴道瘘修补术后的大便失禁情况与患者术前的控便能力密切相关。术前的肛管腔内超声、肛门直肠测压和阴部神经末梢运动潜伏期检测可以给术者提供详细信息，从而在与患者及其家属进行术前谈话时告知更充分。如果患者的直肠阴道瘘是由分娩产伤所致，术前检查若发现有神经源性的损伤（阴部神经潜伏期延长），即使进行了完美的手术修补，患者仍可出现持续性大便失禁。另外，如果患者经直肠腔内超声发现合并有内、外括约肌明显的损伤，则是否同时进行或择期行括约肌修补，也应在术前谈话和知情同意时充分告知。术后早期腹泻可能与术前肠道准备不彻底、肠易激综合征（腹泻型）、艰难梭菌结肠炎发病率上升及瘘管修补失败的早期症状有关。在行修补术前应排除潜在的克罗恩病和放射性腹泻的可能。

（五）泌尿生殖系统并发症

肛门直肠部位手术后发生尿潴留，尤其是在腰麻或硬膜外麻醉下行痔切除术和复杂的修补术后是非常常见的，其发生率可高达10%。在复杂的直肠阴道瘘修补术后，如果发生尿潴留，可以导尿并留置24～48小时。如果患者在拔除导尿管后仍无法排尿，最好重新插入导尿管，让患者带回家并留置4～5天。拔除导尿管前每日口服盐酸坦索罗辛（0.2mg）可避免再次导尿的风险。此法亦适用于那些需要在急诊再次导尿的患者，因为再次导尿会增加尿路感染的风险，甚至导致修补失败。合理使用麻醉性镇痛剂也很重要，因为此类药物会导致尿潴留。一旦发生尿路感染，根据临床操作指南，需进行尿液培养和药敏试验，以明确使用何种敏感抗生素。

在直肠阴道瘘修补术后，应告知患者在6～12周内不要进行性生活。性交困难并不少见，但通常随着时间的推移而好转。然而，对于年轻女性患者，在行大范围组织修补如肛提肌成形术时可导致阴道口狭窄。但一般无须行物理治疗和阴道扩张。术者应告知患者，修补术可能对阴道分娩有一定影响，而阴道分娩会导致再次修补术失败。这使患者能够在知情的情况下，决定是否将直肠阴道瘘修补推迟至阴道分娩后再进行，特别是当患者的症状非常轻微时。相反，患者也可以选择进行直肠阴道瘘修补术，并采用选择性剖宫产分娩。

（六）特殊修补术及其相关并发症

1. 经肛门入路的术式

（1）经直肠推移瓣：经直肠推移瓣（rectal advancement flap，RAF）是一种相对简单、成功率高的术式。该术式可用于修复直肠中、下段的瘘管，但用于直肠阴道瘘修补最适合。虽然报道有所差异，但大部分成功率可达80%。尽管它属于主流手术，但是在一些外科教材中，对该术式有许多改良。有学者指出，术中需充分游离一段血供良好的全层肠壁来覆盖修复后的瘘管缺损区。最初游离时，推移瓣只涉及肛管皮肤，向上至肛直环水平游离推移瓣厚度逐渐增加直至肠壁全层。要注意的是，内、外括约肌可用于瘘管的修复，但不应包含在推移瓣内。通常修复手术分为两个层面闭合（肌肉层和肛管肠壁层），阴道处的瘘口可开放引流。采用该方法进行修复时需要更多的肌肉参与填充。与直肠部位推移瓣的宽度相比，肛管内括约肌表面游离的皮瓣相对较窄（1 ~ 1.5cm），应在狭窄处与内括约肌分离，并制作一个较厚的推移瓣来覆盖裸露的肌肉。

直肠推移瓣的主要并发症之一是推移瓣的缺血坏死，导致瘘管复发。要避免这个问题，需要遵循推移瓣原则，即底部的宽度必须是顶部的2倍。事实上，推移瓣的底部（直肠处）广泛延伸在肛提肌处（直肠下端靠近肛提肌的前外侧）。此外，因需要游离的直肠前壁，故患者俯卧位更适合手术。一些外科医生认为含黏膜下层的推移瓣或部分肌层的推移瓣足以进行重建修复，但全肌层的推移瓣血供好，故认为其效果更好。有的出于麻醉和止血目的，提前局部注射含肾上腺素的溶液，可导致推移瓣血管收缩，引起灌注不足，尽管发生率低，但也是有可能发生的。此外，吸烟也被证实会影响直肠黏膜的血供。

直肠推移瓣的另一个并发症是推移瓣的回缩。通常，从周围组织进行分离时，大部分组织有回缩的趋势。因此，推移瓣如果没有完全固定好，就会回缩。故推移瓣固定时应避免远端缝合张力过高。为了达到这一目的，推移瓣近端边缘缝合时，要保证肠壁侧的缝针数大于皮瓣侧。这将利于推移皮瓣固定更牢，且减少远端缝合处的张力。缝线断裂也会导致皮瓣回缩。为了避免这种情况发生，推荐使用可吸收缝线（如薇乔线），至少用30号针和2-0号线。此外，阴道壁的折叠可用于缩短皮瓣基底部和括约肌之间的距离，可促使皮瓣的延长以承受缝线顶部不必要的张力。肛门狭窄较为罕见，仅出现于一些修复失败的病例中。成功修复直肠推移瓣后，失禁是非常罕见的并发症。即便术后大便失禁，通常程度较轻，可能与手术本身有关，尤其当大部分内括约肌被切除并游离成为推移瓣的一部分时（这并不推荐）才会发生。对于已经出现括约肌功能缺损的患者，保留内括约肌是维持肛门自制功能的关键。直肠推移瓣突出肛外造成外翻，患者就会出现渗液。对于外翻症状明显的患者，最好在直肠阴道瘘修复完全愈合后，再等4 ~ 6个月，手术切除外翻的部分，创面可以敞开引流或用肛管皮肤瓣闭合。

直肠推移瓣术中出血一般较少，若无恰当处理，导致轻度渗血，可引起患者不安。

为了更好地暴露手术区域而反复调整LoneStar拉钩的固定夹钩位置（如果使用了），会引起肛管皮肤或痔血管丛出血，从而模糊了深部手术区域。简单的缝合结扎止血比电凝更有效。此外，沿黏膜下平面在内括约肌表面游离时，可引起内痔血管丛出血。应避免过度使用电凝，以防对内括约肌的损伤。通常情况下，可在肛周组织注射含利多卡因/肾上腺素溶液。从血管较少的直肠阴道隔区域向阴道后壁组织游离时，可能由于伤及阴道周围静脉丛而引起出血。

术中游离血供丰富的组织时，残留死腔可能形成血肿（包括RAF修复手术），游离的组织量应与拟推移的组织瓣大小相当，且尽量减少残留死腔。有学者认为，在将阴道侧修补后可将松弛的阴道壁在缺损的闭合过程中常规折叠，就像经阴道行直肠前突修补时可将直肠前侧壁折叠一样，达到加强修复的效果，从而使皮瓣被推移向远端，而死腔则被最小化。

由于腹泻或便秘引起的盆腔压力升高导致的出血也会形成血肿。因此，预防术后便秘应使用大便软化剂，而不是强泻剂。腹泻则可以用膨胀剂（纤维素）或动力抑制剂（例如盐酸洛哌丁胺）来控制。

（2）直肠袖套式推移：直肠袖套式推移一般很少用于直肠阴道瘘的修补手术，主要用于一些特殊疾病或肛直环瘢痕明显者。多见于克罗恩病患者。术中从齿线处开始游离组织，尽量保留括约肌，并在直肠系膜周围间隙进行，保证远端直肠能充分游离。阴道侧瘘口先闭合，将直肠拖拉向下推移。切除肛门直肠段病灶后，用手工缝合法行结肠肛门吻合。

直肠袖套式推移通常须行保护转流性造口。主要并发症与直肠癌的直肠拖出式修补类似，包括吻合口裂开、推移瓣回缩、盆腔脓肿和吻合口狭窄。有部分研究报道显示，直肠阴道瘘的复发率较低。在某些情况下，尽管直肠修补术最初是裂开状态，但只要阴道创口仍然闭合，瘘管也会愈合。此时保守治疗也可以使直肠处创口二次愈合。与大多数结肠肛门拖出式手术一样，该术式也可能发生一定程度的失禁。

（3）经阴道推移瓣：经阴道推移瓣（vagina advancement flap，VAF）是一种相对简单的手术，其手术原则与经直肠推移瓣手术相似。但是该术式在结直肠外科很少使用，因为大多数直肠外科医生都认为首次皮瓣修复应优先在瘘管高压侧（肛门直肠）进行。然而，如果患者有潜在疾病，如克罗恩病，且病变涉及肛门直肠，患者应行转流性造口。与RAF类似，修复另一侧（这里指肛门直肠）可予以敞开引流，待二次愈合，只要对患者行造口即可。VAF也可以与Martius皮瓣联合应用，即用球海绵体肌和大阴唇脂肪垫进行移植填充。经阴道推移皮瓣相关的并发症与RAF相似，因为该手术与后者呈镜像相似。值得关注的是，阴道周围静脉丛主要集中在阴道两侧，并在阴道壁后方延伸，所以在阴道皮瓣侧方游离过程中更易出血。

如果阴道瘘在VAF术后持续存在，患者阴道侧可能不止一个开口（分支瘘管），这是因为在游离皮瓣过程中损伤了阴道壁。Del Pino和Nelson在1996年报道了皮肤推移瓣（DAF）治疗肛瘘（包括肛门阴道瘘）。当患者直肠阴道瘘位置较低且会阴体的皮肤和皮下组织较丰满时可采用此术式治疗。术中包括切除肛管处内口，建立一个近端的小的肛门皮瓣，将括约肌缺损处闭合，把含有皮肤、远端肛门真皮和皮下组织的推移瓣拉入肛管。随后，用间断缝合法将皮瓣固定在目标部位（开口处）。

此手术的并发症与前述皮瓣术式相似，同样应遵循保留血供的原则。同时与肛门成形术相关的并发症类似。患者是否适合行DAF治疗需进行可行性评估，如评估既往外阴切开术所致的瘢痕及既往会阴切开修补治疗引起的血管损伤。若患者的会阴体较短（肛门与阴道口的距离）且体形瘦弱，就不适合采用这种重建术，除非在会阴体两侧有较多的软组织（此时肥胖可作为一个有利因素）。与肛门狭窄采用推移瓣手术治疗类似，由感染导致皮瓣失败的风险并不低。为了减少感染和缝线开裂，皮瓣修补处的伤口可敞开以期愈合。

（4）瘘管切除分层缝合术：对于一些特定的患者，可考虑采用瘘管切除联合分层缝合术治疗。因为肛门阴道瘘比直肠阴道瘘具备更多可供重建的组织，所以肛门阴道瘘的成功率相对更高些。针对这些情况，瘘管上皮切除后，应分别缝合括约肌和肛管皮肤。否则一旦复发，造成的瘘管可能比术前更明显。

对于较高位的直肠阴道瘘的患者，由于直肠侧和阴道侧两条相对应缝合线的存在，复发的风险较高。因此，可在修补时填入生物补片。但这种方法存在潜在并发症，主要是补片的感染、液化、异物反应和补片的排出。

（5）肛瘘栓修补术：采用生物材料所制的肛瘘栓主要用于腺源性肛瘘治疗。然而，此法逐渐被用来治疗肛门阴道瘘，并取得了一定成功。肛瘘栓通常用于治疗肛门阴道瘘，但高位直肠阴道瘘由于缺乏支撑组织和瘘道过短，因此肛瘘栓不适合高位RVF的治疗。为了解决这个问题，出现了改良的肛瘘栓，由一个扁平的可固定部分（按钮状/圆盘状）和一个尾巴组成。

近年来，肛瘘栓由于成功率低而不受欢迎。将肛瘘栓硬插入一个细的瘘管管道内，不可避免地会扩大内口。一旦失败，肛瘘栓就会被挤出，形成严重的感染（脓肿），导致更多的组织破坏和造成更大的瘘管。

（6）纤维蛋白胶：Hjortrup团队最初报道了纤维蛋白胶治疗肛瘘，但其成功率极低。从逻辑上来说，这种方法很难治愈肛门阴道瘘，也不可能治愈真正的直肠阴道瘘。如果试图用它治疗肛门阴道瘘，建议先关闭内口，以防止生物胶流入肛管。

纤维蛋白胶相关的并发症较为罕见，滞留的纤维蛋白胶材料可能形成感染并再发展为脓肿，从而又导致直肠阴道隔进一步被破坏。

2. 经会阴入路的术式

（1）括约肌间瘘管结扎术（LIFT）：该术式是2007年由泰国医生Rojanasakul发明，作为治疗肛瘘的一种手术方式。它也可以用于肛门阴道瘘和部分低位直肠阴道瘘的治疗。

其操作相对简单，只要沿着解剖平面游离少量组织即可。包括在会阴体处或在邻近括约肌间沟处做横行切口。随后，在无血管的括约肌间平面中继续分离至瘘管的水平。然后将瘘道结扎、切开，再缝合切口。

由于分离组织量少且操作是在无血管平面中进行，因此，LIFT手术的并发症较少见。主要并发症是复发（所有肛门直肠瘘总体成功率约为74%，通常表现为轻度会阴感染）。在这种情况下，会阴体就会形成一种T形瘘管，或者在较好的情况下形成括约肌间会阴瘘。

（2）括约肌成形瘘管修复术（伴和不伴肛提肌成形术）：括约肌成形术最适合治疗肛门阴道瘘伴括约肌缺损引起大便失禁的患者。其手术目的是重建肛门括约肌环，并在修复瘘管过程中提供局部足量的组织以保证有效的修补。此外，会阴体重建可以改善性功能并降低尿路感染的概率，这一优势却容易被临床忽视。括约肌成形术最好采用重叠缝合的方式，这需要横断前侧括约肌并保留瘢痕组织。因为理论上瘢痕组织有利于保护括约肌环，所以除非修补失败，一般不建议去除。另一方面，当横断薄弱的瘢痕组织，直接进入会阴体或直肠阴道隔深部，实施括约肌成形术和瘘管修复术常常会变得更为简单实用。此外，括约肌成形术可以将一侧游离断端的肌肉置于对侧修复肛门直肠，这样为括约肌成形术提供坚实的组织条件。再者，对部分患者来说，联合肛提肌成形术可增强括约肌修复的效果。

括约肌成形术同时行瘘管修复术的并发症较少见。可能与瘘管修复本身及括约肌成形术有关。这些修复手术成功率相对较高（65%～100%），但失败的病例确有发生。为了提高成功率，一些报道建议在括约肌成形术同时行经直肠推移瓣。在某些情况下，肛门直肠处的瘘口可采用小皮瓣或单纯清除瘘管边缘组织来关闭。如果肛门直肠侧瘘口较大，且瘘口边缘血供较少，闭合瘘口可能会比较困难。那么确保这部分组织修复效果的最好方法是用可吸收缝线将它们与深部健康组织缝合固定。类似于LIFT手术，复发可表现为会阴体的T形瘘管或形成前侧会阴部肛瘘。

会阴部修复手术的“黄金原则”是要遵循组织切除的最小化，因为这样可以防止括约肌神经损伤或遗留死腔而导致感染及复发。因此，当阴道瘘口被关闭后，许多医生将阴道侧伤口开放或会阴部创面部分开放引流，若修复失败时，会阴处开放性伤口可使阴道直肠瘘转变成为会阴部肛瘘。为了防止阻断肛管组织的血供，最好不要游离内括约肌（从肛管处游分开），而应沿着括约间沟进行外括约肌的游离，从而保持内括约肌仍附着于肛管上。括约肌成形术中的出血通常来源于阴道侧方和后方，可采用可吸收缝线精准缝扎止血，这比过度电凝止血要好，因为电凝止血不可避免地会导致较多组织损伤。从阴道侧面切开外括约肌时，这种出血情况最易出现。

括约肌成形术后感染很少见。术前肠道准备、术前规范使用抗生素、术中止血技术、避免残留死腔、反复用水冲洗清除坏死组织、防止组织干燥、手术部位的充分引流，这些方法都可预防和减少感染。只要没有异物残留，口服抗生素即可有效控制感染。如果采用的缝线较粗则吸收时间较长，为了加快恢复需要将缝线拆除。

在某些情况下，如果括约肌成形术中肌肉缝合过紧，可能导致术后狭窄，造成术后排便障碍及直肠压力异常升高，而这些因素均可造成瘘管修复失败。

会阴伤口的浅层裂开比较常见，因此建议会阴部伤口部分开放引流。皮瓣的厚度和血供及术区既往的手术瘢痕均可能导致部分皮肤坏死。相反，只要使用可利用的肌肉碎片进行括约肌折叠修复，术后局部开裂非常少见。在大多数情况下是对部分瘢痕的肌肉组织进行缝合，当缝合肌层时，应该注意避免缝合过紧而导致阻断血供。为了增强修复效果，可在括约肌成形术时行肛提肌成形术。用2～3股牢固的缝线将耻骨直肠肌和耻骨尾骨肌缝合在一起，这可能会导致短暂的深部盆腔的疼痛和偶发尿潴留。但是并非所有患者都适合行肛提肌成形术。例如，那些肛管较长且肛提肌强壮的患者比肛提肌较薄、松弛且柔软的患者操作更为困难。应根据患者个体情况决定是否行肛提肌成形术。另外，肌肉成形张力过大会导致明显的疼痛。肛提肌成形术也可能导致肌肉撕裂、会阴部出血及暂时性的性交困难。

（3）会阴直肠切开术：由Hull及其同事普及的会阴直肠切开术是将直肠阴道瘘远端到瘘管之间的全部会阴组织完全切开，同时也将完整内外括约肌复合体、肛管、会阴体、部分阴道和直肠壁切开。但是从会阴中心到瘘管水平造成可控的Ⅳ度会阴撕裂伤，可以在术中切除瘘管后按解剖层面缝闭所有相应的结构。

一些来自高等机构的小样本研究报道，会阴直肠切开术成功率较高。但应该注意一点，尽管最初的成功率高，但远期失禁率还未被研究报道。这种情况类似于因分娩造成Ⅳ度撕裂伤的女性几十年后大便失禁发生率逐渐增加。由感染导致的修补处部分开裂可能会导致更大的直肠阴道瘘出现。同样，如果术后修补创面完全开裂，会导致泄殖腔畸形。当会阴组织切开达瘘管水平后（实际上是会阴部瘘管切开术），应特别注意不要用自动牵开器过度牵拉阴道或直肠腔，可避免直肠阴道隔近端被无意造成撕裂伤。

（4）经会阴体解剖学切开联合分层缝合术：通常直肠阴道瘘或肛管阴道瘘患者有1～2次失败的经肛修补手术史，此时可以采用经会阴体解剖学修复术。产生于阴道侧（例如会阴切开术）和直肠侧（之前的推移瓣手术）的瘢痕，增加了阻断血运的风险（肛膜、括约肌），也阻断了神经支配导致的肌肉萎缩，远期可出现大便失禁。经会阴解剖学修复术后，周围瘢痕和肌肉的萎缩、周围组织都固定于中央会阴体等因素，均可导致较大的死腔。而肥胖患者或骨盆底肌肉组织发达的患者残腔通常更深。这种情况有时会形成积液与感染，并可导致复发和形成会阴部T形瘘管。通常，行肛提肌重建可减少遗留残腔，肛提肌重建不仅可以增强修复效果，更有利于控便。一旦发生会阴部感染化脓，常常会持续一段时间，直到脓腔变小变浅才会好转。使用生物补片可以提高经会阴修复的成功率。然而，一旦感染，补片就是化脓的根源，必须将它移除或等它完全液化后才能愈合。

（5）经会阴股薄肌肌皮瓣填植修复术：经会阴股薄肌肌皮瓣填植修复术通常在其他相对简单的手术修复失败后可考虑使用。手术包括以下步骤：经会阴解剖学直肠阴道隔分离，闭合肛门直肠和阴道缺损，以及获取神经血供丰富的股薄肌。然后，游离的股薄肌穿过皮下隧道并固定于直肠阴道隔内，用血供良好的组织将直肠和阴道间缺损进行填充。在直肠阴道隔腔内放置引流条，然后将会阴部创面缝合。

带蒂组织瓣植入手术的并发症不仅与经会阴游离直肠阴道隔相关，而且与肌皮瓣的游离和移植有关。此外，这类复杂的修复都是在近端造口保护下实施的，因此，也应考虑到造口相关的并发症。据报道，股薄肌肌皮瓣填植的成功率为53%～92%。

游离股薄肌手术通常采取截石位，沿股薄肌的走行做一长切口，或者在股薄肌近端和远端各做一个单独的小切口。股薄肌能否存活取决于近端的固有神经血管蒂，因此在股薄肌游离后穿过皮下隧道时不能扭转。

股薄肌的穿支血管也需要充分游离。为了减少腿部伤口的感染，操作时应该使用另一套单独的手术器械和铺巾。Carr等人报道了该手术有不到10%的患者住院期间游离股薄肌部位发生并发症，包括局部伤口问题（如疼痛、感染、出血）和1例短期坐骨神经麻痹。大约一半的病例出现长期的供体部位不适（如瘙痒、皮肤色素变化、肌肉的丰度和敏感度变化），这些都与瘢痕有关。其他并发症包括刺痛和感觉减退。有26%的患者报道存在功能障碍；15%的患者表现为短期无力且平均持续时间为6个月；6%的患者无力症状持续存在，甚至妨碍他们跑步、行走或参加体育运动。其他并发症是股薄肌从其直肠阴道间填植部位回缩，并导致瘘管复发。

会阴伤口感染可导致会阴部的感觉减退。如果股薄肌缺血，在手术过程中颜色会变黑，应中止手术并检查肌肉。隐匿性术后组织缺血表现为疼痛、肿胀、红肿和伤口分泌物，最终会导致股薄肌坏死和伤口破裂。这时就需要将股薄肌切除。股薄肌植入失败后可能需要数周至数月才能恢复。报道显示57%的患者发生性交疼痛，部分原因就是会阴部瘢痕的形成。

（6）Martius瓣（大阴唇脂肪垫移植）：Martius瓣技术采用大阴唇脂肪垫和球海绵体肌填植，其血供来源于阴部动脉阴唇后分支，它同时也是阴部内动脉的一个分支。血供从外侧到达脂肪垫。经会阴或经阴道都可以进行Martius瓣填植。

Martius瓣的并发症与经直肠推移瓣或经阴道推移瓣的并发症相似。皮瓣发生缺血主要是因为其单一的血供，此外血管蒂的扭转也会引起缺血。缝合创面深部的脂肪瓣组织发生缺血就会坏死而导致局部化脓。其他并发症包括皮瓣原位的开裂、大阴唇瘢痕形成和性交困难。Pitel等人经过35个月随访发现，使用Martius皮瓣治疗克罗恩病合并直肠阴道瘘的成功率可达50%。

（7）补片植入：补片植入是将生物补片（例如猪肠黏膜下层）经直肠阴道隔植入游离的阴道和直肠间。放置的补片必须放得平整，不能打褶或隆起，并用可吸收线缝合固定。为了使补片能与周围创面愈合且避免并发症，必须保证良好的血供和手术区域的干燥。目前研究报道中患者样本较少，其真正的成功率尚不明确。补片植入的并发症主要包括补片材料的外露和感染。补片缺失可导致直肠阴道瘘复发（未愈），但没有关于对肛门控便功能影响的报道。然而，它可能会造成反复感染，继而导致更多括约肌的损伤。

3. 经腹入路的术式

（1）Bricker手术：Bricker手术是由Bricker和Johnston在1979年提出用于治疗放疗引起的高位直肠阴道瘘的一种创新手术。如今，由于超低位结肠肛门拖出手术的技术进步，临床已经很少运用了。Bricker术式包括：游离切断乙状结肠，并将其近端作为表层填补组织覆盖修补直肠阴道瘘的直肠侧瘘口，然后将结肠与乙状结肠吻合，通向阴道侧的开口保持开放状态。该术式的并发症主要与手工缝合表层填补组织和乙状结肠吻合的难度有关。

（2）结肠肛门拖出吻合术：随着全直肠系膜切除技术的进步，结肠肛门拖出吻合术已经取代了Bricker手术。目前，首选的手术是低位前切除联合超低位结直肠或结肠肛管吻合并做转流性回肠造口术。阴道侧开口清创后旷置开放引流，或用网膜填植于阴道和结肠直肠吻合处之间（如果可能的话）。采用端-侧吻合、结肠肛管储袋或结肠直肠吻合的血供均优于端-端吻合的方式。

（3）网膜填植：网膜的良好血供使其成为诸多手术中的理想填植组织。无论血供来源于左或右胃网膜的动脉，活动度良好的网膜移植瓣都可以被用于骨盆填植。直肠阴道隔完全切开后（直肠切除术），网膜被放植入骨盆以覆盖瘘管进行修复。此术式失败的主要因素有网膜延伸范围、张力、网膜缺血和盆腔深部感染。

（4）粪便转流：通常在直肠阴道修补术多次失败后采用临时结肠造口或回肠造口。目前尚不清楚粪便转流是否有助于直肠阴道瘘愈合，但是它确实可以为腹泻型的肠易激综合征患者转流粪便。直肠阴道瘘修补术后3个月可进行内镜和影像学检查，确定愈合后才能将造口回纳。

直肠阴道瘘伴大便失禁患者及某些严重的克罗恩病患者最终会选择永久性造口，对于部分特殊的患者这种方法可能是最佳选择。同时还要考虑到回肠造口或结肠造口伴随的相关并发症。

直肠阴道瘘目前仍是一个难题。但是基于各种各样的病因和不同的治疗需要，存在大量的临床方案可供选择。

九、围手术期护理

（一）术前护理

1. 术前心理护理 无论何种手术，都是对患者的应激刺激，患者会产生一定的心理反应，严重的消极心理反应可直接影响手术效果和发生并发症。采取的措施主要是提高患者对此病的认识，向患者介绍直肠阴道瘘的知识，介绍医生的治疗方案，让患者理解手术的重要性和必要性。由于长期受到此病的困扰，患者常常焦虑、紧张，并有害羞的心理，因此，医务人员和家属应该共同关心、开导患者，鼓励患者诉说自己的感觉，告诉患者这些情绪是正常的，协助患者寻找有效实用的治疗措施，使患者始终保持良好的精神状态配合治疗，必要时给予地西泮10mg肌内注射。

2. 肠道和阴道护理 包括阴道准备及肠道准备。①阴道准备：避开月经期。保证阴道无感染状态，术前7日每日应用新洁尔灭行阴道冲洗，阴道内给予复方氧氟沙星乳膏。至手术当日，阴道冲洗后方可进入手术室进行手术。②肠道准备：术前3日开始给予患者半流食，术前1日禁食。并行静脉补液。术前3日口服药物进行肠道抑菌准备，术前3日及术晨给予患者清洁灌肠，导尿并留置导尿管。

（二）术后护理

1. 生命体征观察 患者手术结束后返回病房，予持续心电监护，直至病情平稳。术后3日内密切观察体温变化。

2. 导尿管固定 术后导尿管予以妥善固定，防止扭曲受压，保持导尿管通畅，给予会阴部护理2次/日，防止逆行性感染。术后第5天拔除导尿管。

3. 饮食护理 手术后为了避免粪便过早排出，污染伤口，造成感染，影响修补手术效果，建议较长时间地保持胃肠清洁，故术后应禁食禁饮3日。禁食期间每日给予脂肪乳、多种氨基酸、氯化钾、多种水溶性维生素、葡萄糖等静脉营养，保证能量供给。术后第4日开始进食流质食物，如米汤、瘦肉汤等。术后第5日予半流质饮食，如稀粥、面条，多食水果、蔬菜及营养丰富的食物，多饮水，忌食辛辣、刺激性食物。术后7～9日恢复正常饮食。

4. 伤口观察 手术后24小时内严密观察伤口有无渗血。术后取侧卧位，避免伤口受压影响愈合。保持伤口清洁干燥，术后24小时后取出阴道内填塞的纱布，并随时清洁阴道分泌物，每日2次，防止感染。

5. 排便护理 控制排便，延缓第1次排便时间，对提高手术成功率有重要作用。一般以术后7～9日排便为宜，术后7～8日晚开始口服容积性泻药，保证排出成形软便。便后清洗肛门，红光照射2次，加速伤口愈合过程。

6. 抗感染治疗 根据病情合理使用抗生素控制感染。给予广谱抗生素及抗厌氧菌药物，如奥硝唑0.25g静脉滴注，每日2次。

第九章　藏毛窦

藏毛窦是指皮肤上含有毛发的窦道。多发生在肛门后部近尾骨处，称为骶尾部藏毛窦，表现为红、肿、急性感染，很难自愈。早在19世纪四五十年代Anderson和Warren曾分别报告过这一疾患。1880年 Hodges 正式以现在的名称命名。

本病平均发病年龄21岁。住院患者的年龄平均为25岁。17岁以下少见，19岁以后患者人数渐增，25岁时发病率最高，以后陡然降低。患者以男性为主，占全部病例的70%以上。女性患者发病较早，多在20岁以前出现症状。

一、病因病机

目前医学界对藏毛窦疾病的认知仍存分歧，比较流行的观点是它是一种获得性病变。由于毛发生长入皮肤或皮下组织致使囊肿，产生感染且不易愈合的窦道。亦有学者认为此病为先天性疾病，由骨髓管残留或骶尾缝发育畸形而导致皮肤包涵异物。然而于婴儿的中线位肛门后的浅凹部位却很少找到藏毛窦疾病的早期病变。相反，此病多发生在青春期会阴及臀部毛发旺盛的男性，其毛发生长和皮脂腺分泌增加，且常有慢性感染、异物刺激和臀中裂之间的毛发刺入局部皮肤等因素存在，因此后天学说比较为大家所接受。当然也有些情况，如未发生感染的藏毛囊肿等，不能完全用获得性疾病的理论来解说。

二、诊断

藏毛窦诊断较为困难，常表现为骶尾部反复多次化脓肿胀，多能自行破溃形成窦道，需与肛瘘、肛门周围脓肿、结核性肉芽肿相鉴别。在临床上，本病所致窦口多发于臀沟，窦道多向头颅侧的方向走行，较少向下走向肛管，因此肛管内无内口，无肛瘘典型的条索样肿物。不可将是否有毛发作为诊断此病的唯一依据。

（一）临床表现

1. **早期**　骶尾部突起，偶有骶尾部疼痛、肿胀。
2. **急性期**　骶尾部急性脓肿，局部红、肿、热、痛。
3. **静止期**　骶尾部中线皮肤呈现不规则小孔，直径0. 1～1cm。周围皮肤红肿变硬，常有瘢痕，部分可见毛发，探针检查时可进入3～4cm，或可达10cm。

（二）病理表现

骶尾部藏毛窦主要病理表现包括原发管道、窦腔、次发管道及毛发。原发管道在皮肤开口，向下延伸3～5cm，末端有小腔，管道内有毛发，有时伸出管道外，切除后敞开标本时发现，毛发全然是游离的，两端尖细，毛根部一般指向“颅侧”方向。根部未发现有毛囊、汗腺或皮脂腺。

（三）鉴别诊断

1. 肛瘘 窦道向下通向肛门，窦道内无毛发，肛管内有内口。

2. 肛周脓肿 疼痛较剧烈，骶尾部无相应窦口及毛发。

3. 化脓性汗腺炎 病变范围广，呈弥漫性或结节状，皮肤有许多窦道溃口，且有脓液，病变在皮肤及皮下组织。

4. 骶尾部脊索瘤 腰骶部疼痛，X线检查主要表现为溶骨性破坏，以及骨质膨胀性改变、软组织肿块等。

5. 骶尾部表皮样囊肿 窦道走向不规则，毛发数量多且与皮脂混成一团，X线检查骶前有占位性病变，直肠前移，有骨骼钙化点阴影。

三、辅助检查

1. 视诊 骶尾部中线可见1个或多个窦道，窦道口较小，周围皮肤红肿变硬，常有瘢痕。

2. 直肠指检 在窦道口附近可触及长椭圆形或不规则硬结，手指用力挤压可排出脓性液体。发作急性期有急性炎症表现，局部触痛和红肿，并排出较多脓性分泌物。

3. 探针检查 采用球头探针自骶尾部探查，探针向颅侧走行，可探入深度3～4cm，甚至更深，探针远端为盲端，不与直肠相通。

4. 影像学检查 骶尾部超声、MRI、X线、CT等影像学检查可进一步帮助藏毛窦的诊断及鉴别诊断。

四、治疗方法

（一）保守疗法

保守疗法适用于早期感染者，创伤小，操作简便，但是病灶不易清除干净且复发概率较高。

1. 脱毛 脱毛是预防藏毛窦最简便的方法。该方法采用各种脱毛技术完全脱除臀沟处毛发以降低本病的复发率。脱毛技术安全性高，痛苦小，应用广泛。目前推荐脱毛技术作为藏毛窦术后的辅助治疗。

2. 硬化剂注射 液体石炭酸作为硬化剂注射治疗藏毛窦，可破坏窦道壁组织，使之逐渐愈合，具有愈合快、疼痛小、创伤轻、复发率低等显著优势。但不能彻底清除窦道内病变组织，长期疗效缺乏相关研究，且不适用于病变范围大者。

3. 内治 如应用仙方活命饮、托里消毒散等。

4. 外治 可用黄连、黄柏等煎水熏洗。

（二）手术疗法

1. 手术原则 切除骶尾部藏毛窦的麻醉方式采用局麻或全麻。常采用俯卧折刀位。手术原则为切除全部藏毛组织和窦道，切到骶尾筋膜和臀筋膜，尽量保留正常组织和皮肤，剔除窦道组织，伤口初次闭合及愈合，或开放伤口二次愈合。

2. 手术方式 保守治疗无效及慢性期时行手术治疗。手术方式根据窦道部位、范围及感染程度分为以下几种。

（1）切开引流术：适用于化脓性藏毛窦。探针探查窦道走行，确定病变范围大小，切除病灶至骶骨筋膜，无菌纱布填塞伤口以止血。优点为术者上手简便，手术时间短；缺点为复发率高，愈合时间长。

（2）窦道切除一期缝合术：适用于窦道及囊肿深度较浅且无感染者。术式前半部分类似于开放式伤口，不同之处在于沿身体后中线逐层间断缝合。优点为复发率低、住院时间较短，总体优于伤口开放术。

（3）Karydakis皮瓣转移术：1965年由希腊医生Karydakis首创，通过转移由真皮、皮肤及皮下脂肪组成的覆盖皮瓣，偏中线至对侧方减张缝合，从而大幅度降低了复发率。该术式缺点为患者术后疼痛剧烈，感染率高，常配合止痛药治疗；因患处部位特殊，术后需要严控感染形成；皮瓣可能因张力大而裂开后需要二次愈合。

（4）Bascom臀沟抬高术：此种手术是在Karydakis皮瓣转移术基础上的革新，只切除病灶组织，正常皮下组织则完整保留，将皮瓣游离后拉平臀沟。该术式优点为小范围病灶切除，愈合快，术后痛苦小。

（5）Limberg皮瓣转移术：提前记号笔标记好菱形切口及要转移的皮瓣范围。沿设计好的手术切除线做菱形切除病灶组织，游离该皮瓣至臀肌浅筋膜，充分止血后放置负压引流管引流。间断缝合皮下组织，褥式缝合皮肤后纱布加压包扎固定。该术式优点在于术后疼痛、感染和血肿形成的发生率更低；缺点为手术时间较长，创面较大。

（6）内镜下藏毛窦治疗术：该术式在内镜下利用高频能量消融清除窦道中的毛发及碎片。优点为切除范围小，对邻近组织损伤小。

（7）藏毛窦原位适形皮片移植术（shaped skin grafting，SSG）：为广州中医药大学第一附属医院肛肠外科李玉英主任较早进行临床实践的一种手术方式。探查确认窦道基本情况后，进行自体原位取皮并置于生理盐水中。切开全部的窦道及窦道支管，搔刮窦道周围的脓腔，确保切口创面基底部为正常新鲜组织。修剪创面并用生理盐水反复冲洗，修剪、调整皮片使其完全覆盖创面，皮片中央戳孔，沿中厚皮片边缘间断缝合后以凡士林纱布覆盖，碎纱布及3M弹力胶布加压包扎固定。优点为：操作简易，术后可较快恢复正常活动，复发率低。

五、临床病例

例1 邱某，男，35岁，教师。主诉：骶尾部肿物4个月，溃破流脓1个月余。于2020年8月4日来我院就诊。

患者4个月前无明显诱因出现骶尾部肿物，1个月前骶尾部肿物破溃流脓，未诉明显疼痛不适，体温正常，未经治疗。现患者为求彻底治疗，来我院门诊就诊。门诊经检查以“骶尾部藏毛窦”为诊断收入院。入院症见：神志清，精神可，纳、眠可，骶尾部肿物破溃流脓，偶有肛周潮湿、瘙痒不适，大便日行1～2次，质软成形，偶有便血，色鲜红，量少，未见黏液脓血便，小便调。

专科检查：一般情况良好，各系统检查无异常。视诊：骶尾部有一肿块，按压有脓液流出。

诊断：骶尾部藏毛窦。

手术治疗：行“骶尾部藏毛窦BascomⅡ术（即Bascom臀沟抬高术）+带蒂缝合皮瓣成形术”。麻醉满意后，手术刀沿标记线于肿物边缘做一类椭圆形切口，组织钳夹持皮缘组织，完整剥离切除窦道至正常组织并彻底止血，未见明显搏动性出血，碘伏稀释后反复冲洗；电刀沿右侧切缘皮下脂肪间隙游离皮缘至外侧切缘标记线处，将两侧皮瓣对合后无张力，予以2-0薇乔线间断缝合脂肪层及基底部，不留死腔，做带蒂缝合皮瓣成形，健侧一端放置引流管，间断缝合皮下及皮肤层。

术后病理：（骶尾部）符合慢性化脓性炎症。局部炎性肉芽形成，间质灶状出血。

例2 李某，男，31岁，无业人员。主诉：骶尾部有一肿物疼痛不适5天。于2021年6月14日来我院就诊。

患者5天前无明显诱因出现骶尾部肿物疼痛不适，行走、坐立无明显疼痛，局部压痛明显，大便日行1次，质软成形。患者为求彻底治疗，来我院门诊就诊。门诊经检查以“骶尾部藏毛窦”为诊断收入院。入院症见：神志清，精神可，纳、眠可，骶尾部肿物疼痛不适，大便日行1次，质软成形。

专科检查：一般情况良好，各系统检查无异常。视诊：骶尾部距臀中线右侧有一肿物，红肿明显，臀中线处有一小凹。

诊断：骶尾部藏毛窦。

手术治疗：行“骶尾部藏毛窦切除缝合术”。麻醉满意后，取折刀位，骶尾部及臀部碘伏常规消毒，铺巾，手术刀沿标记线于肿物边缘做一类椭圆形切口，组织钳夹持皮缘组织，完整剥离切除窦道至正常组织，彻底止血，查无明显搏动性出血，1：1碘伏稀释反复冲洗；以2-0薇乔线间断缝合脂肪层，7号丝线缝合皮下及皮肤层。

例3 李某，男，18岁，学生。主诉：骶尾部肿物1年余。于2021年8月31日来我院就诊。

患者1年前无明显诱因出现骶尾部肿物，肛周潮湿，偶有疼痛不适，大便日行3～4次，质稍稀，未见黏液、脓血便，偶有腹痛不适。患者为求系统治疗，来我院门诊就诊。门诊经检查以“骶尾部藏毛窦”为诊断收入院。入院症见：神志清，精神可，纳、眠可，骶尾部肿物，肛周潮湿，偶有疼痛不适，大便日行3～4次，质稍稀，未见明显黏液、脓血便，小便正常。

专科检查：一般情况良好，各系统检查无异常。视诊：骶尾部距臀中线右侧有一肿物，红肿明显，臀中线处有一小凹。

诊断：骶尾部藏毛窦。

手术治疗：行“骶尾部藏毛窦Bascom Ⅱ术”。麻醉满意后，取折刀位，骶尾部及臀部碘伏常规消毒，铺巾，手术刀沿标记线于肿物边缘做一类椭圆形切口，组织钳夹持皮缘组织，完整剥离切除窦道至正常组织，彻底止血，未见明显搏动性出血，碘伏稀释反复冲洗；以2-0薇乔线间断缝合脂肪层及皮肤层。

病理示：（骶尾部）皮肤及皮下组织，表层角化，真皮层纤维增生、胶原变性，血管扩张、淤血、灶状炎细胞浸润、钙盐沉积，局灶见增生的上皮样细胞，需做免疫组化检查进一步诊断。免疫组化结果回示：软组织瘤样钙盐沉着症。

例4 刘某，男，27岁，职员。主诉：骶尾部窦道间断肿胀流脓1年余。于2017年9月21日外院会诊。

患者1年前无明显诱因出现骶尾部窦道间断性流脓，偶有脓血性分泌物，伴有疼痛、瘙痒。大便日行1次，质软成形。2020年8月于外院行骶尾部窦道引流，未能根治，上述症状反复发作。患者为求彻底治疗，来我院门诊就诊。经检查以“骶尾部藏毛窦”为诊断收入院。入院症见：神志清，精神可，纳、眠可，骶尾部窦道间断性肿胀流脓，偶有脓血性分泌物流出，伴有疼痛、瘙痒，大便日行1次，质软成形，小便调。

专科检查：一般情况良好，各系统检查无异常。视诊：骶尾部中线有3个小溃口，截石位7点距肛缘8cm处有稍大溃口。指诊：按压窦道无疼痛，有少量分泌物溢出。

诊断：骶尾部藏毛窦。

手术治疗：行“骶尾部藏毛窦Karydakis皮瓣转移术”。麻醉满意后，窦道边缘感染灶稍外做一梭形切口，长约5cm，切除感染病灶组织，切至骶尾骨筋膜，游离一侧皮瓣，转移由真皮、皮肤及皮下脂肪组成的覆盖皮瓣，使用7号线偏中线至对侧方减张缝合，用酒精纱布覆盖，干纱布加压包扎固定。

例5　赵某，男，18岁，学生。主诉：骶尾部窦道间断性流脓1周余。于2021年1月6日来我院就诊。

患者1周前无明显诱因出现骶尾部窦道间断性流脓，偶有脓血性分泌物，无肿胀、疼痛、瘙痒，大便日行1次，质软成形。未行任何治疗。患者为求治疗，来我院门诊就诊。经检查以"骶尾部藏毛窦"为诊断收入院。入院症见：神志清，精神可，纳可，眠差，骶尾部窦道间断性流脓，偶有脓血性分泌物流出，无肿胀、疼痛、瘙痒，大便日行1次，质软成形，小便调。

专科检查：一般情况良好，各系统检查无异常。视诊：骶尾部有3个感染溃口。指诊：按压窦道无疼痛，有少量脓性分泌物溢出。

诊断：骶尾部藏毛窦。

手术治疗：行"骶尾部藏毛窦切除开放引流术"。麻醉满意后，美蓝与生理盐水混合（1∶9），注射器自骶尾部溃口注入染色，高频消融电极于窦道边缘做一梭形切口，长约4cm，组织钳夹持皮缘组织，完整剥离切除窦道至正常皮肤组织，彻底止血，修剪皮缘，开放引流。

切除组织送病理检查：纵行剪开切除的组织，查看美蓝蓝染完整无破损，组织内有大量毛发。

例6　康某，男，7岁2个月，学生。主诉：骶尾部疼痛不适1周。于2022年1月8日来我院就诊。

患者1周前无明显诱因出现骶尾部疼痛不适，呈进行性加重，大便近2日未行，平素未见明显出血。患者家属为求彻底治疗，来我院门诊就诊。门诊经检查以"骶尾部藏毛窦（化脓感染）"为诊断收入我院。入院症见：神志清，精神可，纳、眠可，骶尾部疼痛不适，呈进行性加重，大便近2日未行，平素未见明显出血，小便调。

专科检查：视诊：截石位6点距肛门5cm骶尾部有一肿物，高出皮肤表面，红肿。指诊：按压骶尾部肿块疼痛明显。

诊断：骶尾部藏毛窦。

手术治疗：行"骶尾部藏毛窦切除引流术"。麻醉满意后，高频消融止血手术电极于骶尾部肿块最高处做一切口，分离皮下组织，见约有10mL脓液溢出，见骶尾部脓腔较大，给予开窗引流，彻底切除骶尾部脓腔，切除组织至骶尾骨筋膜，清除坏死组织，修剪皮缘，使引流通畅，创面出血处电凝止血。

例7　韦某，男，21岁，自由职业者。主诉：骶尾部肿痛4天。于2021年11月24日来我院就诊。

患者4天前无明显诱因出现骶尾部肿物，疼痛不适，呈进行性加重，大便日行2～3次，质软成形，未见明显黏液及鲜血，未治疗。患者为求彻底治疗，来我院就诊。门诊经检查以“骶尾部藏毛窦”为诊断收住入院。入院症见：神志清，精神可，纳、眠可，骶尾部肿物，疼痛不适，呈进行性加重，大便日行2～3次，质软成形，未见明显黏液及鲜血，小便调。

专科检查：一般情况良好，各系统检查无异常。视诊：截石位6点距肛门约10cm骶尾部可见大小约4cm×5cm的红色肿块，表面焮热，触痛明显。

诊断：骶尾部藏毛窦。

手术治疗：行“骶尾部藏毛窦切除引流术”。麻醉满意后，手术电极于骶尾部肿块最高点做一梭形切口，引流出约20mL脓液，切开皮肤、皮下组织，搔刮脓腔组织，修剪皮缘使引流通畅。

例8 郭某，男，36岁，医务工作者。主诉：骶尾部肿痛流脓10余年，加重1个月。于2019年10月18日要求会诊。

患者10余年前无明显诱因出现骶尾部肿痛不适，呈进行性加重，逐渐溃破流脓，反复发作，经常自用卫生纸垫骶尾部防止脓液污染衣物。未曾正规治疗。患者为求彻底治疗，来我院门诊就诊。门诊经检查以“骶尾部藏毛窦（化脓感染）”为诊断收入院。入院症见：神志清，精神可，纳差，骶尾部溃破流脓、潮湿、疼痛不适，呈进行性加重，反复发作。大便、小便正常。

专科检查：一般情况良好，各系统检查无异常。视诊：骶尾部中线有上下2处溃破流脓溃口，上部溃口左右两边距中线2cm各有1个溃口流脓。溃口之间皮肤颜色发暗，压之疼痛不适。

诊断：骶尾部藏毛窦。

治疗：先行抗菌消炎冲洗治疗，择日行“藏毛窦原位适形皮片移植术”。麻醉满意后，仔细消毒手术区域，探查确认窦道基本情况后，于溃口之间皮肤用取皮刀进行自体原位取皮，并置于生理盐水中。切开全部的窦道及窦道支管，搔刮窦道周围的脓腔，至创面基底部为正常新鲜组织，仔细止血，修剪创面，并用生理盐水反复冲洗。修剪、调整皮片，使其完全覆盖创面，皮片中央戳孔，沿中厚皮片边缘间断缝合固定后以凡士林纱布覆盖，碎纱布及3M弹力胶布加压包扎固定。

例9 张某，男，21岁，学生。主诉：间断骶尾部肿块疼痛2年，加重2天。于2022年1月18日来我院就诊。

患者2年前无明显诱因出现骶尾部肿块疼痛，经反复消炎治疗时轻时重，近2日肿痛加剧。患者为求彻底治疗，来我院门诊就诊。门诊经检查以“骶尾部藏毛窦（化脓感染期）”诊断收入我院。入院症见：神志清，精神可，纳、眠可，骶尾部肿块疼痛。

专科检查：一般情况良好，各系统检查无异常。视诊：截石位6点距肛门6cm骶尾部有一处类圆形肿物，直径约2cm，高出皮肤，红肿，压之疼痛。指诊：骶尾部肿物压痛明显，皮温升高。

诊断：骶尾部藏毛窦。

手术治疗：行“骶尾部藏毛窦切除术”。麻醉满意后，电刀于骶尾部肿块最高处做一切口，分离皮下组织，见约有12mL脓液溢出，见骶尾部脓腔较大，给予开窗引流，彻底切除骶尾部脓腔，切除感染组织至骶尾骨筋膜，清除坏死组织，修剪皮缘，引流通畅，创面出血处电凝止血。

例10 刘某，男，20岁，学生。主诉：骶尾部肿物破溃流脓血8个月余。于2018年7月26日外院会诊。

患者8个月前无明显诱因出现骶尾部肿物，疼痛不适，后肿物破溃，流脓血，大便日行1～2次，质软成形，偶有手纸染血，量多，色暗红，自行应用药物治疗（具体不详），症状未见明显好转。患者为求彻底治疗，来我院就诊。门诊经检查以“骶尾部藏毛窦”为诊断收住入院。入院症见：神志清，精神可，纳、眠可，骶尾部肿物，时有疼痛不适，后肿物破溃流脓血，大便日行1～2次，质软成形，偶有手纸染血，量多，色暗红，小便调。

专科检查：一般情况良好，各系统检查无异常。视诊：截石位6点距肛门5cm骶尾部可见3个溃口，按压时有少量脓液流出。指诊：按压骶尾部疼痛不适。

诊断：骶尾部藏毛窦。

手术治疗：行“骶尾部藏毛窦Limberg皮瓣转移术”。提前使用记号笔标记好菱形切口及要转移的皮瓣范围。麻醉满意后，沿设计好的手术切除线做一菱形切除切口，切除病灶组织至骶尾骨筋膜，游离该皮瓣至臀肌浅筋膜，充分止血后放置负压引流管引流。间断缝合皮下组织，褥式缝合皮肤，纱布加压包扎固定。

六、术后并发症及处理

无论是采用保守治疗还是手术治疗，藏毛窦常见并发症都包括伤口愈合不良和疾病复发。男性、肥胖、多毛症、吸烟、家族史、卫生条件差、毛孔大小和外科手术均是疾病复发及产生并发症的危险因素。

一项由Lesalnieks完成的研究结果显示，吸烟者在微创治疗和偏离中线闭合的手术操作后，术后伤口并发症增加了。与非吸烟者相比，吸烟者的藏毛窦复发率也有增加。外科医生的经验也是疾病复发的一项因素，当缺乏经验的外科医生进行Karydakis皮瓣手术时，44%的患者出现复发，而由经验丰富的外科医生操作复发率为9%。凹陷大小和凹坑数量与疾病复发之间也存在相关性，不完全的窦道切除可导致疾病复发。麻醉方法也影响着疾病复发，与全麻相比，在局部麻醉下进行较小和不充分的手术切除具有较高的复发率。

广泛性局部切除和一期闭合可加速伤口愈合，并且缩短患者恢复的时间。手术首选偏离中线的皮瓣闭合，因为与中线闭合相比该手术具有较低的复发率。Onder等人提出一期中线闭合复发率较高，而皮瓣闭合术后并发症较多。

据观察，一期闭合后，术后可出现轻微的术后并发症，如皮下积液、血肿、局部伤口感染和伤口裂开，发生率为16%～17%。如果发生皮下积液或血肿，建议进行液体抽吸。术中伤口放置引流用于防止液体积聚。无论是全身还是局部，抗生素可用于解决局部伤口感染的并发症。无论选择何种手术方式，已经证实脱毛和保持严格的卫生可以预防疾病复发。

癌变是慢性复发性藏毛性疾病的罕见并发症。在藏毛囊肿疾病中发展的癌是罕见的，并且发生在少于0.1%的慢性未治疗、复发性藏毛囊肿疾病中。慢性藏毛性疾病在毛囊中存在将近20年才会恶变。鳞状细胞癌是最常见的恶性病变，发生率为90%。其余10%为基底细胞、鳞状细胞和基底细胞混合细胞癌及腺癌。该处的癌变表现为侵袭性、快速进展的蕈样溃疡。此种癌具有局部侵袭性的特点，但很少有远处转移。治疗的选择是整块手术切除与皮肤移植或皮瓣修复由此产生的缺损。尽管有干预措施，但预后不良，复发率高达50%。辅助化疗和放疗可用于减少疾病复发。

七、围手术期护理

（一）术前护理

1. 常规准备 遵医嘱做好血常规、血型、凝血时间、尿常规、粪便常规、肝肾心肺等功能的检查。

2. 肠道准备 术前1日进食少渣半流食，禁食水4～6小时。术前排空大便，保证直肠清洁无便，手术当天清洗肛门周围皮肤。

3. 皮肤准备 剃除骶尾部及会阴部毛发，注意防止损伤皮肤。

4. 心理护理 藏毛窦易反复发作，对患者的生活和工作造成很大影响，护士应给予心理疏导，详细了解并解答疾病相关知识，减轻患者的焦虑情绪。

5. 体位 训练侧卧、屈膝位。

6. 监测生命体征 血压、心率控制在正常范围，高热时可遵医嘱给予物理降温、药物降温。必要时可先切开引流。

（二）术后护理

1. 体位护理 术后1～2日尽量采取仰卧或俯卧位。术后2日后嘱患者自动体位，可以下床活动，暴露伤口，有利于创面愈合。

2. 伤口观察　术后按压伤口半小时，预防出血。观察伤口敷料渗血、渗液情况。渗液较少者，嘱患者尽量采取平卧位；渗液较多者，及时换药处理。保持伤口周围皮肤清洁，排便时避免污染伤口敷料。如有污染，及时更换敷料。伤口未愈合出院的患者，嘱其定期复查。

3. 疼痛护理　评估患者疼痛的性质及程度，大部分患者术后都有疼痛症状出现，必要时遵医嘱使用镇痛药物。

4. 尿潴留　护理创面疼痛、麻醉药物作用和术后体位等原因易引起排尿不畅或尿潴留，可热敷小腹、冲洗刺激会阴部、温水坐浴等诱导排尿，必要时遵医嘱在无菌原则下行导尿术，留置尿管期间应每日会阴冲洗，防止尿路感染。

5. 饮食指导　手术后6小时可进食营养丰富、清淡、易消化饮食，多饮水。排便后可逐渐增加高蛋白、高维生素、高纤维素饮食，保证营养及大便通畅，促进伤口的愈合。

6. 皮肤护理　保持皮肤清洁干燥，避免感染。

7. 监测生命体征　观察体温变化，防止伤口感染引起高热，必要时给予物理降温和药物降温。

8. 心理护理　因术后伤口愈合时间较长，患者常因创面疼痛及害怕复发而忧虑、焦躁。应耐心解释病情，分散患者注意力，消除患者对疾病的恐惧、紧张情绪。

9. 预防感染

（1）药物预防：遵医嘱静脉输注抗生素，并观察用药后有无不良反应。

（2）伤口换药：术后无菌换药，每日1～2次，观察伤口情况，避免感染。

第十章　坏死性筋膜炎

坏死性筋膜炎是一种罕见的由需氧菌与厌氧菌协同感染的急性软组织感染。多发于身体下肢，其临床表现有皮肤肿痛、水疱、筋膜坏死等，伴发热、寒战等全身中毒症状。本病进展迅速，可经血液循环引起全身脓血症、败血症。常并发休克、多器官功能衰竭甚至死亡。对早期感染诊断和治疗的延误，可能导致更高的病死率。常伴有全身和局部组织的免疫功能损害，多见于长期使用皮质类固醇和免疫抑制剂者。此病主要发生于皮肤损伤或手术治疗后，如皮肤擦破损伤、外科手术切口、久卧压疮、肛瘘或糖尿病足部溃疡等。

一、病因

（1）感染性疾病，如肛周常见疾病细菌、病毒感染、细菌联合病毒感染。

（2）手术损伤，如肛周、盆底、会阴部、子宫及其附件、腹部手术等。

（3）全身性疾病，如糖尿病、肿瘤、动脉硬化等。

（4）肛周局部或盆腔注射或输注药物不当。

（5）菌血症、败血症、毒血症、脓毒败血症、虫咬伤、药物流产等。

（6）其他，如营养不良、肛周外伤、会阴部外伤、盆底外伤及腹盆联合外伤感染、放疗、肾衰竭、器质性心脏病、肝硬化、红斑狼疮等。

二、病机

坏死性筋膜炎是一种罕见的由需氧菌与厌氧菌协同作用的严重软组织感染。在局部或全身组织出现免疫损害后，细菌群体趁虚而入，侵入皮下组织及筋膜，需氧菌首先消耗组织中的氧气，降低氧化还原电位差，创造适宜厌氧菌滋生繁殖的缺氧环境。细菌感染沿筋膜迅速、广泛地潜行蔓延开来，引发广泛炎症充血、水肿，继而皮肤和皮下的小血管网呈血淤征象，缺乏营养，导致皮肤缺血性坑道样坏死，甚至是环形坏死、逆行性坏死。

三、临床表现

本病特征为：局部症状轻重不一，全身症状重且呈严重中毒表现。坏死部位可波及全身，尤以下肢最多见，腹壁、会阴部、腰背部、臀部及颈部等次之。

1. 局部症状

（1）起病急骤，早期局部症状不明显，24小时内可波及整个肢体。受损皮肤颜色发红或发白，肿痛明显，病灶边界模糊，呈弥漫性蜂窝织炎状。

（2）患处麻木不仁：炎性物质的刺激和病菌侵袭破坏感觉神经，先期疼痛感被麻木取代。

（3）血疱：血管完整性被破坏，血管栓塞、血淤，皮肤颜色呈紫黑色，出现血疱。

（4）血性渗液奇臭：皮下脂肪及筋膜水肿、坏死。潜行性坏死，波及范围大；因皮下产生气体，按压患处可呈气性坏疽似捻发音。血性浆液性渗出液，臭味奇特易辨认。

2. 全身中毒症状　患者有畏寒、高热、厌食、脱水、意识障碍、低血压、贫血、黄疸等严重的全身性中毒症状。若未及时救治，可出现休克、全身炎症反应综合征、菌血症、败血症、脓血症、脓毒败血症、多器官功能衰竭甚至死亡。

四、治疗方法

坏死性筋膜炎的治疗应遵循以下几个基本原则：高级别抗生素联合应用、早期诊断、及早清创及扩创、营养支持、水电解质平衡等。

1. 高级别抗生素联合应用　早期在未确定致病菌之前，应经验性、足量、规范地使用抗生素。所选抗生素必须对金黄色葡萄球菌、链球菌、革兰氏阴性菌、大肠杆菌类、假单胞菌、拟杆菌属、梭状芽孢杆菌等菌种高度有效。通常选用二至三联抗生素联合使用，如第三代或第四代头孢菌素、克林霉素、甲硝唑等，必要时可予碳青霉烯类抗生素，如亚胺培南、美罗培南等。根据患者病情轻重程度，使用1～2周。根据细菌培养及药敏试验的结果及时更换对确定菌种敏感的抗生素。

2. 及时的外科清创术及扩创术　术中使用手术刀片、组织剪刀、超声刀、双极等，以坏死皮肤或病灶为中心由重到轻环形向外扩展切开，直至切到流鲜血的健康组织。应彻底切除坏死组织。若皮肤无感染坏死，行减压引流切口，清除皮下坏死组织，切口之间予松挂线对口引流，深部腔隙感染应置管引流。在清创过程中，应从多个部位切取多个组织进行病理活检及药敏试验以确定致病菌种，并进一步指导术后抗生素的选择与使用。术毕使用0. 025%次氯酸钠溶液或过氧化氢溶液反复多次冲洗浅部患处，切忌对深部组织使用过氧化氢溶液冲洗，以防发生气体栓塞事故。抗菌敷料及纱布包扎固定，送回重症监护室，生命体征稳定后转至普通病房后续治疗。

3. 营养支持　坏死性筋膜炎患者手术创伤较大，气血津液消耗量大，加之长时间禁食状态，患者易患低蛋白血症。注意及时评估患者营养状态，对低蛋白血症患者，应及时给予静脉补充白蛋白或新鲜血浆。

4. 高压氧治疗 高压氧治疗使血氧含量增高，迅速纠正患处组织缺氧、缺血状况，加快新生肉芽组织的生长速度及降低组织坏死概率；可使血管渗透性降低，减少血管水分外渗，肿胀不适明显缓解，改善局部血液循环；充足的氧气供应可有效抑制厌氧菌及需氧菌的生长繁殖，可使用高流量氧气面罩局部应用。

5. 真空辅助闭合伤口疗法（vacuum assisted closure，VAC） 该技术通过消除患处周围空气施加的压力，使患处持续保持真空状态，通过特定装置抽取伤口多余液体，可减轻肿胀、减少细菌繁殖，保持患处温暖湿润，帮助拉近患处边缘，增加局部区域血流量，减少炎症发生等。

6. 整形重建 大范围的缺损如皮肤、软组织则需要进行重建治疗。可行睾丸移植术、游离皮肤移植术、轴向腹股沟皮瓣术、肌皮瓣术等技术帮助覆盖缺损的皮肤或软组织。

7. 中医内治 热毒炽热，可用犀角地黄汤合透脓散；气血两虚，可用补中益气汤合四物汤。中成药，可用犀角丸、牛黄解毒片等。

五、临床病例

例1 靳某，男，37岁，2018年2月23日患者因腰部疼痛于当地医院行腰部磁共振检查，当地给予头孢类及喹诺酮类药物静脉滴注，效差。6天前肛周及阴囊部肿痛溃破流脓，遂行会阴及肛门部彩超检查，结果示脓液蔓延至阴囊部。4天前当地急行肛周坏死性筋膜炎手术切开排脓治疗，症状稍缓解。患者为求根治，紧急来我院住院部治疗，经检查以“肛周坏死性筋膜炎术后”为诊断收入院。入院症见：神志清，精神差，纳、眠一般，平车推入，双侧阴囊表面皮肤术后缺损，大便日行1次，小便调。无特殊既往史。

专科检查：视诊及指诊：左侧肛周一圆形手术切口，约花生米大小，位于截石位3点距离肛门约6cm，切口周围皮肤发硬，按压疼痛明显。双侧阴囊表面皮肤缺损，左侧睾丸完全裸露，与周围皮肤分离，呈游离状；右侧睾丸呈游离状，下方裸露，上方有皮肤覆盖。双侧睾丸上方皮肤下有明显手术后空腔，延伸至耻骨联合下方。阴茎根部及整个阴囊皮肤肿胀，阴茎根部散在皮肤破损。阴囊根部皮肤下有一手术后皮下窦道，窦道通往左侧肛周手术切口。肛门镜未查。

辅助检查：2018年2月23日血常规：白细胞13. 50×10^9/L、中性粒细胞数11. 50×10^9/L、中性粒细胞比率85. 30%。2018年2月23日血沉50. 00mm/h。2018年2月23日凝血六项：凝血酶原时间14.10秒、凝血酶原活动度65. 50%、D-二聚体3. 30mg/L、纤维蛋白原降解产物6.60mg/L。急诊肝功能：谷丙转氨酶80U/L、总蛋白58. 8g/L、白蛋白26. 6g/L、谷氨酰转移酶140U/L、胆碱酯酶4 500U/L。急诊电解质：钙2. 09mmol/L。急诊肾功能：肌酐54μmol/L。急诊血糖8. 49mmol/L。2018年2月24日：超敏C反应蛋白34. 1mg/L。降钙素原

（PCT）60ng/L。磁共振示：①两侧肛提肌周围（左侧为著）、两侧坐骨肛门窝前侧方、两侧阴囊及左臀部皮下脂肪间隙仍见异常强化信号，建议随访复查；②两侧腹股沟多发小淋巴结。附带所见：腹壁皮下脂肪水肿；椎体骨质信号减弱。请结合其他临床。

手术治疗：行超声刀辅助下“肛周坏死性筋膜炎清创扩创术”。腰硬联合麻醉后患者取截石位，肛周、阴囊及阴茎、会阴碘伏常规消毒，铺巾。左手食指探查患者左侧阴囊下方空腔，可触及空腔通向距阴茎根部3cm处左上方，电刀在此处做一切口，使其与左侧阴囊处空腔引流通畅。从患者右侧阴囊下方探查，空腔通向右侧阴囊上方，在此处做一放射状切口，在此处以橡胶管贯穿以利于引流。探查右侧阴囊上覆盖皮肤，可探及较多空腔，分别开窗以橡皮筋相互贯通，以利于引流。探查阴茎皮下空隙较多，分别开窗贯穿橡皮筋，使其引流通畅。向下探查肛周情况，阴囊根部皮下窦道通向左侧肛周手术切口处，切开皮肤及皮下组织，暴露坏死组织，电刀分别切除。修剪皮缘使引流通畅。探查脓腔，见截石位12点距肛门5cm处有一腔道通向截石位9点距肛门3cm处，于截石位9点距肛门3cm处做一切口并扩大使引流通畅，使其与截石位12点距肛门5cm处孔隙相贯通。继续探查，截石位3点距肛门5cm处有一窦道向内延伸10cm。扩大外口周围组织可探及一感染灶通向截石位5点距肛门10cm处，继续探查见感染灶又通向截石位6点距肛门3cm处，分别以橡胶管挂线引流，使其引流通畅。超声刀清除各个腔道坏死组织。再次探查各个脓腔，未见明显纵深方向窦道及坏死组织。1 000mL过氧化氢溶液、1 000mL生理盐水冲洗腔隙，敷料固定，手术结束。

术后：给予对其敏感的、疗效肯定的注射液亚胺培南西司他丁钠联合左奥硝唑氯化钠注射液以抗感染；给予复方氨基酸注射液、转化糖注射液、注射用脂溶性维生素等以营养支持；给予人血白蛋白注射液以纠正低蛋白血症；给予如意金黄散穴位贴敷治疗以消肿止痛；患者术中切除组织较多，分泌物多，给予红外线治疗以促进血液循环、促进分泌物吸收；给予云南红药胶囊口服以防止继发性出血；给予迈之灵片口服以消除水肿，促进静脉回流；给予致康胶囊口服以凉血止血，化瘀定痛；给予芪蓉润肠口服液以防止大便干结；给予银离子抗菌凝胶、重组人碱性成纤维细胞生长因子外用以抗菌促愈合；每日换药给予纳米银抗菌敷料以抗菌促愈合；日常给予患者过氧化氢溶液、奥硝唑氯化钠注射液、康复新液冲洗，同时换药时给予清创处理。前后共治疗1个月余，痊愈。

例2　杨某，男，50岁，农民，2021年1月无明显诱因出现肛周肿物疼痛，其间在内黄县某医院行输液（具体药物不详）治疗，症状缓解。10天前患者肛周肿物疼痛复发，在浚县一诊所进行诊治，未给予任何治疗，遂到内黄县某医院及安阳市某医院就诊，体温约38. 2℃，给予药物应用（具体不详），上述症状逐渐加重，1天前肛周肿物破溃、流血流脓，恶臭气味，体温正常。现患者为求进一步彻底治疗，遂来我院门诊就诊。门诊经检查以“坏死性筋膜炎、肛周脓肿、糖尿病（2型）”为诊断收治入院。入院症见：神志清，精神一般，纳可，眠差，肛周肿物疼痛明显，肿物破溃，流血流脓，恶臭气味，体温正常，坐立不安，行动不便，大便日1次，质较干，小便调。既往史：糖尿病病史。专科检查：视诊：截石位12点距肛缘10cm有一溃口，有脓血流出；截石位5–12–9点距肛缘10cm肛周红肿，向前至阴囊下肿胀明显。指诊：由溃口指检脓腔从5点至12点至9点，向前至阴囊下。

辅助检查：血常规示：白细胞15. 15×10^9/L、中性粒细胞数12. 29×10^9/L、嗜酸性粒细胞0. 01×10^9/L、中性粒细胞比率81. 00%、淋巴细胞比率13. 50%、嗜酸性粒细胞比率0. 10%。C反应蛋白定量＞160mg/L。凝血功能示：2021年3月1日 23：05凝血六项：凝血酶原活动度69. 70%、纤维蛋白原浓度5. 36g/L、D–二聚体3.40mg/L、纤维蛋白原降解产物12.40mg/L。2021年3月1日血沉91. 00mm/h。2021年3月1日 23：33急诊肝肾功能及电解质等：镁1.13mmol/L、肌酸激酶793U/L、葡萄糖11.96mmol/L、白蛋白34. 3g/L。传染病筛查、心电图检查未见明显异常。胸部CT，考虑：①双肺炎症，右肺中叶为著；②纵隔血管走行变异，建议增强扫描；③冠状动脉钙化；④心包稍增厚；⑤会阴臀部区坏死性筋膜炎征象；⑥右侧腹股沟疝。影像意见，请结合临床磁共振检查。

手术治疗：行超声刀辅助下“坏死性筋膜炎清创引流术+扩创术+肛周脓肿切开引流术”。在腰硬联合麻醉后，患者取截石位，肛周及会阴部碘伏常规消毒，铺巾，肛内碘伏常规消毒，由截石位12点肿物溃破处探查，脓腔位置较深，分别呈弧形通向截石位5点、7点坐骨直肠窝，外科止血电极切开脓腔皮肤、皮下组织，中弯钳探入脓腔，流出灰黑色淤泥状脓液约50mL，恶臭奇重。扩大切口，修剪边缘组织，见脓腔内有大量坏死的筋膜及组织，坏死组织呈暗红色和淤泥状灰黑色，臭味奇重。外科止血电极及超声刀切除坏死组织至暴露正常组织，边切除边探查，左侧脓腔较大，给予开窗引流，并彻底切除脓腔内坏死组织。继续探查脓腔通向12点阴囊处，外科止血电极及超声刀切除皮肤及坏死组织，感染灶彻底敞开，脓腔累及两侧腹股沟，术中外科止血电极及超声刀切除脓腔内坏死的筋膜及组织。切除过程中坏死创面出血明显，彻底止血；过氧化氢溶液及生理盐水1：1稀释后反复冲洗创面，碘伏与生理盐水1：1冲洗创面。仔细检查创面未见明显活动性出血，碘伏再次消毒，敷料及纱布加压包扎固定，手术结束。

术后：给予氨基己酸注射液静脉滴注应用以预防继发性出血；给予注射用亚胺培南西司他丁钠、左奥硝唑氯化钠注射液及硫酸依替米星注射液应用以抗感染；给予复方氨基酸注射液、维生素B_6、氯化钾、中/长链脂肪乳注射液以营养支持，维持机体水、电解质平衡；给予艾普拉唑钠针以保护胃黏膜；术后给予氨酚羟考酮片、地佐辛注射液以止痛；给予喜炎平注射液以清热解毒；给予异甘草酸镁注射液以保护肝脏；给予悬浮红细胞（静脉输血）以纠正贫血；给予人血白蛋白应用以纠正低蛋白血症；给予双下肢气压治疗以改善循环，预防下肢血栓形成；术后给予清热散结胶囊口服以清热散结，消肿止痛；给予云南红药胶囊口服以清热凉血止血，化瘀生肌定痛；每日给予过氧化氢溶液、碘伏、氯化钠注射液、康复新液外用冲洗创面，给予银离子抗菌凝胶、重组牛碱性成纤维细胞生长因子凝胶外用以抗菌促进创面愈合，给予藻酸盐功能性敷料、纳米银抗菌敷料以抗炎，保护创面；给予红外线治疗以促进血液循环，促进分泌物吸收，促进肉芽组织生长；后期给予过氧化氢溶液及氯化钠注射液稀释后冲洗创面，氨基己酸注射液及生理盐水稀释后冲洗创面，康复新液冲洗创面，常规消毒后，银离子抗菌凝胶及重组牛碱性成纤维细胞生长因子凝胶外用抗炎促进创面愈合；藻酸盐功能性敷料、纳米银抗菌敷料及纱布包扎固定。前后共治疗1个月余，痊愈。

例3　宋某，男，49岁，职员。主诉：肛周肿物疼痛7天，加重3天。

现病史：7天前食辛辣、刺激性食物后出现肛周肿物，伴疼痛，口服药物（具体不详）治疗后症状未见明显缓解。3天前症状加重，发热，体温最高至39℃，行走、坐立后疼痛加重，触痛明显，偶有肛内肿物脱出，不能自行回纳，需用手托回，偶有便时出血，色鲜红。患者为求系统治疗，遂来我院门诊就诊。门诊经检查以“肛周坏死性筋膜炎？、肛周脓肿、混合痔”为诊断收入我院。入院症见：神志清，精神差，纳、眠差，肛周肿物肿胀疼痛明显，行走、坐立后疼痛加重，伴发热，体温38. 7℃，偶有肛内肿物脱出，不能自行回纳，需用手托回，偶有便时出血，色鲜红，量可，大便未排，小便量少。

既往史：2019年因外伤于郑州某医院行手术治疗，具体不详，发现高血压2年，口服琥珀酸美托洛尔缓释片；发现“冠状动脉堵塞”2年，口服阿司匹林治疗，现已经停用1周。

专科检查：视诊：左侧肛周、臀部及会阴部阴囊下方皮肤发红、肿胀。截石位3、6、11～12点各有一褐色肿物。指诊：压痛明显。

辅助检查：血常规示：白细胞18. 77×10^9/L、中性粒细胞数17.62×10^9/L。急查电解质：钾3.00mmol/L、钠132mmol/L、氯92.9mmol/L、钙2.02mmol/L、磷0. 46mmol/L、二氧化碳20.2mmol/L。急诊心肌酶：谷草转氨酶47U/L、肌酸激酶306U/L。查心电图示：①窦性心动过速，心率114次/分；②频发房性早搏；③下壁、前侧壁导联ST-T有改变。肛周彩超示：肛周及会阴阴囊软组织内异常回声（不排除坏死性筋膜炎可能），肛管周围不规则液性暗区（坐骨直肠窝脓肿可能），肛管周围局部增厚。磁共振示：①左侧盆腔直肠间隙、坐骨直肠间隙坏死性肌筋膜炎；②直肠左侧壁水肿；③两侧腹股沟稍大淋巴结。

手术治疗：患者病情危重，处于中毒性休克前期状态，血压维持不佳，给予补液等处理后，在全身麻醉下行超声刀辅助下“坏死性筋膜炎清创引流术+扩创术”。患者取左侧卧位，肛周、臀部及会阴部碘伏常规消毒，铺巾。电刀在截石位3点距肛门约2cm处做一弧形切口，流出灰黑色淤泥状脓液约100mL，恶臭重，注射器抽取脓液送细菌培养+

药敏试验。电刀切开脓腔皮肤及皮下组织，见脓腔内有大量坏死的筋膜及组织，坏死组织呈暗红色和淤泥状灰黑色，臭味重，切除坏死组织至暴露正常组织，边切除边探查，见臀大肌、内外括约肌及部分耻骨直肠肌坏死，坏死腔隙侵犯左侧坐骨直肠间隙、骨盆直肠间隙、直肠后间隙及阴囊下方、左侧腹股沟。于截石位3点处扩创左侧阴囊下方开窗引流，修剪坏死组织及坏死筋膜，截石位3点创面与阴囊下方创面贯穿橡胶管并收紧橡胶管两端以利于引流。截石位3点创面深约6cm，深达骨盆直肠间隙，超声刀辅助下充分清创，放置2根橡胶管引流脓液及渗出物。电刀及超声刀出血点止血，碘伏与生理盐水1：1冲洗腔隙。纳米银抗菌敷料、藻酸盐功能性敷料及油纱填塞压迫切口处，银离子抗菌敷料加压包扎固定，手术结束。

术后：转入重症医学科进一步治疗。经综合治疗，患者生命体征平稳，肛周手术部位无菌敷料覆盖，无渗液，接2根引流管均引流出血性液，转我科继续治疗。给予奥硝唑氯化钠注射液及乳酸左氧氟沙星氯化钠注射液联合应用静脉滴注以抗感染；继续给予注射用亚胺培南西司他丁钠静脉滴注以抗感染；给予喜炎平注射液以清热解毒；继续应用人血白蛋白注射液以纠正低蛋白血症；继续给予甲硝唑氯化钠注射液外用冲洗创面，给予创面氧气治疗，给予每日换药治疗。前后共治疗2个月余，痊愈。

例4 刘某，女，81岁，于2019年5月16日因浑身乏力不能自行起床，到新密市某镇医院就诊。测血压80/55mmHg（10.7/7.33kPa，1mmHg约相当于0.133kPa），立即转至新密市某医院就诊，因血压低，转至重症监护室，随后发现肛周会阴部红肿疼痛，红肿迅速发展，转入我院。平车推入病房，经检查以“肛周及会阴部坏死性筋膜炎（急性感染期）、肛周脓肿、高血压、贫血”为诊断收入我院。入院症见：神志模糊，精神差，眠差，贫血貌，体温38℃，肛周会阴部肿胀疼痛，大便晨起2次，量少，留置导尿，尿管引流通畅。

既往史：既往体质一般，高血压病史20年，口服“利血平”（未规律服药），血压控制不稳定。

专科检查：视诊：右侧会阴部皮肤发红、肿胀，右侧肛门部皮肤发红、肿胀范围约18cm×12cm，截石位7～9点肛缘肿物。指诊：肿胀部位按压时握雪感明显，肿痛加重，肛门括约肌收缩乏力。肛门镜检查未见明显异常。2019年5月19日急诊肝功能：总蛋白45.8g/L、白蛋白23. 0g/L、碱性磷酸酶129U/L、胆碱酯酶2 600U/L。急诊血糖6.27mmol/L。急诊心肌酶：肌酸激酶25U/L。N末端脑钠肽前体（NT-proBNP）5 226pg/mL。血常规：白细胞11. 73×10^9/L、中性粒细胞数10.57×10^9/L。血沉78.00mm/h。乳酸1.48mmol/L。下腹部及中腹部CT示：①胆囊体积明显增大，右侧肾动脉点状钙化，双肾边缘小结节影；②考虑下腹部及右侧腹股沟、右侧会阴部蜂窝织炎及坏死性筋膜炎；③右侧股骨上段软组织水肿。胸部及腹部DR示：腹部多发不典型气液平面。

手术治疗：在超声刀辅助下行“肛周、会阴及腹部坏死性筋膜炎清创术+扩创术+肛周脓肿切开引流术”。麻醉满意后，患者取截石位，肛周、会阴及腹部碘伏常规消毒，铺巾，肛内碘伏常规消毒，行指法扩肛，电刀于右侧会阴部皮肤肿胀最高点处行放射状切开，见有恶臭脓液溢出，呈灰褐色，臭味较重，量约100mL。继续探查，见脓腔沿筋膜通向右侧肛周及右侧下腹部。电刀于右侧下腹部坏死性筋膜腔隙顶端做两切口以开窗彻底引流，见腔隙通向右侧肛周，在中弯钳引导下切开右侧肛缘皮肤、皮下组织，电刀于右侧肛周坏死性筋膜腔隙顶端做一切口以开窗彻底引流，脓腔内有大量坏死的筋膜，呈灰黑色，臭味较重。清除脓腔内坏死组织及坏死筋膜，超声刀辅助下彻底止血，清除坏死筋膜，各开窗引流切口间留置引流管引流，并充分修剪各切口。仔细检查创面，未见明显活动性出血，碘伏再次消毒。给予纳米银抗菌敷料、藻酸盐功能性敷料压迫以防止继发性出血，银离子创伤抗菌敷料加压包扎固定，手术结束。

术后：转入ICU，告病危，重症监护，持续血压监测、心电监护、脉氧监测，留置尿管，记24小时出入水量，及时吸痰，定时辅助排痰，必要时行纤维支气管镜检查及治疗，入科后完善相关检查。患者坏死性筋膜炎，感染重，给予注射用比阿培南联合左氧氟沙星针静脉滴注以广覆盖多种致病菌抗感染；患者喉间痰鸣，给予盐酸氨溴索以化痰促进痰液排出，给予多索茶碱以解痉平喘，给予复方异丙托溴铵雾化吸入以缓解气道痉挛，给予布地奈德吸入雾化以减轻气道炎症；患者心功能差，给予米力农持续泵入强心，磷酸肌酸钠营养心肌细胞，心脉隆注射液益气活血、通阳利水；给予还原型谷胱甘肽以保肝抗氧化；给予奥美拉唑以抑酸护胃；患者低蛋白血症，局部炎症渗出多，给予人血白蛋白静脉滴注以补充蛋白；患者自发病来，未进食水，考虑炎症高消耗，给予中/长链脂肪乳（C8-24Ve）20%注射液、复方氨基酸注射液18AA-Ⅱ、注射用丙氨酰谷氨酰胺、门冬氨酸钾注射液、高糖等肠外营养支持治疗。同时予以中医特殊治疗之穴位贴敷促进肠道蠕动，红光治疗促进炎症吸收，中频脉冲电治疗通经活络，灸法扶正祛邪、健脾益胃。

经积极抢救治疗，患者症状明显改善，生命体征相对稳定，于5月21日再次转入肛肠科，一级护理，告病重，给予注射用五水头孢唑林钠注射液、左奥硝唑氯化钠注射液以抗感染；给予复合磷酸氢钾注射液、门冬氨酸钾注射液以营养支持治疗；给予奥美拉唑钠注射液以保护胃黏膜；给予托烷司琼注射液以防止术后恶心呕吐；给予蔗糖铁以纠正贫血；给予参芪扶正注射液以扶助正气；给予低分子肝素钙以防止血栓形成；给予人血白蛋白以纠正低蛋白状态；给予地奥司明片口服以促进局部静脉回流，预防和消除水肿；给予致康胶囊口服，以活血化瘀止痛；给予芪蓉润肠口服液及如意金黄散穴位贴敷治疗，以软化大便，调节肠道功能；给予红外线治疗以促进血液循环、促进分泌物吸收；给予复方多黏菌素B软膏及龙珠软膏外用，以清热解毒、消肿止痛；给予银离子抗菌凝胶、重组牛碱性成纤维细胞生长因子外用，以促进创面愈合；给予中药煎剂苦参汤加减外用，以清热解毒、除湿止痛；给予清热散结胶囊口服，以清热解毒、散结止痛；给予氯化钠注射液+过氧化氢溶液大换药及药线引流治疗，以彻底清创、充分引流，促进创面愈合；给予厚朴排气合剂口服，以行气消胀，宽中除满；给予康复新液外用以养阴生肌，促进创面愈合；给予复方聚乙二醇电解质散口服，以促进大便排出；给予氯化钾缓释片以纠正低钾状态；给予维生素B_2及复方氯己定含漱液以治疗口腔溃疡；换药时给予纳米银抗菌敷料以引流通畅，纳米银抗菌敷料及银离子创伤抗菌敷料包扎固定。前后共治疗1个月余，痊愈。

六、术后并发症及处理

一般应遵循以下原则：①频繁的外科清创；②广谱抗生素的使用；③相关疾病的控制；④粪便/尿液改道；⑤营养支持；⑥高压氧疗；⑦后期创面护理与重建手术。

1. 外科清创 手术清除所有坏死组织直到出现正常的出血性组织是坏死性筋膜炎治疗中必不可少的步骤。在进行广泛的清创时无须考虑结构、功能及随后的重建，不要尝试保留任何可疑的病变组织。需每天进行检查，如有任何化脓迹象应重返手术室，在麻醉状态下进行更进一步的清创。

对发热或白细胞增多的患者也应如此处理。必要时，切除外阴与阴囊部皮肤。睾丸肉膜致密的筋膜层能够阻挡感染，确保不波及睾丸，因此无须行睾丸切除术。如果已经切除阴囊皮肤，可将睾丸暂时移植到股窝内，以行后续重建。

脉冲盐水冲洗有助于清创。应开放手术创面以便于后续检查或必要时返回手术室。

2. 广谱抗生素的使用 广谱抗生素治疗必不可少。在确定性培养与敏感性结果可用之前必须立即使用广谱抗生素治疗需氧菌、厌氧菌及梭状芽孢杆菌感染，如四代头孢亚胺培南。感染组织边缘活检对抗生素的选择以及确保手术清创的彻底性有非常重要的价值。尽管有艰难梭状芽孢杆菌超级感染的可能，但在患者发热缓解、白细胞增多好转及创面足够干净无须重返手术室清创之前仍应持续使用抗生素。

3. 相关疾病的控制 糖尿病仍是主要的相关疾病，在50%～70%的坏死性筋膜炎患者中可见。若糖尿病患者在入院时血糖极高，则会使糖尿病的控制变得更加困难。坏死性筋膜炎很少作为导致糖尿病诊断的初始疾病。在任何情况下都应强制性地控制血糖，甚至使用胰岛素滴注。合并获得性免疫缺陷综合征（AIDS）的坏死性筋膜炎患者，治疗时应联合使用高效抗逆转录病毒疗法治疗AIDS，这是一种影响HIV/AIDS进程最有效的方法。当移植引起的免疫抑制导致机体免疫损害时，应咨询移植专家改变或减轻免疫抑制药的用量，再配合手术或广谱抗生素对坏死性筋膜炎进行治疗。如果癌症化疗导致免疫损害，应咨询肿瘤医师改变或减少化疗药的用量。若患者有严重的粒细胞缺乏症，应合理选用药物以升高白细胞数量，必要时行血小板输注。

4. 肛门/尿道改道术　一般来说，坏死性筋膜炎患者无须粪便改道。尽管肛周软组织破坏严重，但肛门括约肌却是幸免的，并以一种活性组织岛状态漂浮在坏死组织中央。因此，不能随意切断肛门括约肌。如果发现肛瘘，应放置松弛挂线，日后再行确定性治疗。通常，结肠造口术不能替代坏死组织清创术。

在患者尿道损伤而不能插入导尿管时应行尿路改道术。Clayton等人报道的57例生殖器坏死性筋膜炎患者中47例患者（82%）存活了下来。患者良好的预后与较小发病年龄、入院时尿素氮<17.85mmol/L及初次清创后更少的并发症密切相关。在这项研究中，局部病变患者的生存率并不比坏死扩展到腹壁或大腿的患者高。

5. 支持疗法　几乎所有坏死性筋膜炎患者都合并有体虚的症状。随着手术创伤的增加和代谢条件的恶化，通过二次手术干预后创面形成肉芽并愈合是不可能的。因此，在首次清创术后立即改善患者的营养状态是非常必要的。经口营养摄入是可取的，但若患者不能经口摄入足够的热量，应考虑鼻饲；如果失败，应通过外周中心静脉导管（PICC）输入全肠外营养（TPN）以保证患者足够的热量。注册营养师及营养支持团队的帮助非常重要。

6. 高压氧疗　一些医学中心提倡高压氧疗，其不仅能够对抗主要的厌氧菌，还可通过提高氧含量以促进创面愈合。基于实验与人体的研究显示，创面有梭状芽孢杆菌产生的内毒素的聚集。然而，高压氧疗疗法在大多数医院是不可行的，反复运送危重患者耗时较多，也许会花费一天时间，这些都是不可取的。在一项对两家医院坏死性筋膜炎的疗效进行回顾性分析的研究中，结果显示接受高压氧治疗的患者并没有明显的生存优势。

7. 后期创面护理与重建手术　坏死性筋膜炎广泛清创后遗留的巨大创面应保持开放，定期检查，并用生理盐水或抗菌药浸渍的湿敷料包扎（如过氧化氢）。近年来已有报道采用真空辅助闭合技术（VAC）处理这些巨大创面。只有彻底清除坏死组织后，在健康的肉芽组织创面才能使用VAC，前提是要能够做到完全密封。当创面基底部干净，并能耐受手术干预时，可邀请整形与重建团队进行组织重建手术。

七、围手术期护理

（一）术前护理

1. 心理护理　此病起病急，进展快，异常疼痛，患者表现出痛苦、焦虑、紧张，加之患病部位特殊，患者会有羞涩感，并担心病情是否能得到控制，手术是否能成功，是否影响正常的功能、外观，是否影响今后的生活、工作等。因此要加强和患者的沟通与交流，了解患者的基本情况，详细介绍本病的诱因、临床表现及手术治疗的方法，有针对性地给予心理安慰与支持，使患者树立战胜疾病的信心，同时与患者家属多沟通，相互协调一致，使患者能以良好的心态积极配合治疗。

2. 环境准备 患者抵抗力低，病情危重，应安置于单独病室，减少外界噪声的干扰，营造一个安静的休养环境，控制探视人数。严格执行消毒隔离制度，每日空气消毒机消毒2次，每日定时开窗通风，通风时间不少于30分钟。

3. 术前准备 术前6小时禁食、4小时禁水，对于急诊入院手术前未能按要求禁食、禁水者，通知手术室，防止手术麻醉时发生误吸。用2%肥皂水500～800mL灌肠，操作时注意动作轻柔，并协助患者排便。开放静脉通路，遵医嘱给予抗感染、抗休克、补液治疗。

（二）术后护理

1. 病情观察与监测

（1）术后给予持续心电监护，严密观察并及时记录神志、呼吸、心率、血压、血氧饱和度，一旦出现神志恍惚或精神萎靡，应考虑为严重的全身中毒，及时和医生联系，并协助处理。

（2）随时检测血常规、电解质、血糖，并记录尿量。

（3）密切观察体温变化，通过体温观察判断清创的程度。如手术清创彻底引流通畅，术后第2日体温应呈下降趋势；若仍呈稽留热，需尽快告知医生并检查伤口，并做好高热的护理。

（4）观察切口有无出血，引流是否通畅及引流液的色、质、量，如有异常及时处理。

2. 手术创面的护理

（1）创面的观察：严密观察创面的颜色。正常情况下创面是新鲜红润的，说明血运良好；如创面苍白，说明血管栓塞；如创面灰黑色，说明创面坏死，需进一步清创。观察分泌物的颜色、性状、量、气味及创面周围水肿消退情况。

（2）换药的护理：术后第2日即开始换药，每日1次，坏死组织及分泌物多可加换1次。必要时在麻醉下进行，既可减轻患者痛苦，又便于随时清创。具体方法如下所述。①换药前的准备：排便后先用温水洗净肛门及周围皮肤，再应用中药泡洗熏治、红光或TDP治疗仪照射治疗。②换药方法：用碘伏消毒创面；清除脓液与坏死组织；用3%过氧化氢溶液、生理盐水冲洗；后用奥硝唑水纱条湿敷（感染大肠杆菌者用庆大霉素），待感染控制后改换紫草纱条。冲洗要彻底，深度部位均填充药条以利于引流，坏死组织的远端要见到正常组织为止，发现有新的扩展需及时报告医生。换药中注意观察患者的心率和疼痛程度，以免引起虚脱。③换药后的处理：所有换药器械浸泡消毒清洗后高压灭菌；敷料及一次性物品焚烧；换药室用空气消毒机消毒处理。

3. 负压封闭引流的护理 负压封闭引流术（vacuum sealing drainage，VSD）是一种用于处理复杂创面的新型、高效能引流技术。将创面与空气隔绝，利用持续负压吸引增加创面的血流量，促进肉芽生长，加快愈合，减少了反复清创换药给患者带来的痛苦和心理负担。护理中需注意：

（1）保持VSD持续负压吸引，负压值维持在0. 02～0. 03MPa，透明贴膜覆盖完好，无漏气。

（2）保持引流通畅、清洁，引流管妥善固定，防止堵塞、打折、受压及滑脱。引流瓶应放置在低于引流部位20～30cm处，防止引流液回流引起感染；引流瓶每日消毒；引流液超过引流瓶容量2/3应及时更换。

（3）每日奥硝唑、生理盐水冲洗，观察引流物的色、质、量，并准确记录。如引流液为鲜红色，考虑有活动性出血，应立即关闭负压，及时报告医生。

4. 并发症的观察与护理

（1）密切观察病情，持续心电监护，监测生命体征。给予抗休克体位，吸氧，保持呼吸道通畅。开放静脉双通道扩容，纠正水、电解质紊乱。

（2）遵医嘱输入白蛋白，以纠正低蛋白血症。

（3）遵医嘱输入抗生素，并观察用药反应。

（4）高热给予物理或药物降温，以缓解症状，减轻痛苦。

（5）定时给予翻身、叩背，指导有效咳嗽，注意肢体功能锻炼，鼓励患者早下床，防止废用性萎缩和下肢深静脉血栓形成。

5. 心理护理和疼痛管理 肛周神经丰富，手术创面大且深，感染组织张力大，疼痛剧烈。在术后72小时内遵医嘱给予止痛药物应用，如酮咯酸氨丁三醇注射液30mg肌内注射。采用疼痛视觉模拟评分法，当疼痛达到4分时，要采取干预措施。根据“三阶梯”给药原则，遵医嘱合理使用止痛剂。换药时重视患者对疼痛的感受，及时采取应对措施，以减轻患者痛苦，增强战胜疾病的信心。

6. 消毒隔离 患者伤口每日有大量的脓性分泌物排出，坏死组织有特殊臭味。同时患者抵抗力低，病情危重，应安置于单独病室，减少外界噪声的干扰，营造一个安静的休养环境，控制探视人数。严格执行消毒隔离制度，每日空气消毒机消毒2次，每日定时开窗通风，通风时间不少于30分钟。换药后所有器械予以灭菌处理，敷料及一次性物品需焚烧。

下篇　实践操作及案例篇

第一章　痔实践操作

一、常见痔类型

（一）内痔

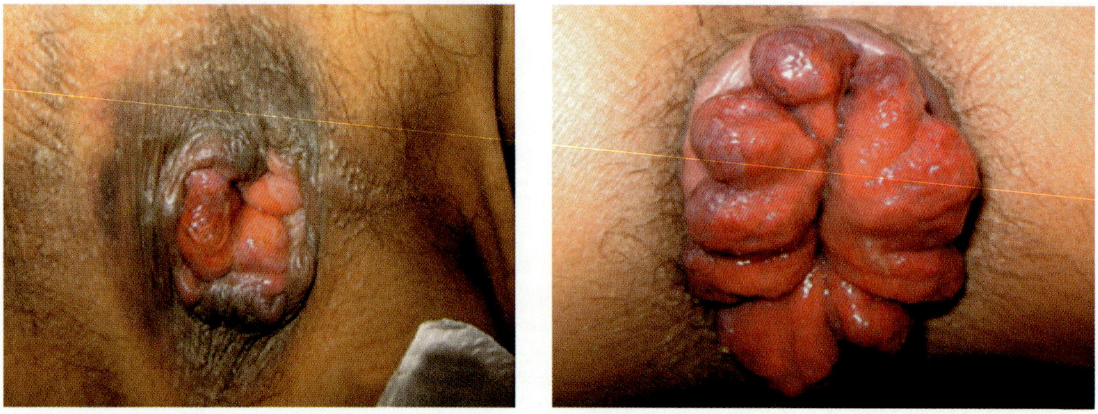

图 1–1–1　内痔

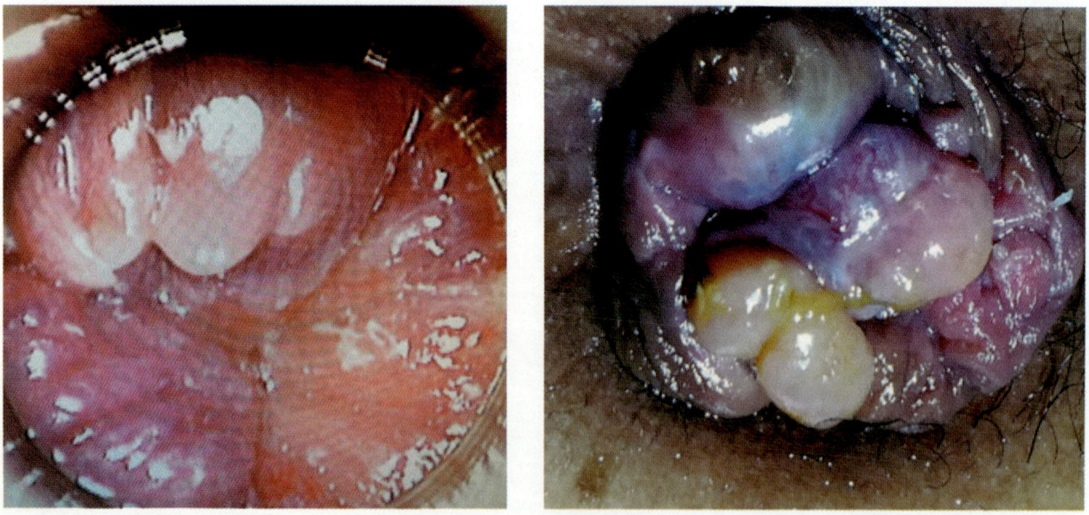

图 1–1–2　内痔伴肛乳头肥大

（二）外痔

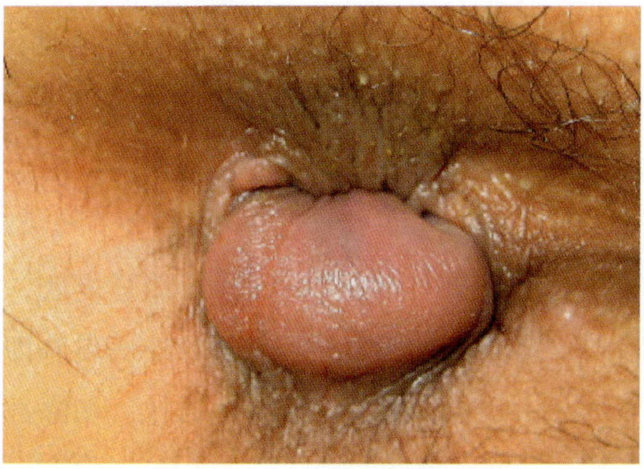

图 1-1-3　炎性外痔

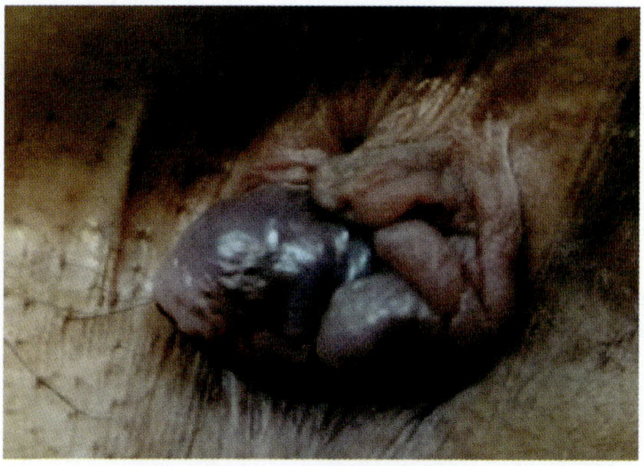

图 1-1-4　血栓性外痔

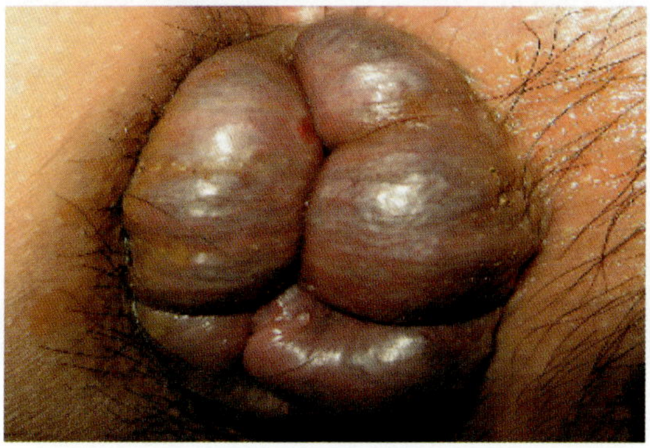

图 1-1-5　静脉曲张性外痔

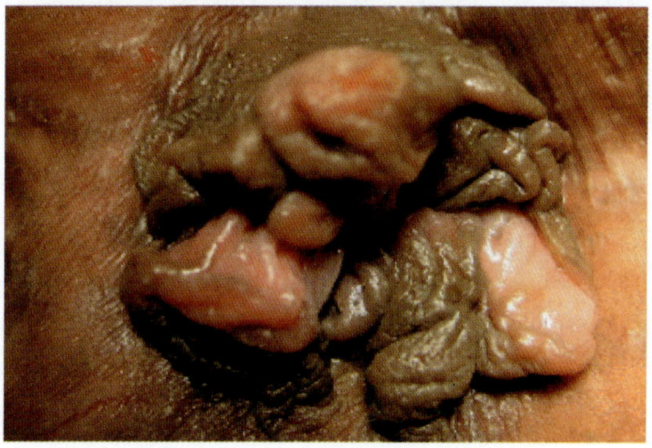

图 1-1-6　结缔组织性外痔

（三）混合痔

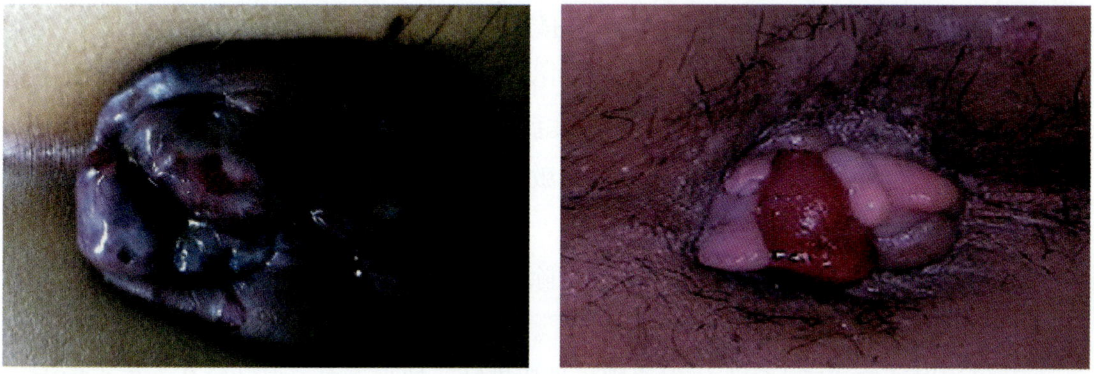

图 1-1-7　混合痔

二、痔手术方式及最新术式

（一）基础手术——混合痔外剥内扎术（M-M）

经典混合痔外剥内扎术（Milligan-Morgan）手术已有百年历史，至今仍被广泛应用。其实质是将增大脱垂的痔在解剖学上予以切除。目前为止仍被认为是治疗痔最经典的术式之一。

操作方法：在齿线附近以组织钳提起混合痔，取V形切口，从外痔顶部切开皮肤，至外痔外侧缘，剥离外痔组织，包括外痔血管袢和纤维增生组织，保留部分外痔皮肤即三角形皮瓣，将外痔部分完全剥离至齿线上约0. 3cm，在内痔基底部双重结扎，切除部分痔核。

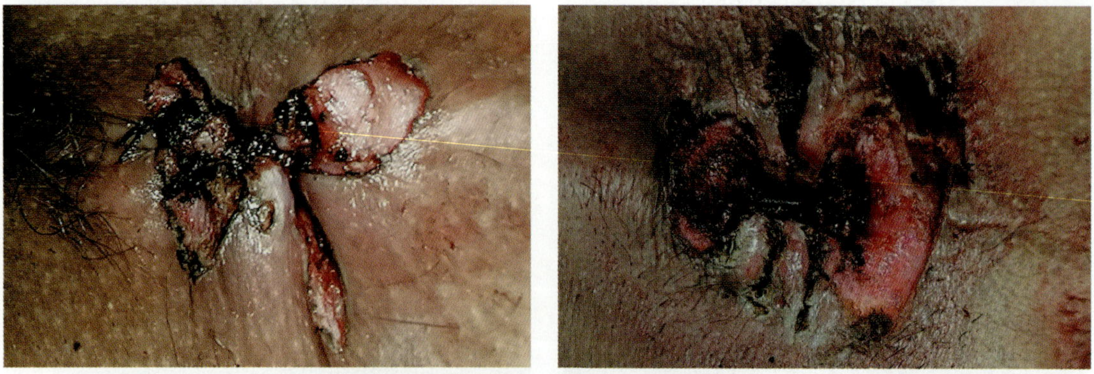

图1-2-1 混合痔外剥内扎术后

（二）非手术治疗——芍倍软化注射疗法

当痔需要治疗，而患者又拒绝手术并且不想每日进行物理疗法时，可采用另外一种积极有效的治疗方法——芍倍软化注射疗法。

软化剂芍倍注射液以收敛化瘀法这一内痔新治则为基础，按照现代制药工艺，提取乌梅、五倍子、赤芍的有效成分如柠檬酸、没食子酸和芍药苷等直接入药，配制成注射剂。它不仅保持原中药的药性作用和配伍关系，而且与传统中药制剂比较，有效成分高（均在98%以上）、可控性好、杂质少、刺激性小、稳定。

【临床应用指南推荐的适应证】

各期内痔、混合痔的内痔部分、外痔切除后内痔补充治疗。

【操作要点】

芍倍注射液的“二十字”注射原则：见痔进针，抽吸无血，退针给药，先小后大，饱满为度。

（1）见痔进针：肛门镜下见到痔核时，即可进行注射。

（2）抽吸无血：抽吸无回血，即可边退针边注射。

（3）退针给药：遇肌抵抗感后退针注射，防止药物进入肌层。

（4）先小后大：注射时先选择较小的痔核，再选择较大的，逐个注射，防止遗漏。痔核小则注射药量少，痔核大则药量随之增加。

（5）饱满为度：每处痔核注射完毕后须有光亮饱满的感觉，呈淡粉色。如果痔核表面变白，说明注射过浅（黏膜内）。

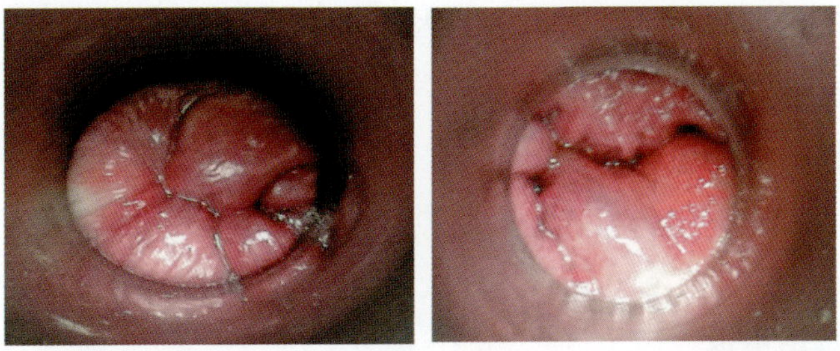

a. Ⅰ期内痔

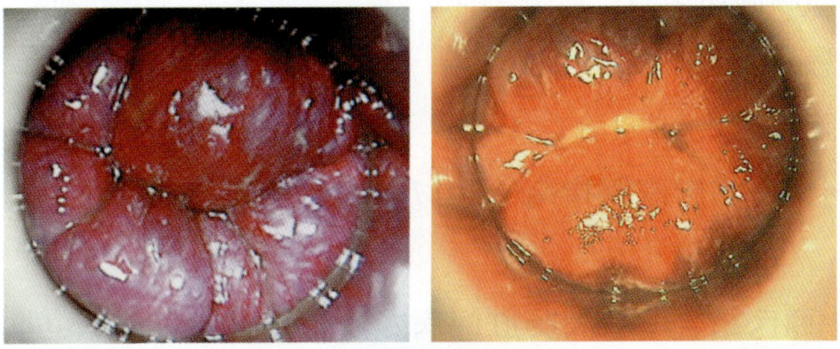

b. Ⅱ期内痔

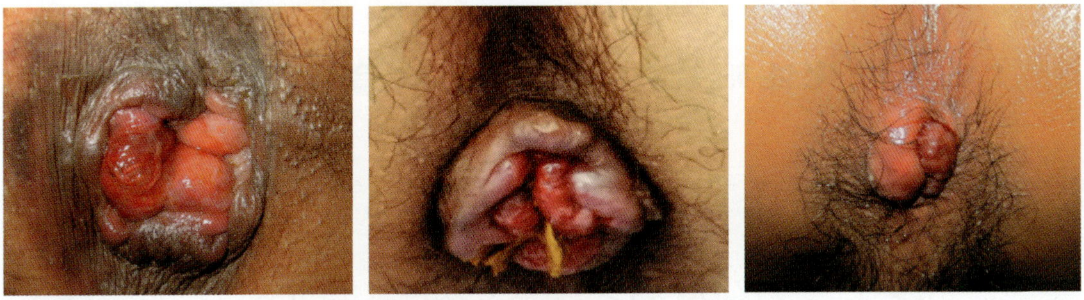

c. Ⅲ期内痔

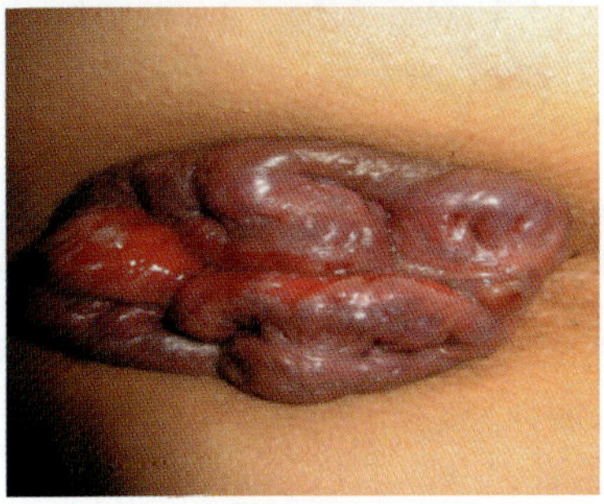

d. Ⅳ期内痔

图1-2-2　适用芍倍注射液注射的各种内痔

【注意事项】

（1）在注射治疗时，局部应严格消毒。

（2）注射时药液避免过于表浅、过深或过于集中。

（3）局部抗炎持续时间不超过7天。

（4）孕妇禁用。

（5）禁止静脉内和齿线下注射。

（6）严重房室传导阻滞者及对利多卡因过敏者禁用。

【特殊疾病合并痔出血患者】

（1）接受抗栓治疗的患者。

（2）凝血功能障碍类疾病患者。

（3）高血压患者。

（4）肾功能障碍患者。

（5）肝硬化门脉高压患者。

（6）糖尿病患者。

（7）免疫缺陷患者。

《痔芍倍注射疗法临床应用指南（2017版）》推荐以上特殊疾病合并痔出血患者使用芍倍注射疗法。

2019年中国中西医结合学会大肠肛门病专业委员会专家共识也推荐使用芍倍注射疗法。

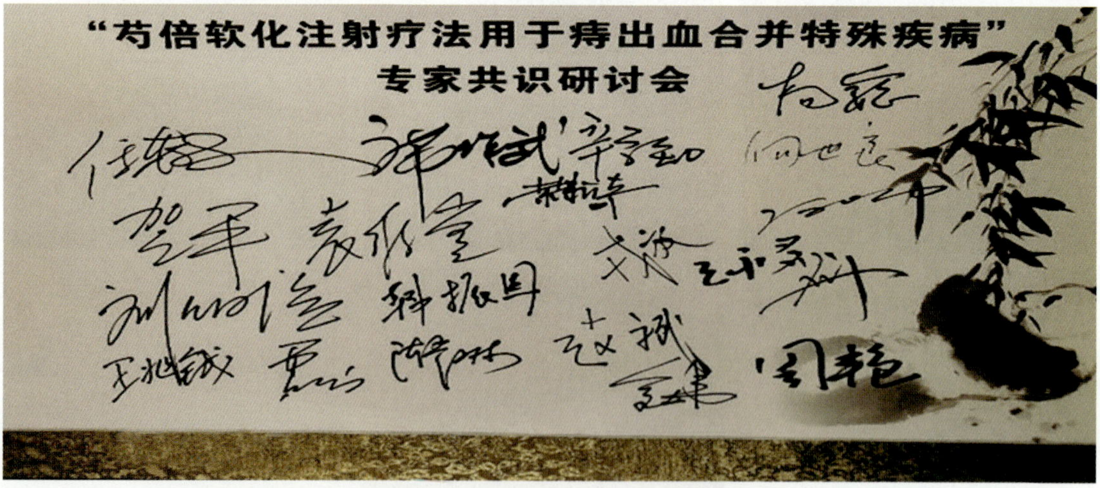

图1-2-3 中国中西医结合学会大肠肛门病专业委员会专家共识（2019）

【临床应用优势】

（1）疗效显著，安全性高：芍倍注射液治愈率高，无严重不良反应。

（2）微创无痛，恢复时间短：不同于痔切除术、套扎、PPH等传统痔疮术式，芍倍注射液注射疗法创口小，恢复时间短。它在大大减轻患者身体负担的同时，显著降低社会经济成本，提高医院床位周转率。

（3）操作简单，便于掌握：芍倍注射液不同于常见的肌内注射、静脉注射用注射液，属于局部特殊注射方式的注射液。“见痔进针、抽吸无血、退针给药、先小后大、饱满为度”将注射疗法的操作方法简化和规范，不仅可提高临床的安全性和有效性，同时更便于推广。

（4）治疗费用低：与痔切除术、套扎、PPH等手术相比，芍倍注射液注射治疗的费用大大降低。

【技术推广】

芍倍注射治痔疗法于2022年9月被国家卫生健康委员会流动人口服务中心确认为第一批全国卫生健康技术推广传承应用项目。

（三）微创疗法——自动弹力线套扎吻合术（RPH）（使用中达福瑞自动弹力线套扎器）

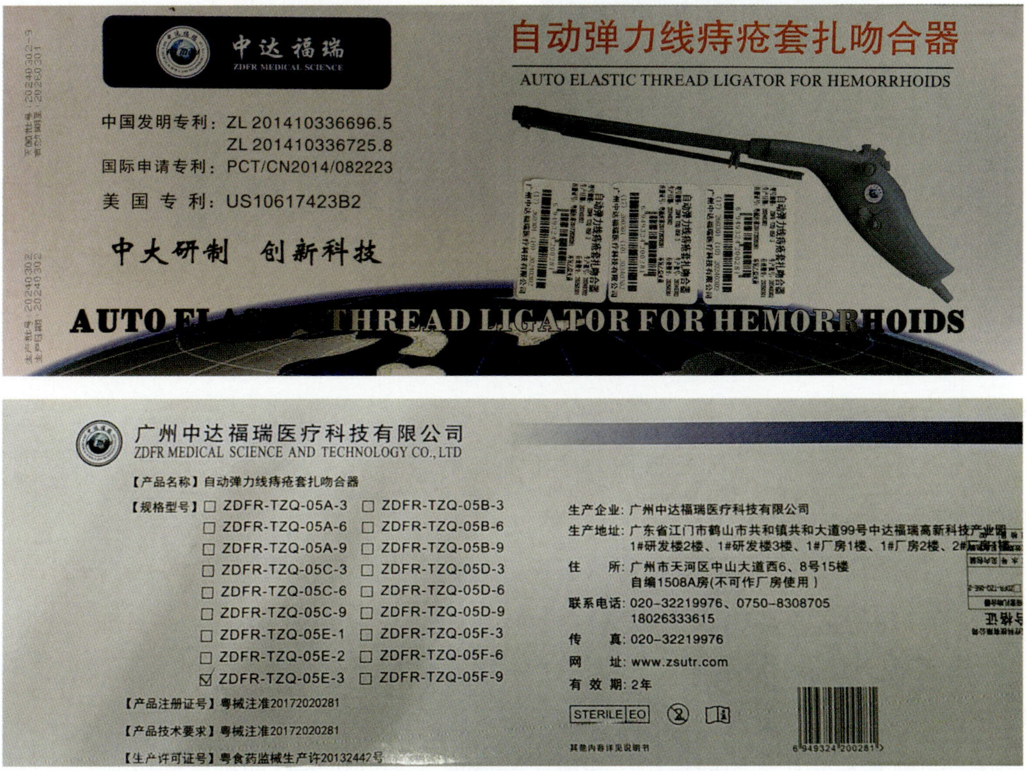

图1-2-4　中达福瑞自动弹力线套扎器

【适应证】

各期内痔、混合痔、直肠息肉、直肠黏膜脱垂、轻度直肠前突。RPH（ruiyun procedure for hemorrhoids）适应证广泛，尤其对重度痔疮的治疗优势明显，且操作简单，术区无痛。

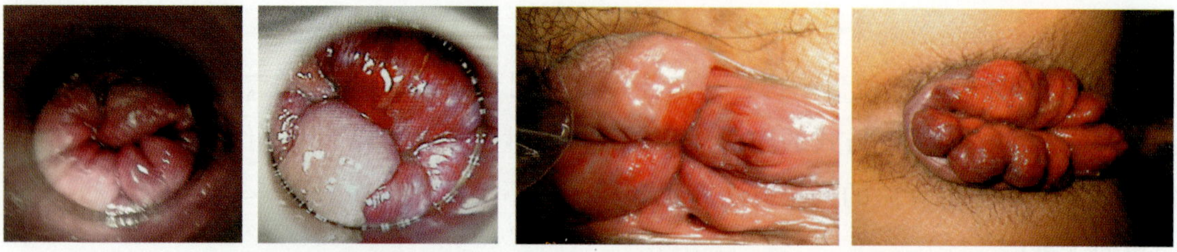

a. Ⅰ期内痔　b. Ⅱ期内痔　c. Ⅲ期内痔　d. Ⅳ期内痔

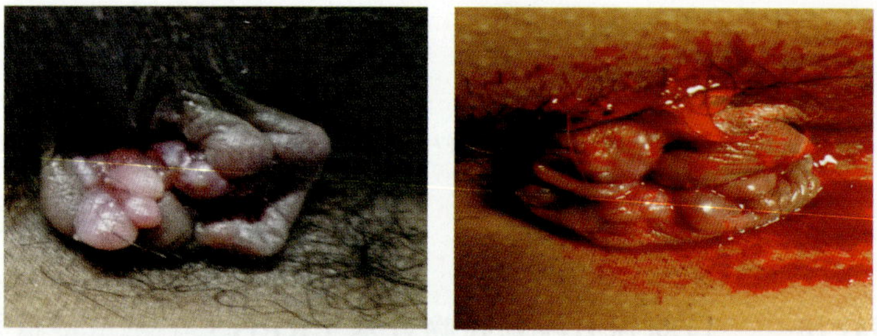

e.混合痔

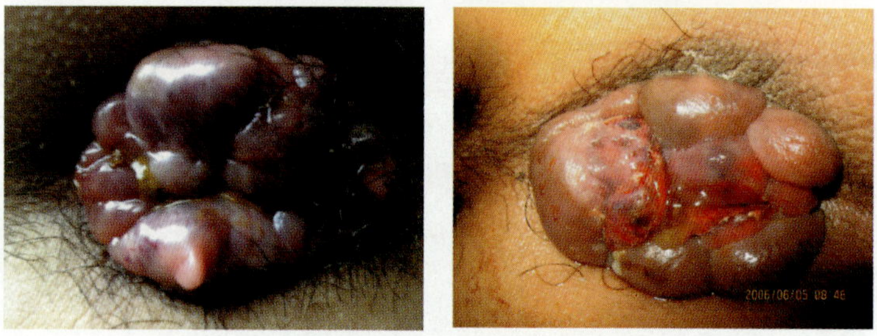

f. 嵌顿痔

图1-2-5　适用RPH的各种痔

【禁忌证】

单纯外痔、绞窄性痔、出血倾向、严重基础病。

【RPH基本套扎方法】

（1）痔块基底套扎法：套扎痔块上半部分，含大部分痔块组织。套点中心距齿线1.0cm左右；术毕弹力线紧贴移行上皮。

（2）痔上黏膜套扎法：不套扎痔块，而套扎痔块上方的黏膜（为正常黏膜），不含痔块组织。套点中心位于齿线上4cm或6～7cm。

以上两种基本套扎法协同作用，兼顾了静脉曲张和肛垫下移两种发病机制。

【RPH 基本套扎方法的联合】

痔块基底套扎法、痔上黏膜套扎法与串联式套扎法、倒三角套扎法、双串联套扎法、三串联套扎法、三点三层套扎法相结合。

（1）串联式套扎法：在痔块上缘套扎1个点，再在其上方的痔上黏膜套扎1个点。

（2）倒三角套扎法：在痔块上缘套扎1个点，再在其上方的痔上黏膜套扎2个点。

（3）双串联套扎法：在较严重的痔核部位，做2个相邻的串联式套扎，共4个点。

（4）三串联套扎法：在3个母痔部位，每处各做1个串联式套扎，共6个点。

（5）三点三层套扎法：对于严重的环状脱垂性痔，可以套扎3层，即痔上黏膜套2层，痔块基底套1层，每层套3个点，套点位置视痔块方位与脱垂程度而定。

【手术操作步骤】（使用中达福瑞自动弹力线套扎器）

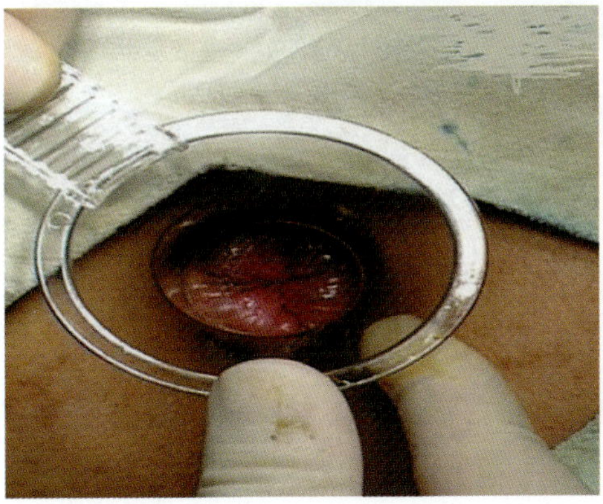

图1-2-6　设计位点

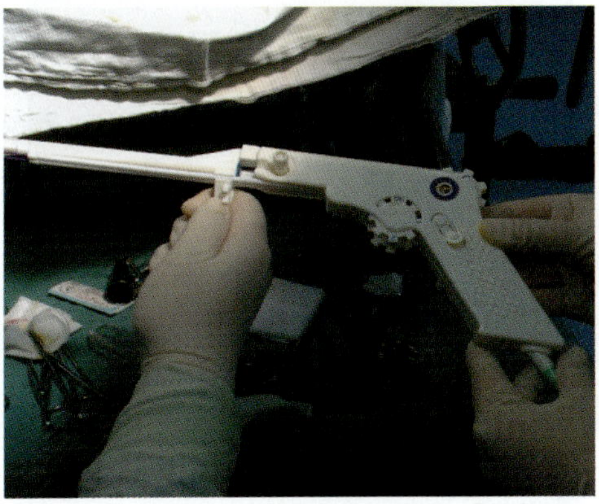

图1-2-7　打开保险，接入负压

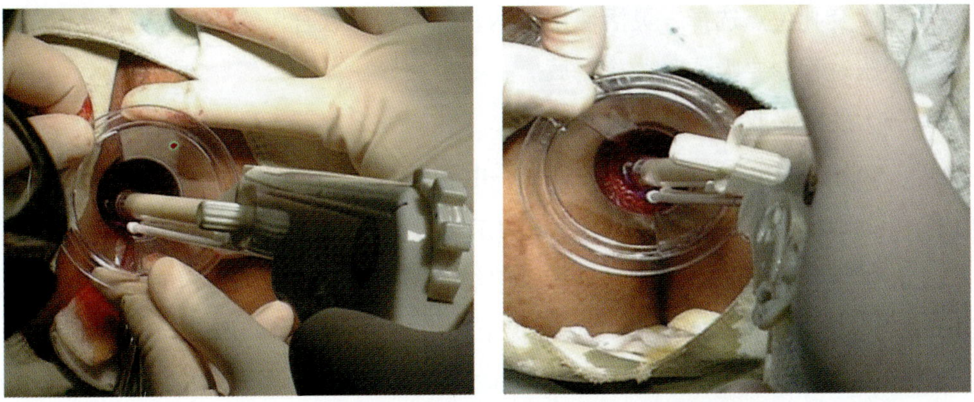

图1-2-8　暴露痔核点套扎，边吸引边稍向外抽动

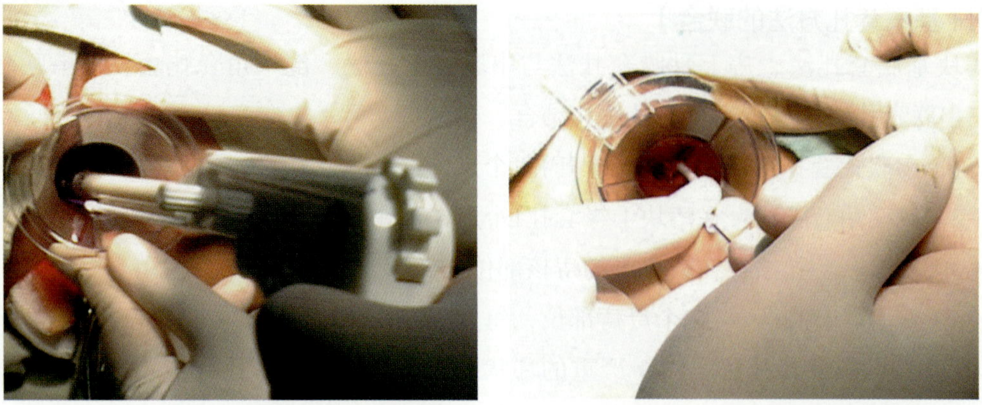

图 1-2-9 当负压达到 0. 08kPa 时，转动推圈器一周，释放紧线杆并收紧

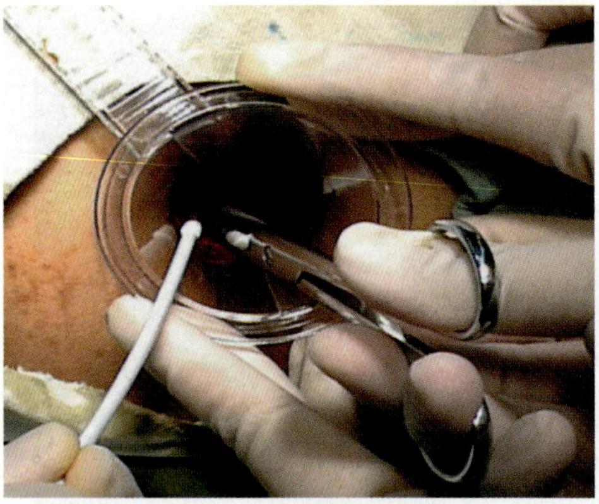

图 1-2-10 剪断多余弹力线

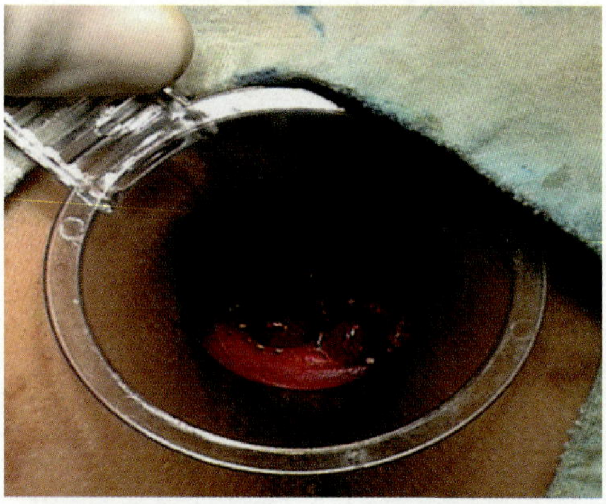

图 1-2-11 观察套扎情况

【注意事项】

（1）注意套扎位点选择，灵活使用“两基本”“五联合”。

（2）吸附过程中要吸一吸、放一放。

（3）弹力线务必收紧。

（四）生物组织电阻抗（BEIM）——电钳治疗

BEIM（bio-electrical impedance）技术演示步骤为：

（1）钳夹生物组织，设备能自动识别组织大小和厚薄，无须设定时间和强度，3 ~ 5 秒使组织水分迅速蒸发干结，并自动鸣音提示。

（2）移开电钳，可以看到组织上已形成一条明显的干结带，边界清晰、无炭化现象。

（3）用手术剪沿着干结带剪切，可以看到干结完全、均匀、无夹层现象，说明 BEIM技术安全可靠。

（五）痔超声刀切除术

【治疗优势】

（1）出血少：超声刀可凝固3mm以下的血管，做到术中无出血。

（2）手术时间缩短。

（3）术后疼痛轻微。

（4）最小的热传导和热损伤，极少产生烟雾、焦痂，无电火花，对机体无电生理干扰。

【缺点】

（1）费用高，相对增加医疗费用，目前广大农民来院就诊，接受能力差。

（2）下次使用时需重新消毒，等待时间长，循环性差。

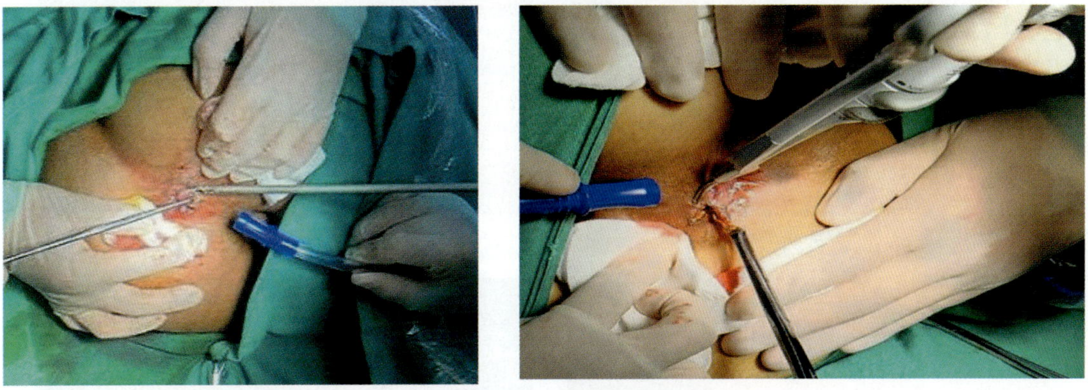

图1-2-12　超声刀术中切除外痔

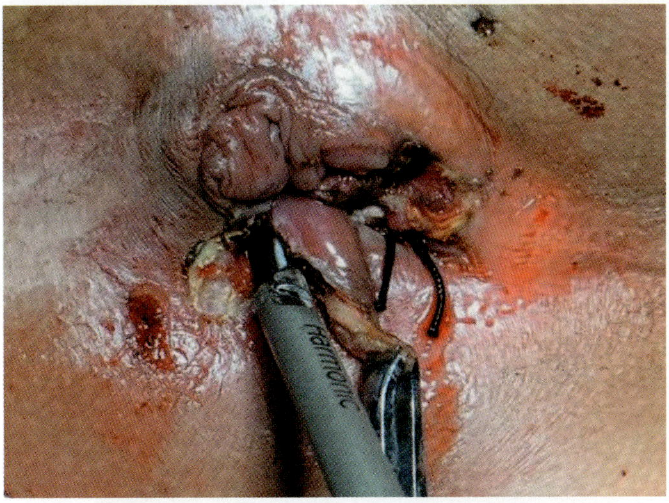

图1-2-13　超声刀术中止血、切除痔

（六）吻合器痔上黏膜环切钉合术（PPH）和选择性痔上黏膜切除术（TST）

PPH是通过直肠黏膜环形切除治疗内痔的手术方法。PPH适用于脱垂性痔疮，即Ⅱ、Ⅲ、Ⅳ期内痔或以内痔为主的混合痔，尤其是环行一圈的痔疮，特别适合中老年人、上班人群及传统治疗复发者、伴有轻度脱肛与直肠黏膜内脱的患者。其特点是操作简单、术后微痛、恢复时间短、并发症少等。

TST是在PPH技术的基础上，对原有的术式进行改良而产生的新的技术，可根据痔核的大小和多少来调节痔黏膜的切除范围。其优势是避免吻合口狭窄，钛钉数量减少，减少局部不适，术后疼痛轻微，并发症少，恢复时间短，疗效佳，同样达到治疗目的。

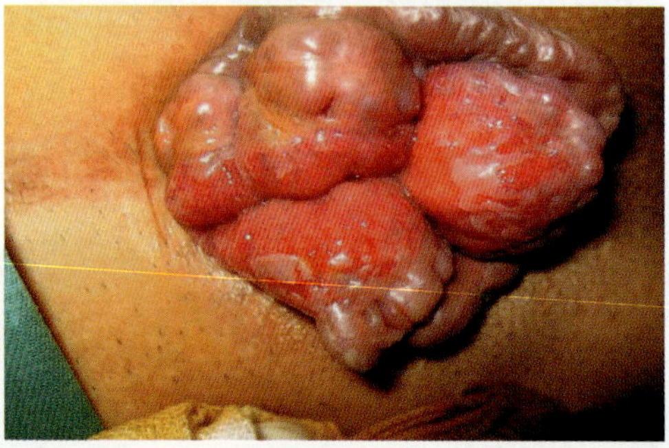

a. 外痔

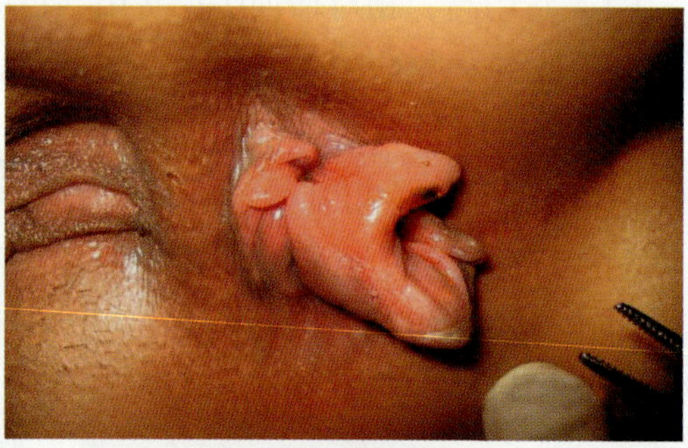

b. 混合痔

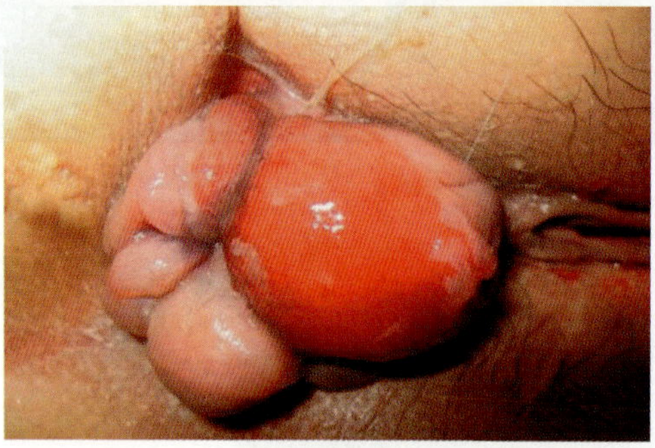

c. Ⅲ期内痔

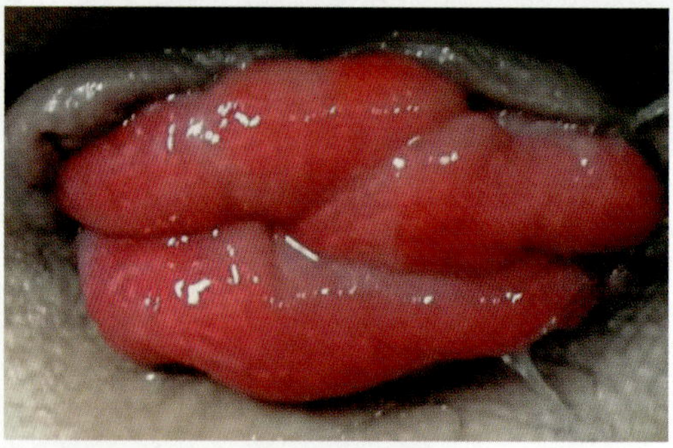

d. Ⅳ期内痔

图1-2-14 运用PPH治疗的各种痔

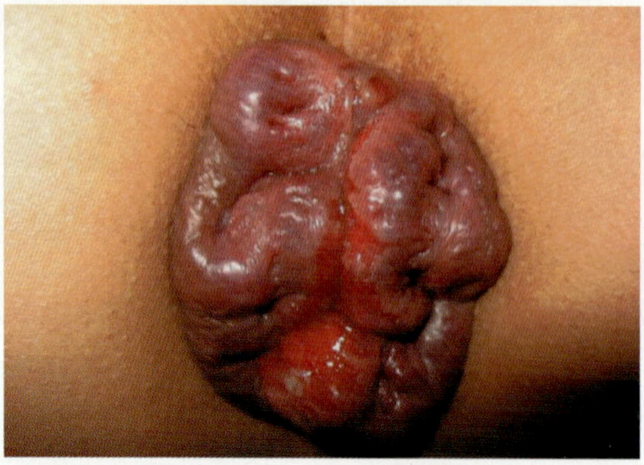

图1-2-15 术前

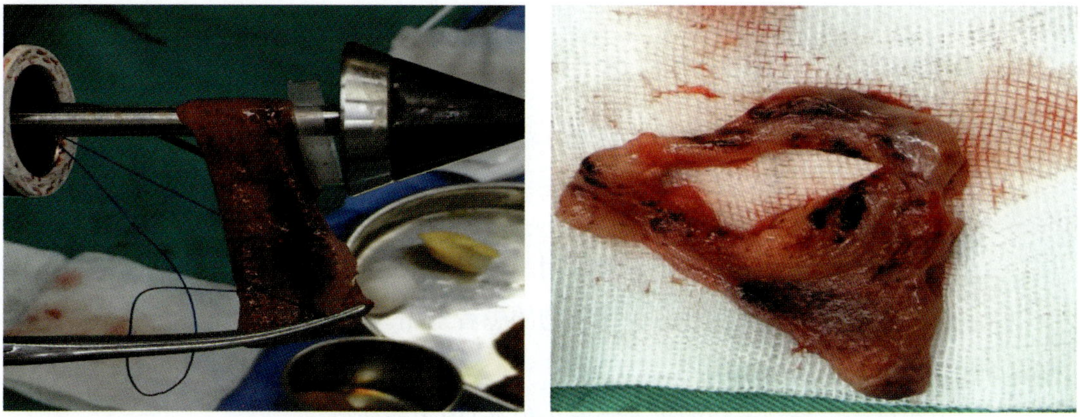

图1-2-16　PPH 切除痔上黏膜

（七）综合疗法——“组合拳”

以上每种疗法都有其适应证，有其优势亦有其弊端。临床中的病情往往错综复杂，往往数种疾病相兼于一身。在治疗中，应遵循个体化的差异，将这些治疗手段相须为用，取长补短，打出“组合拳”，做出精准化治疗，真正解决患者的病痛，使患者利益最大化。

综合治疗适用于多种病症相交织，单一技术手段无法为患者进行彻底治疗者。

（八）最新微创治疗——射频消融术（RFA）

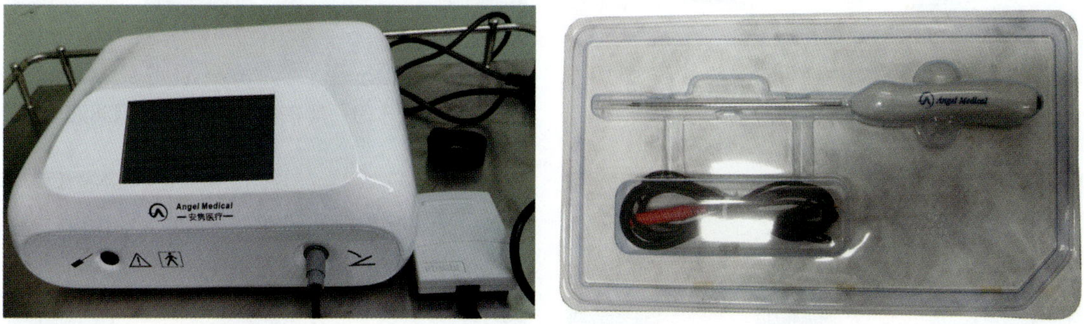

图1-2-17　射频消融电极

【工作原理】

射频消融术（radiofrequency ablation，RFA）已被广泛用于治疗良性或恶性增生性疾病。它是通过射频电磁波作用于组织细胞，产生高频剧烈分子运动，形成特殊的内生热效应（一般为60～80℃），用低温使组织蛋白凝固，血管闭塞，血供停止。消融变性后的痔通过组织吸收，达到痔核萎缩、平复、消失的治疗目的。

【适应证】

Ⅰ ~ Ⅳ期内痔、混合痔的内痔部分。

【禁忌证】

（1）病灶部有严重感染的患者禁用。

（2）严重心、肝、肾病患者慎用。

（3）严重高血压且病情不稳定患者慎用。

（4）装有心脏起搏器或其他有源植入物的患者禁用。

（5）有出血性疾病患者禁用。

（6）正在接受抗凝剂治疗的患者需至少停药1周才能使用。

（7）妊娠期患者禁用。

【案例】

◎案例 1

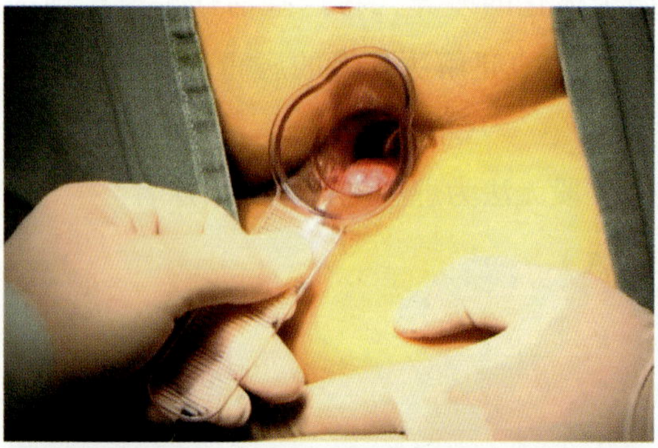

图 1-2-18　术前检查痔核

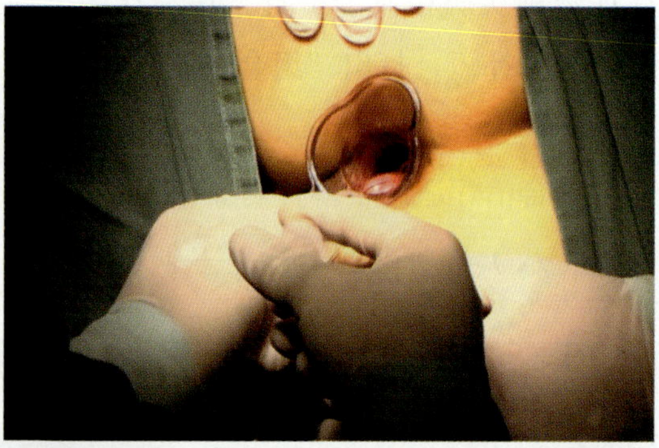

图 1-2-19　痔核黏膜下层注射隔离液

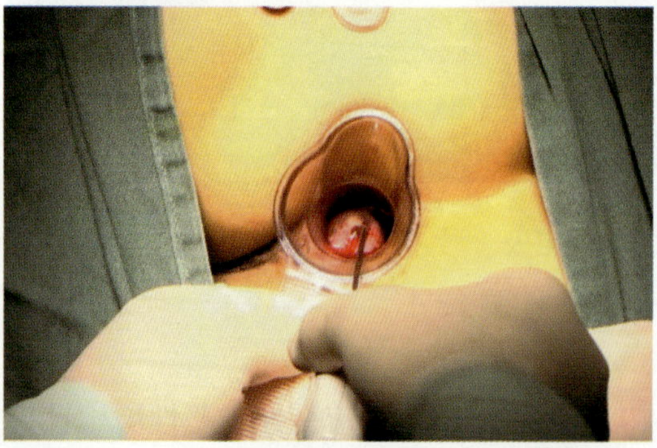

图 1-2-20　痔疮针刺入痔核进行射频消融

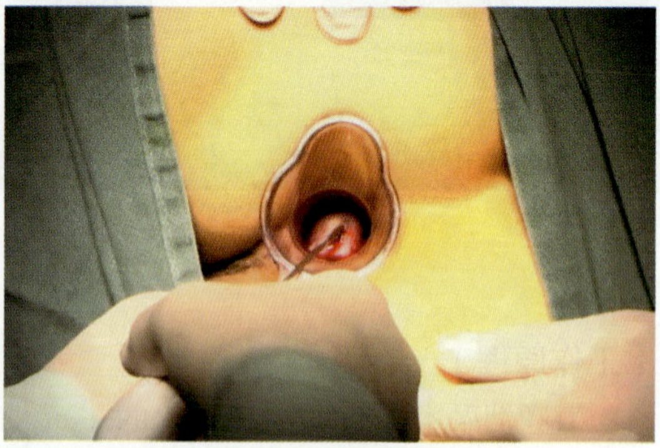

图 1-2-21　不同方向射频消融

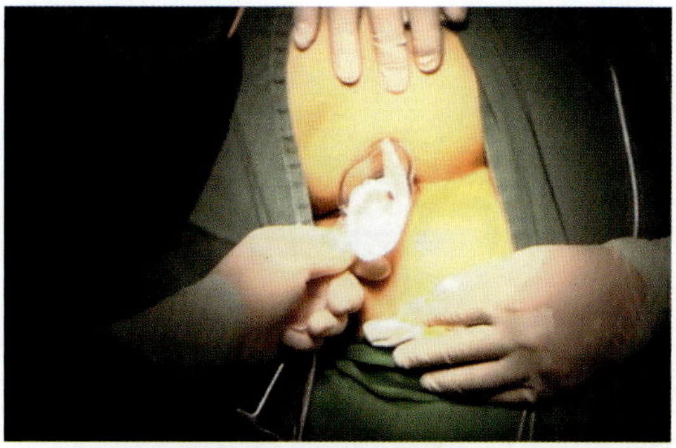

图 1-2-22 盐水纱布进行降温

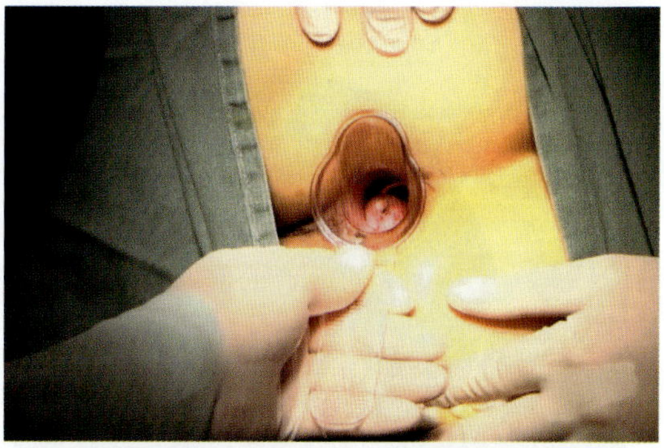

图 1-2-23 射频消融后

◎案例 2

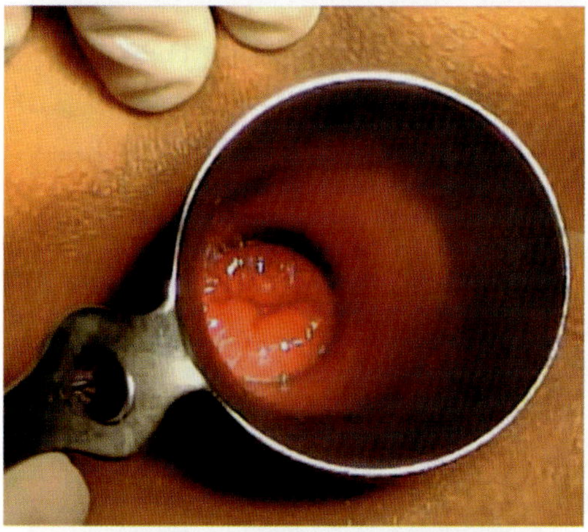

图 1-2-24 术前 3、7、11 点内痔

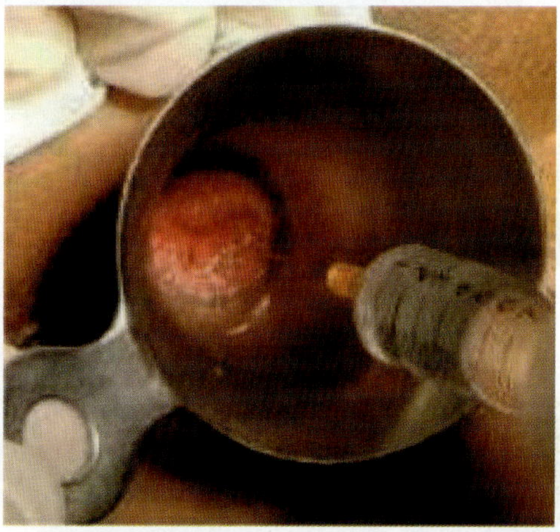

图 1-2-25 术中 7 点痔核黏膜下层打隔离液

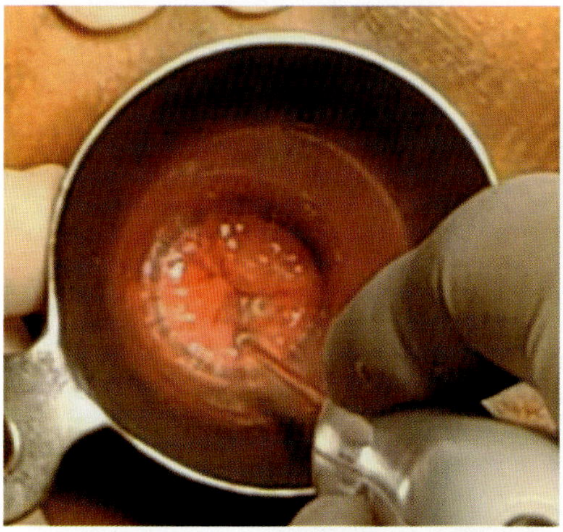

图 1-2-26 术中射频消融 7 点痔核

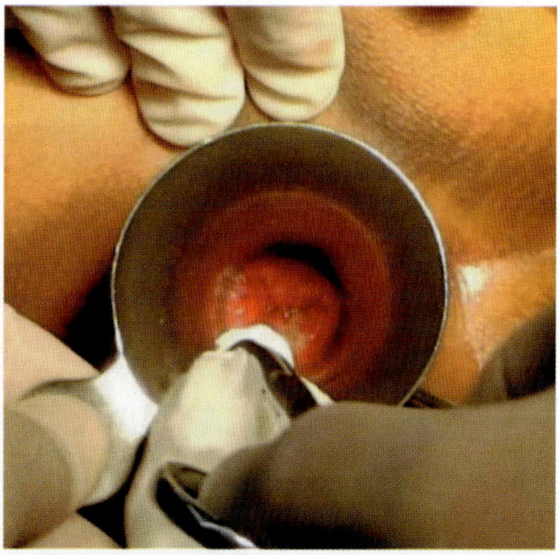

图 1-2-27 术中射频消融后盐水纱布降温

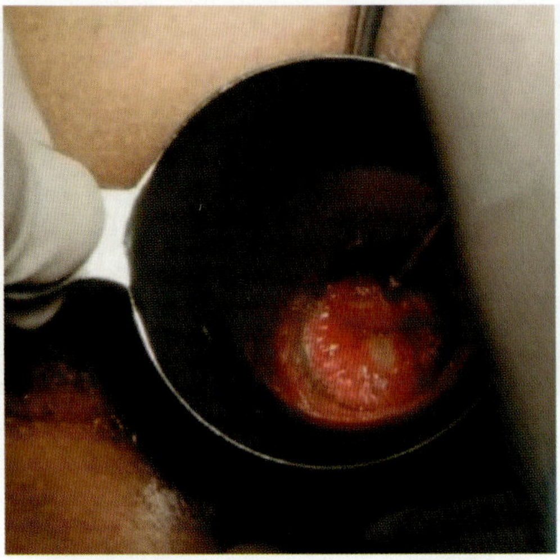

图 1-2-28 术中射频消融 3 点痔核

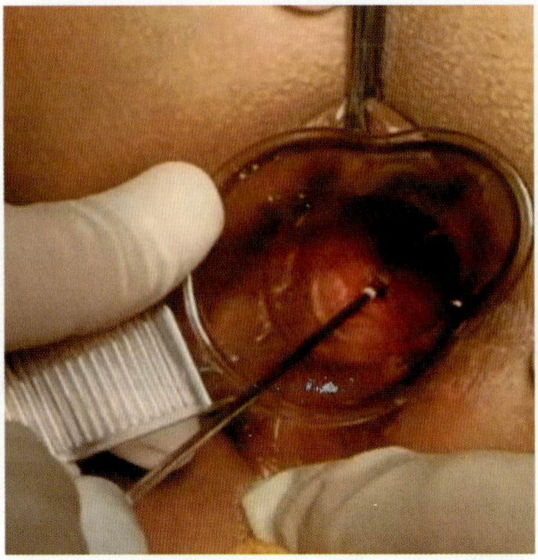

图 1-2-29 术中射频消融 11 点痔核

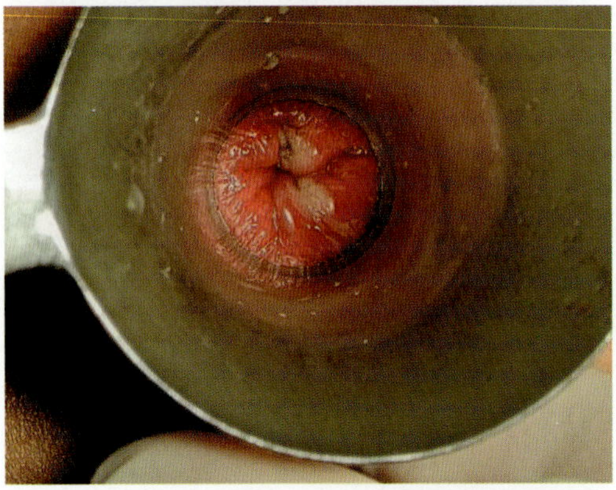

图 1-2-30 3、7 点痔核射频消融后

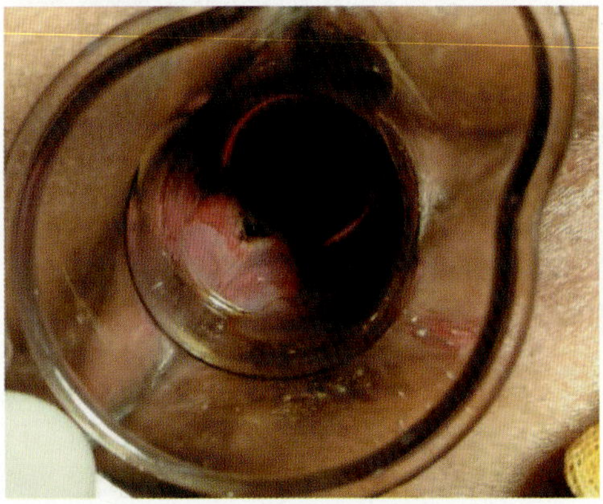

图 1-2-31 11 点痔核射频消融后

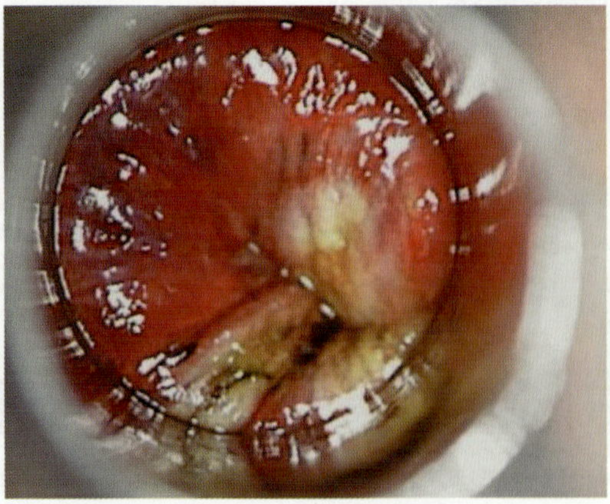

图 1-2-32 内痔射频消融术后 3 天

◎案例 3

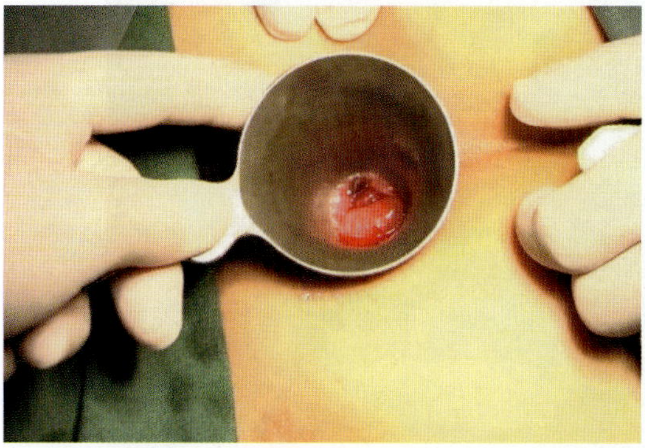

图 1-2-33　消融前检查痔核

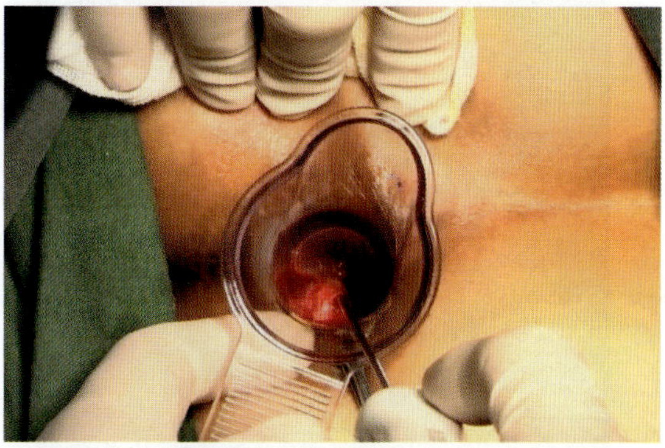

图 1-2-34　打隔离液后痔疮针刺入痔核进行射频消融

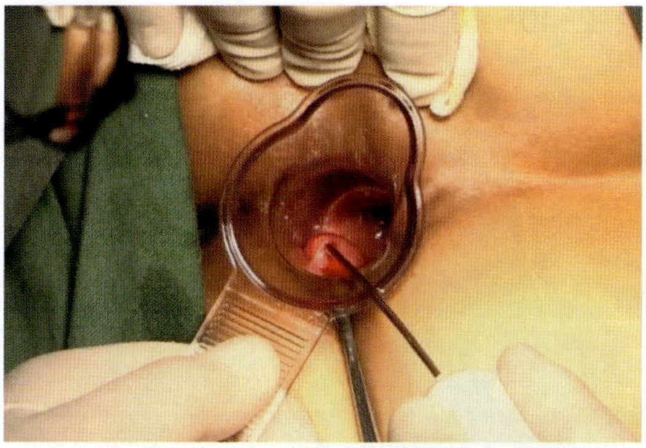

图 1-2-35　向痔核前方进行射频消融

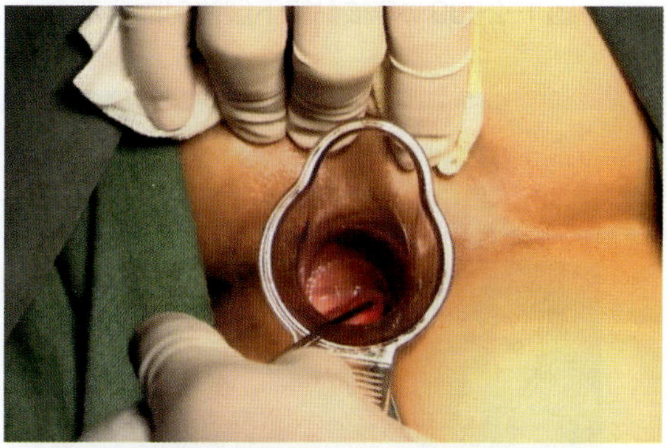

图 1-2-36　向痔核后方进行射频消融

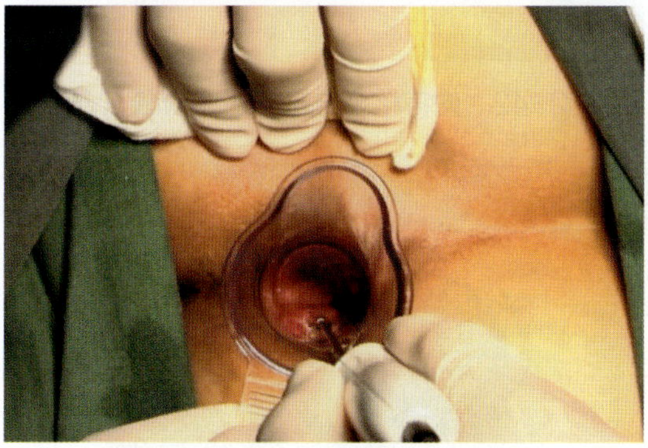

图 1-2-37　退针时针道消融

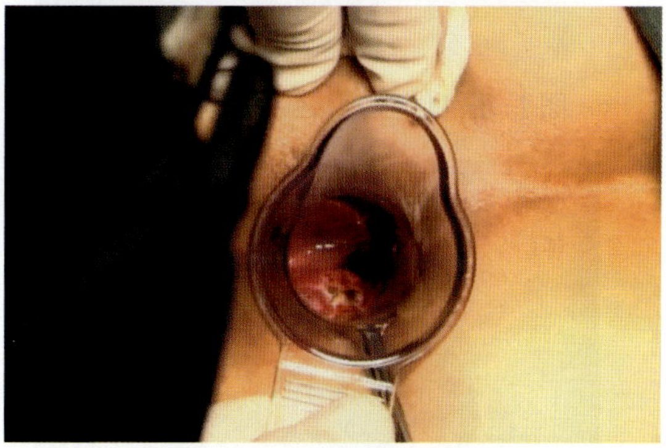

图 1-2-38　射频消融后

◎案例 4

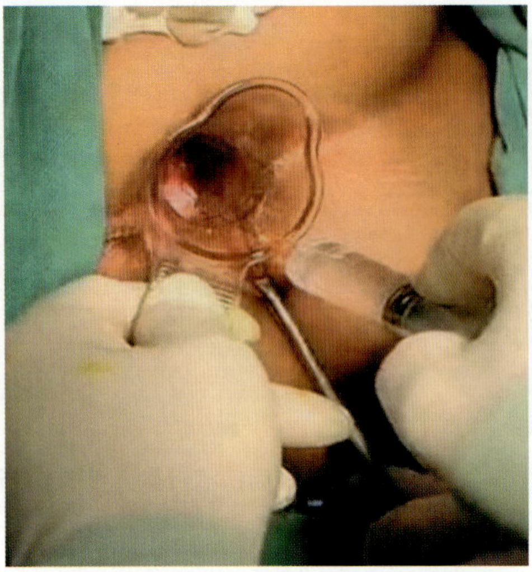

图 1-2-39 痔核黏膜下层注射隔离液

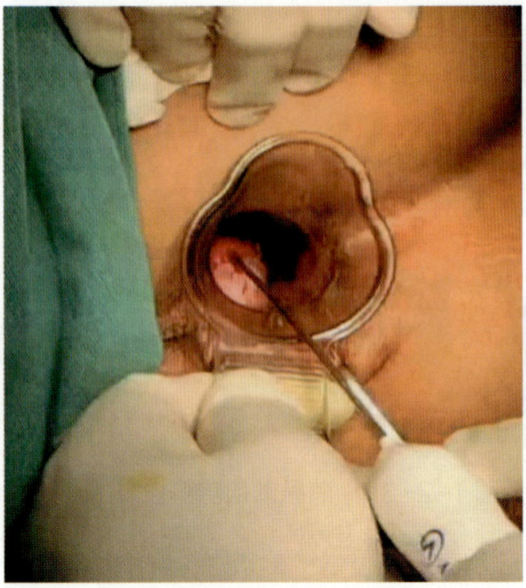

图 1-2-40 痔疮针刺入痔核进行射频消融

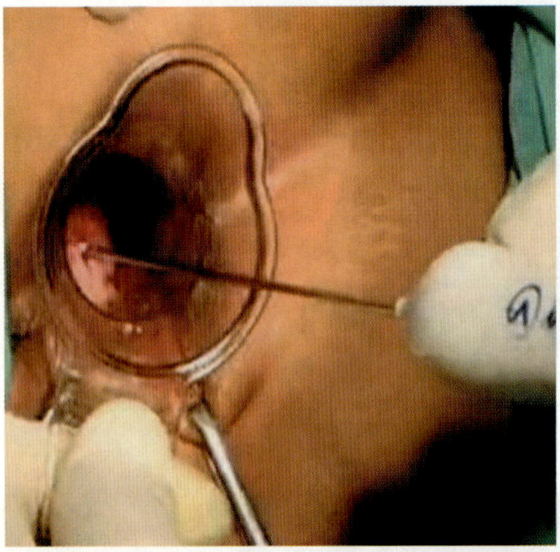

图 1-2-41 向痔核前方进行射频消融

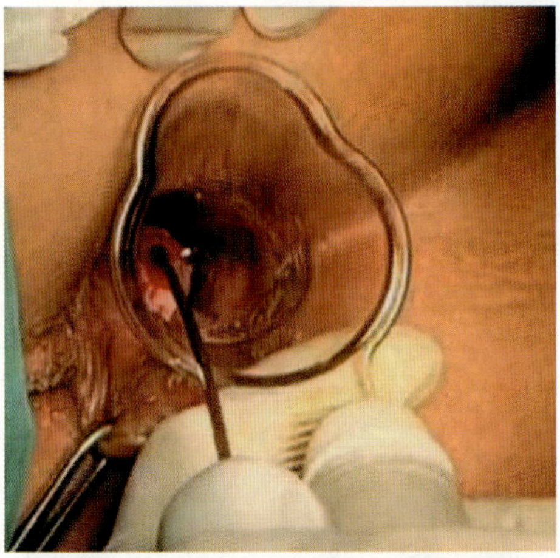

图 1-2-42 向痔核后方进行射频消融

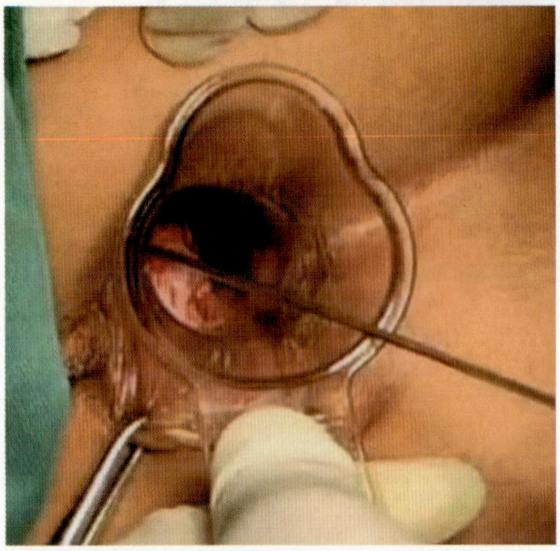

图 1-2-43 退针时针道消融

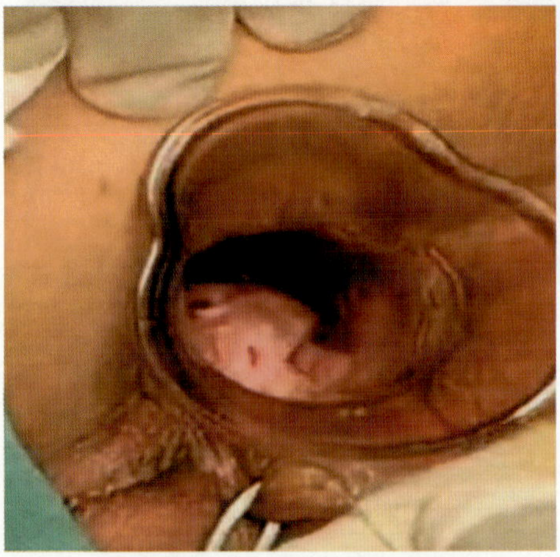

图 1-2-44 射频消融后

三、综合治痔典型案例

目前，针对痔病的治疗五花八门，针对不同病情、不同治疗需求的患者要有个体化的差异，力求做到精准化治疗。

在选用治疗手段时，要以患者为中心，根据患者情况，提供适宜的治疗方案，治疗中要明确只有对的才是好的。

◎案例 1

手术方案：内痔套扎术+Milligan-Morgan术+外痔切除术。

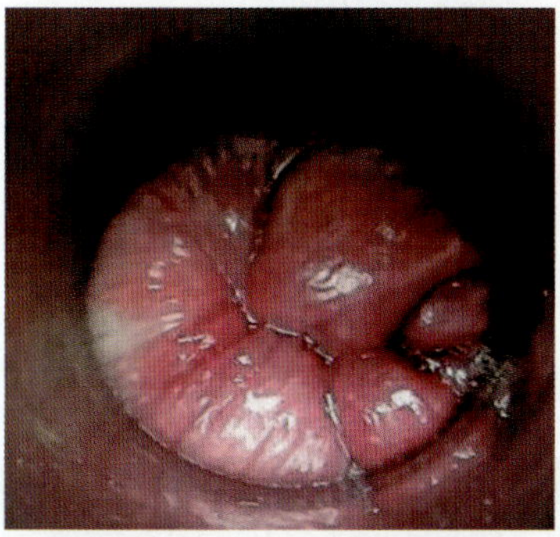

图 1-3-1　术前肛内情况

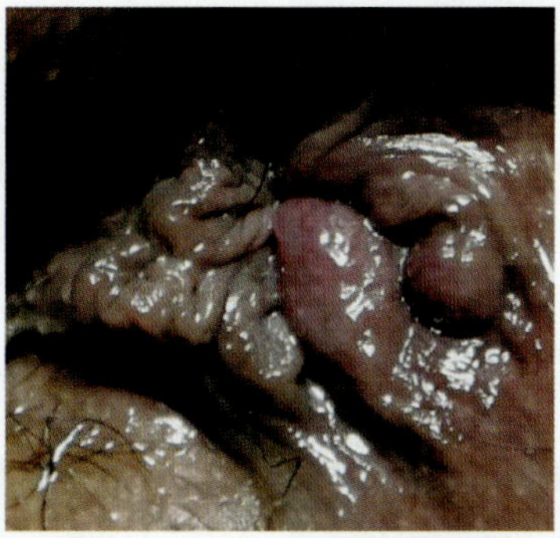

图 1-3-2　术前肛周情况

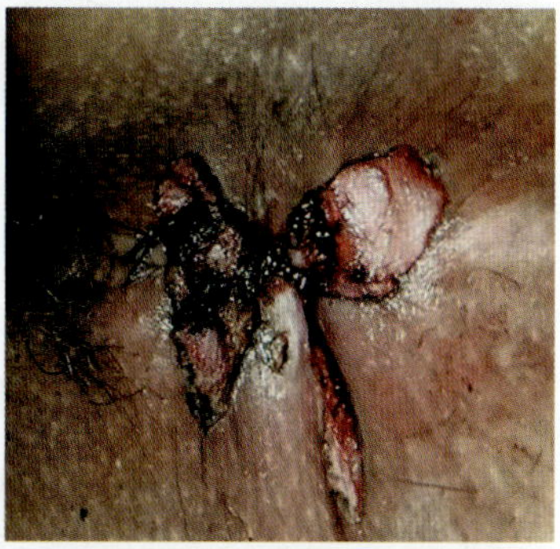

图 1-3-3　术后肛周情况

◎案例 2

手术方案：内痔芍倍软化注射术+Milligan-Morgan术+外痔切除术。

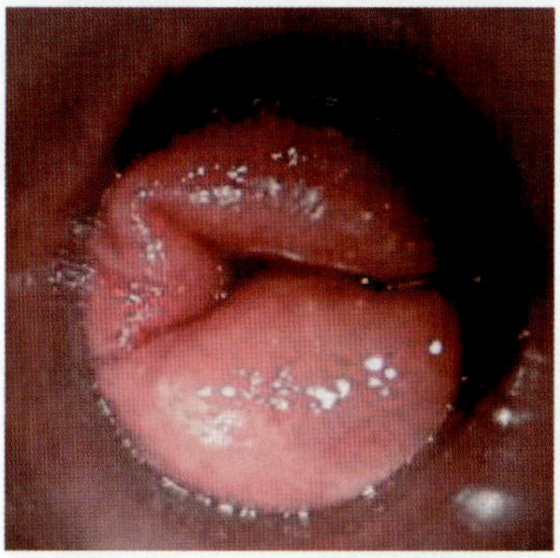

图 1-3-4　术前肛内情况

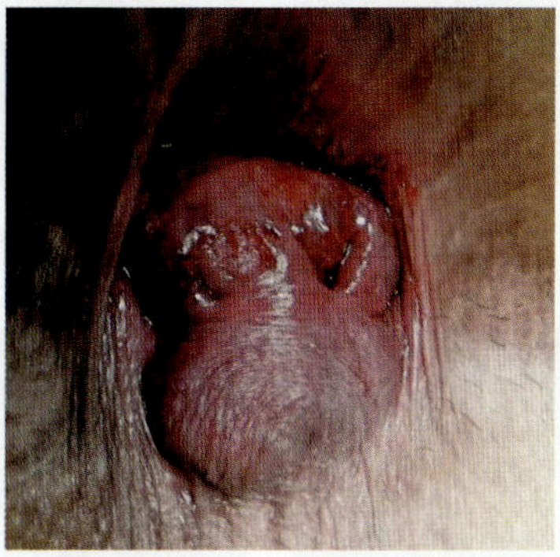

图 1-3-5　术前肛周情况

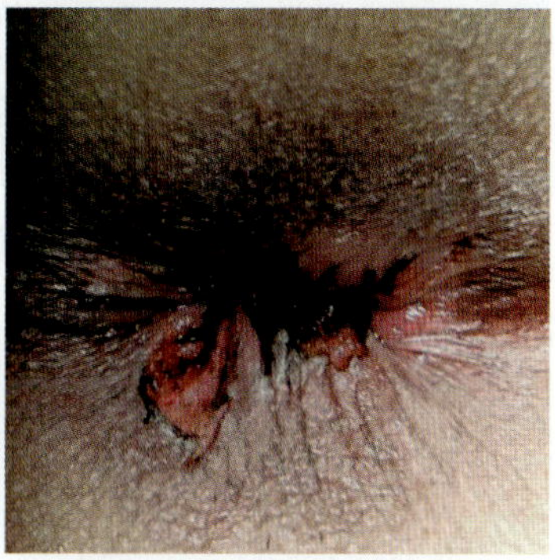

图 1-3-6　术后肛周情况

◎案例3

手术方案：分段外痔切除缝合+内痔芍倍注射。

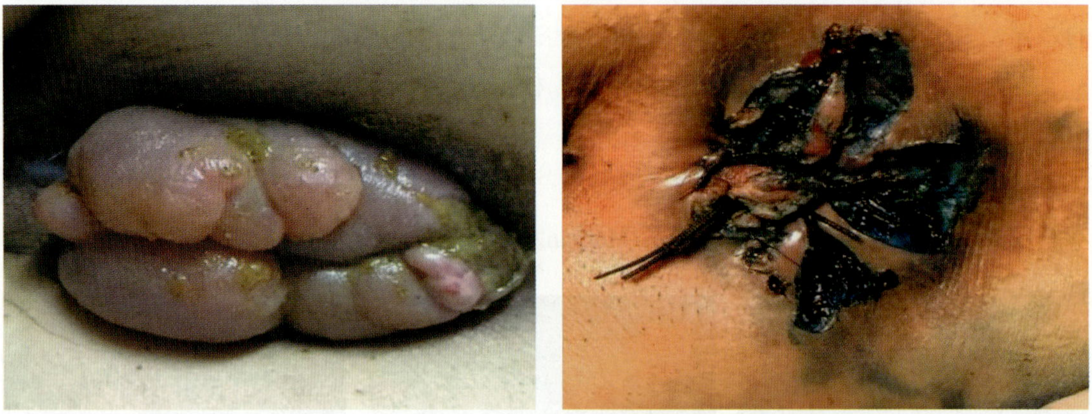

图1-3-7 痔精准微创切口治疗

◎案例4

手术方案：分段外痔切除缝合+内痔RPH+内括约肌松解术。

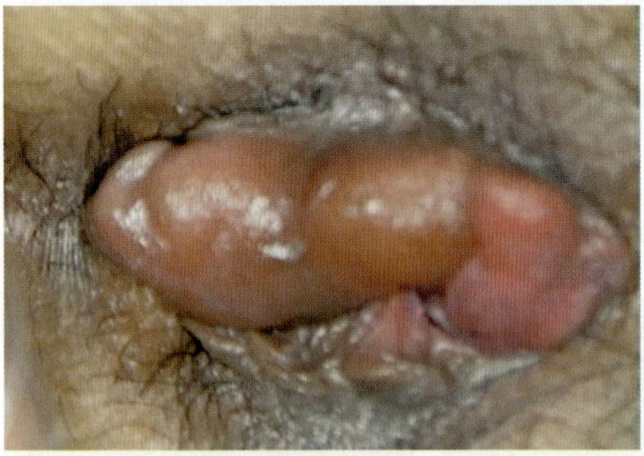

图1-3-8 痔精准微创切口治疗术前

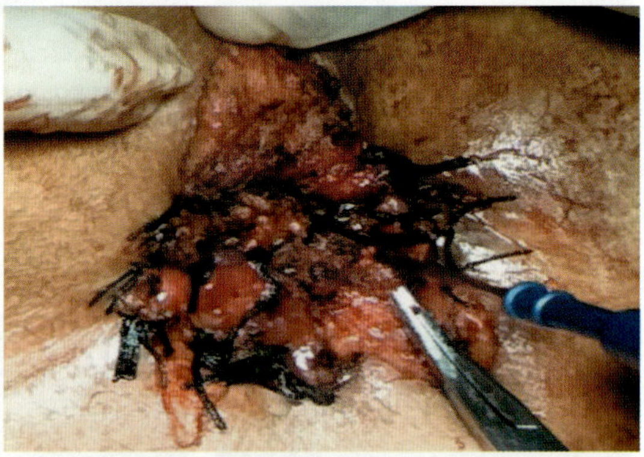

图1-3-9 痔精准微创切口治疗术中

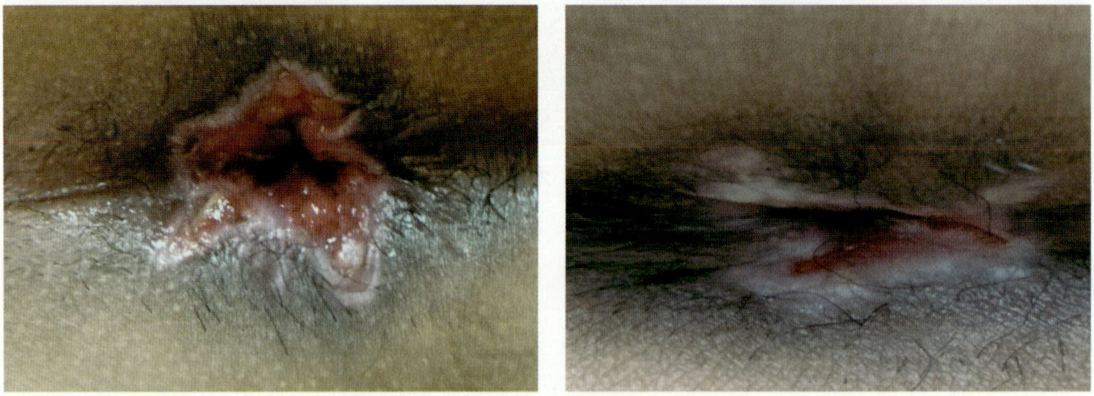

图1-3-10 痔精准微创切口治疗术后

◎案例 5

手术方案：外痔分段切除缝合+内痔RPH+芍倍注射。

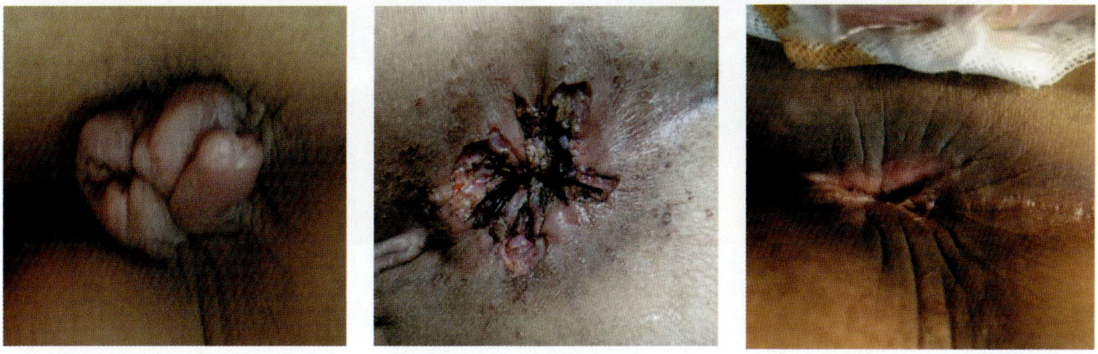

图 1-3-11　痔精准微创切口治疗

◎案例 6

手术方案：分段外痔切除缝合+内痔结扎+内括约肌松解。

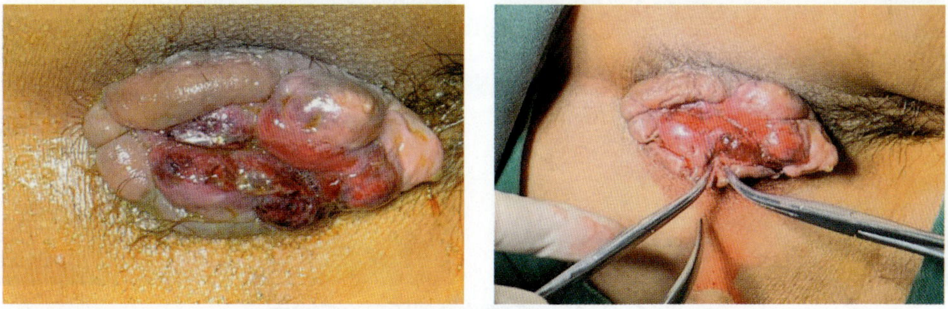

图 1-3-12　术前

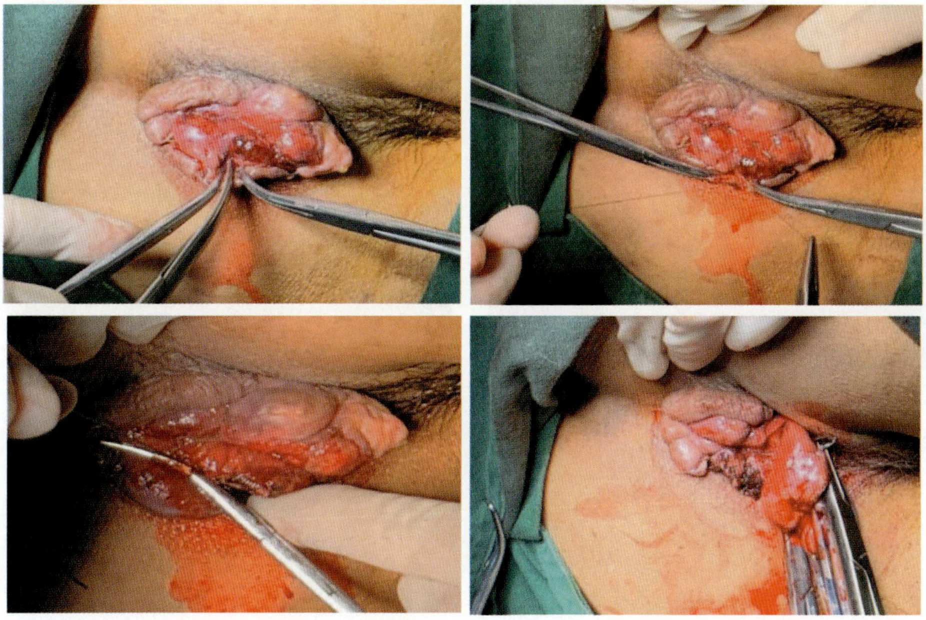

图 1-3-13　术中

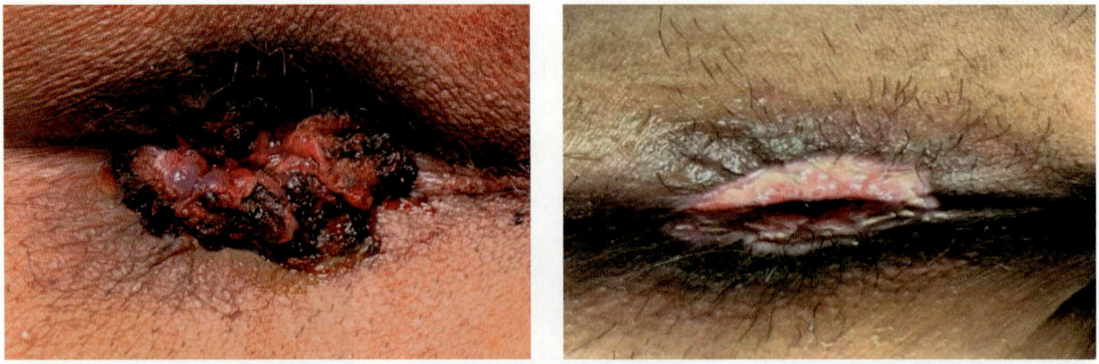

图1-3-14 术后

◎案例 7

手术方案：环状混合痔外痔静脉丛剥离缝合+外痔切除+内痔RPH。

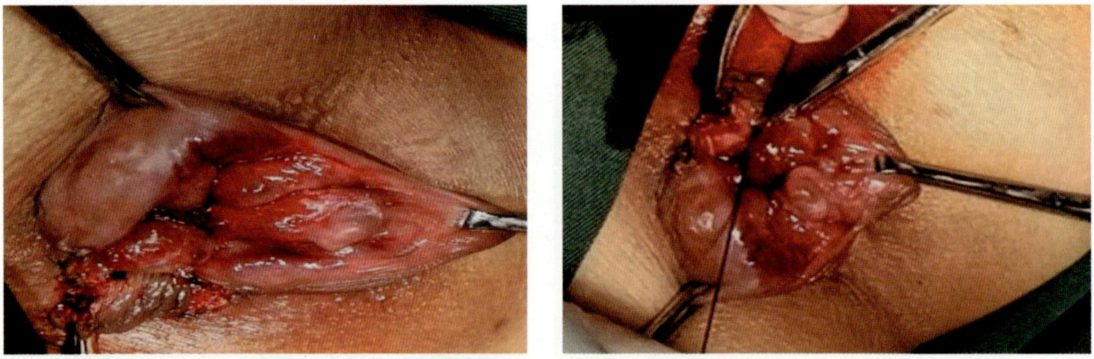

图1-3-15 痔精准微创切口治疗术中

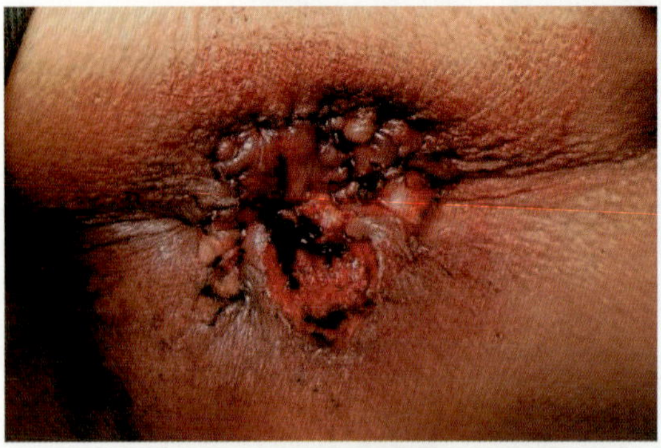

图1-3-16 痔精准微创切口治疗术后

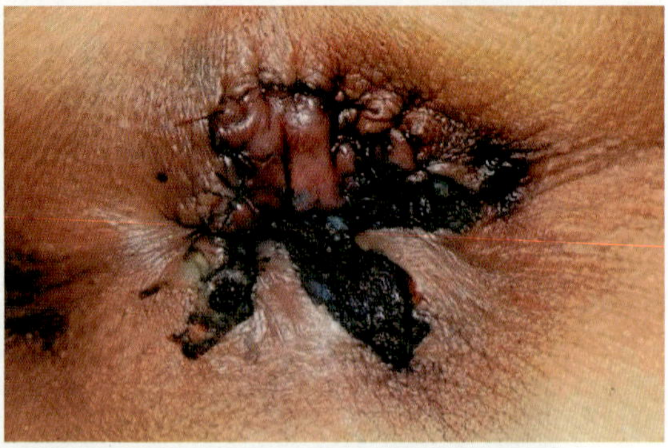

图1-3-17 术后美蓝注射

◎案例 8

改良M-M。

手术方案：环状混合痔外痔剥离+外痔切除+电灼+内痔芍倍注射。

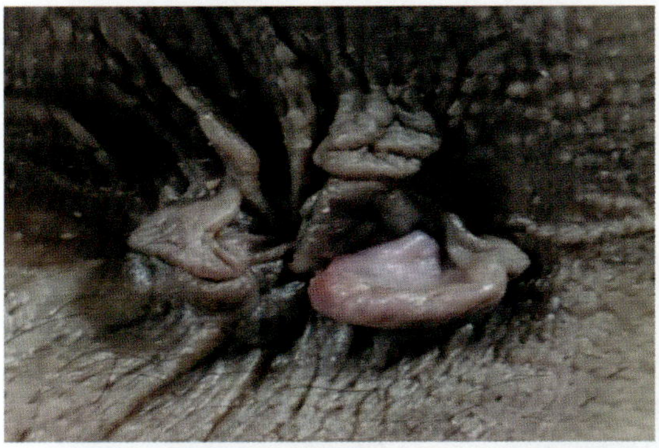

图1-3-18 麻醉前

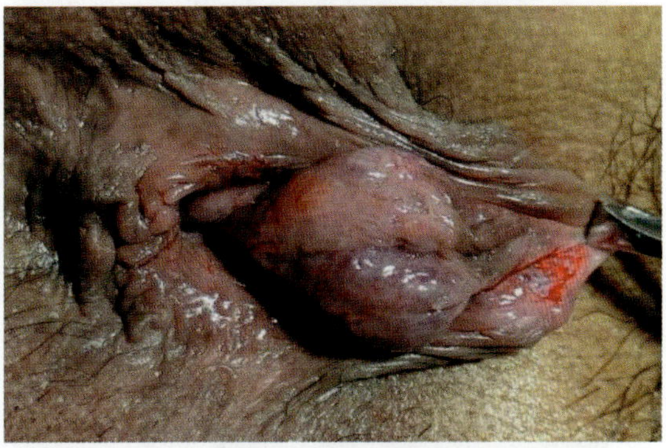

图1-3-19 麻醉后

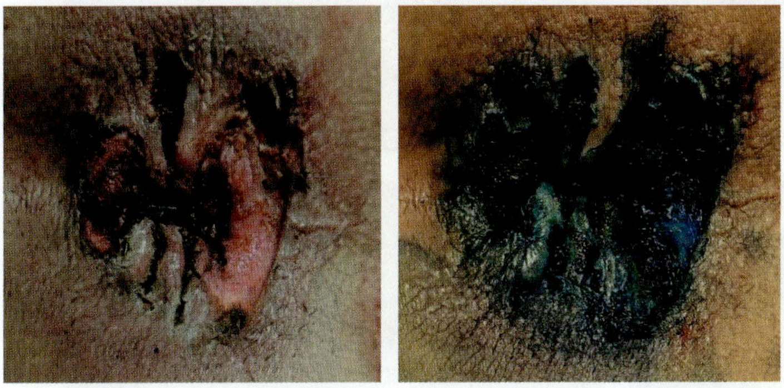

图1-3-20 术后

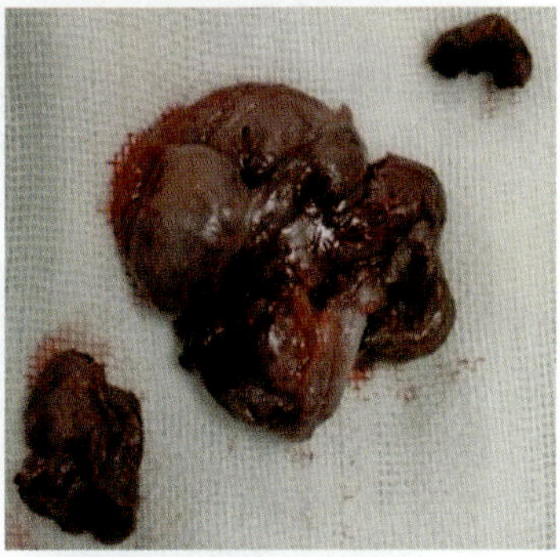

图1-3-21 标本

◎案例 9

手术方案：超声刀外痔切除+内痔PPH。

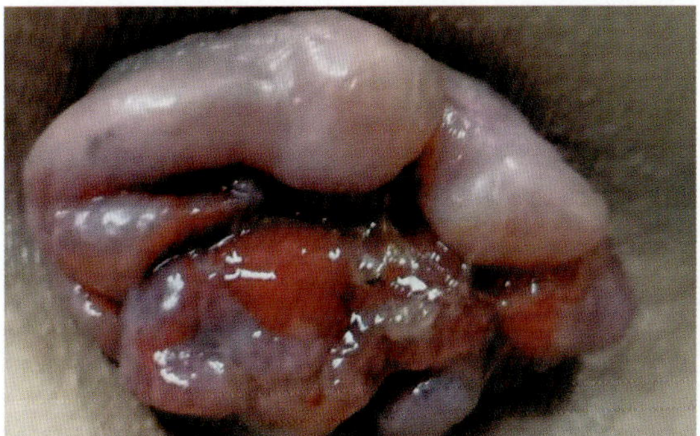

图1-3-22 术前

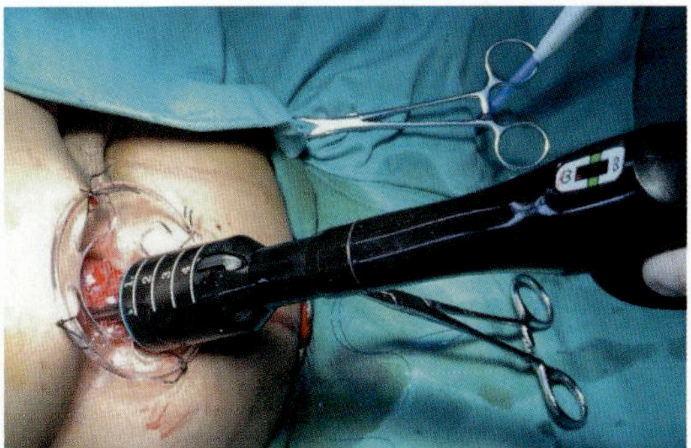

图1-3-23 术中

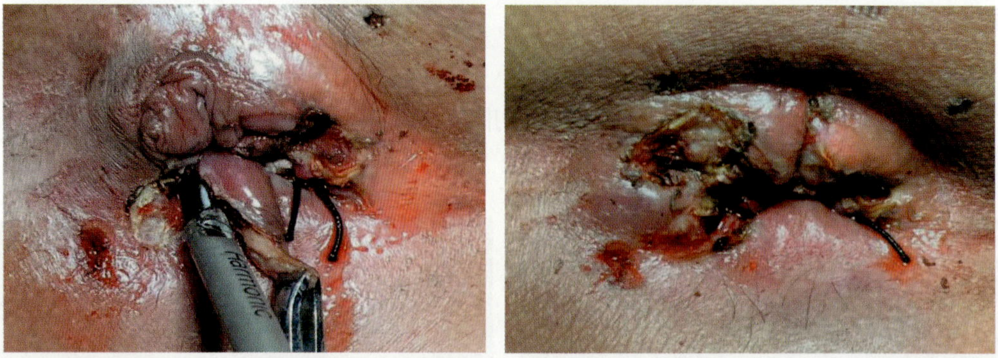

图 1-3-24 术后

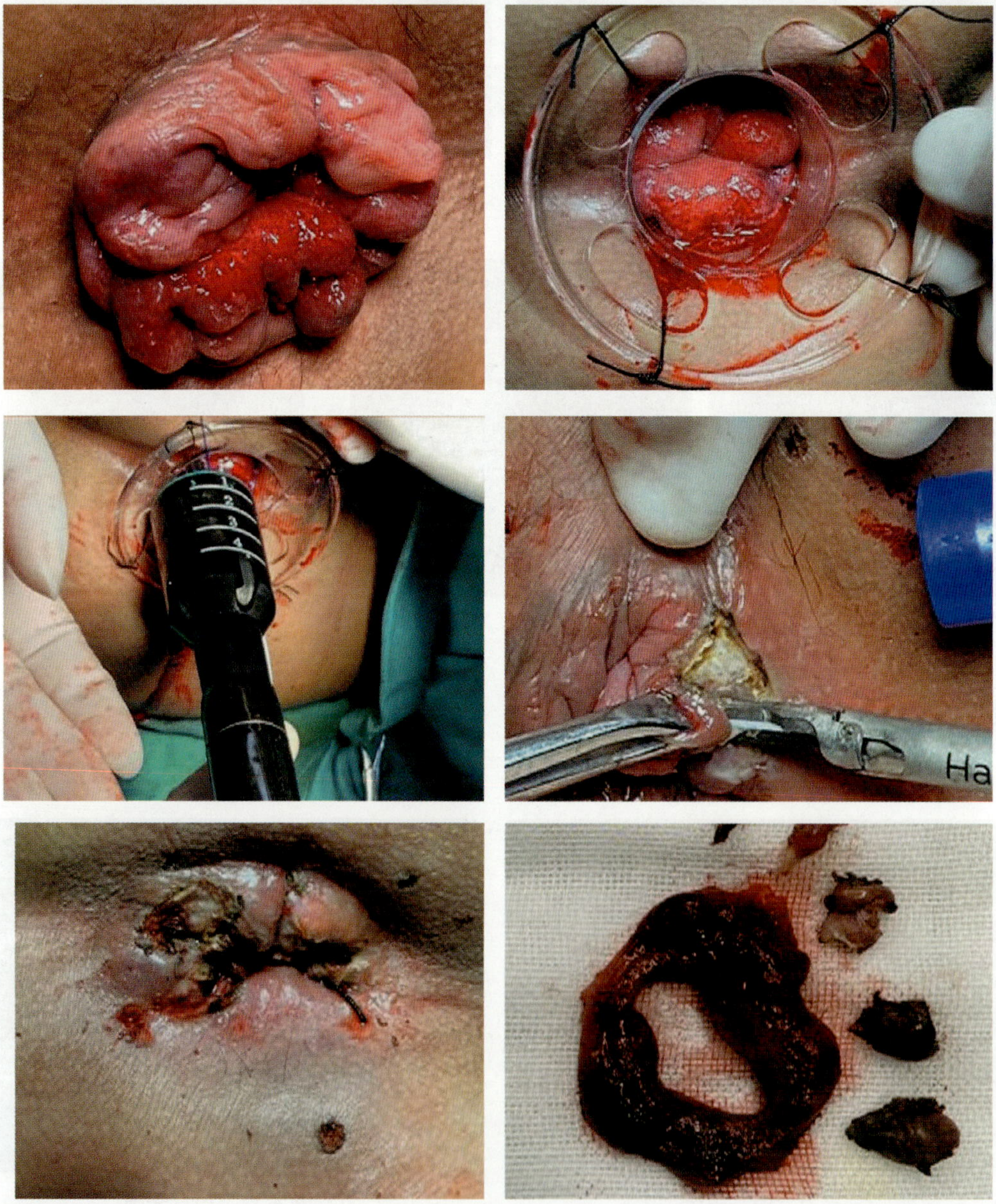

图 1-3-25 超声刀外痔切除 + 内痔 PPH

第二章　肛瘘实践操作

一、肛瘘典型图片

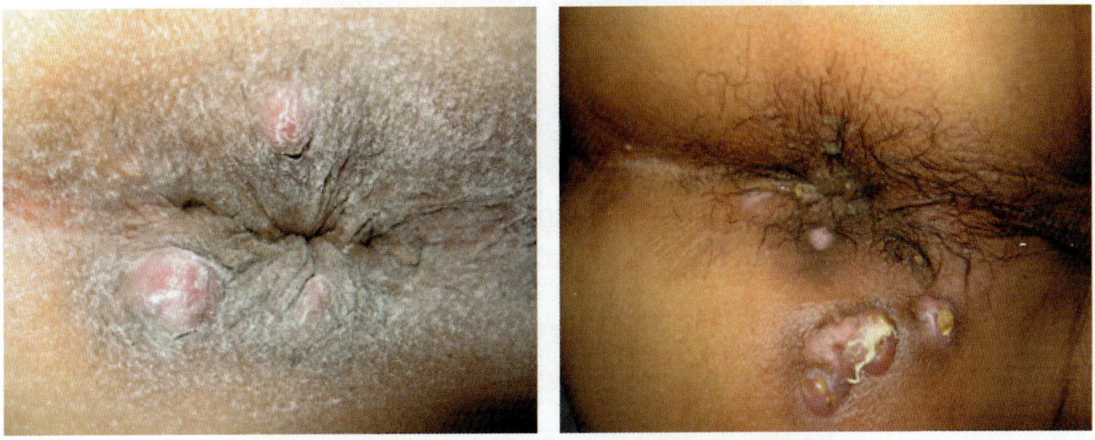

图 2-1-1　肛瘘

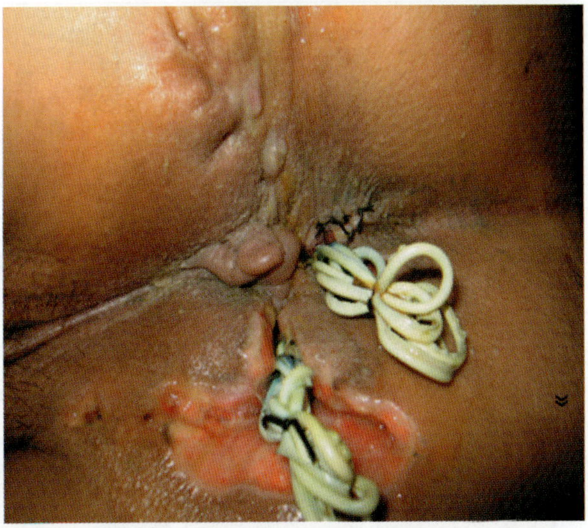

图 2-1-2　肛瘘挂线

二、2020 ~ 2022 年典型案例

◎案例 1

张某，男，45岁，以“复杂性肛瘘”为诊断入院。肛周肿物溃破流脓7年，加重10天。

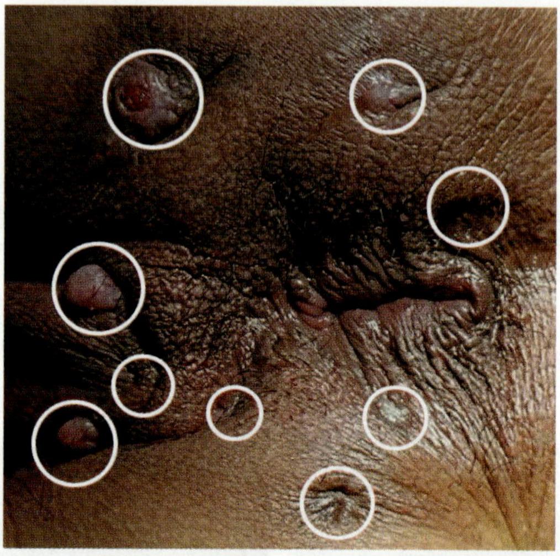

图 2-2-1 术前专科检查：视诊，截石位 1、3、10、11、12 点距肛缘 5cm 处，截石位 5、9、11 点距肛门 3cm 处，截石位 11 点距肛门 4cm 处各有一溃口，共 9 个外口

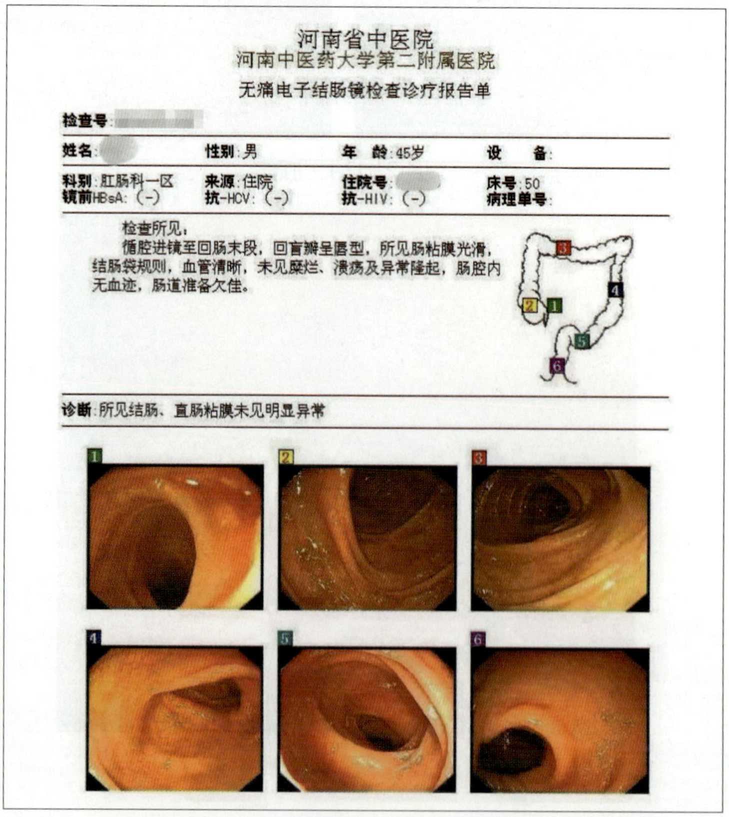

河南省中医院
河南中医药大学第二附属医院
无痛电子结肠镜检查诊疗报告单

检查号：

姓名：	性别：男	年 龄：45岁	设 备：
科别：肛肠科一区 镜前HBsA：（-）	来源：住院 抗-HCV：（-）	住院号： 抗-HIV：（-）	床号：50 病理单号：

检查所见：

循腔进镜至回肠末段，回盲瓣呈唇型，所见肠粘膜光滑，结肠袋规则，血管清晰，未见糜烂、溃疡及异常隆起，肠腔内无血迹，肠道准备欠佳。

诊断：所见结肠、直肠粘膜未见明显异常

图 2-2-2 术前肠镜未见明显异常

河南省中医院
河南中医药大学第二附属医院
河南中医药大学第二临床医学院
HENAN PROVINCE HOSPITAL OF TCM

河南省中医院
影像医学报告单

姓名： [redacted]　**性别：** 男　**年龄：** 45 岁
PID： [redacted]　**科室：** 肛肠科一区　**住院号：** [redacted]
检查类型： MR　**检查号：** [redacted]

检查部位及方法： 盆腔(平扫)
检查所见：

截石位 3、9 点位于肛门缘下方可见线状长 T1 长 T2 信号，向下沿两侧臀部皮下脂肪间隙呈多发点条状异常信号，向前达阴囊后方，长度分别约 6.3、5.3cm，周围见短 T2 信号及水肿信号，两侧臀部皮下脂肪内可见斑片状压脂长 T2 信号影，边缘模糊；两侧腹股沟及髂血管旁可见多发稍大淋巴结，右侧最大者短径约：1.5cm。

余未见明显异常。

诊断意见：

1、复杂低位肛瘘，建议结合临床进一步检查；
2、两侧腹股沟及髂血管旁多发稍大淋巴结；
影像意见，请结合临床及其他检查；

图 2-2-3　MRI 显示：低位复杂性肛瘘。截石位 3、9 点可见线状长 T1、长 T2 信号，向下沿两侧臀部皮下脂肪间隙呈多发点条状异常信号，向前达阴囊后方，长度分别约 6.3cm、5.3cm，周围见短 T2 信号及水肿信号，两侧臀部皮下脂肪内可见斑片状压脂长 T2 信号影，边缘模糊

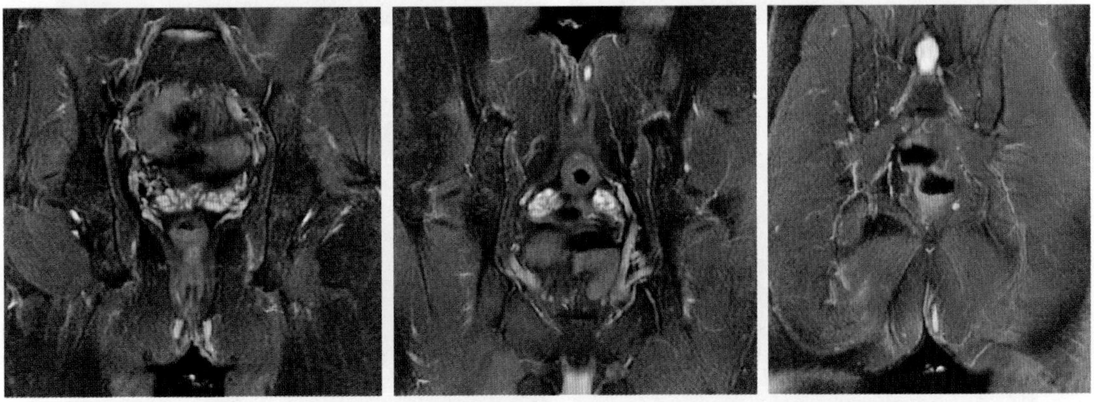

图 2-2-4　冠状位 T2 压脂像

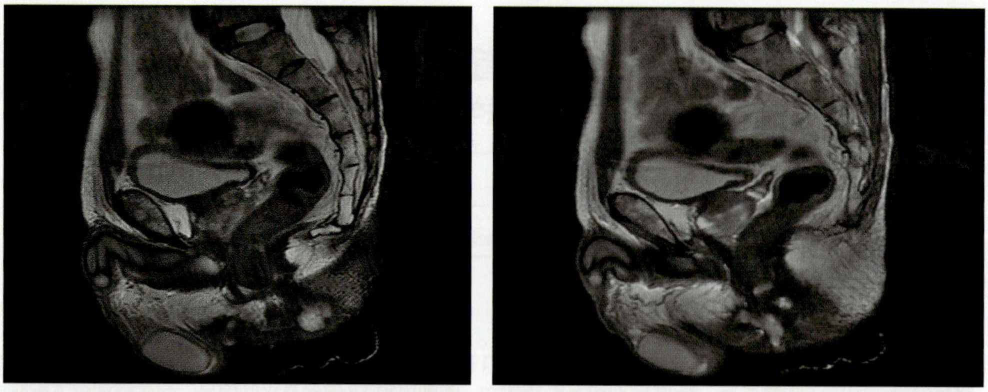

图 2-2-5 矢状位 T2 像

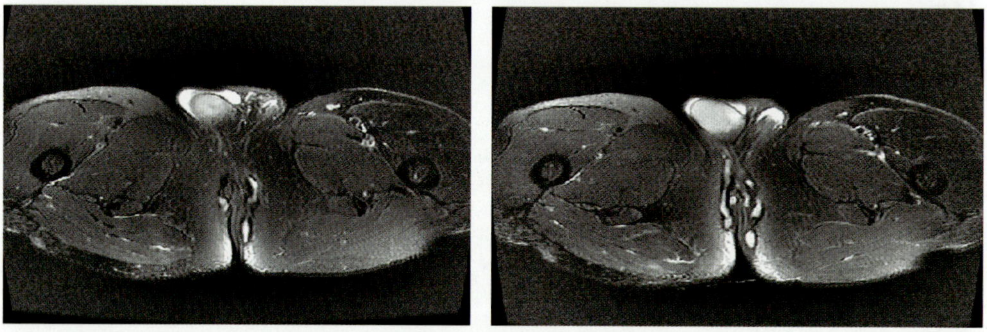

图 2-2-6 轴状位 T2 压脂像

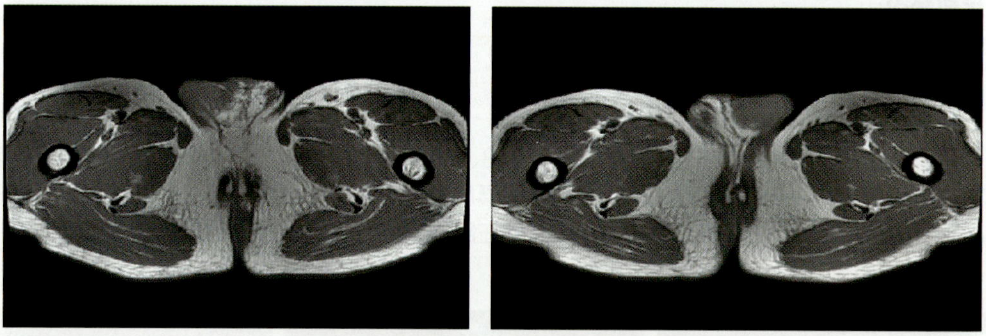

图 2-2-7 轴状位 T1 像

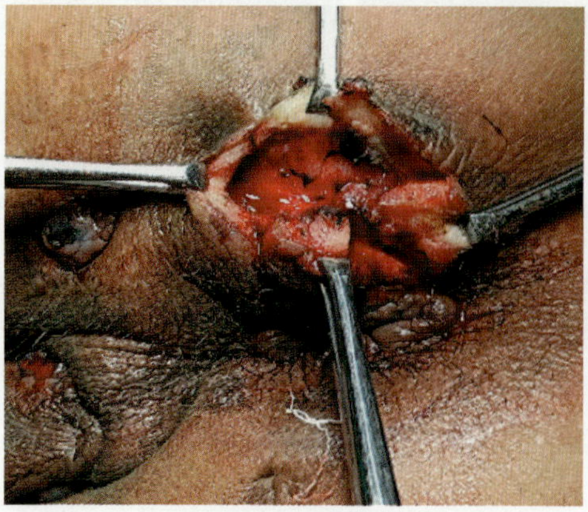

图 2-2-8 从截石位 3 点外口注入美蓝染色并切开

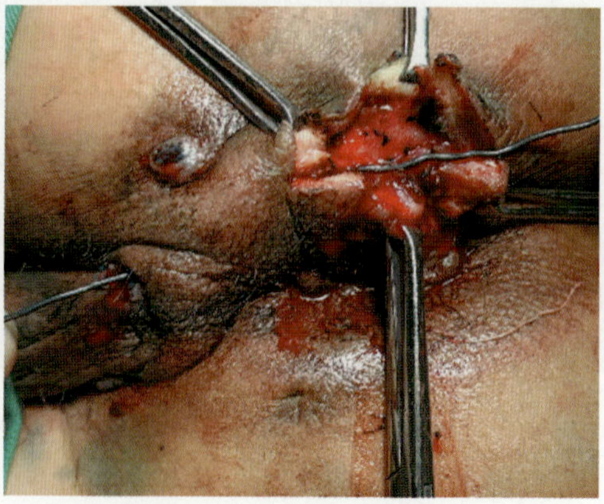

图 2-2-9 探针探查瘘管走向

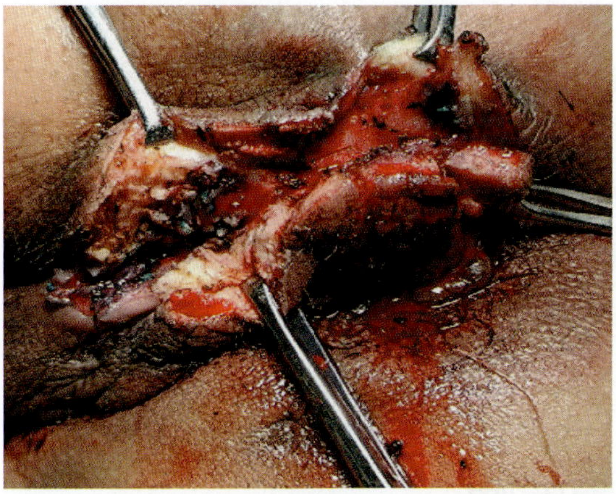

图 2-2-10　顺探针切开皮肤及皮下组织可见美蓝染色

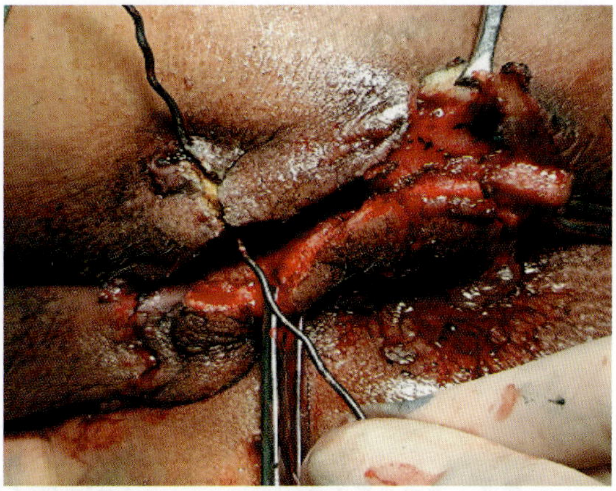

图 2-2-11　探针探查截石位 2 点外口

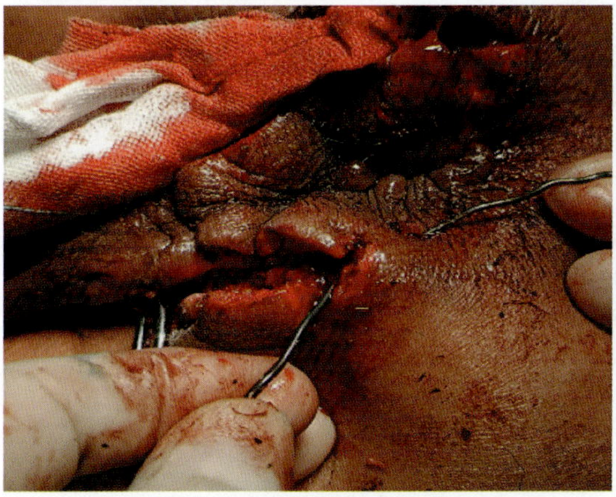

图 2-2-12　探针探查截石位 9 点外口

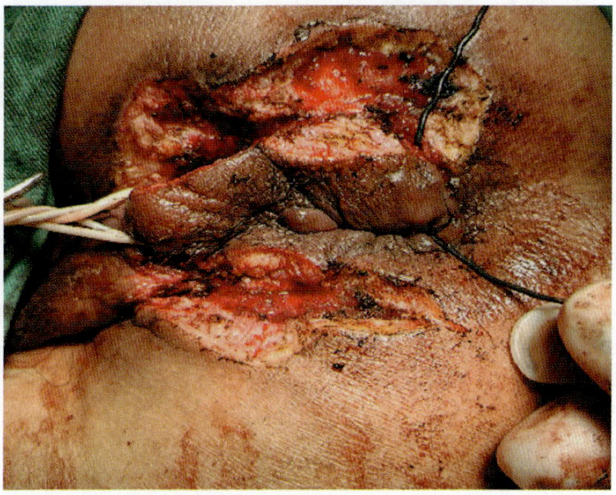

图 2-2-13　探针探查截石位 11、12 点之间通过微小管道相通，于此处挂一虚线引流，探查瘘管原发内口位于截石位 5 点肛隐窝

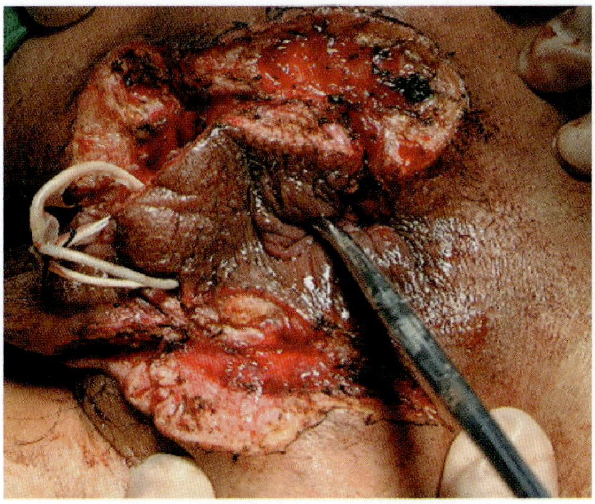

图 2-2-14　术后

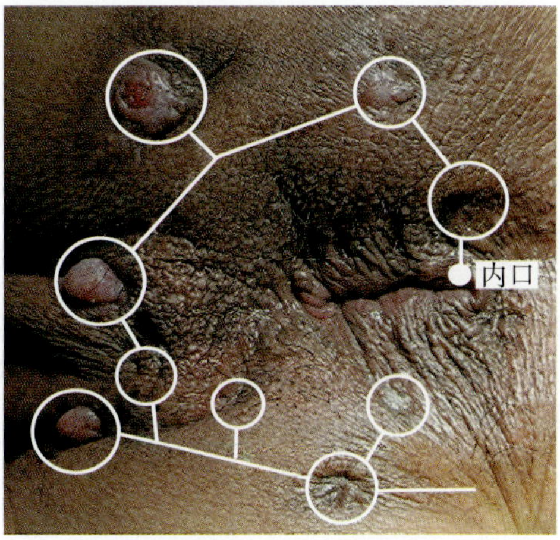

图 2-2-15　瘘管走向

◎案例 2

郭某，男，32岁，以“复杂性肛瘘”为诊断入院。肛周肿物伴脓性分泌物溢出1年余。

专科检查：视诊：截石位1点距肛缘8cm有一溃口。指诊：顺此外口可触及条索状肿物通向肛缘3点，可触及截石位6点耻骨直肠肌较硬，压痛明显。肛门镜下见：截石位6点齿线处有一凹陷。

河南省中医院

河南省中医院

影像医学报告单

姓名：[redacted] 性别：男 年龄：32岁

PID：[redacted] 科室：肛肠科一区 住院号：[redacted]

检查类型：MR 检查号：[redacted]

检查部位及方法：盆腔(平扫)

检查所见：

两侧坐骨盆腔间隙、坐骨直肠间隙直肠中下段周围可见类马鞍形长 T1 长 T2 信号，形态不规则，最大截面大小约：7.7cmX3.8cm，呈“H”形蔓延；经两侧提肛肌上下、沿两侧坐骨盆腔间隙、坐骨直肠间隙前后、上下蔓延呈条状长 T1 长 T2 异常信号，左侧下部达会阴部皮下，周围见大片状水肿信号；两侧髂血管旁及腹股沟区可见多发稍大淋巴结影。

余未见异常。

诊断意见：

1、直肠中下段周围多发复杂性肛周脓肿，建议结合临床病理进一步检查；

2、两侧髂血管旁及腹股沟区多发小淋巴结。

影像意见，请结合临床及其他检查；

图 2-2-16 MRI 显示：直肠中下段周围多发复杂性肛周脓肿；两侧坐骨盆腔间隙、坐骨直肠间隙直肠中下段周围可见马鞍形长 T1、长 T2 信号，形态不规则，最大截面大小约 7. 7cm × 3. 8cm，呈 H 形蔓延

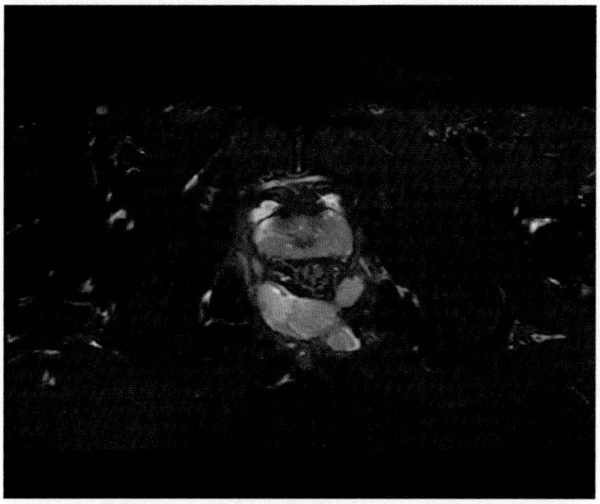

图 2-2-17　轴状位 T2 压脂像

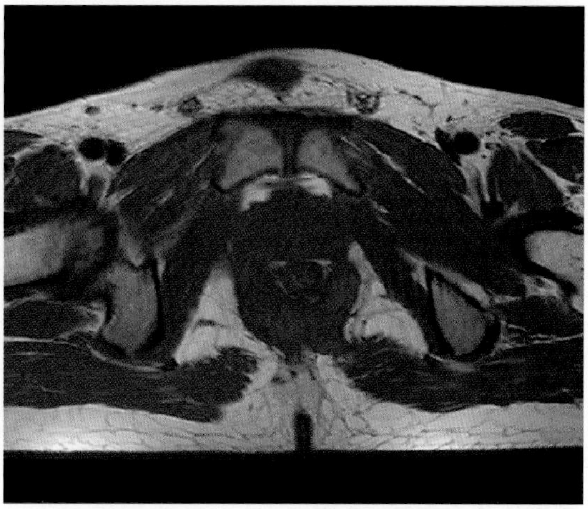

图 2-2-18　轴状位 T1 像

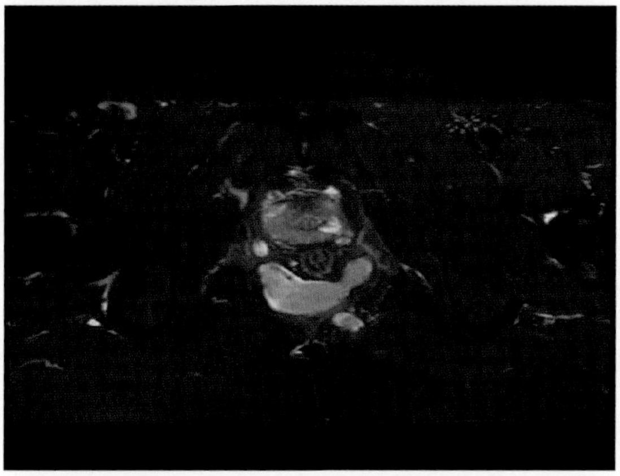

图 2-2-19　轴状位 T2 压脂像

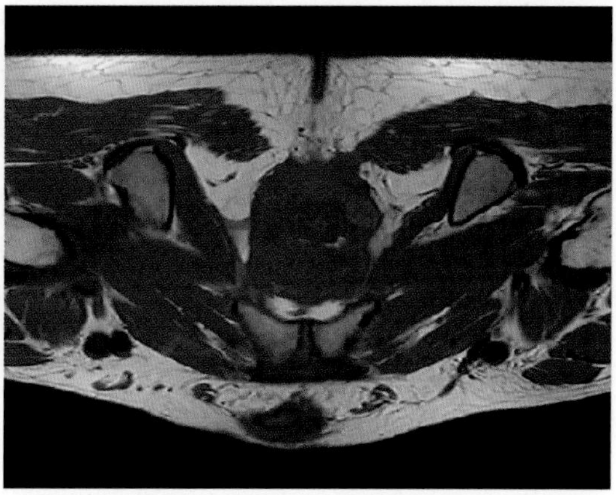

图 2-2-20　轴状位 T1 像

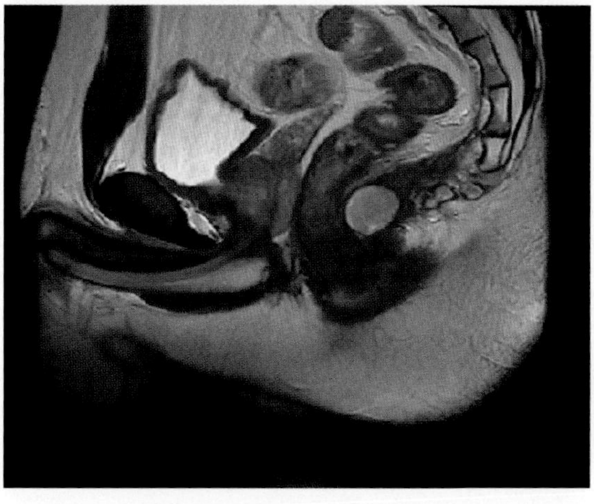

图 2-2-21　矢状位 T2 像

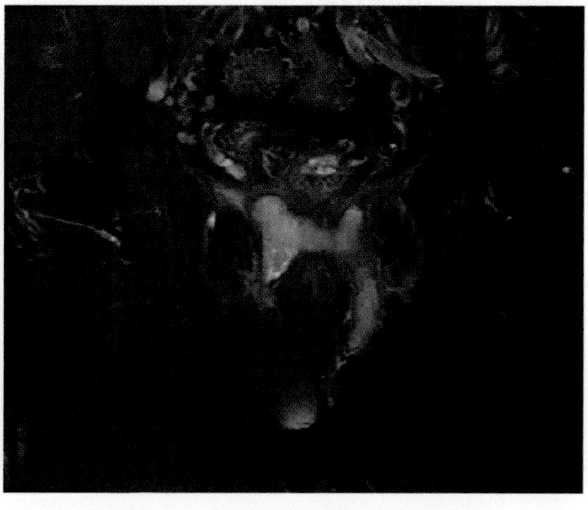

图 2-2-22　冠状位 T2 压脂像

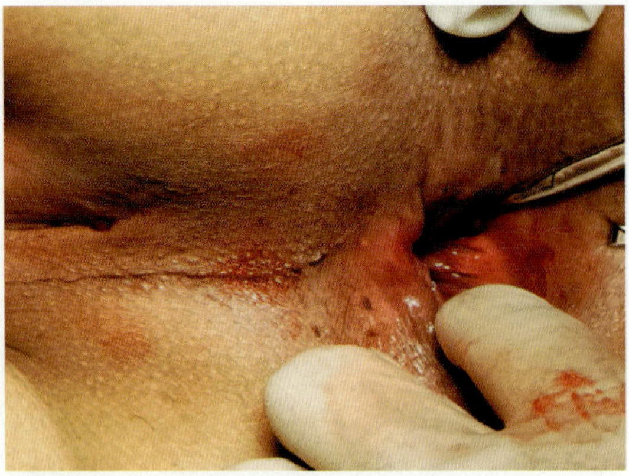

图 2-2-23 截石位 1 点距肛缘 8cm 有一溃口，截石位 6 点可见一内口

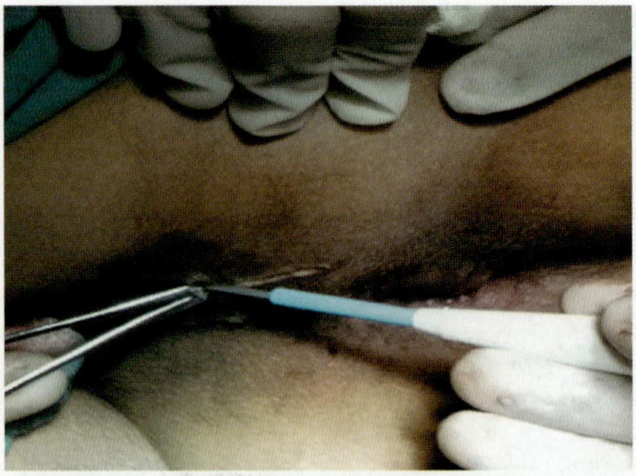

图 2-2-24 从截石位 1 点外口注入美蓝染色，肛内未见染色，中弯钳探查瘘道，见通向 3 点并沿弯钳切开

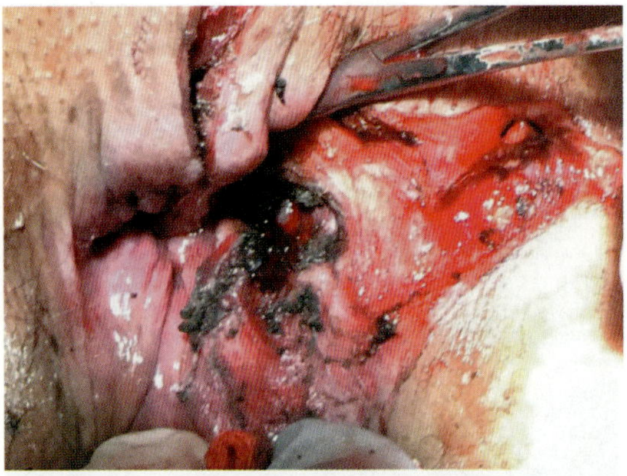

图 2-2-25 于 3 点做一放射状切口以开窗引流，见瘘道从截石位 3 点通向截石位 6 点，于 6 点切开部分内括约肌以利于引流

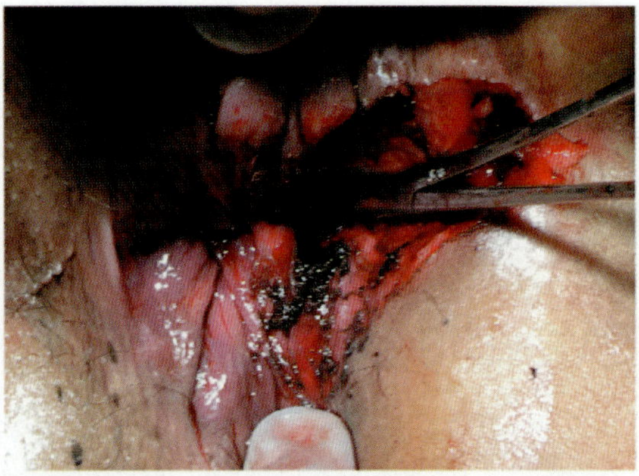

图 2-2-26 中弯钳探查截石位 6 点瘘道深度

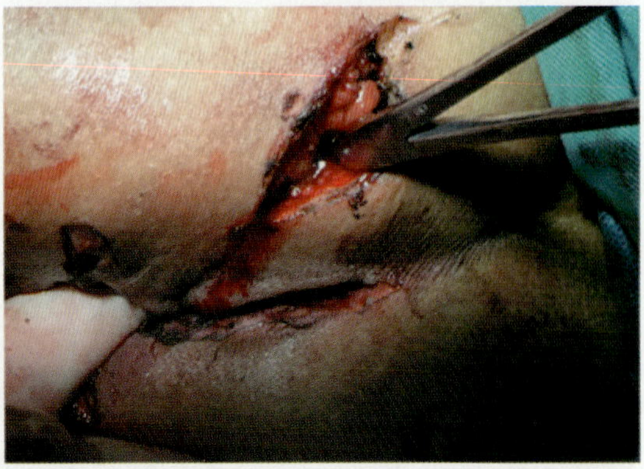

图 2-2-27 见瘘道从截石位 6 点弧形走向截石位 5 点，于截石位 5 点开窗引流

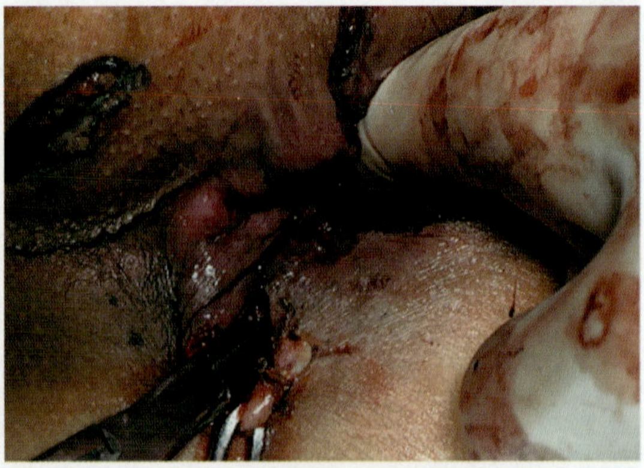

图 2-2-28 见瘘道从截石位 6 点弧形走向截石位 9 点，于截石位 9 点开窗引流

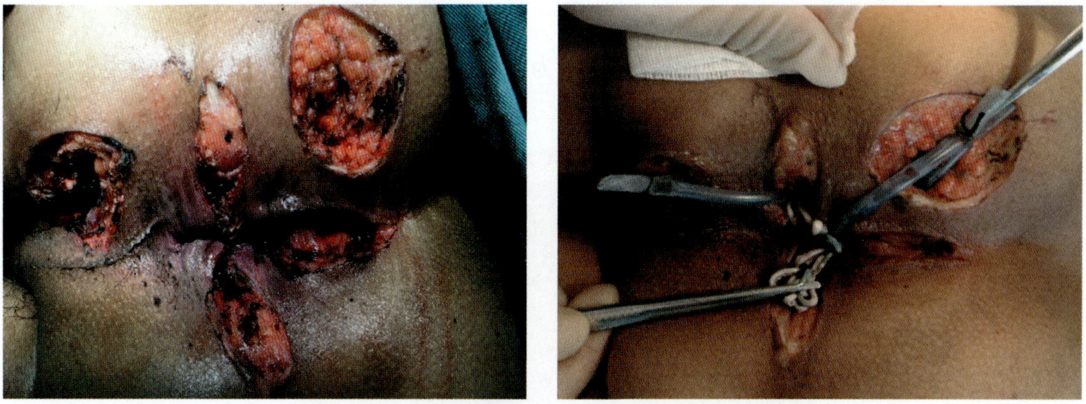

图 2-2-29　术后

河南省中医院

病理检查报告单

病理号： [redacted]

姓名： [redacted]　**性别：** 男　**年龄：** 32　**住院号：** [redacted]

送检单位： 本院　**科别：** 肛一　**送检医师：** [redacted]　**床　号：** 56

送检日期： 2021-01-26　**报告日期：** 2021-01-27

送检部位： 瘘管坏死组织　**临床诊断：** 肛瘘

肉眼所见：

附美蓝染色组织一块大小3*2*1cm，质中全取。

显微摄影：

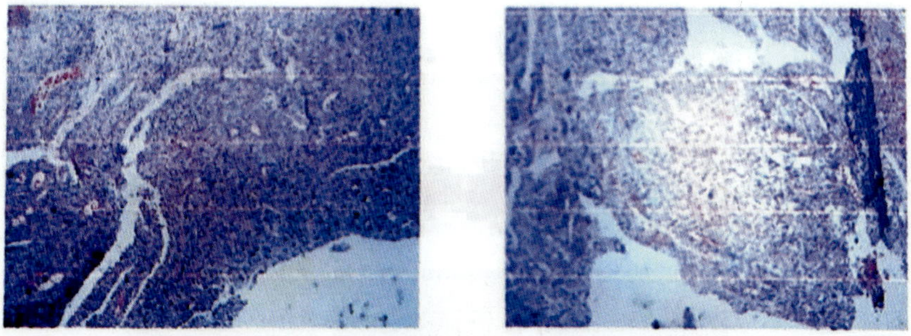

病理诊断：

（瘘管）符合慢性化脓性炎症，局部炎性肉芽形成。

图 2-2-30　病理示：（瘘管）符合慢性化脓性炎症，局部炎性肉芽形成

◎案例 3

王某，男，26岁，以“复杂性肛瘘”为诊断入院。肛周间断性疼痛10年余。既往史：无特殊可载。

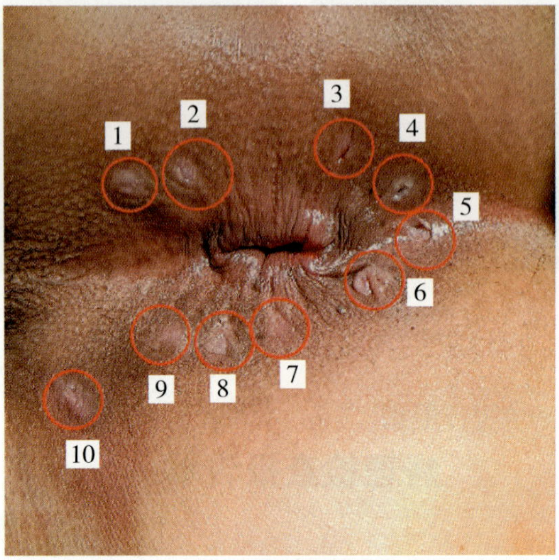

图 2-2-31 专科检查：视诊，截石位 1、2、4、5 点距肛缘 2cm 处，截石位 6、7、9、10、11 点距肛缘 3cm 处，截石位 11 点距肛门 4cm 处各有一外口，共计 10 处外口

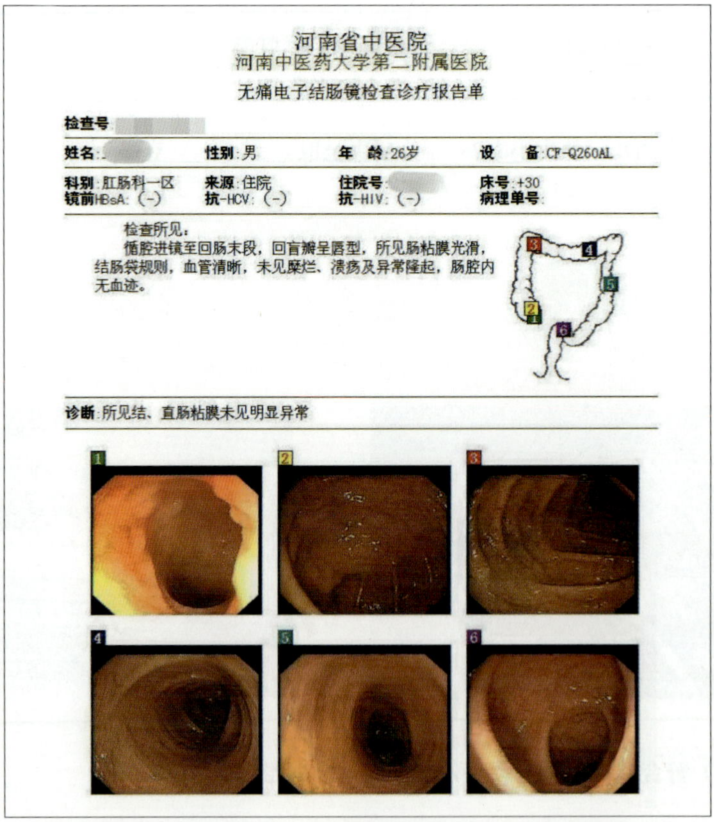

河南省中医院
河南中医药大学第二附属医院
无痛电子结肠镜检查诊疗报告单

检查号

姓名:	性别:男	年 龄:26岁	设 备:CF-Q260AL
科别:肛肠科一区	来源:住院	住院号:	床号:+30
镜前HBsA:(-)	抗-HCV:(-)	抗-HIV:(-)	病理单号:

检查所见：

循腔进镜至回肠末段，回盲瓣呈唇型，所见肠粘膜光滑，结肠袋规则，血管清晰，未见糜烂、溃疡及异常隆起，肠腔内无血迹。

诊断:所见结、直肠粘膜未见明显异常

图 2-2-32 术前肠镜未见明显异常（已排除克罗恩病）

河南省中医院

影像医学报告单

姓名：[redacted]	**性别**：男	**年龄**：26岁
PID：[redacted]	**科室**：肛肠科一区	**住院号**：[redacted]
检查类型：MR	**检查号**：[redacted]	

检查部位及方法：盆腔(平扫)

检查所见：

截石位5、7点钟方向直肠下段耻骨直肠肌水平可见条状长T1长T2异常信号，沿双侧坐骨直肠间隙向前、向下达皮下，右侧为著，长径约6.1cm，脂肪抑制后呈高信号；余直肠周围未见明确异常信号。前列腺体积不大，中央腺体信号均匀，外周带T2高信号减低，未见明确异常信号影，包膜完整；左侧精囊腺可见斑片状短T1稍长T2信号，右侧精囊腺大小、形态、信号未见明显异常。双侧髂血管旁及腹股沟可见稍大淋巴结。

余未见异常。

诊断意见：

1、复杂低位肛瘘，建议结合临床及其他检查；

2、左侧精囊腺积血；

3、双侧髂血管旁及腹股沟稍大淋巴结；

影像意见，请综合临床及其他检查进一步明确。

图2-2-33　MRI显示：复杂低位肛瘘。截石位5、7点方向直肠下段耻骨直肠肌水平可见条状长T1、长T2异常信号，沿双侧坐骨直肠间隙向前、向下达皮下，右侧为著，长径约6.1cm，脂肪抑制后呈高信号；余直肠周围未见明确异常信号

河南省中医院检验报告单

仪器：免疫3(小杂)

姓名：[redacted]	性别：男	年龄：26岁	标本号：574
科别：肛肠科一区	床号：+40	住院号：[redacted]	病人来源：住院
诊断：1、(K60.300)肛瘘　2、(I84.200x002)内痔			标本类型：血液

序号	代号	检验项目	结果	S/CO	参考值
1	TB-Ab	抗结核抗体胶体金法	阴性(-)		阴性(-)
2	TB-DOT	抗结核抗体斑点渗滤法	阴性(-)		阴性(-)

河南省中医院检验报告单

姓名：[redacted]	性别：男	年龄：26岁	标本号：1
科别：肛肠科一区	床号：+40	住院号：[redacted]	病人来源：住院
诊断：1、(K60.300)肛瘘　2、(I84.200x002)内痔			标本类型：血液

项目名称	检验项目	结果	单位
结核杆菌T细胞检测	阴性对照孔	0	SCFs/2.5*10^5PBMC
	检测孔	86	SCFs/2.5*10^5PBMC
	阳性对照孔	饱和	SCFs/2.5*10^5PBMC

根据检测孔的反应做结果判读：

当阴性对照孔斑点数为0-5时，检测孔斑点数-阴性对照孔斑点数>=8，结果为阳性。

当阴性对照孔斑点数为6-10时，检测孔斑点数>=2倍的阴性对照孔斑点数，结果为阳性。

当T-N等于5、6、7时，建议判定为阴性结果，并结合临床诊断及其他检测结果进行综合判断，必要时可进行复查。

图2-2-34　术前检查结明两项、结核杆菌T细胞检测未见明显异常（已排除结核）

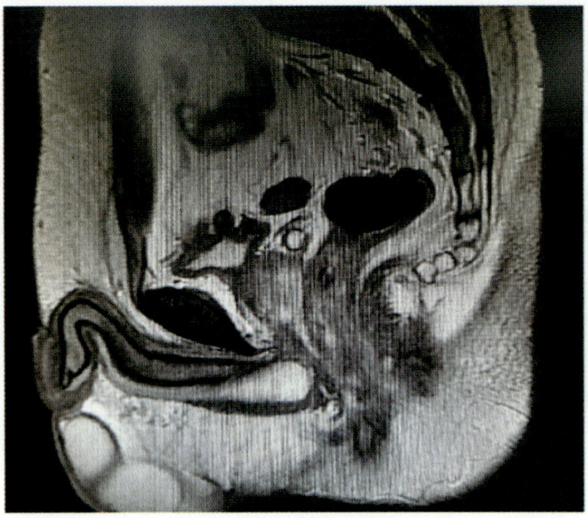

图 2-2-35 矢状位 T2 像

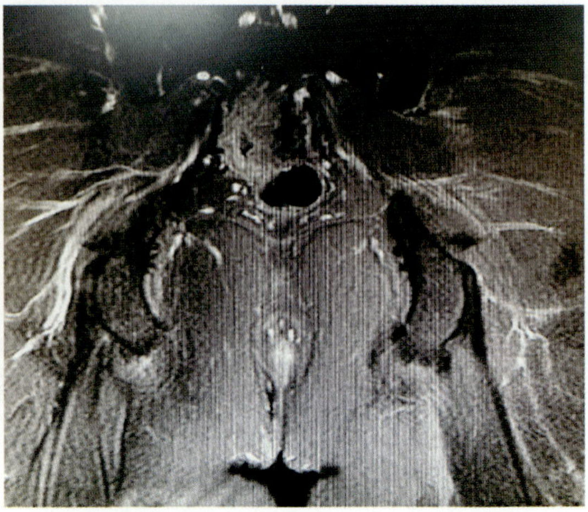

图 2-2-36 冠状位 T2 压脂像

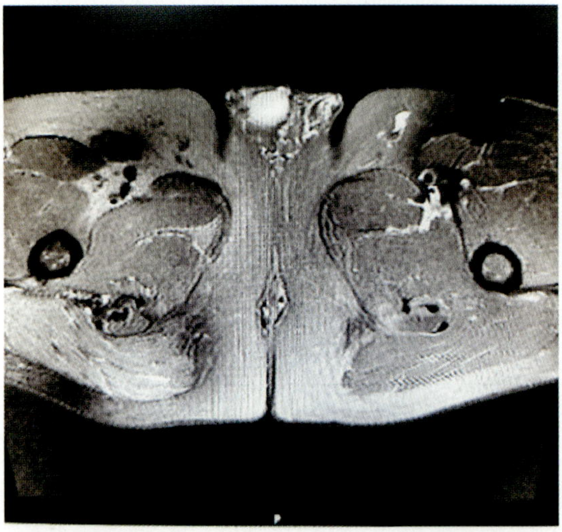

图 2-2-37 横轴位 T2 压脂像

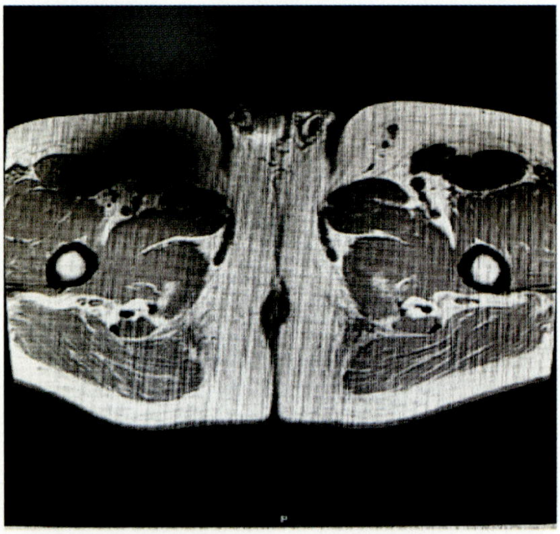

图 2-2-38 横轴位 T1 像

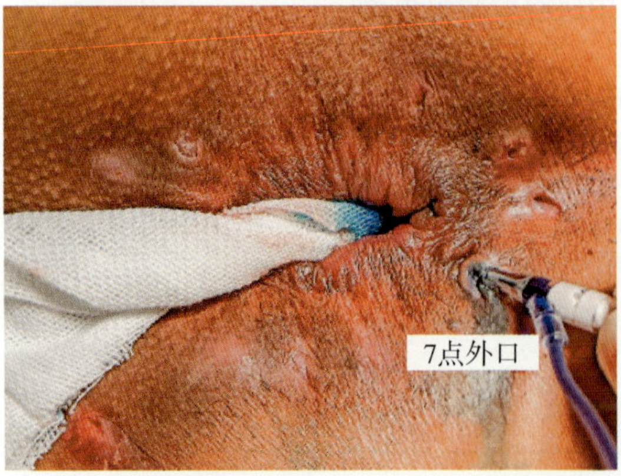

图 2-2-39 从截石位 7 点外口注入美蓝染色

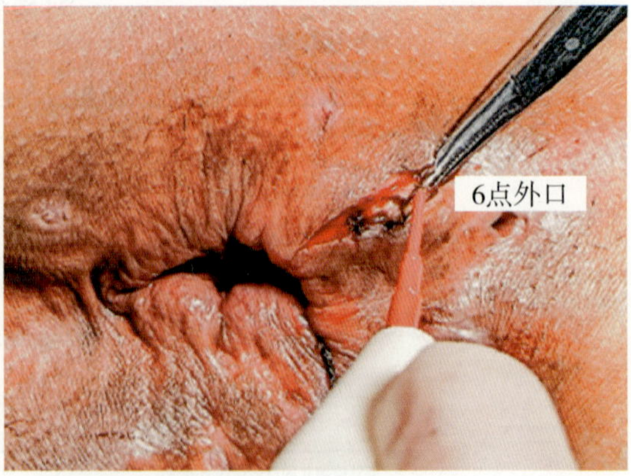

图 2-2-40 中弯钳探查 6 点外口并切开

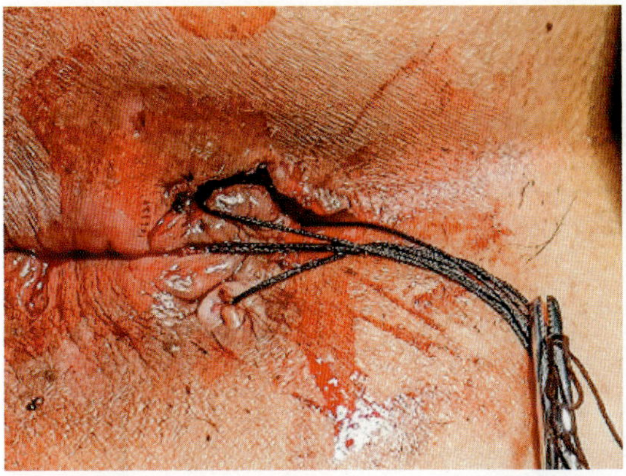

图 2-2-41 分别于截石位 6、7 点给予 10 号线以标记

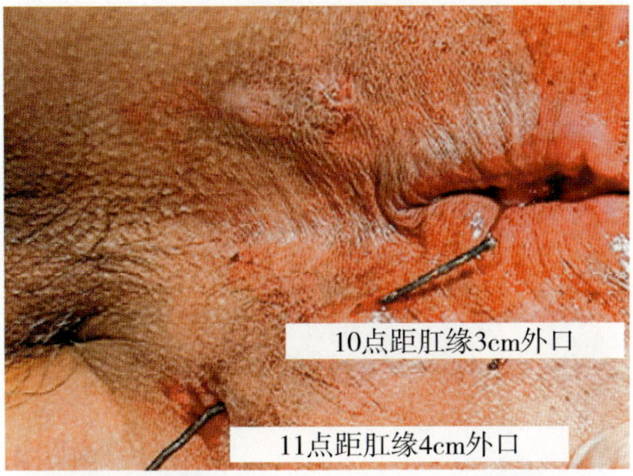

图 2-2-42 探查截石位 10、11 点瘘道

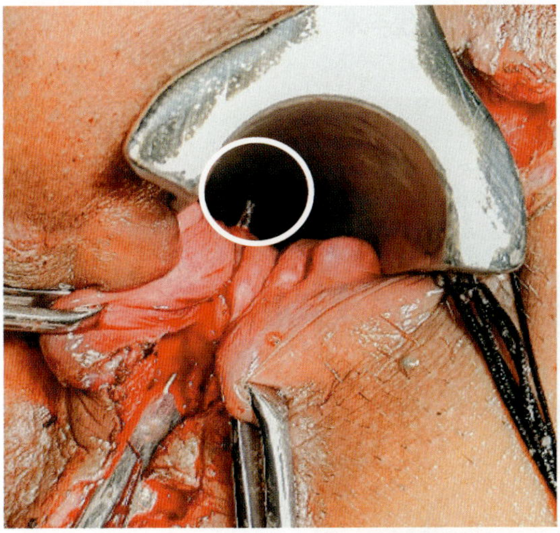

图 2-2-43 切开 11 点瘘道并探查，发现其通向 10 点外口，继续探查，见通向肛内截石位 10 点

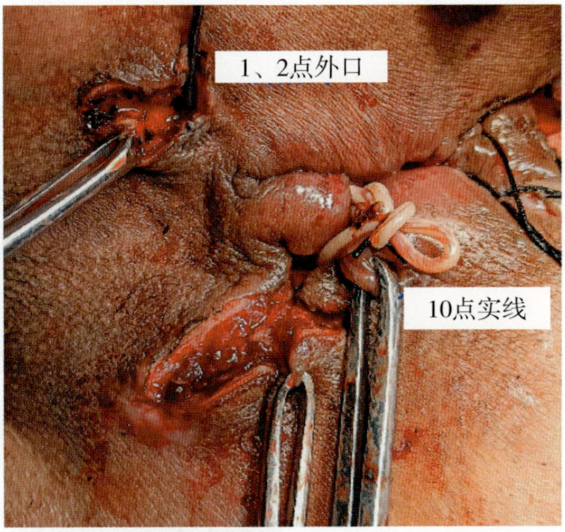

图 2-2-44 截石位 10 点挂实线以引流通畅后，探查 1 点位外口，发现其与 2 点外口相通，切开并继续探查

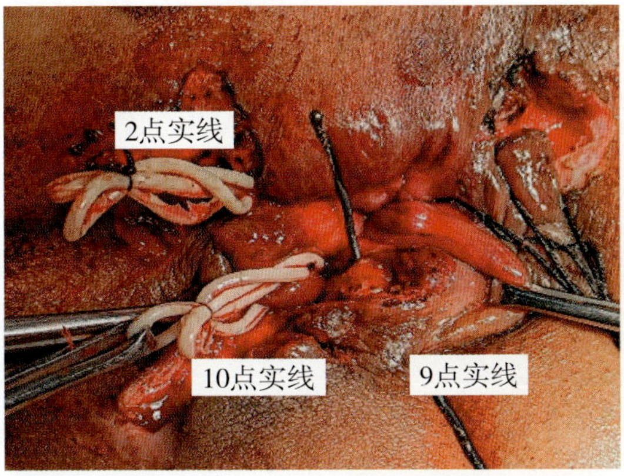

图 2-2-45 从 2 点溃口探查，见通向 2 点肛隐窝处，于截石位 2 点挂实线以引流通畅，继续探查截石位 9 点外口，发现其通向 10 点切口处

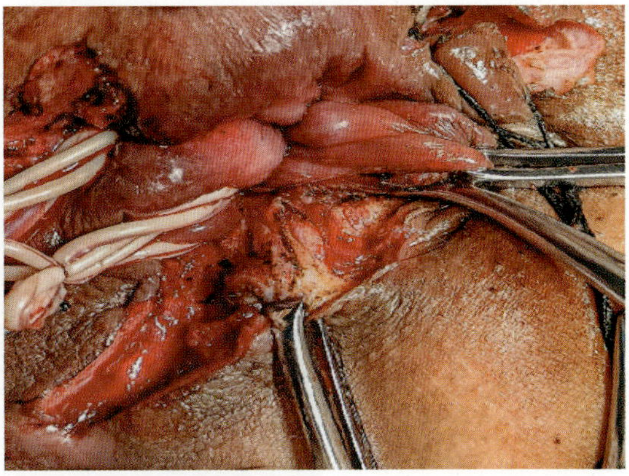

图 2-2-46 顺探针切开，见瘘管明显，搔刮管壁使引流通畅

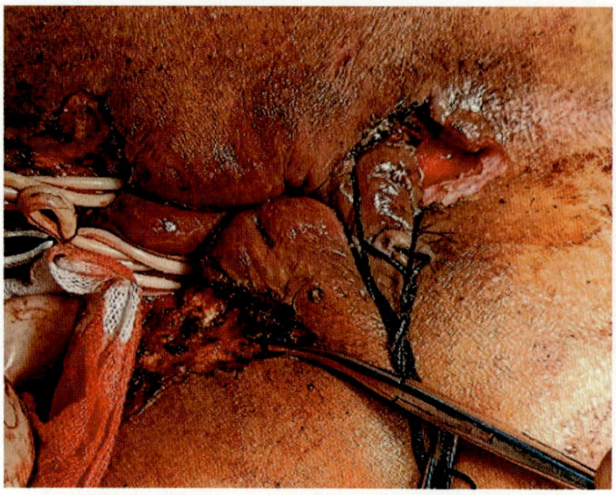

图 2-2-47 探针探查截石位 5 点外口发现其通向肛内 5 点

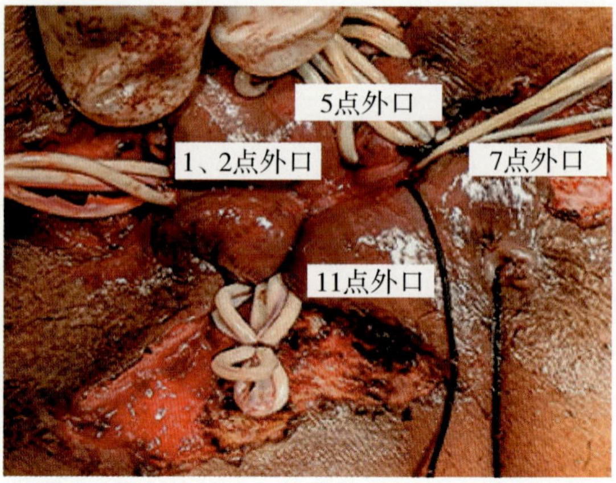

图 2-2-48 截石位 5 点、7 点分别给予橡皮筋挂虚线使引流通畅，由于患者病情复杂，已与患者沟通需分期紧线手术

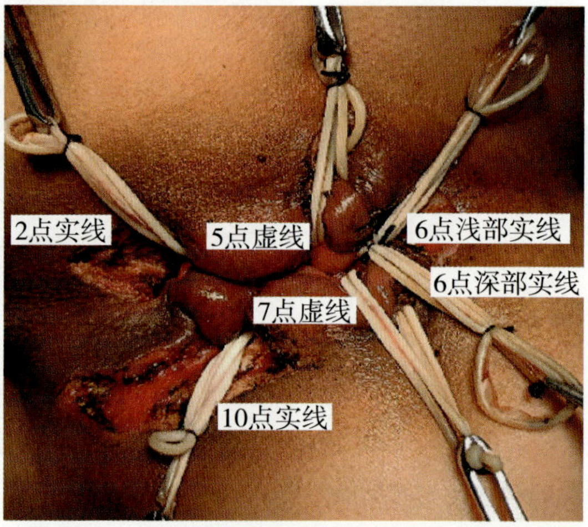

图 2-2-49 术后

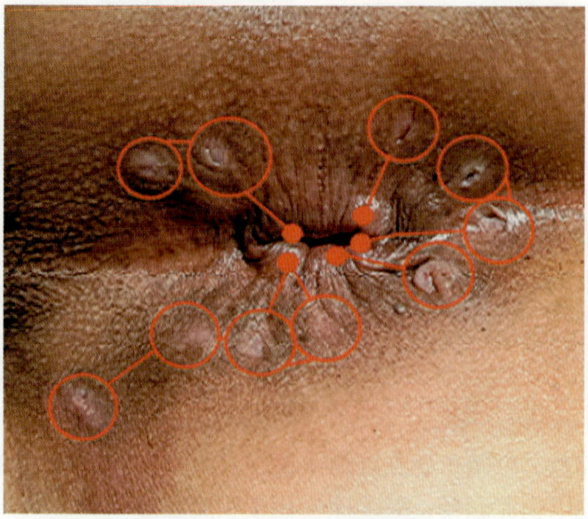

图 2-2-50 瘘管走向

◎案例 4

梁某，男，70岁，以“复杂性肛瘘、肛周脓肿、胃间质瘤术后”为诊断入院。患者在某县医院行肛周脓肿手术3次，本次住院距上次手术1个月余。

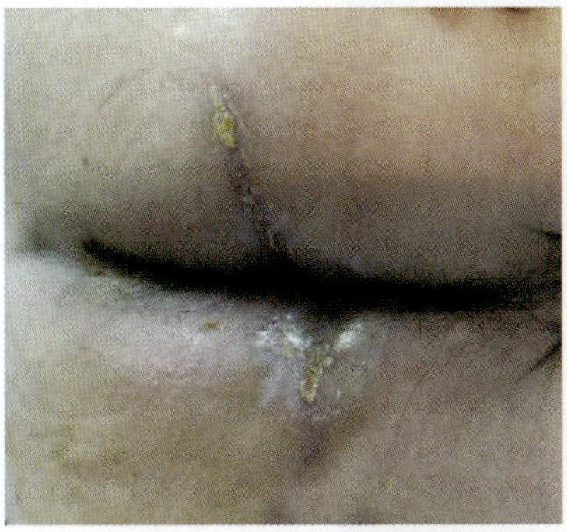

图 2-2-51 术前

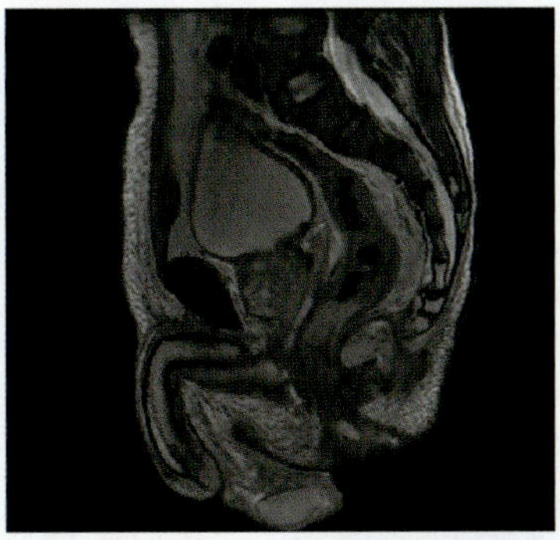

图 2-2-52 T2 矢状位

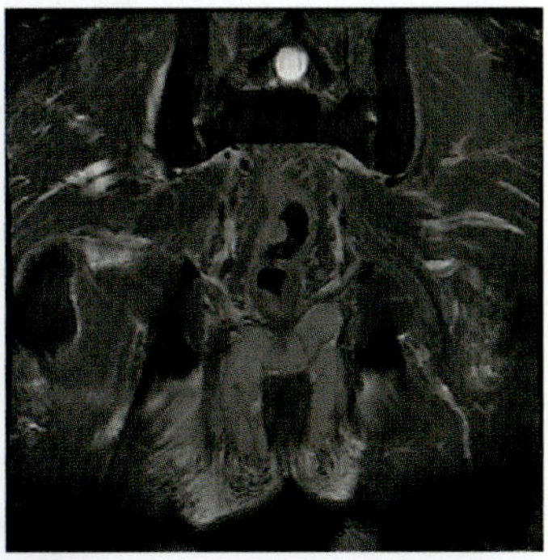

图 2-2-53 T2 压脂冠状位

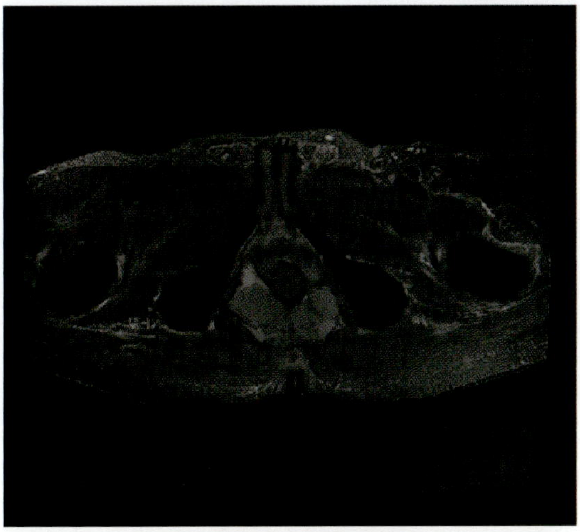

图 2-2-54 T2 压脂横轴位

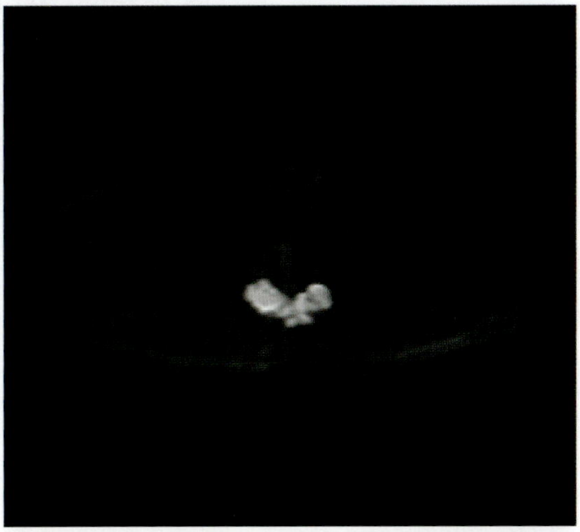

图 2-2-55 增强

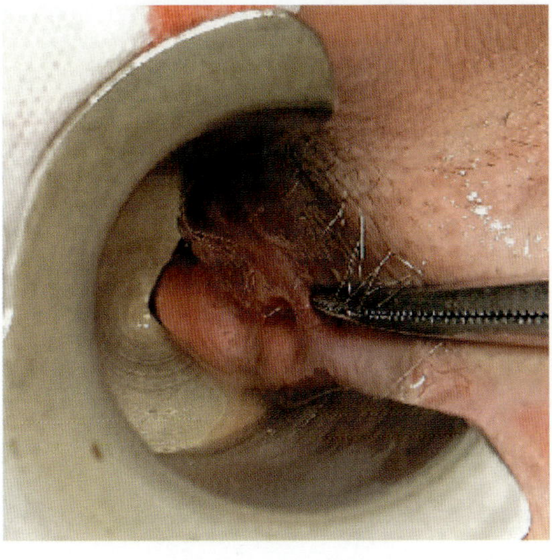

图 2-2-56 内口

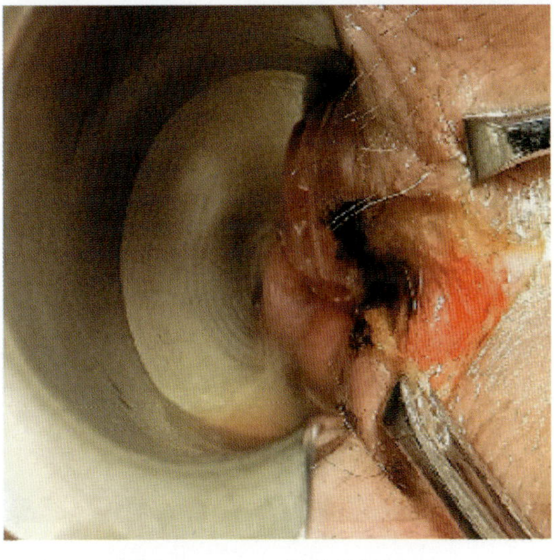

图 2-2-57 括约肌间切开

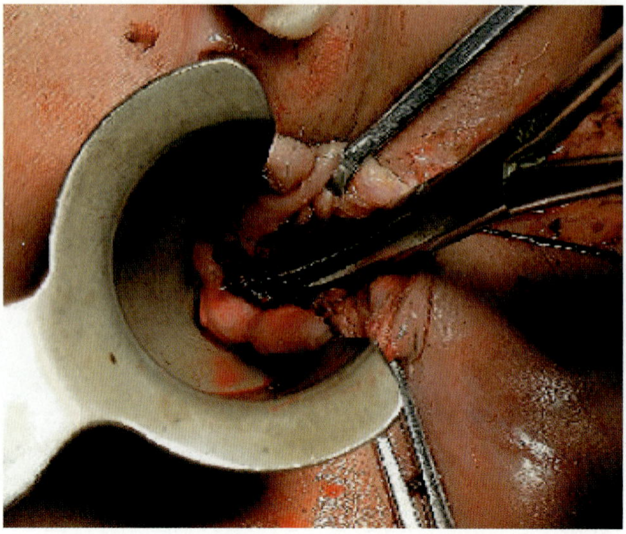

图 2-2-58 括约肌间切开至脓腔顶部

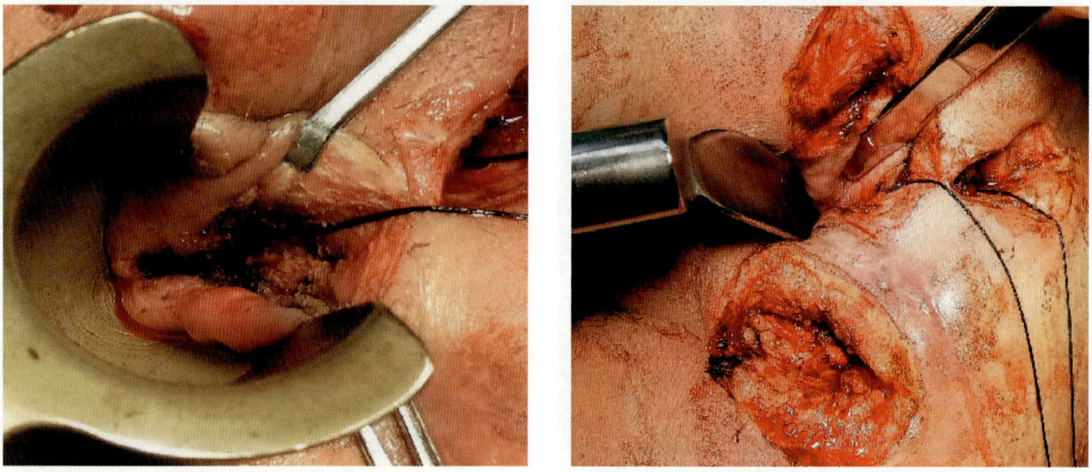

图 2-2-59 术中

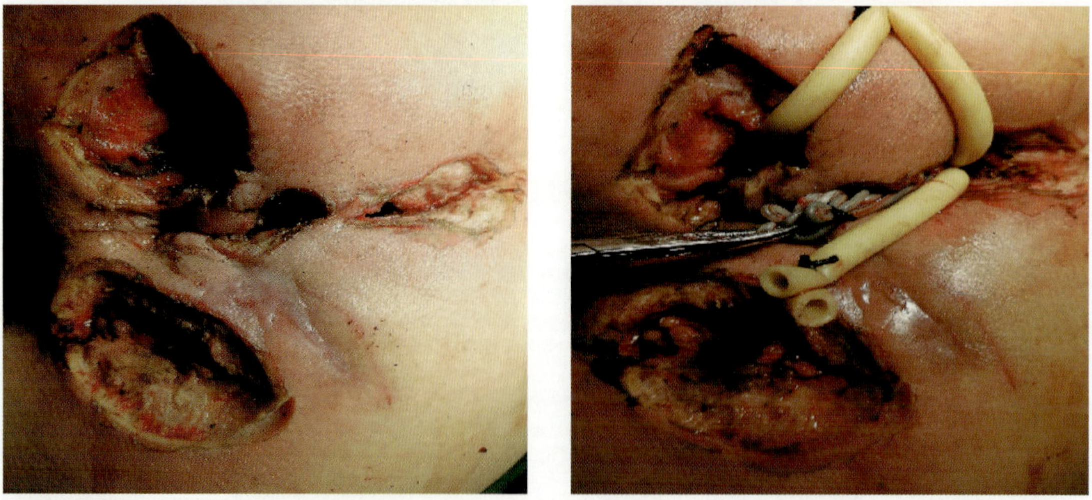

图 2-2-60 术后

◎案例 5

王某，男，34岁，2年前因肛周脓肿在当地医院曾行2次手术治疗。5天前患者出现肛门肿胀、疼痛，大便日行2～3次，时稀时干，未见黏液脓血便，小便调。

专科检查：视诊：截石位1、5、7点各有一手术瘢痕。指诊：截石位6点可触及肛隐窝上方有一凹陷；截石位3～6点齿线上下质硬，有压痛。

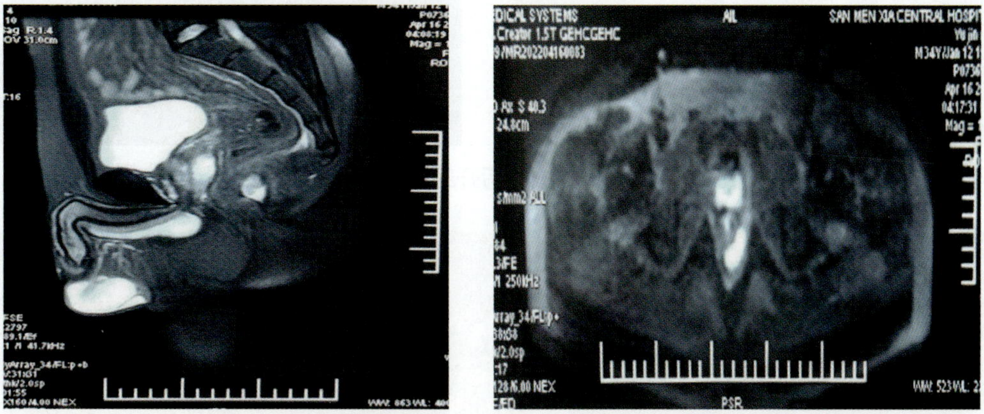

图 2-2-61　术前 MRI 检查提示：括约肌间脓肿

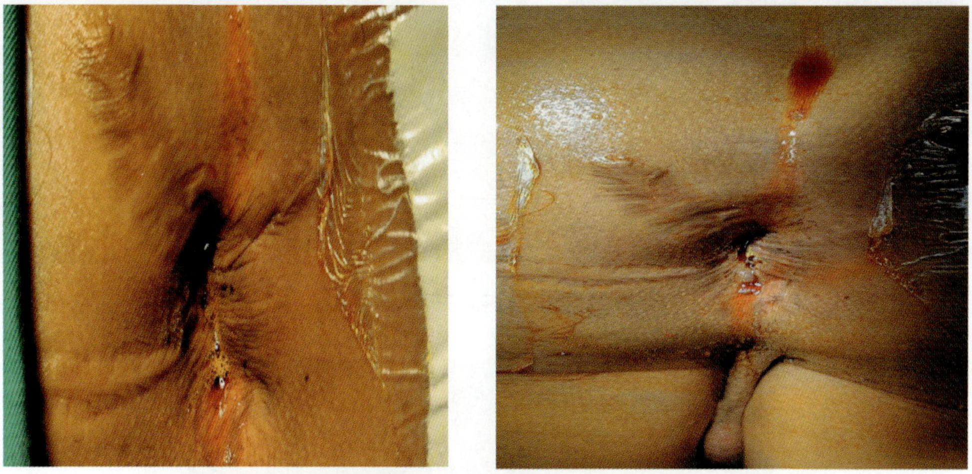

图 2-2-62　麻醉满意后，见截石位 1、5、7 点各有一手术瘢痕

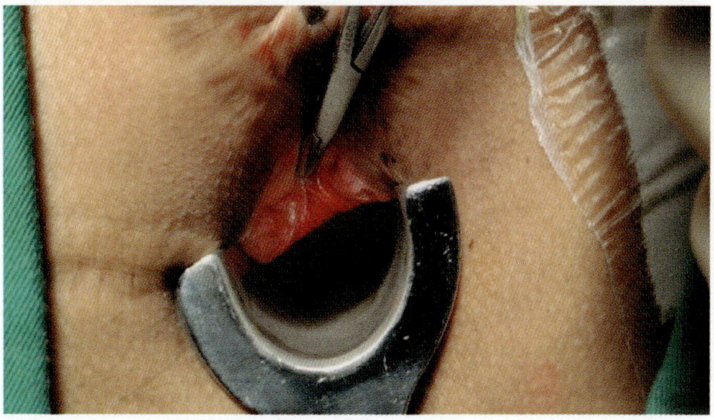

图 2-2-63　Ferguson 拉钩充分暴露肛门，可见截石位 6 点齿线上方有一溃口

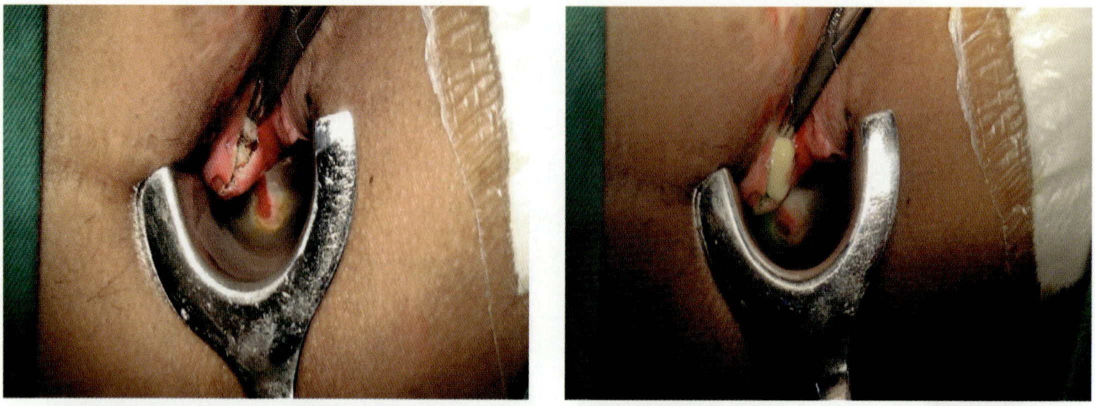

图 2-2-64 蚊式钳探查，电刀顺蚊式钳切开部分黏膜及内括约肌，见有黄色脓液流出

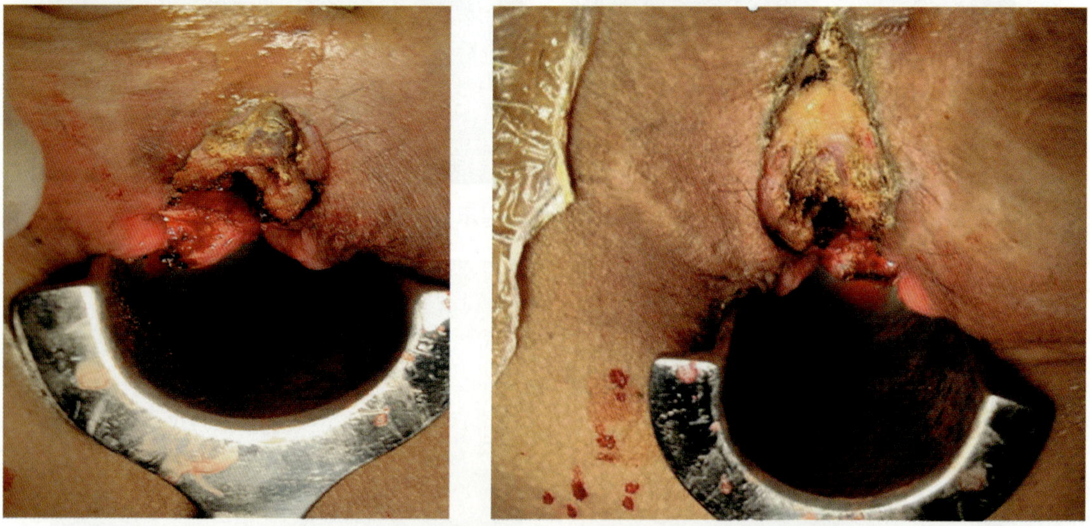

图 2-2-65 充分打开肌间脓肿，并向远端延长切口使引流通畅

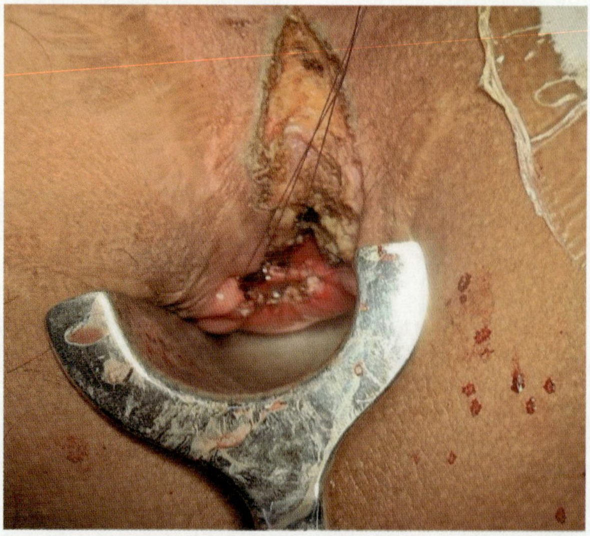

图 2-2-66 术后：3-0 可吸收线间断袋形缝合黏膜以预防出血

三、2016 ~ 2019 年典型案例

◎案例 1

袁某，男，44岁，以“肛周肿痛1个月余”入院。诊断为：肛周脓肿。于2016年9月22日行“肛周脓肿切开引流术”。

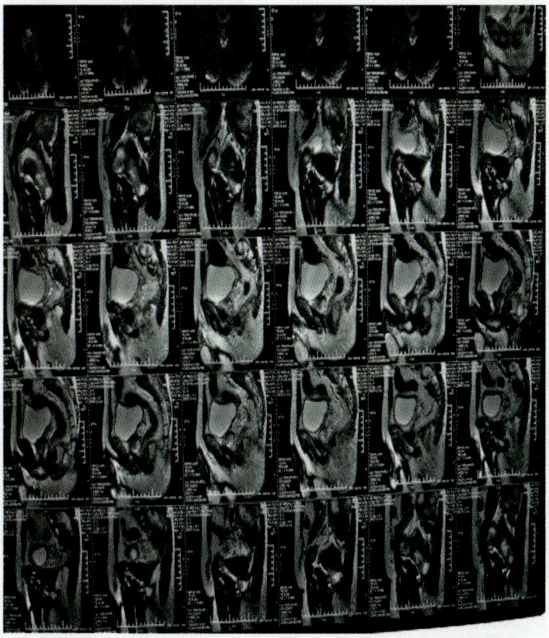

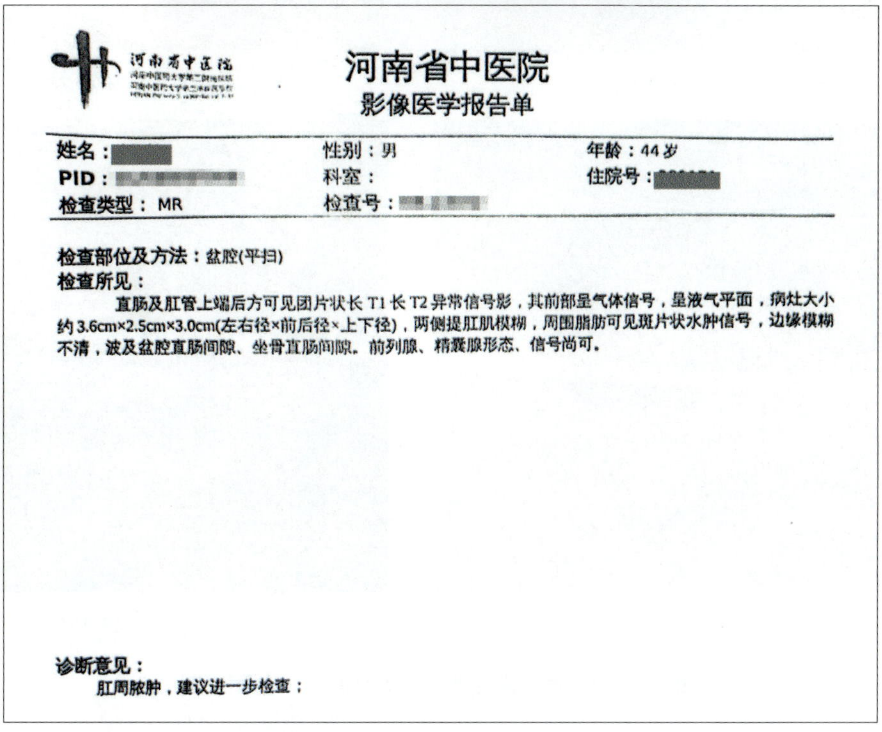

河南省中医院
影像医学报告单

姓名：[redacted]　性别：男　年龄：44岁
PID：[redacted]　科室：　住院号：[redacted]
检查类型：MR　检查号：[redacted]

检查部位及方法：盆腔(平扫)
检查所见：
直肠及肛管上端后方可见团片状长 T1 长 T2 异常信号影，其前部呈气体信号，呈液气平面，病灶大小约 3.6cm×2.5cm×3.0cm(左右径×前后径×上下径)，两侧提肛肌模糊，周围脂肪可见斑片状水肿信号，边缘模糊不清，波及盆腔直肠间隙、坐骨直肠间隙。前列腺、精囊腺形态、信号尚可。

诊断意见：
肛周脓肿，建议进一步检查；

图 2-3-1　入院查 MRI 示：肛周脓肿（2016 年 9 月 21 日）

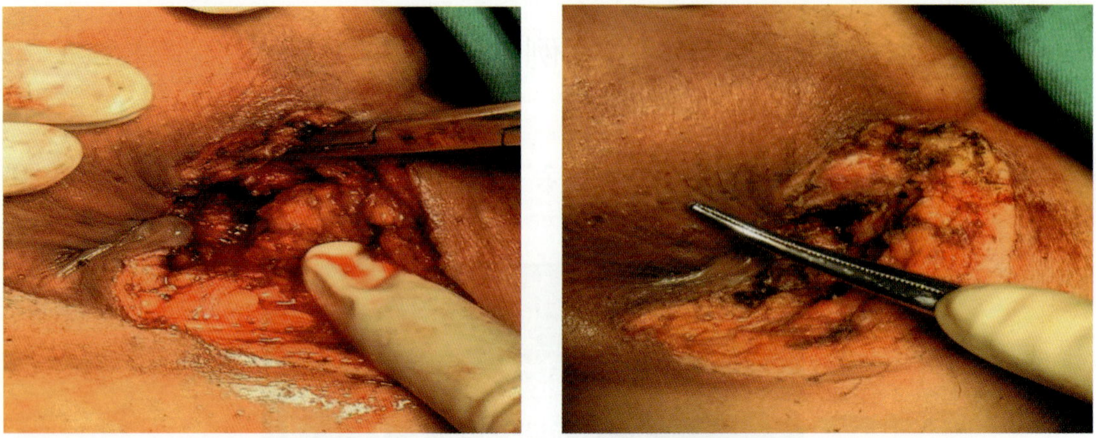

图 2-3-2 术中探查

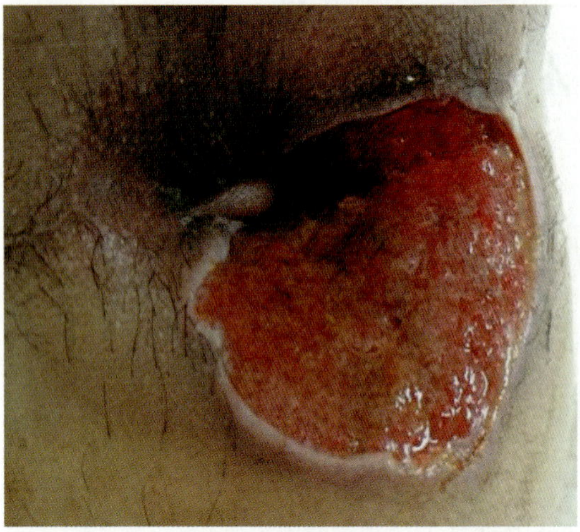

a. 术后第16天

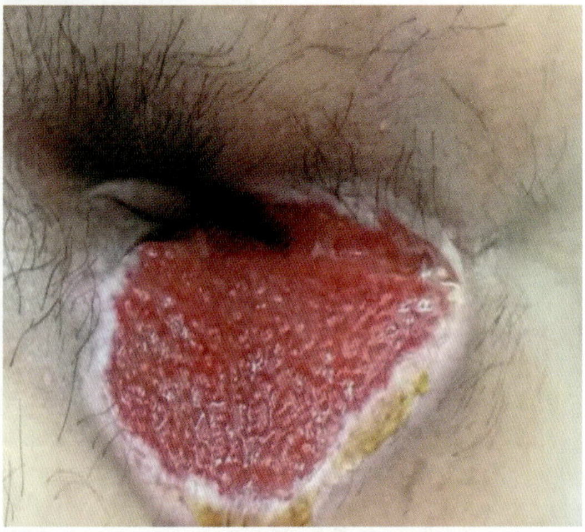

b. 术后第25天

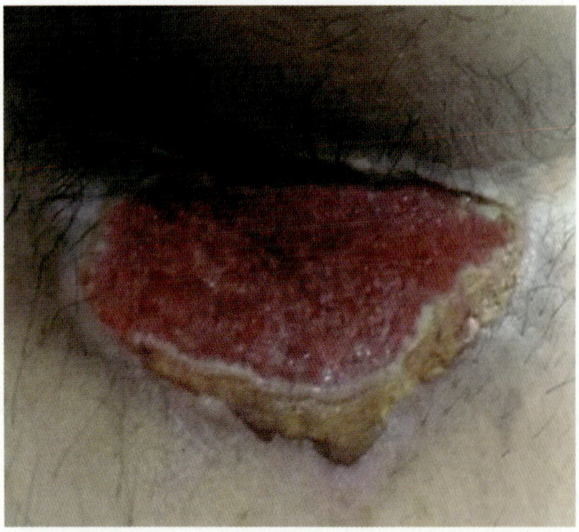

c. 术后第28天

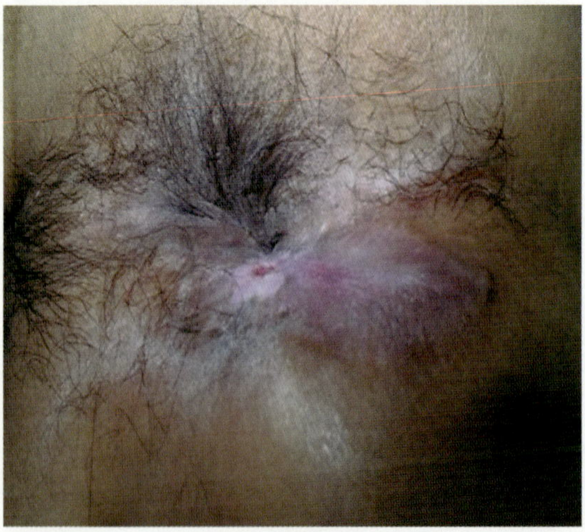

d. 术后第50天

图 2-3-3 术后病灶情况：肉芽鲜红，创面逐渐愈合

◎案例 2

高某，男，27岁，以“肛周脓肿术后40天，切口溢脓3天”入院。诊断为：复杂性肛瘘。于2016年9月22日行“肛瘘切开挂线术”，术中发现瘘管远端达阴囊下方，向深部探查，分别于截石位6、9点找到内口（跨过整个括约肌肌环）并挂线，术后15天2个挂线皮筋全部脱落。

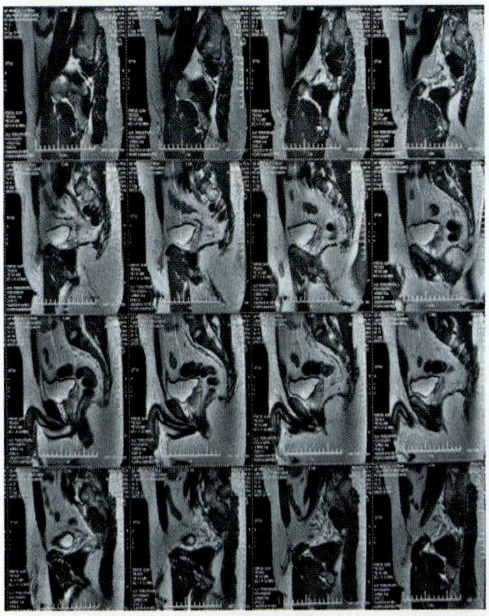

河南省中医院
河南中医药大学第二附属医院
河南中医药大学第二临床医学院
磁共振报告单

姓名：[redacted]　性别：男　年龄：27 岁　MR 号：[redacted]
科室：肛肠科一区　病房：　检查日期：2016. 9. 21
住院号：[redacted]　床号：　报告日期：2016.9.21

检查名称：盆腔(平扫)

检查方法：盆腔 MRI 平扫

影像表现：

截石位：内瘘口位于 11 点钟方向肛管右侧方可见条片状长 T1 长 T2 信号，与肛管右前部关系密切，向后向下沿坐骨肛门间隙达右侧臀部皮下，外口位于 6 点钟位。

余未见明显异常。

印象：

肛瘘，建议进一步检查；

图 2-3-4　入院查 MRI 示：肛瘘（2016 年 9 月 21 日）

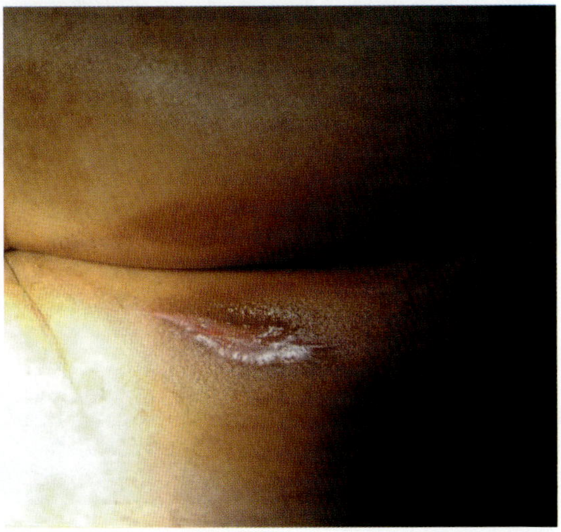

图 2-3-5　术前

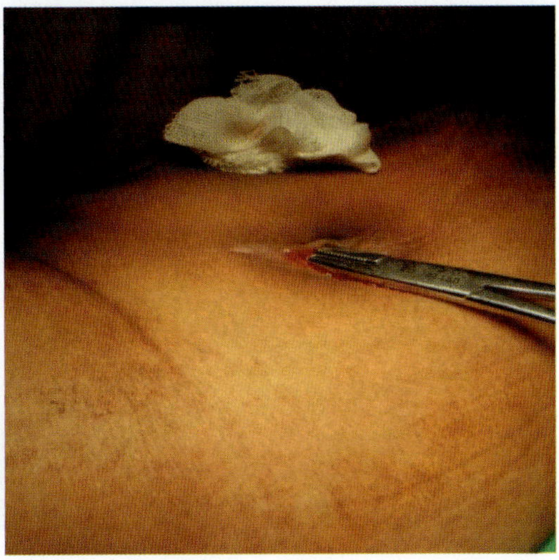

图 2-3-6　术中探查

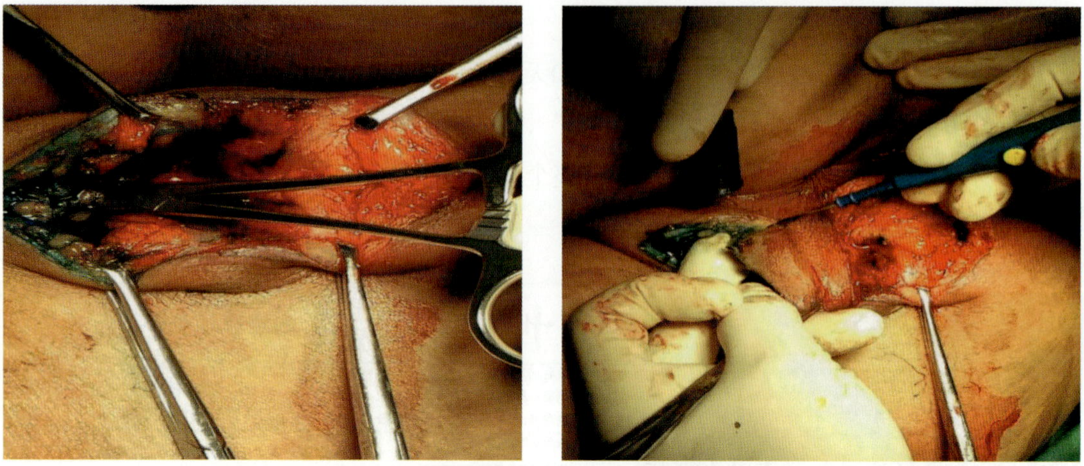

图 2-3-7 术中探查瘘管通向 11 点并切开引流

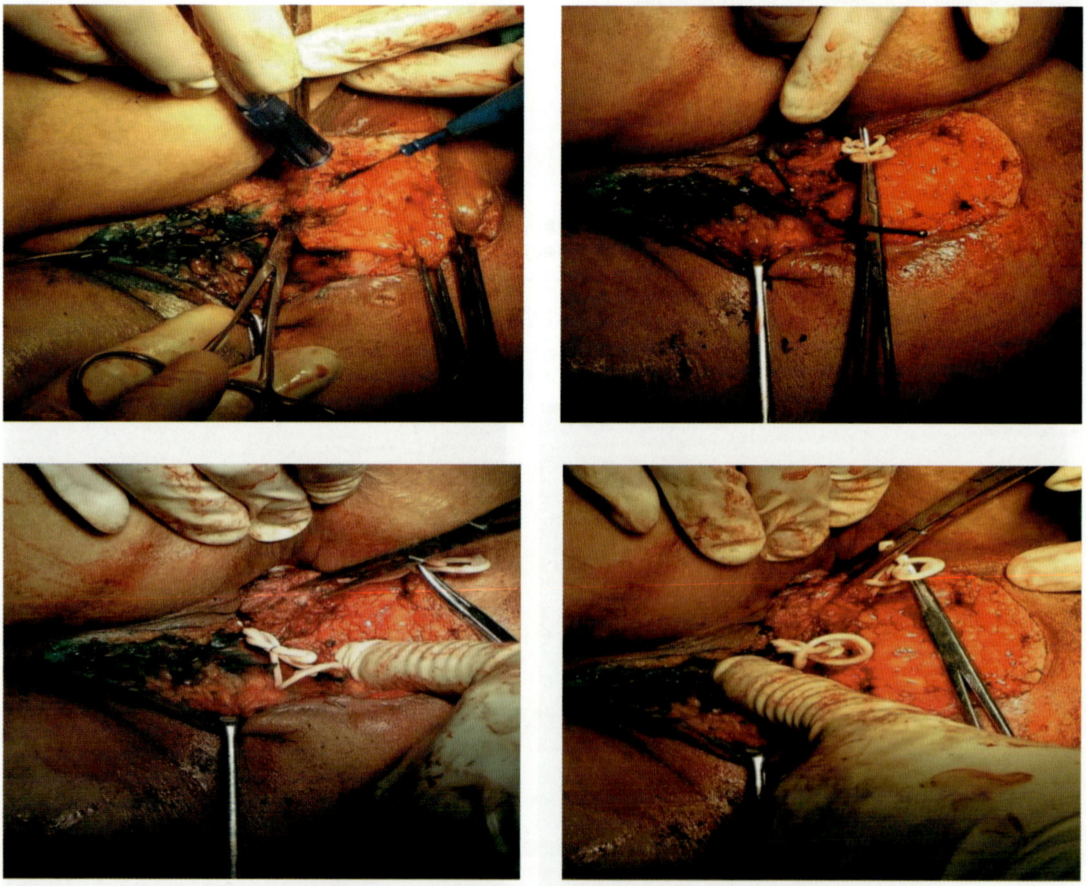

图 2-3-8 术中继续探查，发现内口跨过肛管直肠环，予以挂线保护肛门功能

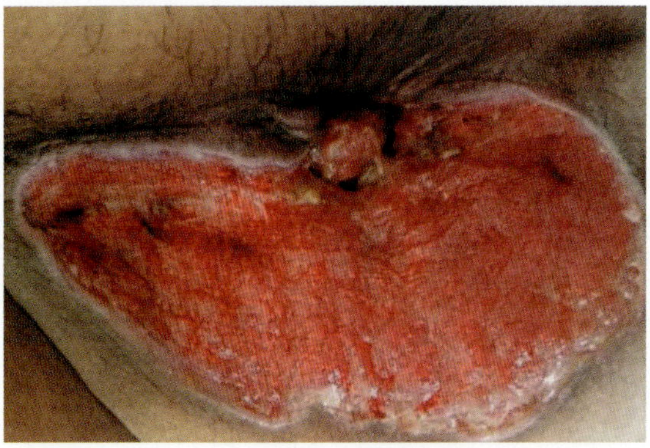

a. 术后第16天

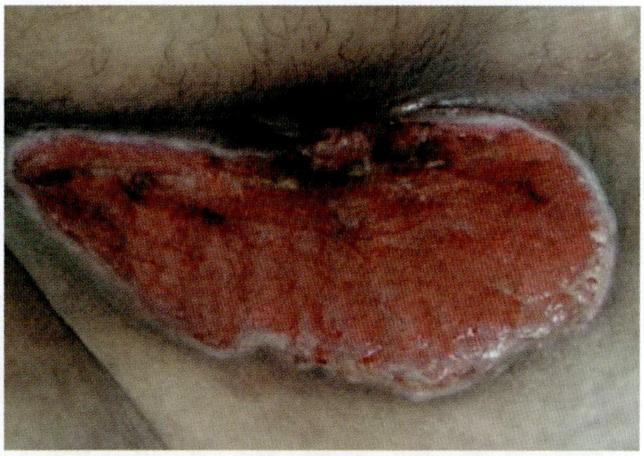

b. 术后第21天

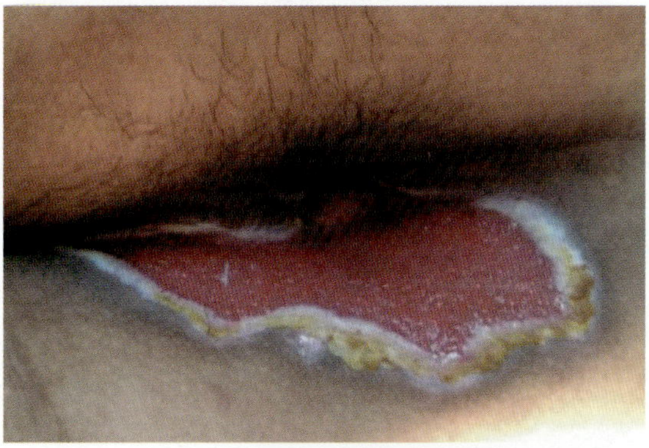

c. 术后第28天

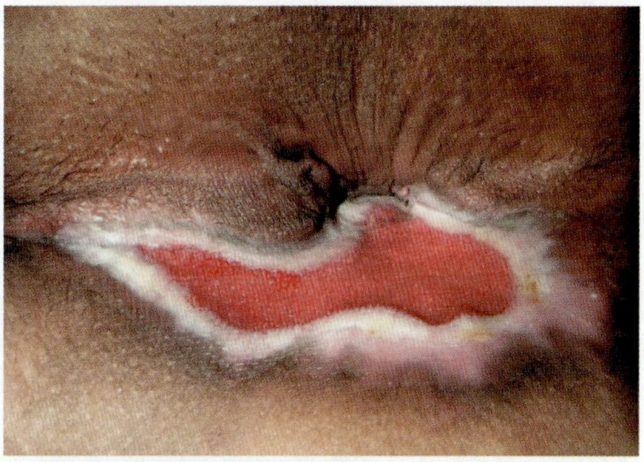

d. 术后第40天

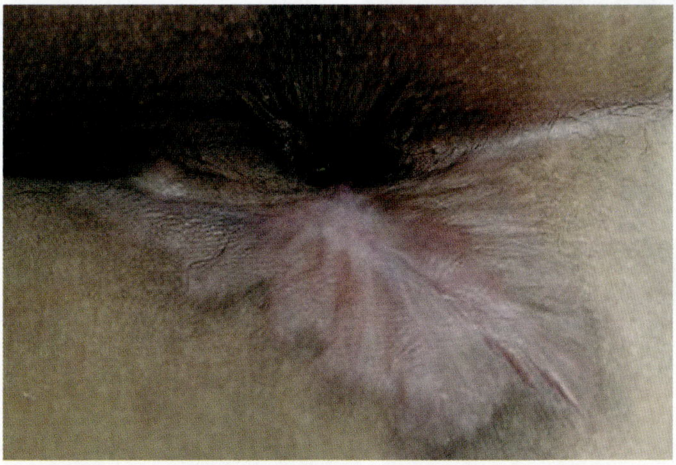

e. 术后第61天

图 2-3-9　术后病灶情况：创面肉芽组织鲜红，逐渐愈合

◎案例 3

王某，男，36岁，以“肛周肿痛3天”为主诉入院。1年前曾在当地医院行肛周脓肿切开引流术。入院诊断：复杂性肛瘘；肛周脓肿。于2016年9月18日行“肛周脓肿切开引流术及肛瘘切开术”，术中切除部分肛门内括约肌、部分外括约肌，完全切断肛尾韧带。

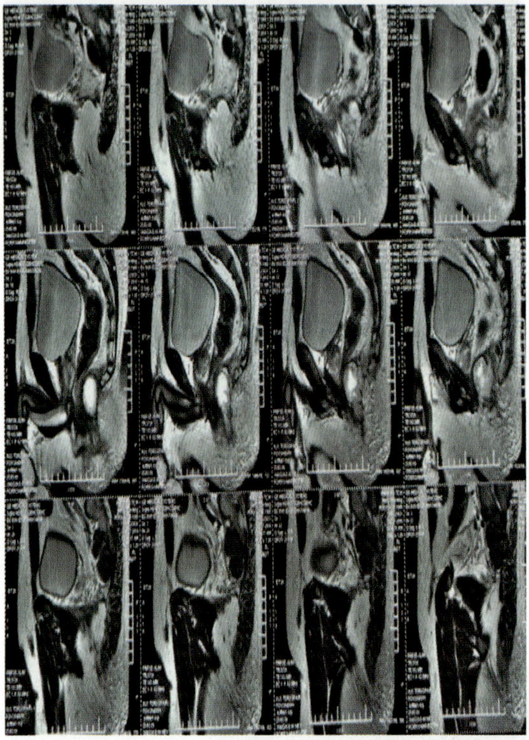

河南省中医院
影像医学报告单

姓名：[redacted] 性别：男 年龄：36岁
PID：[redacted] 科室： 住院号：[redacted]
检查类型：MR 检查号：[redacted]

检查部位及方法：盆腔(平扫)
检查所见：
截石位肛门钟约3-7点钟直肠及肛管后方坐骨直肠间隙及坐骨肛门间隙可见不规则团块状长T1稍长T2信号，信号不均匀，其内可见斑片状更长T2信号，弥散信号明显受限，大小约：4.2cm×3.4cm×4.1cm(左右径×前后径×上下径)，脂肪抑制后呈高信号：其周围可见片状长T1长T2信号，坐骨肛门间隙向后下达臀部皮下脂肪间隙；直肠、乙状结肠未见明显异常。前列腺、两侧精囊腺形态、大小及信号未见明显异常。膀胱充盈可，壁不厚，其腔内未见明确异常信号。扫描野内未见明显肿大淋巴结影。 余未见明显异常。

诊断意见：
截石位肛门钟约3-7点钟直肠及肛管后方异常信号，考虑皮样囊肿或肛周脓肿并周围软组织水肿可能性大，建议MRI增强扫描或穿刺病理进一步检查；影像意见，请结合临床及其他检查进一步明确。

图2-3-10 入院查MRI示：截石位3～7点直肠肛管后方异常信号，考虑皮样囊肿或肛周脓肿（2016年9月17日）

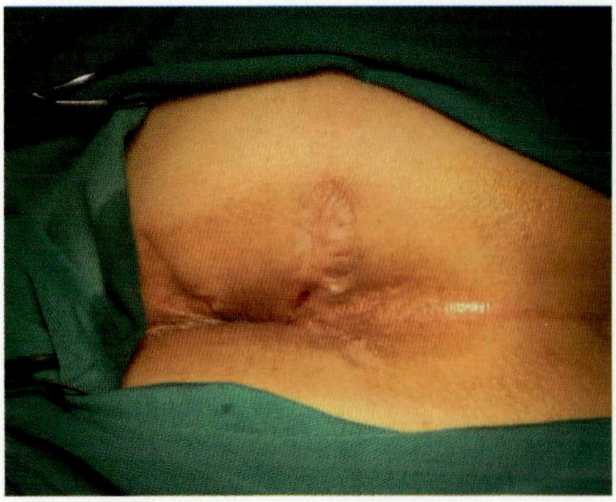

图2-3-11 术前消毒

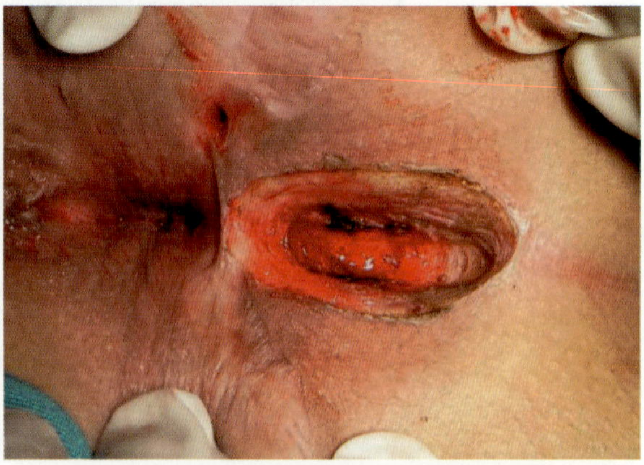

图2-3-12 术中探查，切开脓肿部位

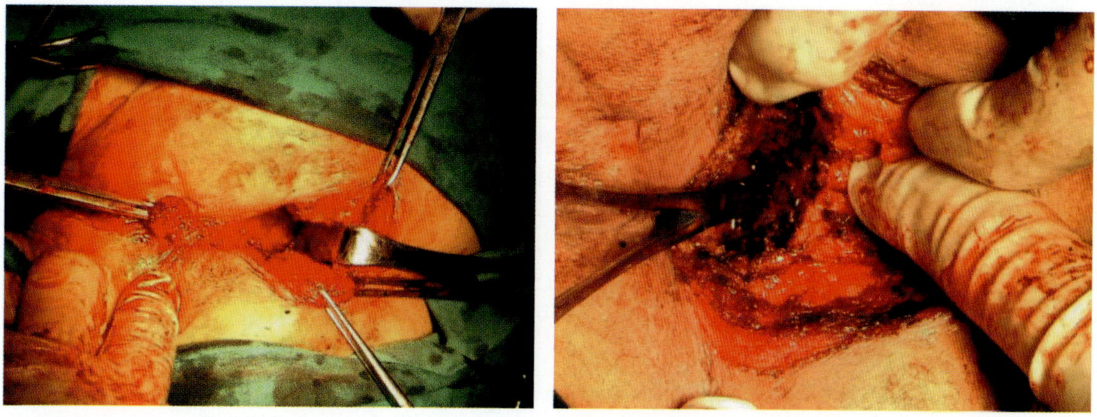

图 2-3-13　术中切断肛尾韧带

河 南 省 中 医 院

病理检查报告单

病理号： [redacted]

姓名：[redacted]　　性别：男　　年龄：36　　住院号：[redacted]

送检单位：本院　　科别：肛肠一区　　送检医师：[redacted]　　床　号：+48

送检日期：2016-09-19　　报告日期：2016-09-20

送检部位：　　临床诊断：肛周脓肿、肛痔

肉眼所见：

管壁组织：灰红色不规则组织2块，总大小约0.8*0.6*0.5cm，质中等全取。

显微摄影：

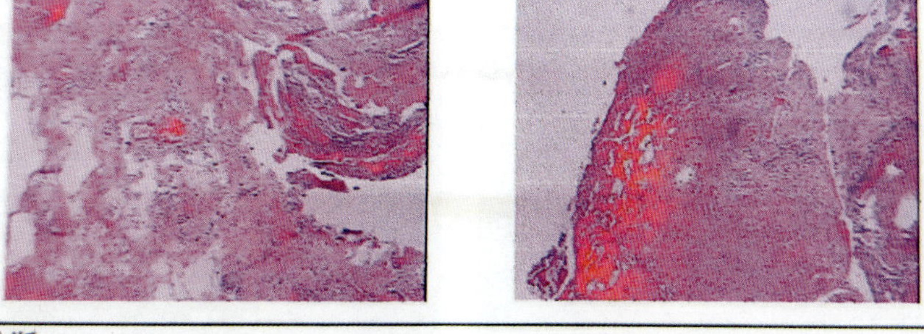

病理诊断：

送验物镜下纤维结缔组织中见炎细胞浸润，血管扩张淤血、局部出血，符合（肛周）瘘管形成。

图 2-3-14　术中切除组织病理示：符合（肛周）瘘管形成

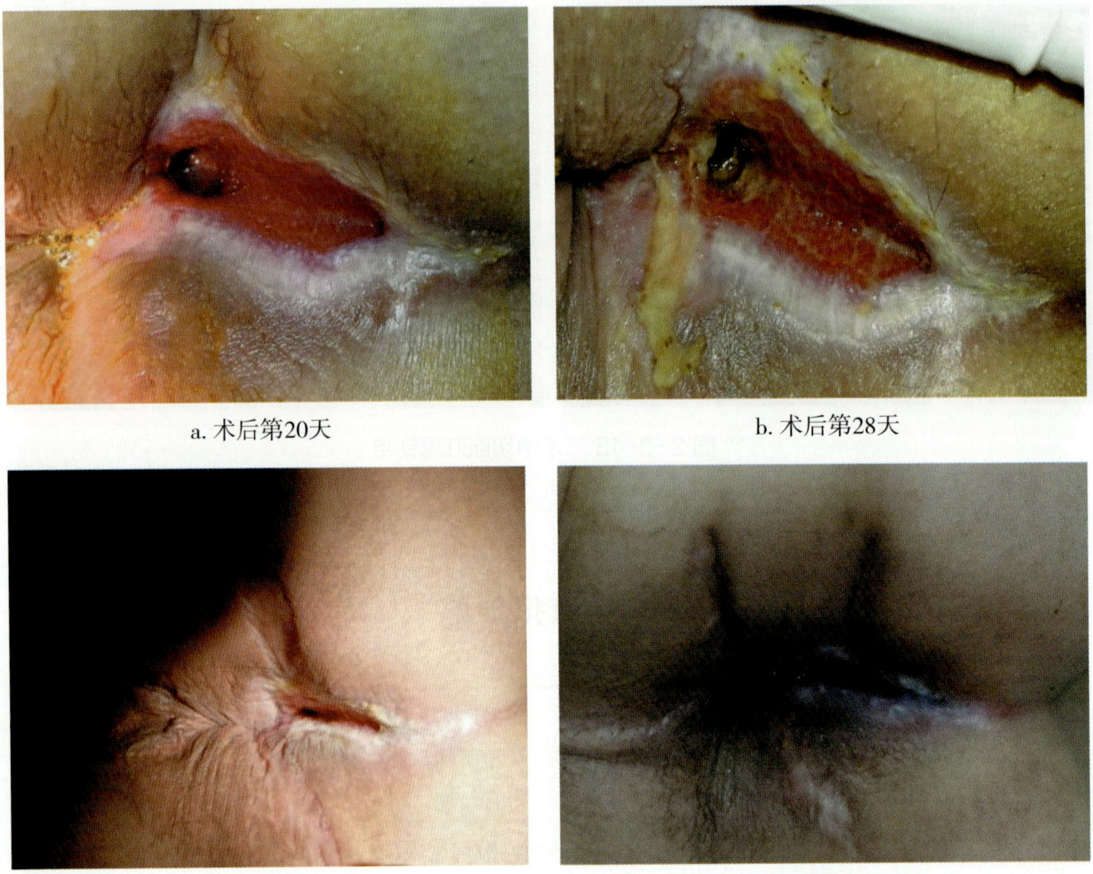

a. 术后第20天　　b. 术后第28天

c. 术后第30天　　d. 术后第36天

图2-3-15 术后病灶情况：创面肉芽鲜红，逐渐愈合

◎案例4

任某，男，39岁，以“肛瘘术后9个月伤口未愈，加重10天”为主诉入院。2015年9月在豫西某中心医院行“肛周脓肿切开引流术”。入院诊断：高位复杂性肛瘘。于2016年8月19日行“高位复杂性肛瘘切开术”。

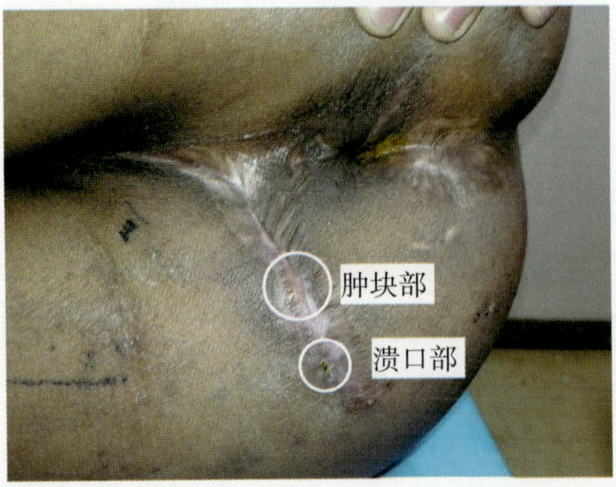

图2-3-16 术前

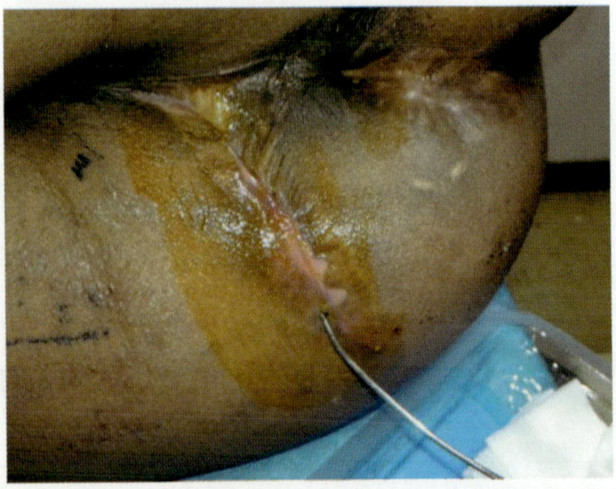

图2-3-17 术前探针探查

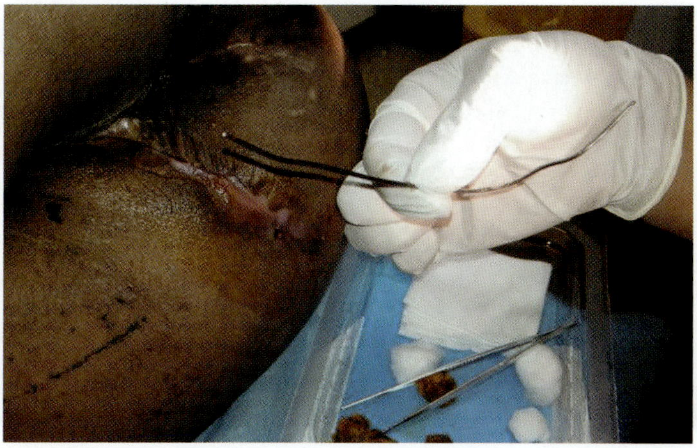

图 2-3-18 术前探针探查瘘管长约 9cm

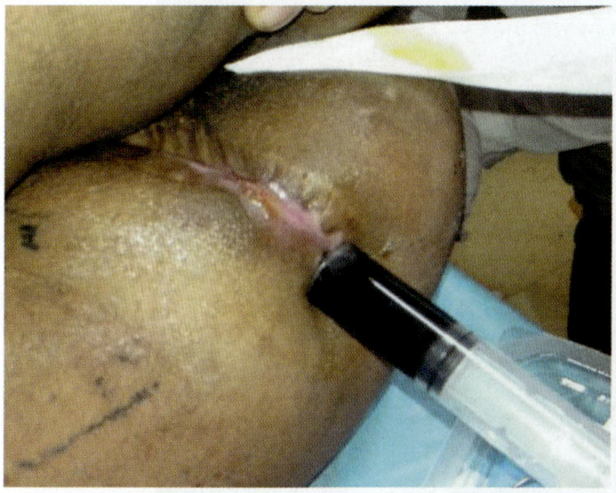

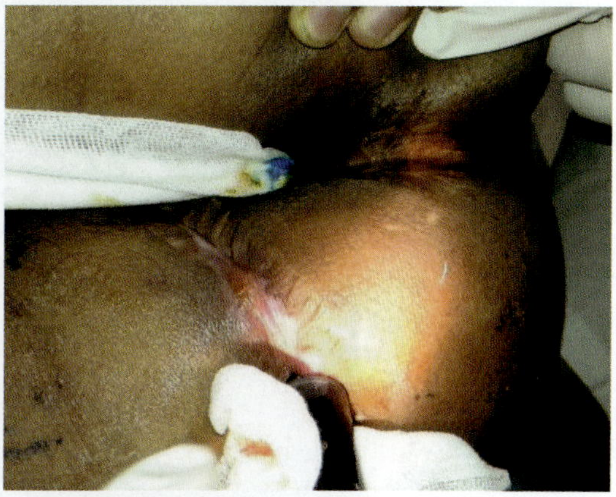

图 2-3-19 美蓝由外口注入见肛内纱布染色

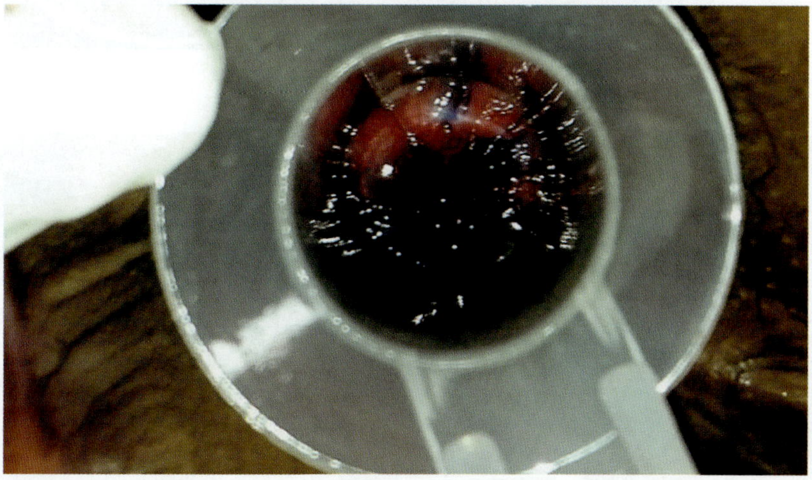

图 2-3-20 查肛门镜见齿线上方染色

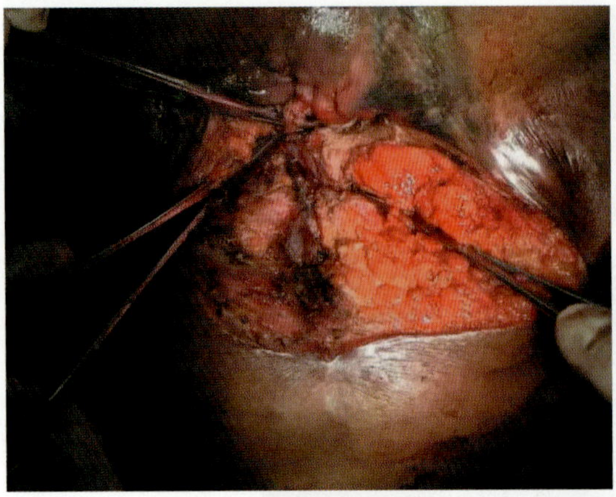

图 2-3-21 术中探查

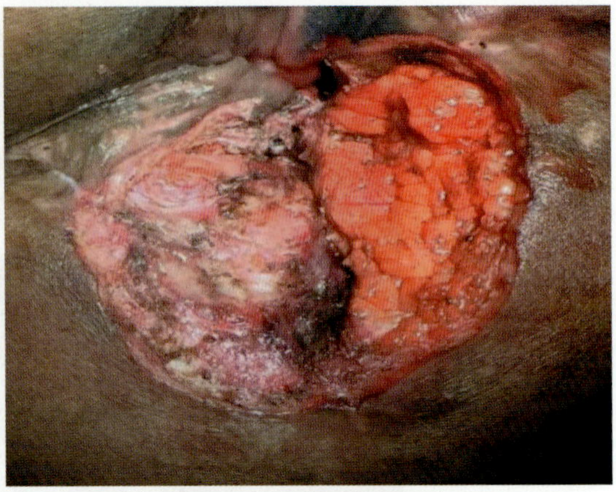

图 2-3-22 创面大小约 70cm^2

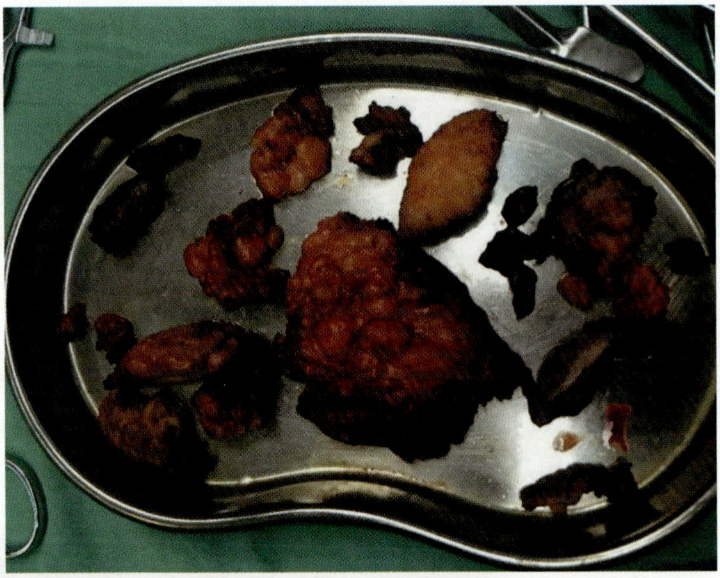

图 2-3-23 术后切除组织

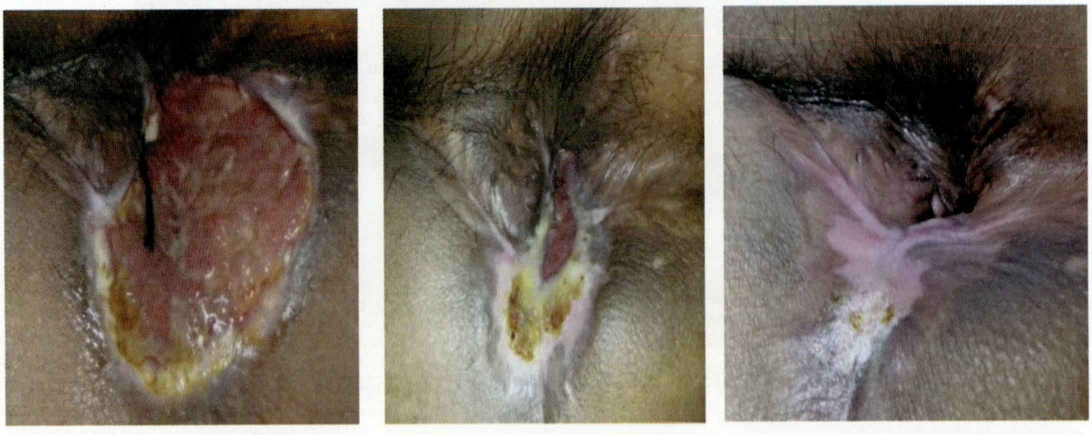

a. 术后第23天　b. 术后第28天　c. 术后第65天

图 2-3-24 术后病灶情况：肉芽组织鲜红，逐渐愈合

◎案例 5

刘某，男，30岁，以“肛周肿痛3天余”为主诉入院。2016年12月在当地医院行手术治疗3次，3天前再次发作，肛周肿胀疼痛，体温39℃。入院诊断：高位复杂性肛瘘并脓肿形成。于2016年12月31日行“高位复杂性肛瘘切开挂线引流术”。

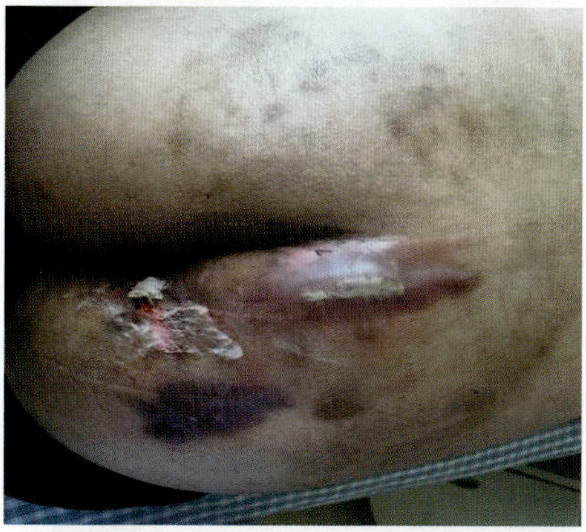

图 2-3-25　入院时情况

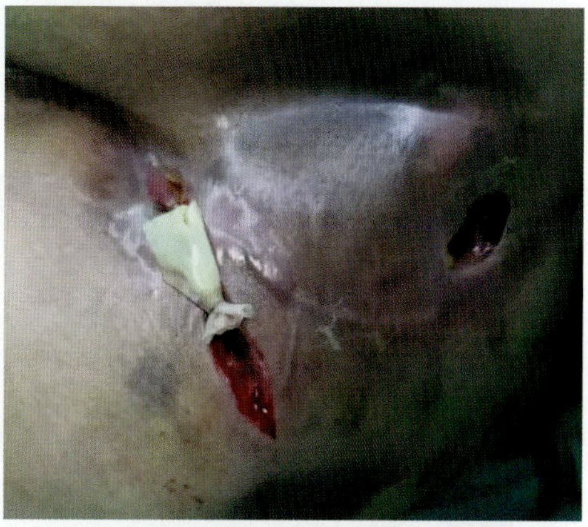

图 2-3-26　彩超检查时溃破

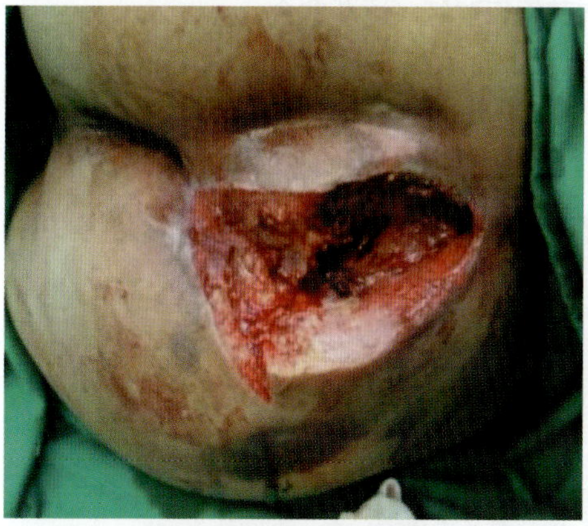

图 2-3-27　脓腔深度

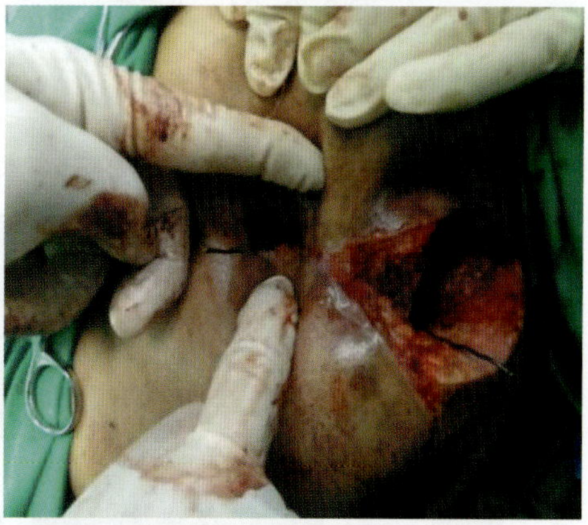

图 2-3-28　寻找内口

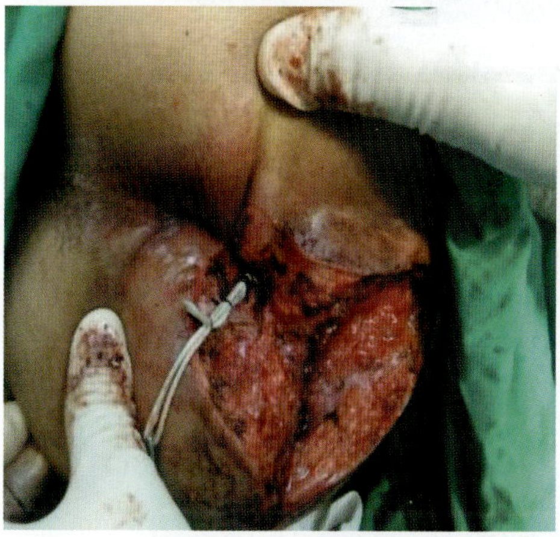

图 2-3-29　挂线处理

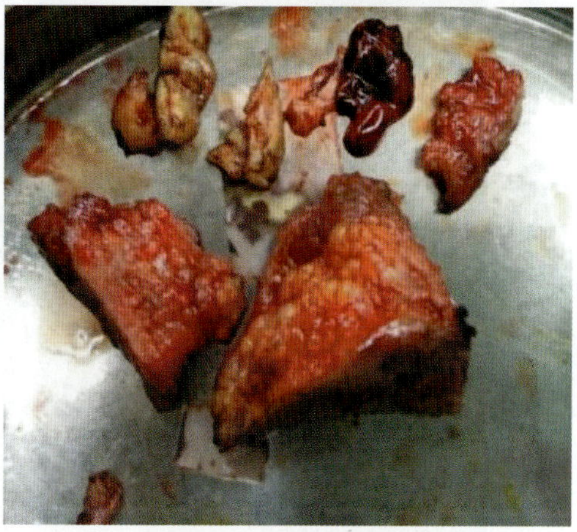

图 2-3-30　切除组织

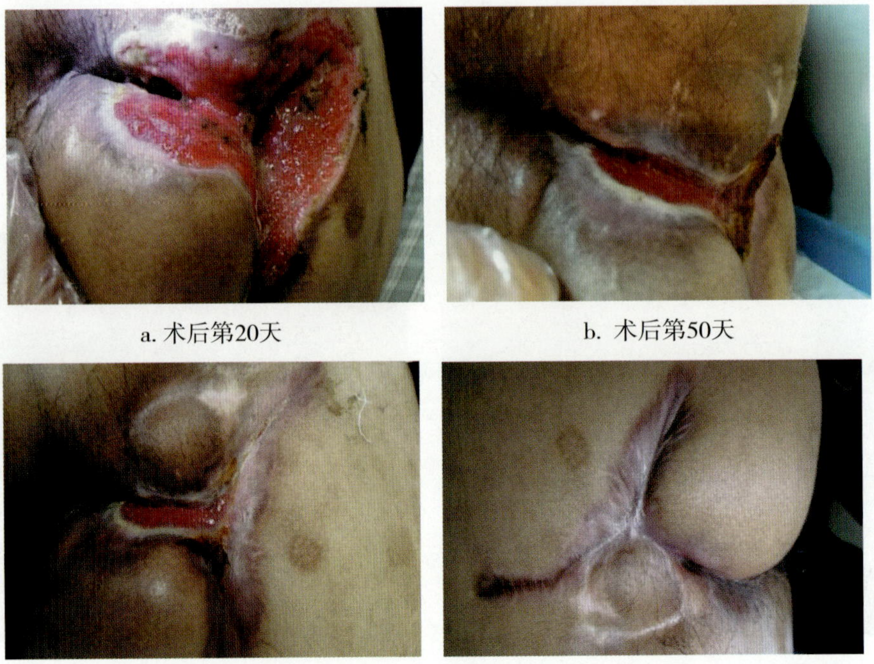

a. 术后第20天　b. 术后第50天

c.术后2个月　d. 术后5个月

图 2-3-31　术后病灶情况：肉芽组织鲜红，逐渐愈合

◎案例 6

手术方案：高位马蹄形肛瘘改良Hanley术。

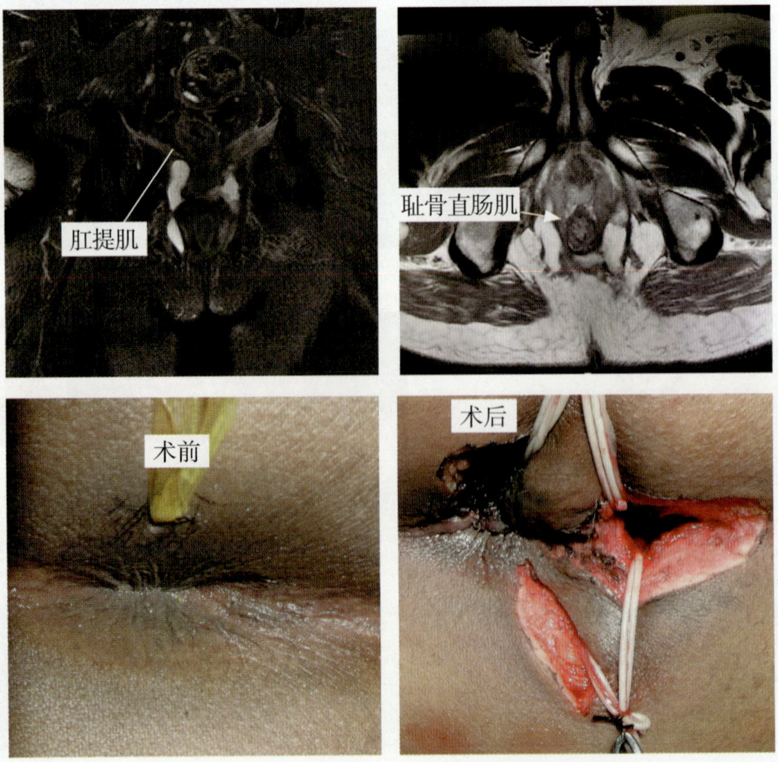

图 2-2-32　术前 MRI 示高位马蹄形肛瘘，给予改良 Hanley 术，同时松挂线

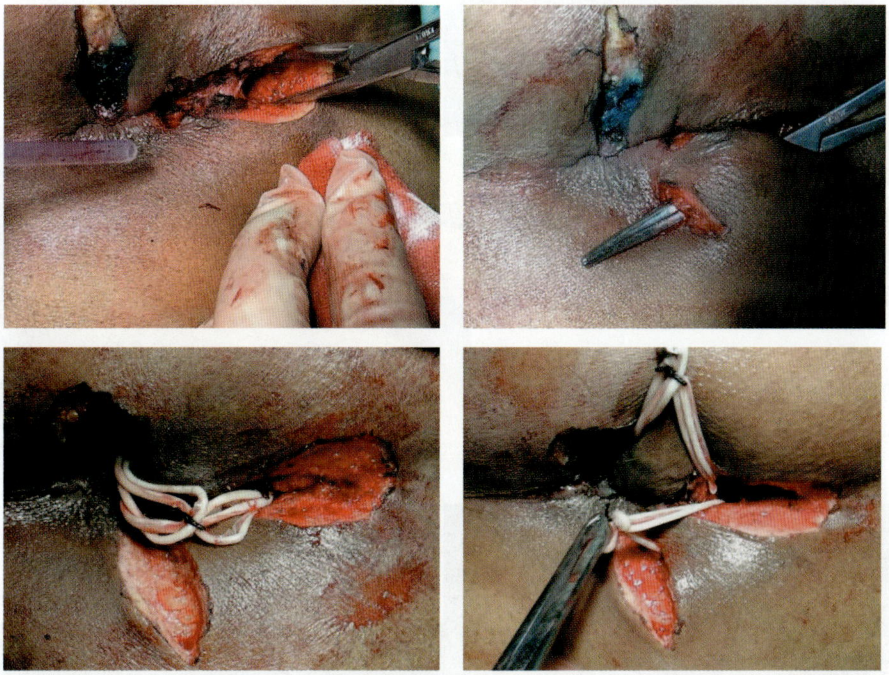

图 2-2-33　手术过程：术中探查瘘管，切开脓腔，给予挂线引流、保护括约肌

◎案例 7

手术方案：高位肌间马蹄形脓肿，经肛括约肌间切开术（transanal opening of inter-sphincteric space，TROPIS）加肌间引流术。

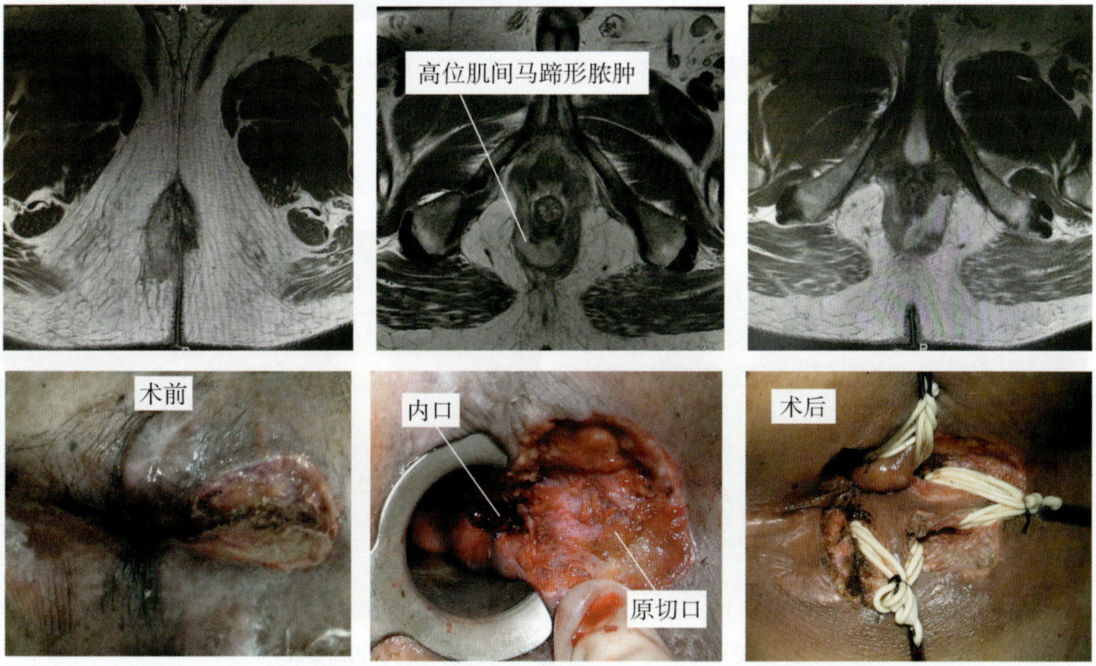

图 2-2-34　术前 MRI 示高肌间马蹄形脓肿，给予 TROPIS 术加肌间引流术

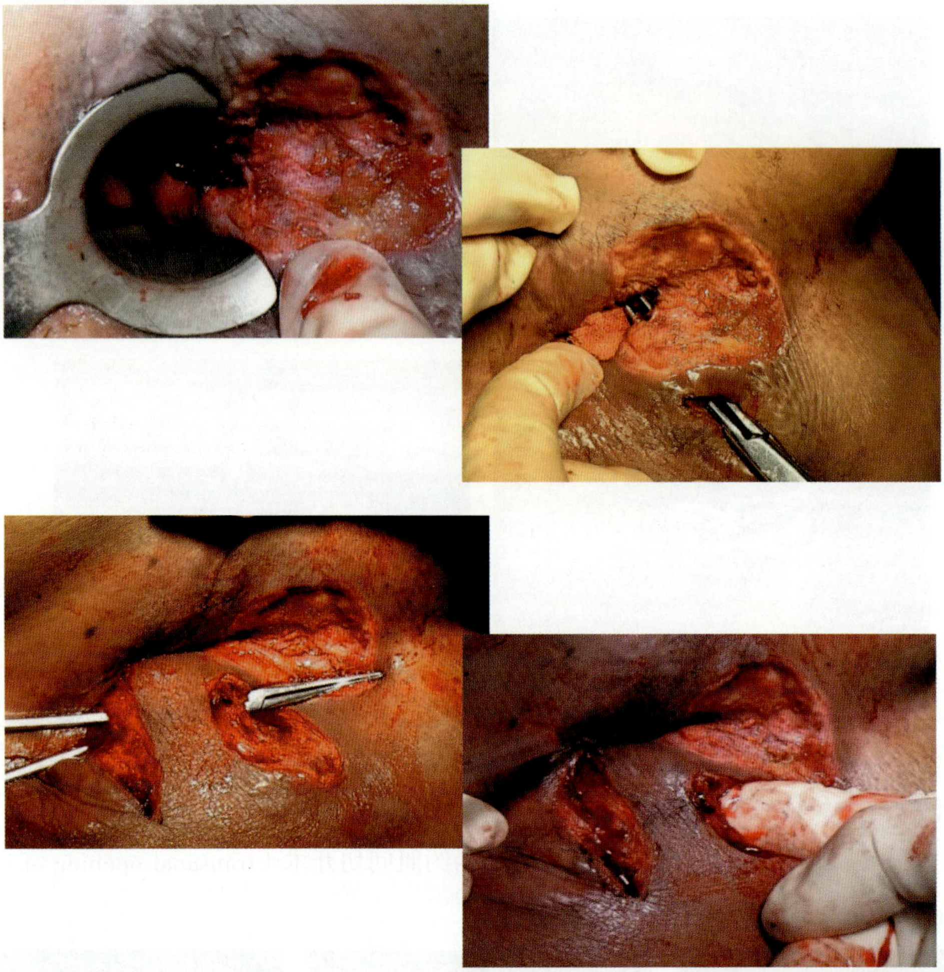

图 2-2-35 手术过程：术中探查瘘管，切开脓腔，给予挂线引流、保护括约肌

◎案例 8

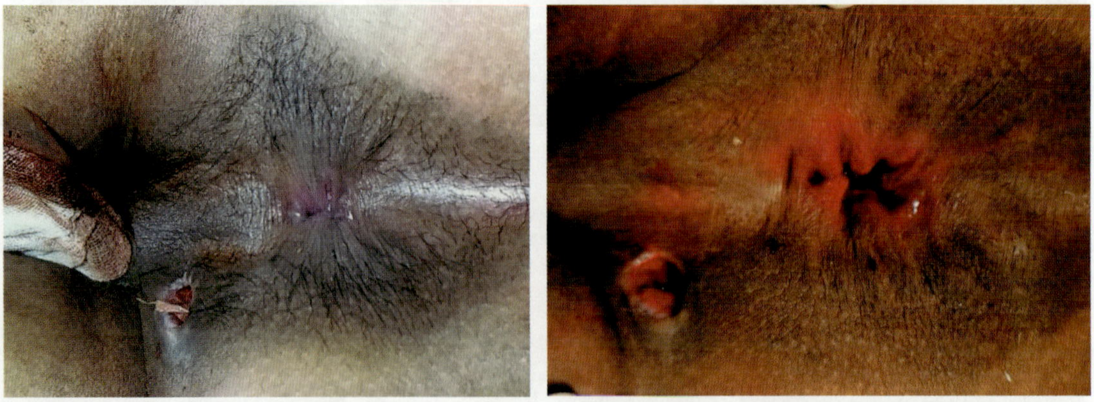

图 2-2-36 术前截石位 11 点有一瘘管外口溃破

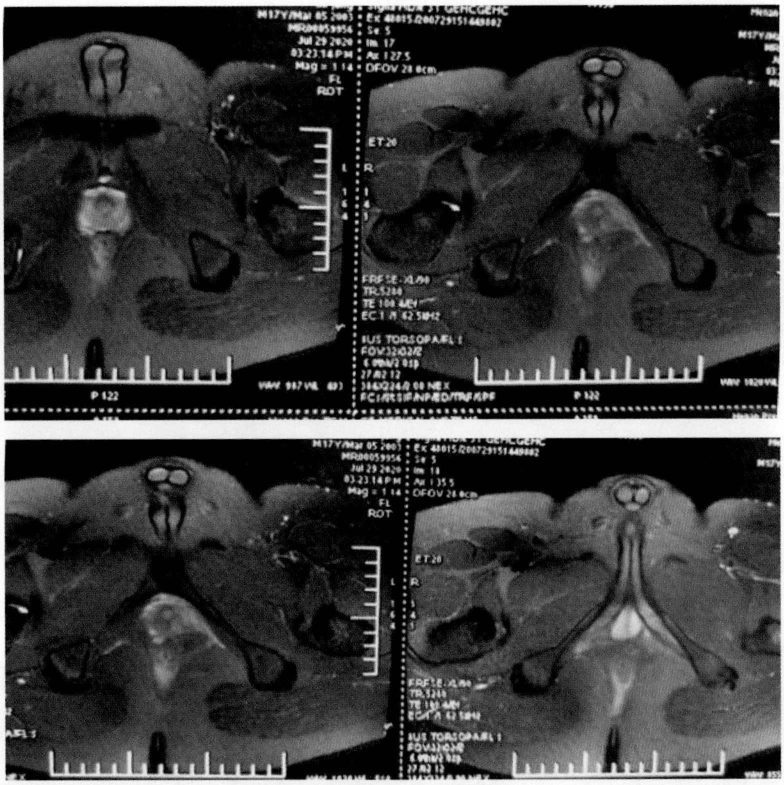

河南省中医院

影像医学报告单

姓名：[redacted]　性别：男　年龄：17 岁

PID：[redacted]　科室：肛肠科一区　住院号：[redacted]

检查类型：MR　检查号：[redacted]

检查部位及方法：盆腔(平扫)

检查所见：

直肠下段侧后方可见不规则条块状状长 T1 长 T2 异常信号影，呈"Y"形，弥散明显受限。肛门缘右侧坐骨直肠间隙 8-12 点钟条片状影向前波及皮下，长约 3.5cm，内见条状气体信号，界限较清，相邻脂肪间隙可见片状水肿信号。直肠周围间隙、两侧髂血管旁及腹股沟可见多个小结节状软组织信号。

余未见明确异常。

诊断意见：

1、直肠下段 Y 形脓肿；

2、肛门缘右侧坐骨直肠间隙瘘管；

建议结合临床及其他检查。

影像意见，请综合临床、彩超、SCT 及其他检查进一步明确。

图 2-2-37　MRI 检查提示：直肠下段 Y 形脓肿，肛门缘右侧坐骨直肠间隙瘘管

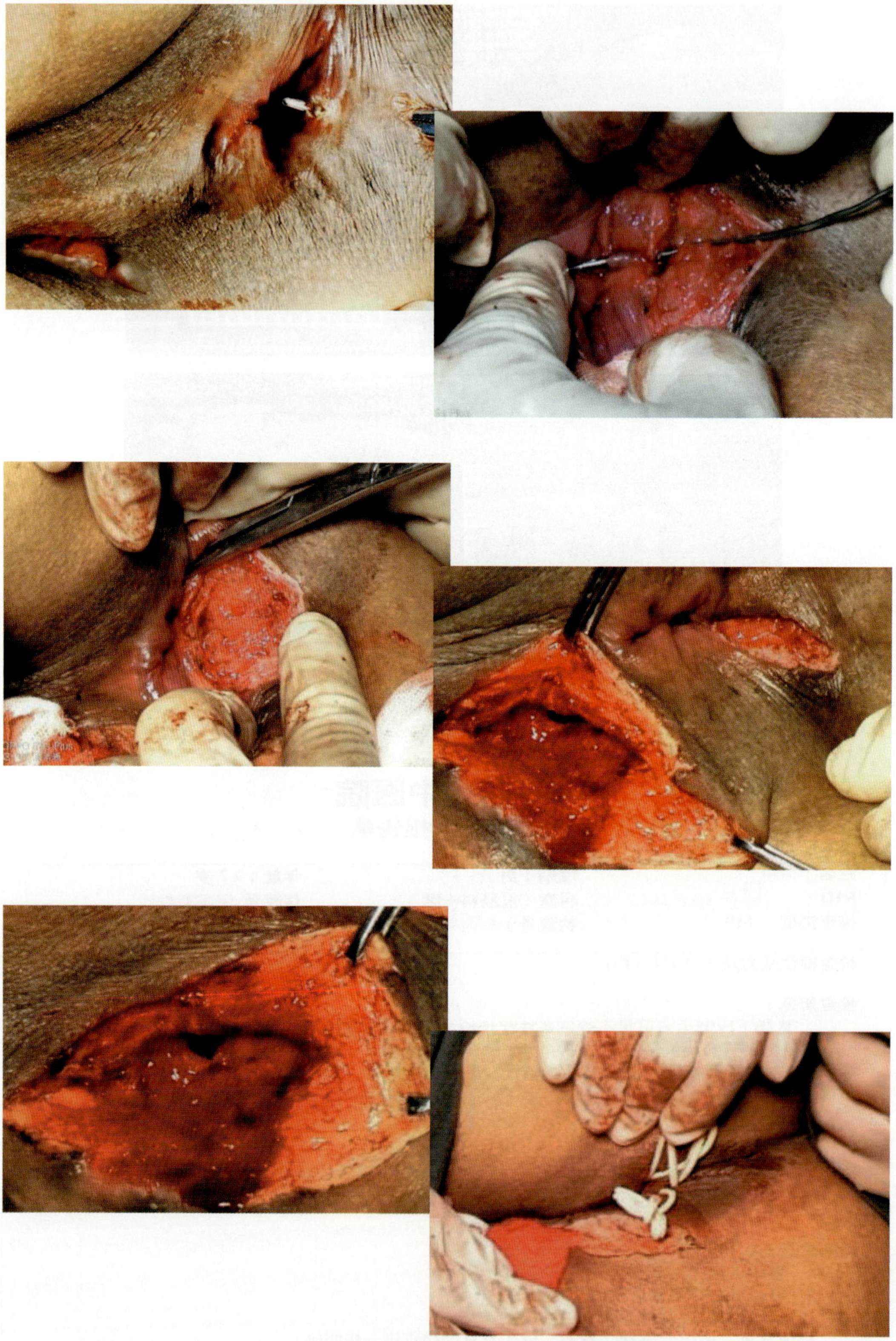

图 2-2-38 手术过程：术中探查瘘管，切开脓腔，给予挂线引流、保护括约肌

◎案例 9

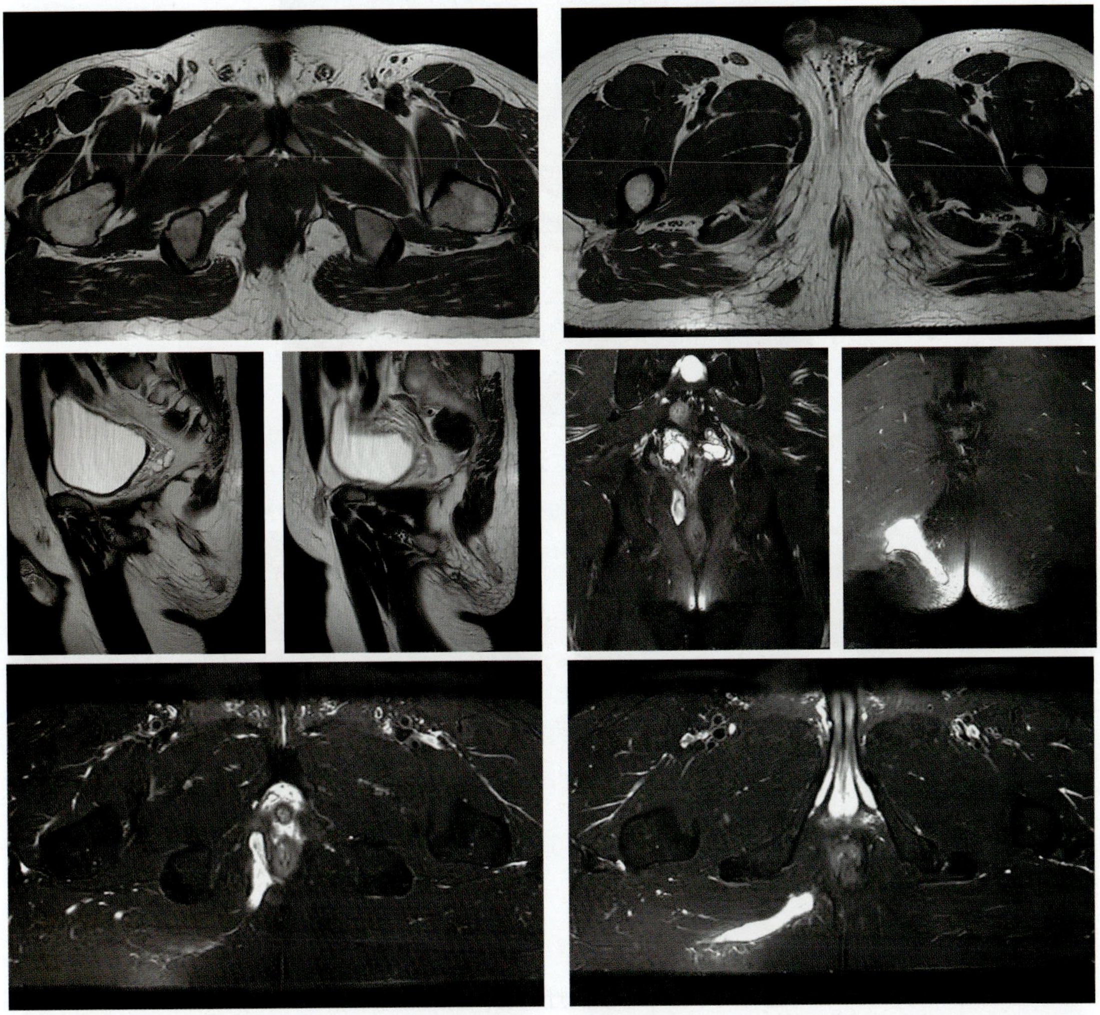

图 2-2-39　MRI 表现

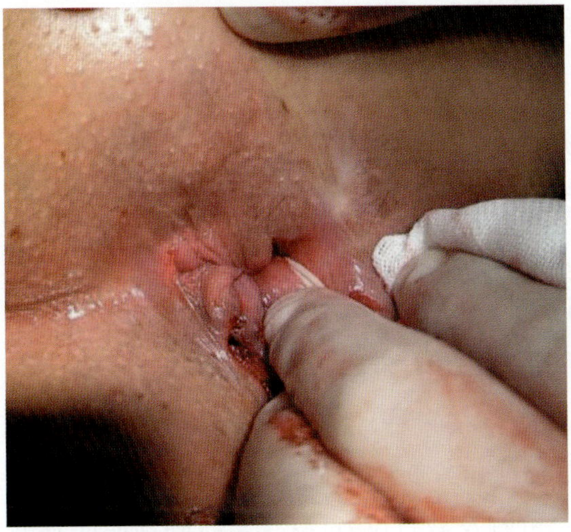

图 2-3-40　术前

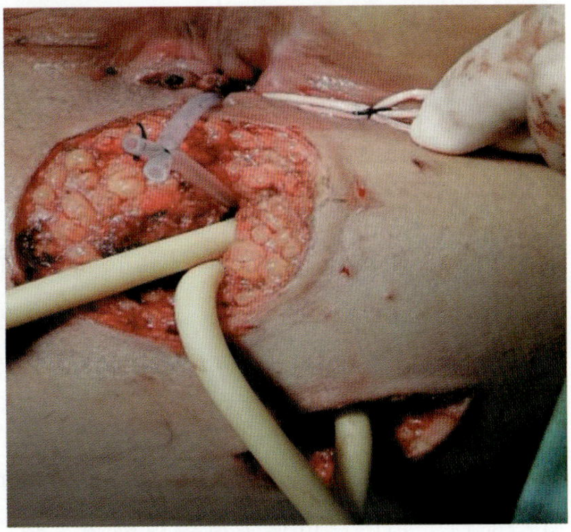

图 2-3-41　术中

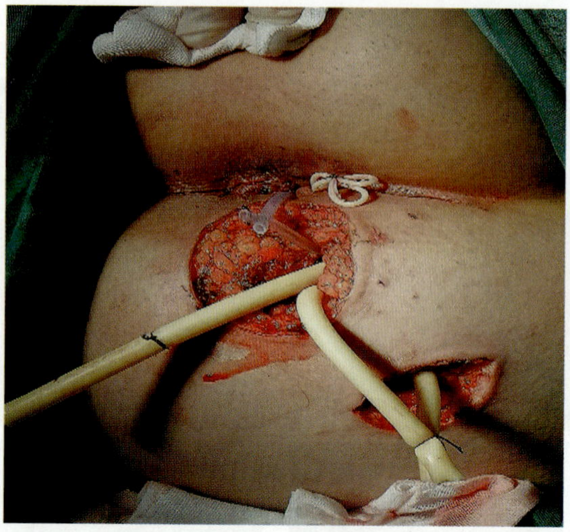

图 2-3-42 术后给予挂线

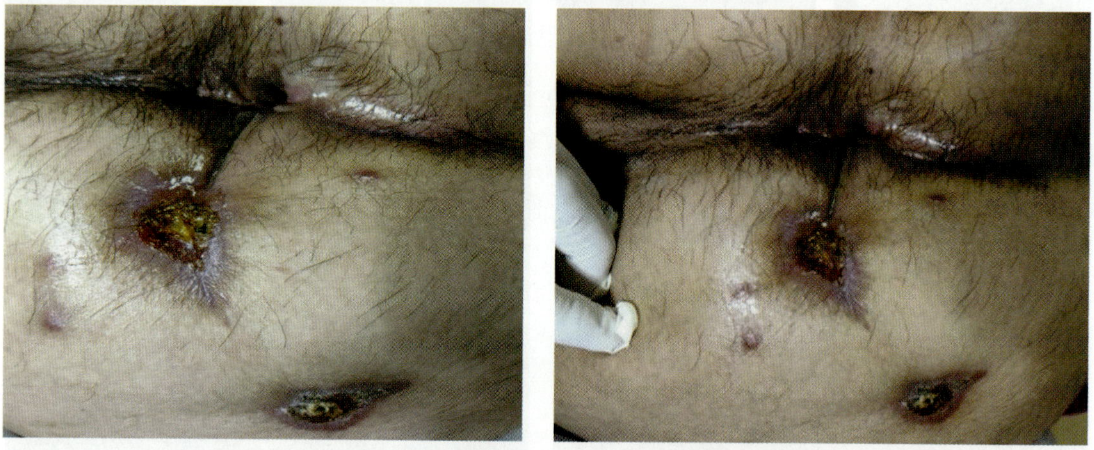

图 2-3-43 术后病灶情况：创面逐渐愈合

◎案例 10

王某，女，20岁。

主诉：阴道漏气漏便20年，肛周有分泌物溢出2个月。

现病史：患者自出生后阴道漏气漏便，2个月前因肛周脓肿在某县医院行肛周脓肿切开引流术，术后至今，仍自觉肛周有一溃口未愈合，肿胀不适，有分泌物溢出后缓解。大便日行1次，质干结，排便不畅，小便调。

既往史：2019年8月因肛周脓肿于当地医院行手术治疗。

婚育史：未婚未育。

专科检查：视诊：截石位3点距肛缘3cm处有一手术瘢痕，截石位9点距肛缘约3cm处有一溃口，阴道口可见少量黄色稀便。指诊：可触及截石位9点有条索状肿物通向右侧大阴唇外侧，截石位12点直肠内有一缺损，凹陷明显。肛门镜下见：截石位12点齿线上方约0. 5cm处有一凹陷，凹陷旁有一增生肉芽组织。

诊断：复杂性肛瘘合并先天性直肠阴道瘘。

诊疗思路：①确定瘘管走行，以及和直肠阴道瘘有无关联；②确定手术方式；③是否需要分期手术；④评估预后。

该病例的主要特点：①患者为年轻未婚女性，应尽量保护括约肌功能；②患者曾于外院行肛周瘘管切除术，现诊断为经直肠阴道隔的前“马蹄形肛瘘”；③患者未婚未育，合并先天性直肠阴道瘘；④需分期手术，待肛周瘘管痊愈后择期行直肠阴道瘘修补术。

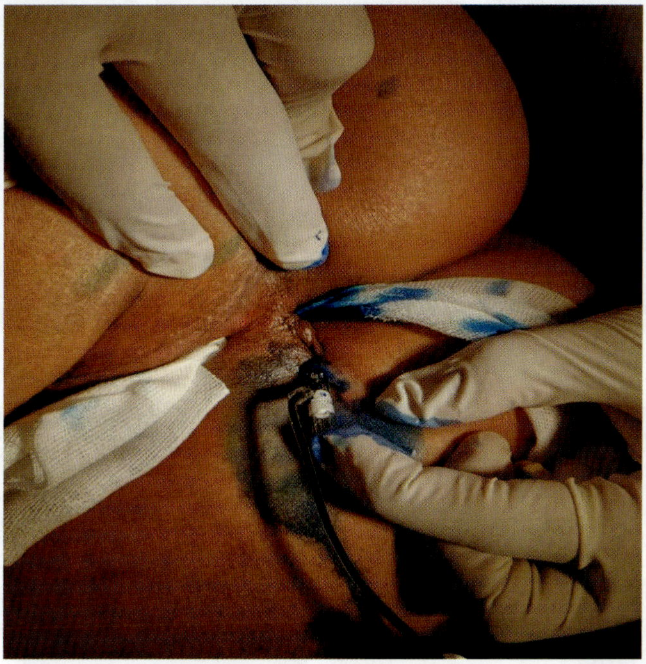

图 2-3-44　术中美蓝染色

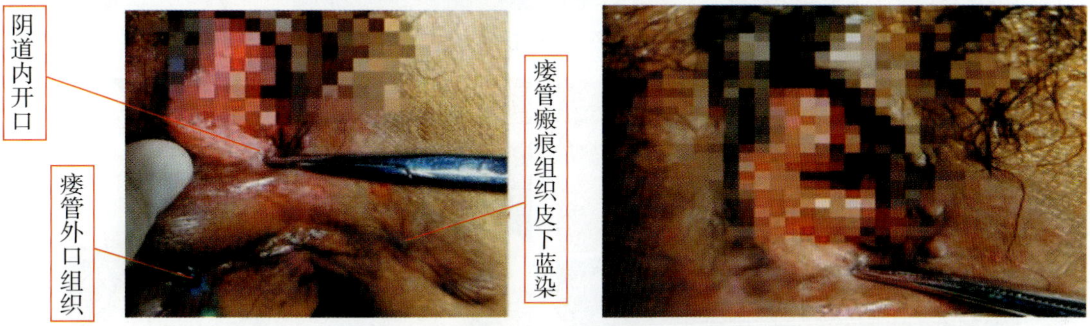

图 2-3-45　直肠阴道瘘阴道侧开口

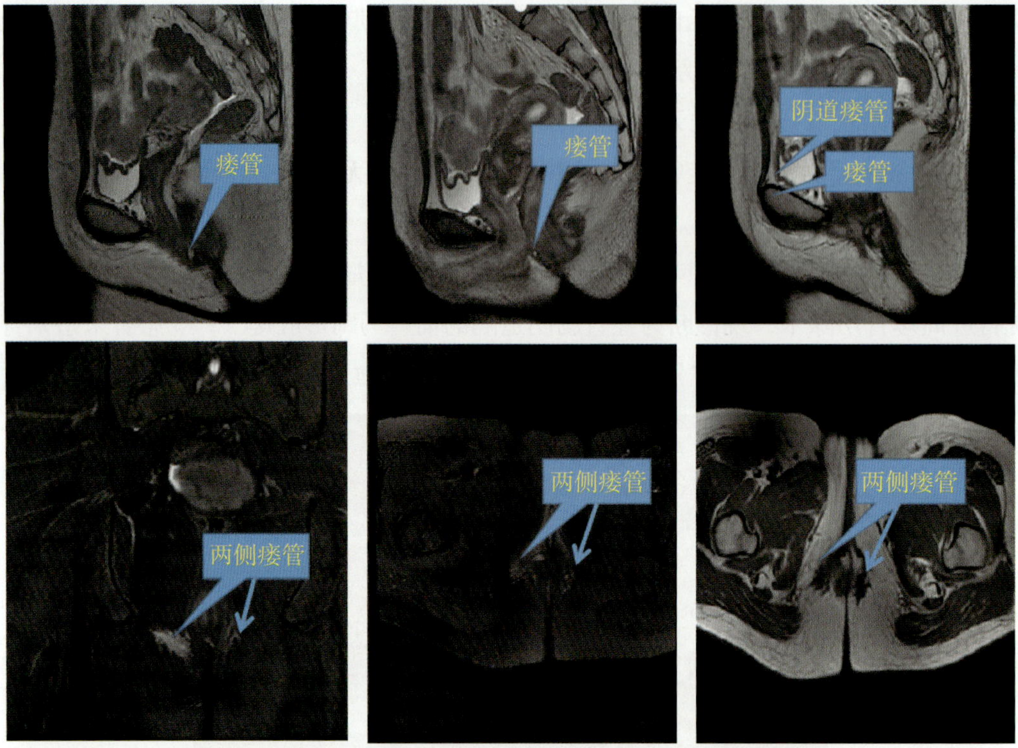

图 2-3-46 MRI 表现

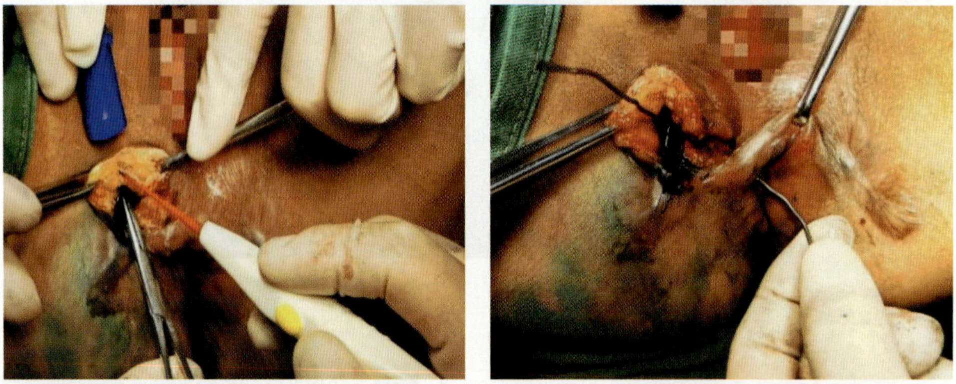

图 2-3-47 术中探查瘘管走向

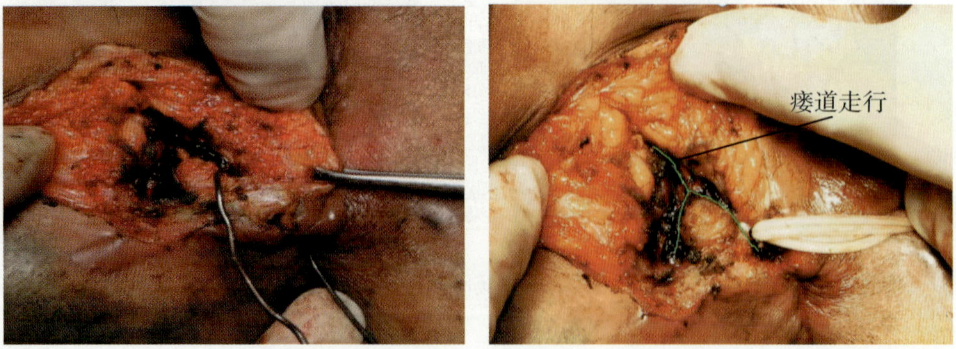

图 2-3-48 切开截石位 9 点瘘道，见瘘道呈 Y 形，其中一个分支通向截石位 11 点齿线处，给予橡皮筋挂线

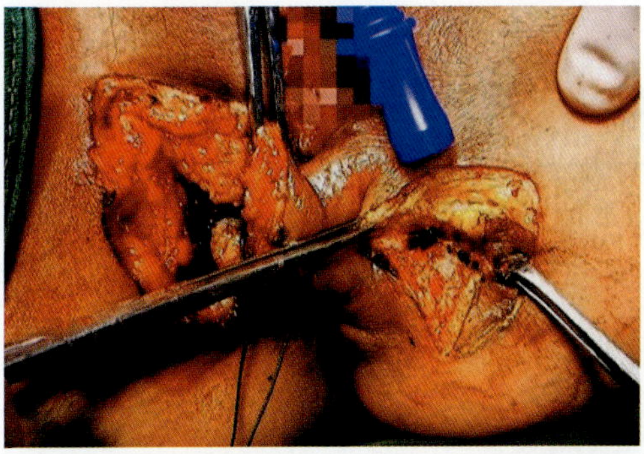

图 2-3-49 打开截石位 3 点瘢痕处皮下蓝染，见瘘道斜向上走行，位置较高

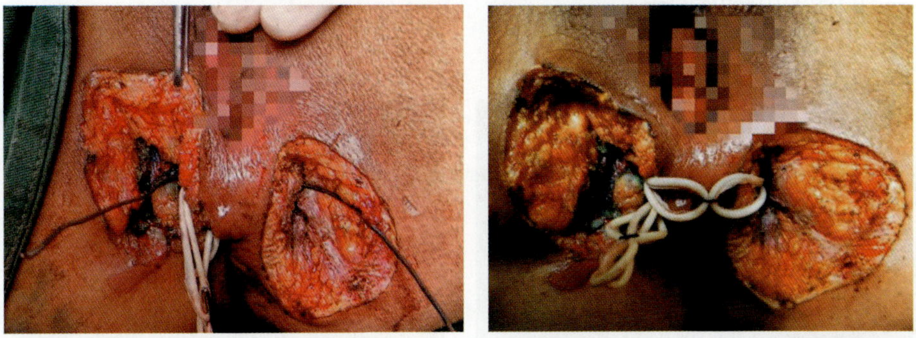

图 2-3-50 探针探查，见截石位 3 点瘘道与 9 点瘘道经直肠阴道隔相通，与直肠阴道瘘未通，给予橡皮筋松挂线以引流

第三章　肛裂实践操作

一、肛裂典型图片

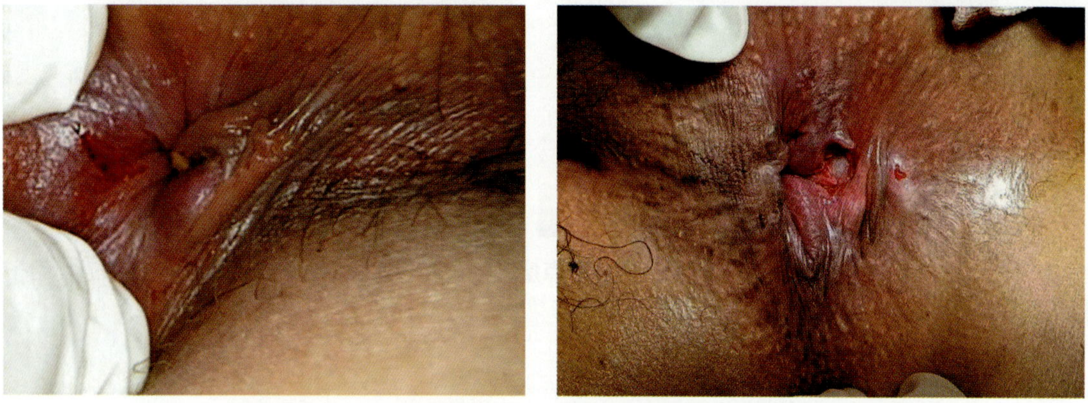

图 3-1-1　视诊肛裂图

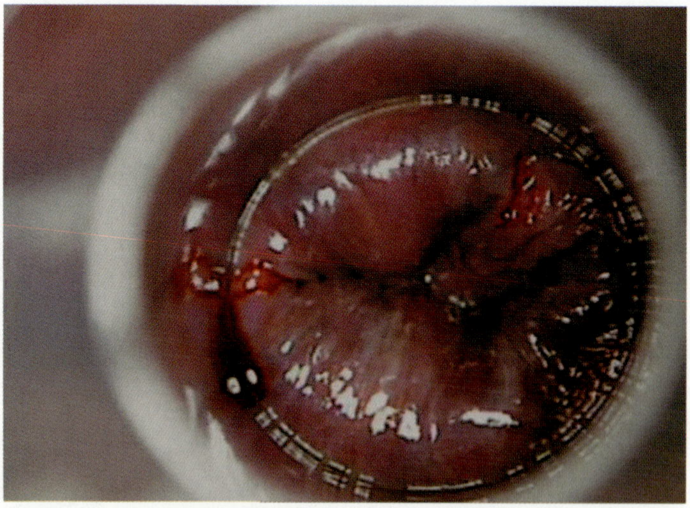

图 3-1-2　肛门镜下肛裂图

二、肛裂典型案例

◎案例1

王某，女，48岁。

主诉：便时疼痛出血半年加重3天。

现病史：患者3天前无明显原因出现便时疼痛出血，色鲜红，量较多，时有肛门部不适，未经治疗，今来我院就诊。

入院症见：神志清，精神可，纳、眠可。便时疼痛出血，色鲜红，量较多，时有肛门部不适。大便日行1次，质软成形，小便调。

专科检查：视诊，截石位6点肛管处有一裂口。

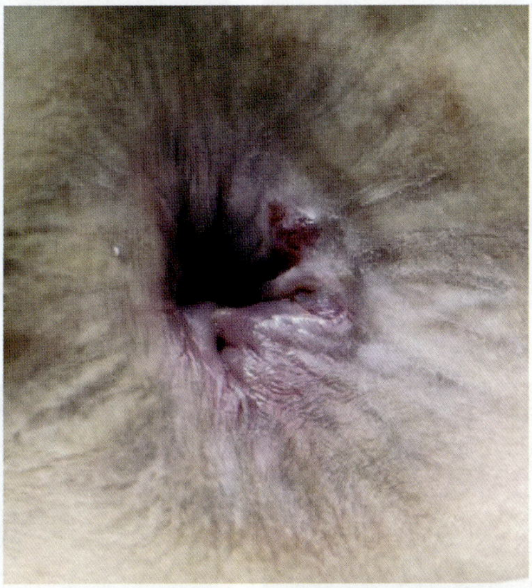

图3-2-1　术前

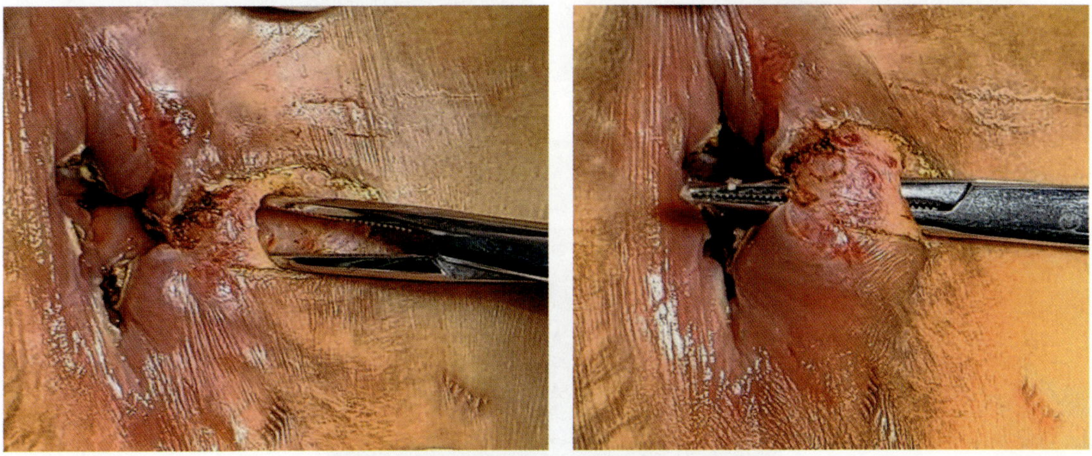

图3-2-2　术中挑出内括约肌并切断

◎案例 2

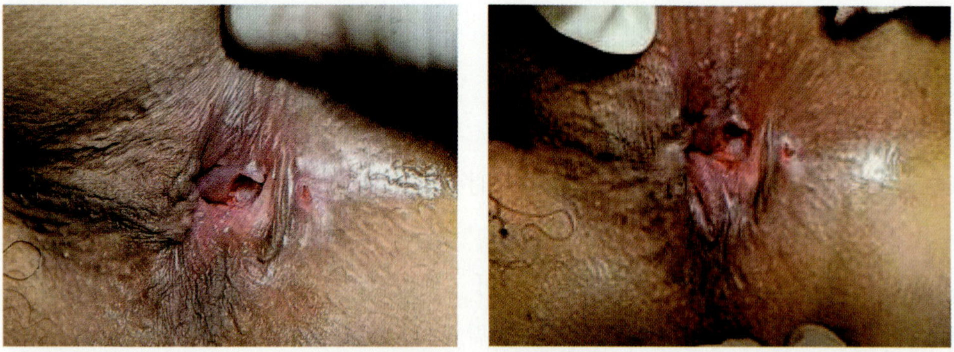

图 3-2-3 术前肛裂裂口

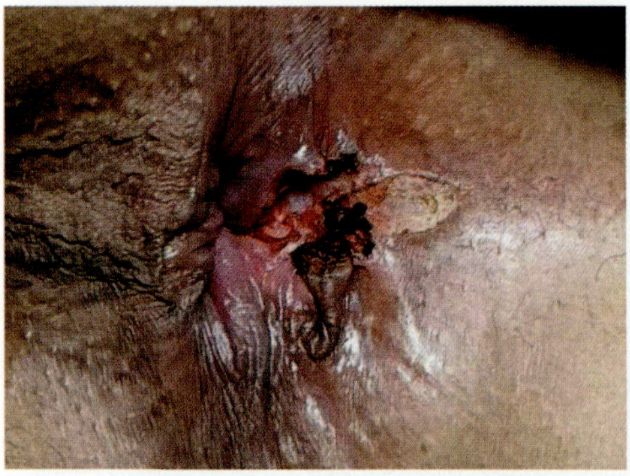

图 3-2-4 术中延长切口

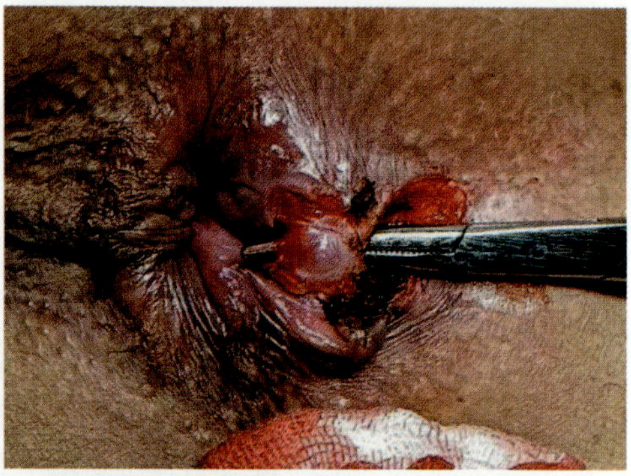

图 3-2-5 术中挑出内括约肌

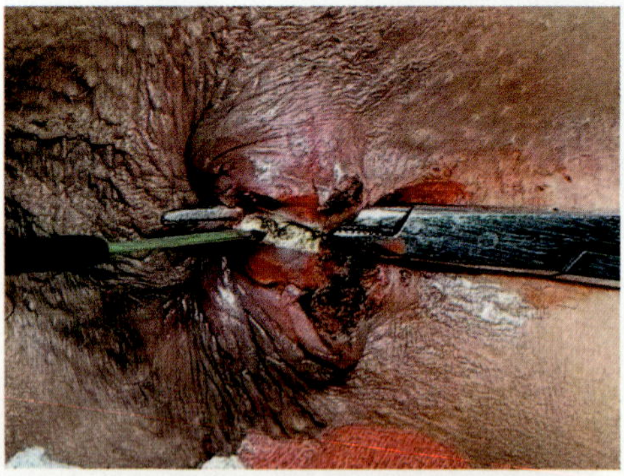

图 3-2-6 术中切断内括约肌

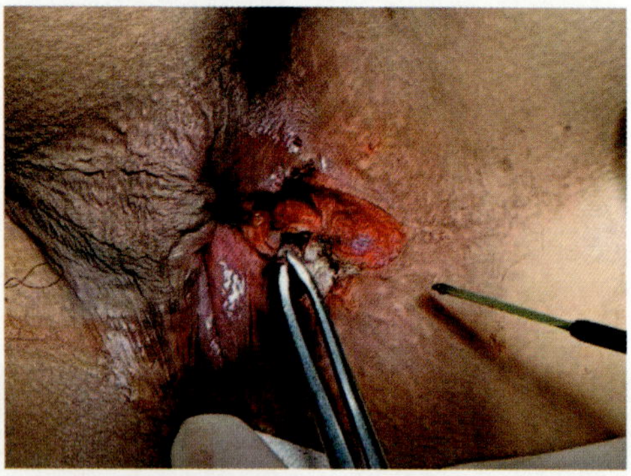

图 3-2-7 术中修剪皮缘

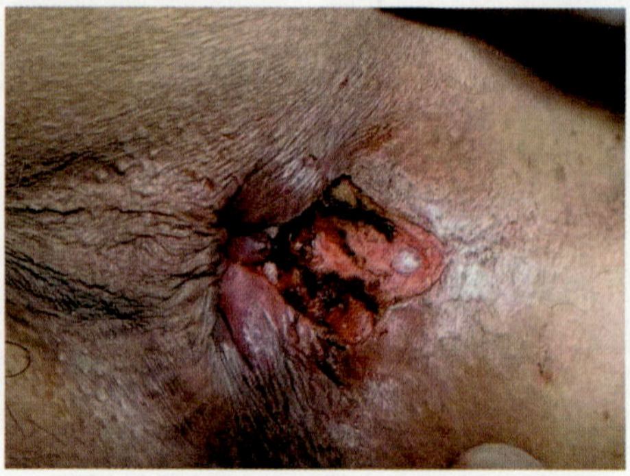

图 3-2-8 术后

第四章　肛周脓肿实践操作

一、肛周脓肿典型图片

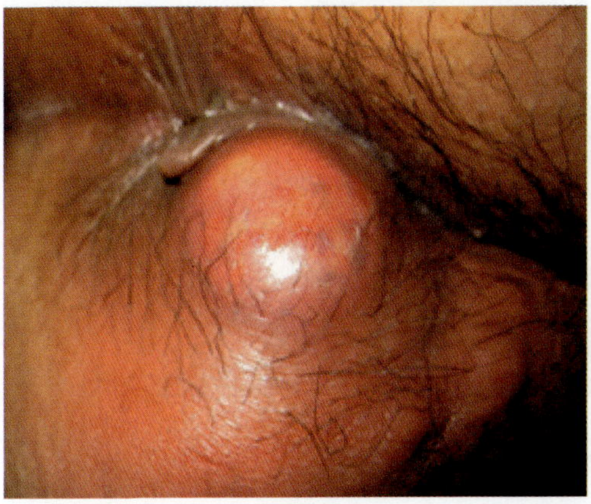

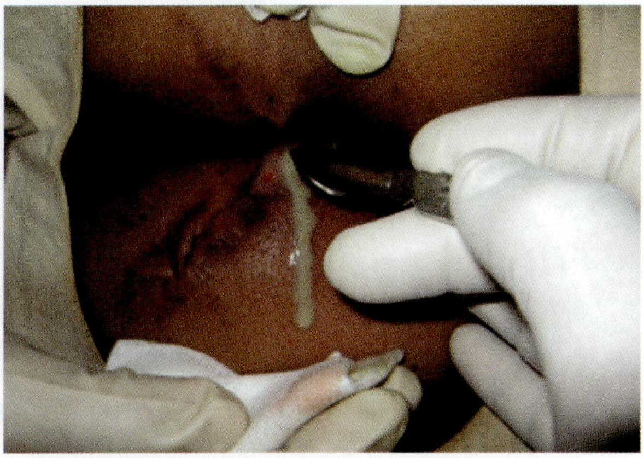

图 4-1-1　肛周脓肿

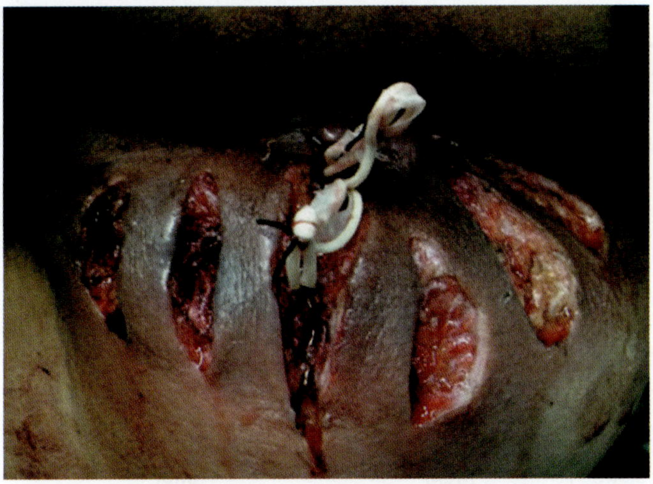

图 4-1-2　肛周脓肿术后

二、肛周脓肿典型案例

◎案例1

袁某，男，32岁，以“肛周脓肿”为诊断入院。

主诉：肛周肿痛7天，加重1天。体温最高37.6℃。

专科检查：视诊，截石位7～9点距肛缘2cm处有一肿物，红肿压痛明显。

生化检查：白细胞17.71×10^9/L，中性粒细胞14.59×10^9/L，单核细胞1.11×10^9/L，嗜酸性粒细胞0.03×10^9/L，中性粒细胞比率82.30%，淋巴细胞比率10.70%，血小板314.00×10^9/L，血小板压积0.35×10^9/L，C反应蛋白定量32.000mg/L。

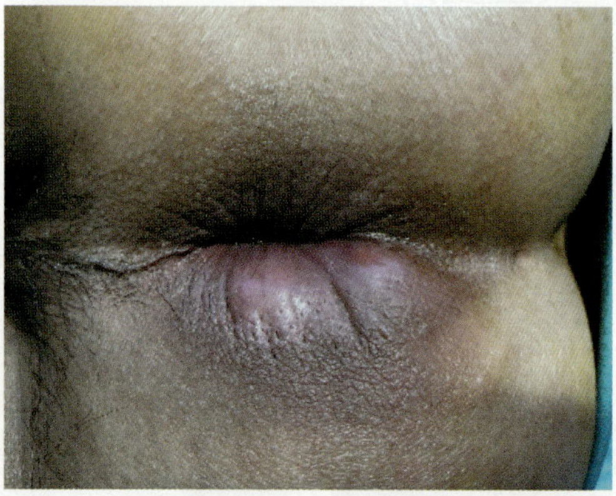

图4-2-1 术前：截石位7～9点距肛缘2cm处有一肿物，红肿压痛明显

河南省中医院检验科报告单

急

姓名：[redacted] 性别：男 年龄：32岁 标本号：302

科别：肛肠科一区 床号：25 住院号：[redacted] 病人来源：住院

诊断：肛周脓肿 备注： 标本类型：抗凝血EDTA

代号	检验项目	结果	参考值	单位	代号	检验项目	结果	参考值	单位
CRP	C-反应蛋白定量	32.00↑	0--8	mg/L	MCV	红细胞平均体积	86.90	86--100	fL
WBC	白细胞	17.71↑	4--10	10^9/L	MCH	平均血红蛋白含量	29.20	26--31	pg
NEUT#	中性粒细胞数	14.59↑	2--7.7	10^9/L	MCHC	平均血红蛋白浓度	336.00	310--370	g/L
LYMPH	淋巴细胞数	1.89	0.8--4	10^9/L	RDWSD	RBC分布宽度标准差	40.30	37--50	fL
MONO#	单核细胞数	1.11↑	0.12--0.8	10^9/L	RDWCV	RBC分布宽度变异系	12.90	11--15	%
EO#	嗜酸性粒细胞	0.03↓	0.05--0.5	10^9/L	PLT	血小板	314.00↑	100--300	10^9/L
BASO#	嗜碱性粒细胞	0.09	0--0.1	10^9/L	PCT	血小板压积	0.35↑	0.1--0.3	%
NEUT%	中性粒细胞比率	82.30↑	50--70	%	MPV	血小板平均体积	11.00	6--11.5	fL
LYMPH	淋巴细胞比率	10.70↓	20--40	%	PDW	血小板体积分布宽	13.20	9--17	fL
MONO%	单核细胞比率	6.30	3--8	%	P-LCR	大型血小板比率	32.20	13--43	%
EO%	嗜酸性粒细胞比率	0.20↓	0.5--5	%					
BASO%	嗜碱性粒细胞比率	0.50	0--1	%					
RBC	红细胞	5.10	3.5--5.5	10^12/L					
HGB	血红蛋白	149.00	110--160	g/L					
HCT	红细胞压积	44.30	35--50	%					

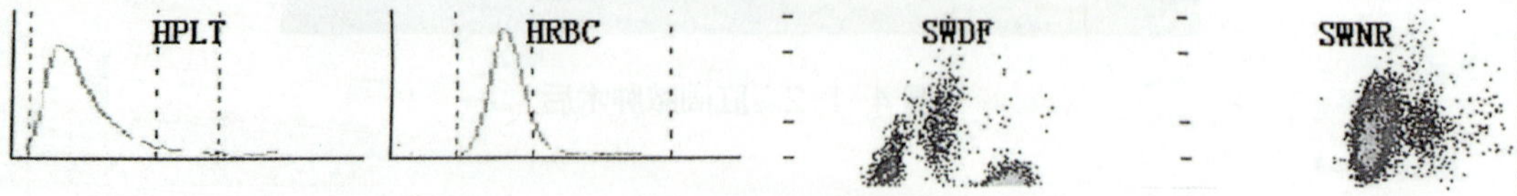

图4-2-2 血常规示：白细胞、中性粒细胞等感染指标高

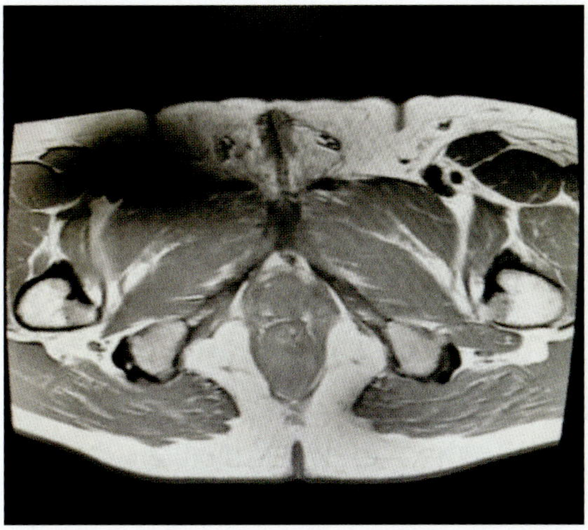

图 4-2-3　轴状位 T1 像

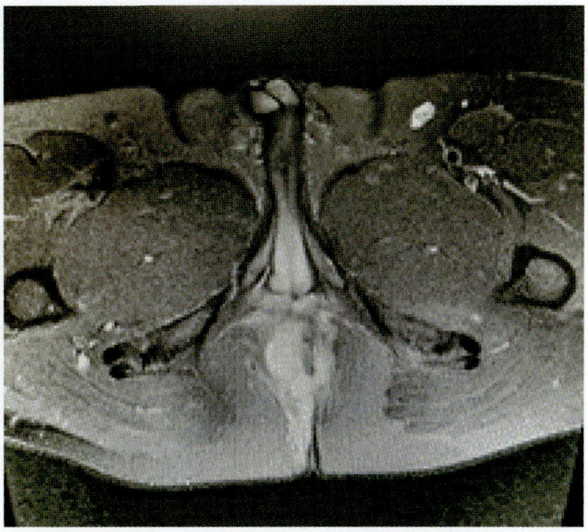

图 4-2-4　轴状位 T2 压脂像

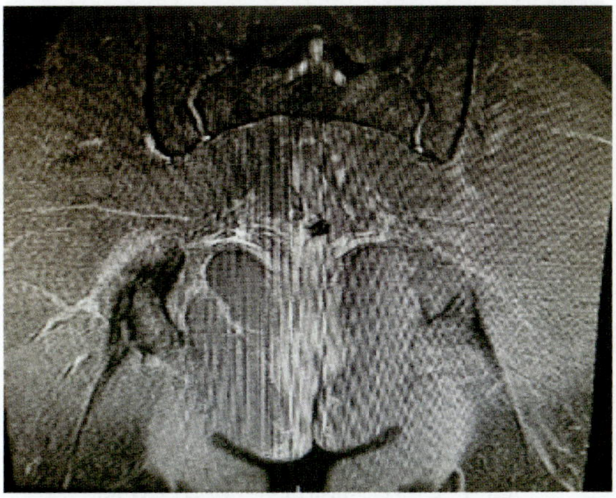

图 4-2-5　冠状位 T2 压脂像

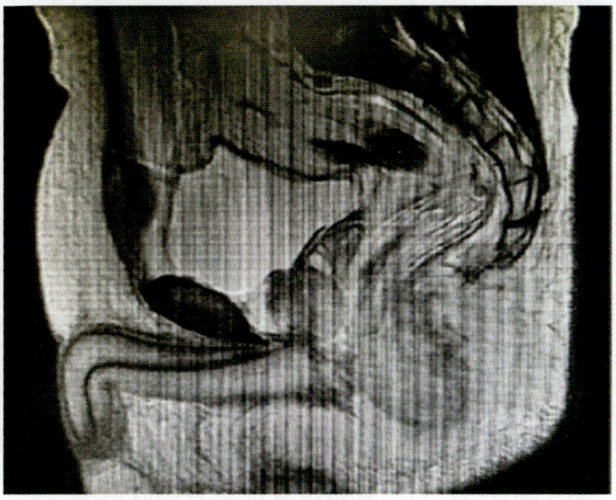

图 4-2-6　矢状位 T2 像

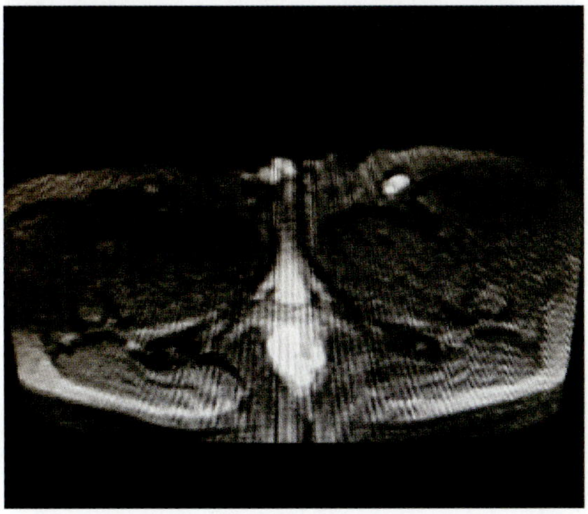

图 4-2-7　高 b 值 DWI 像

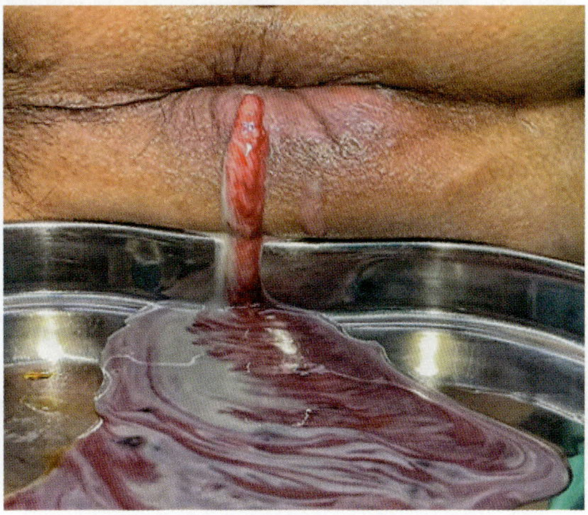

图 4-2-8　截石位 9 点打开脓腔

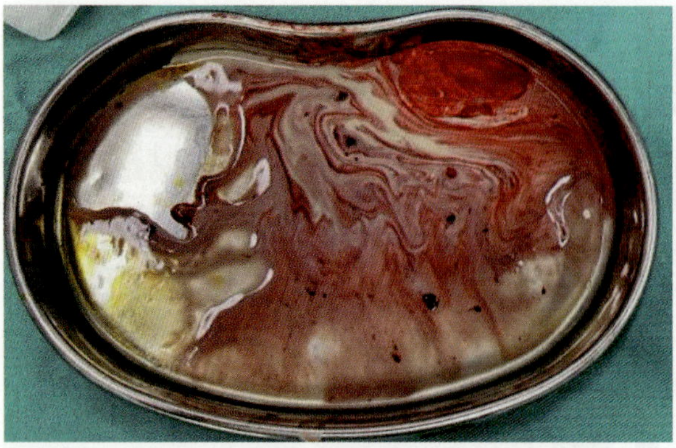

图 4-2-9 引流约 50mL 脓液

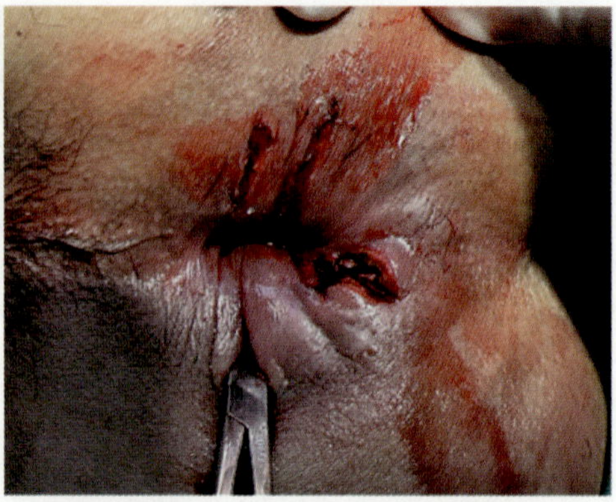

图 4-2-10 截石位 9 点探查脓腔深度

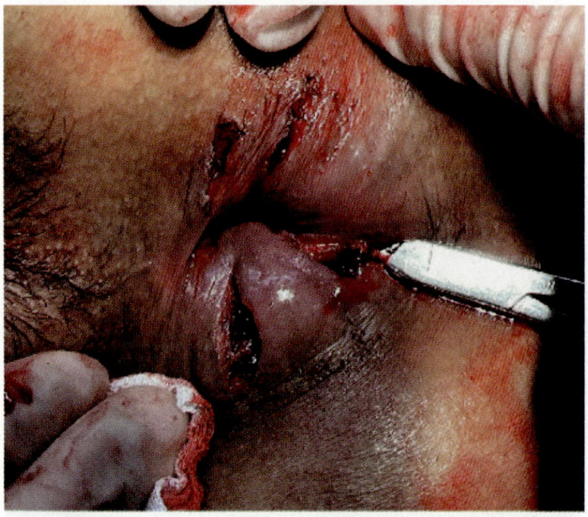

图 4-2-11 截石位 6 点探查脓腔深度

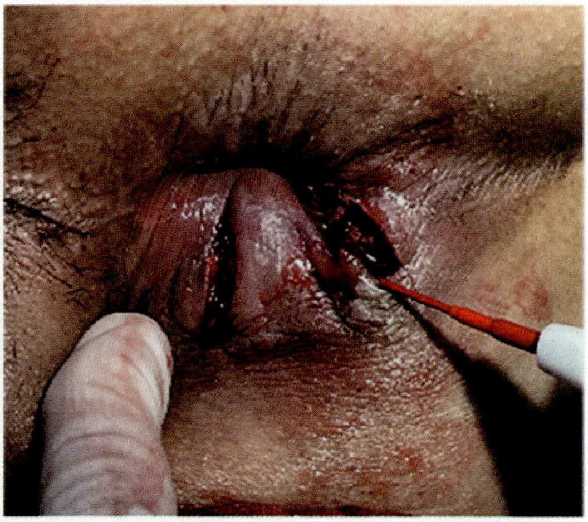

图 4-2-12 脓腔通向截石位 6 点

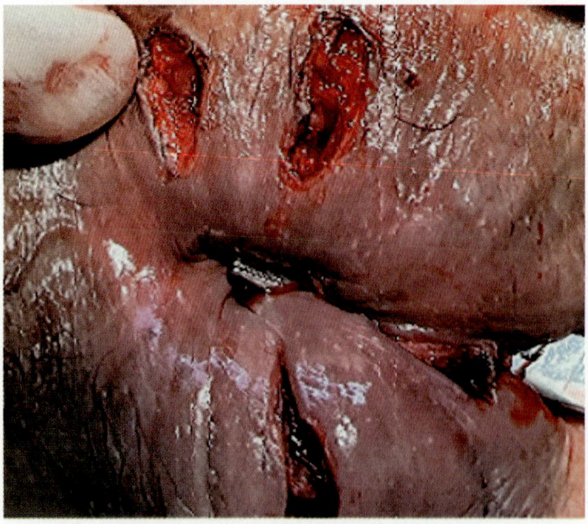

图 4-2-13 内口位于截石位 6 点

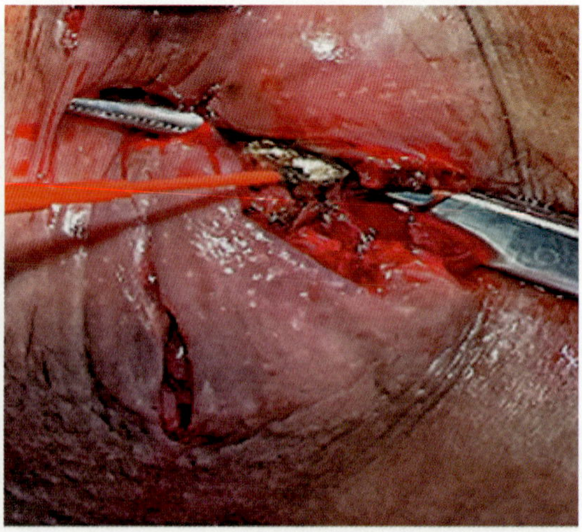

图 4-2-14 电刀切开脓腔

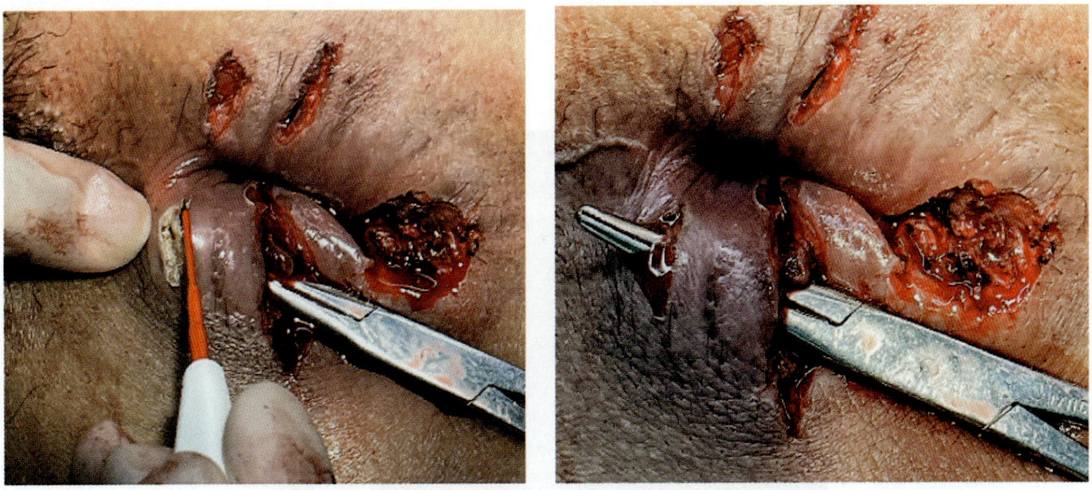

图 4-2-15 脓腔分别向左通向截石位 1 点、向右通向截石位 11 点方向，分别开窗引流

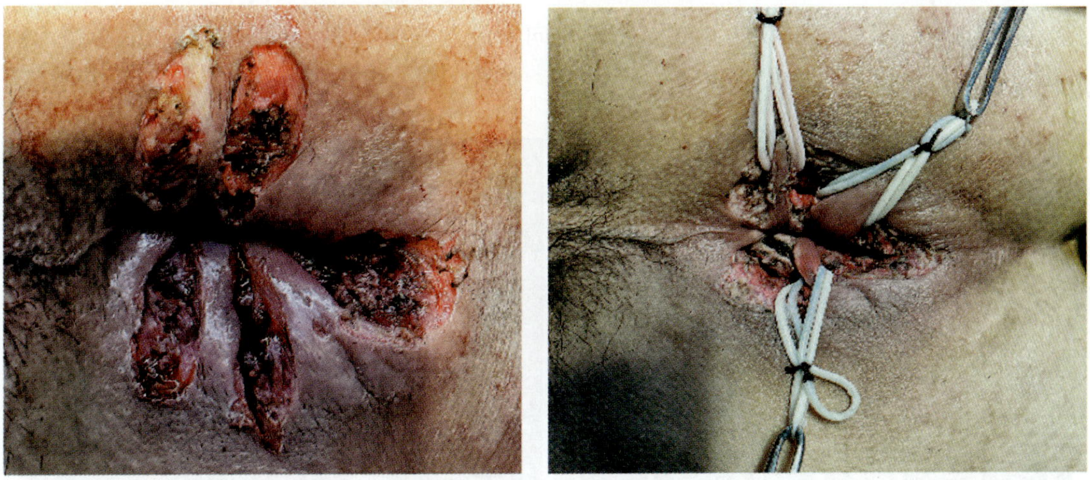

图 4-2-16 术后

◎案例 2

冯某，男，38岁。

主诉：肛周肿物疼痛半月余。

现病史：患者半月前无明显诱因出现肛门肿物，疼痛（胀痛），大便或挤压时加重，当时未做任何治疗。后肿物逐渐增大，疼痛逐渐加重，坐时疼痛更加重，在当地输液治疗后症状稍缓，停药后症状再次加重。4天前患者开始发热，遂来我院就诊。

入院症见：神志清，精神可，纳可，眠差，发热，体温37. 8℃，逐渐升高至39.5℃，肛周肿物肿胀疼痛明显，大便或挤压时疼痛加重，大便日行1次，质软成形，无脓血，小便调。

既往史：肛周脓肿手术史4次（2002年在豫东某医院行切开引流术；2003年在上海某

医院行肛周脓肿根治术；2010年在通许某医院行肛周脓肿手术；2017年2月在豫东某医院行肛周脓肿手术）。

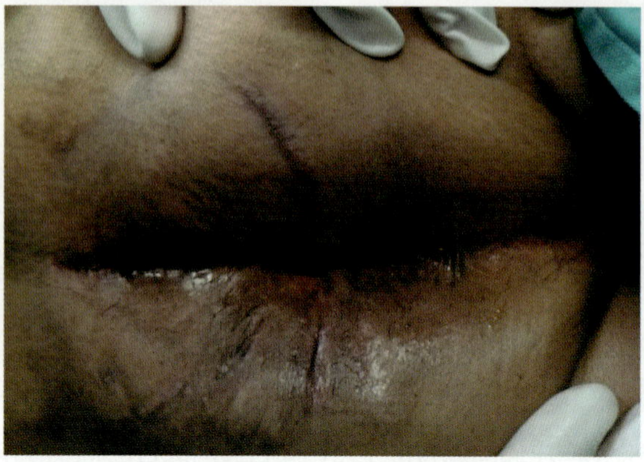

图 4-2-17 术前

入院查MRI示：高位肛瘘并肛周脓肿（向下波及左侧坐骨肛门窝）。肛周彩超示：肛周囊性暗区（脓肿可能）。

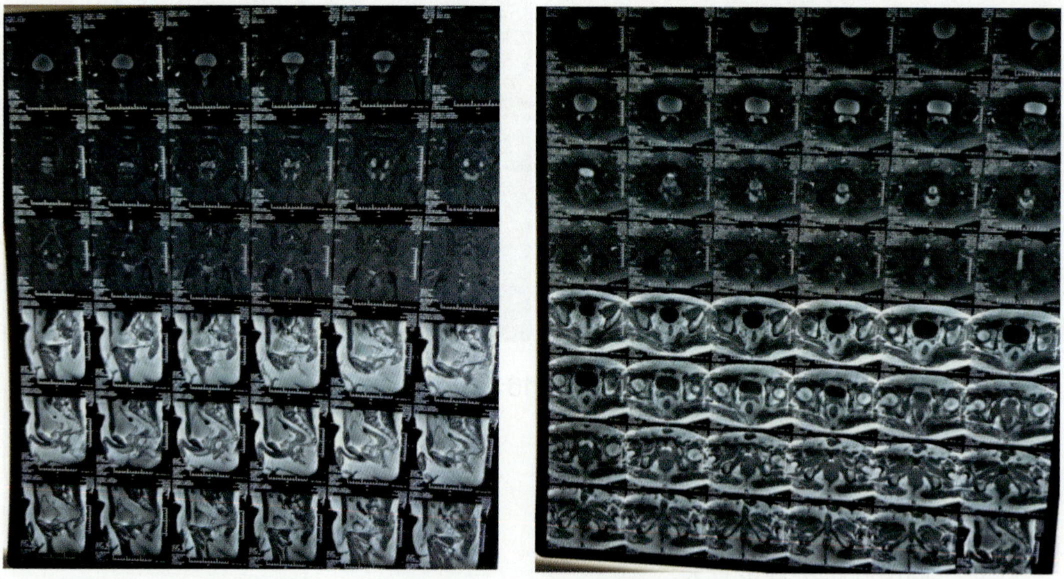

图 4-2-18 MRI 显示

患者体温升高至39.5℃，病情逐渐加重，遂行手术治疗。

术前反复检查，从肛周及直肠均未触及波动性肿物。肛门拉钩充分暴露肛门，见截石位6点肛隐窝处及肛隐窝上方1cm处各有一溃口。

挤压时未见脓液流出，探针由溃口处探入，顺探针逐层缓慢切开组织，挤压创面，见大量脓液流出。

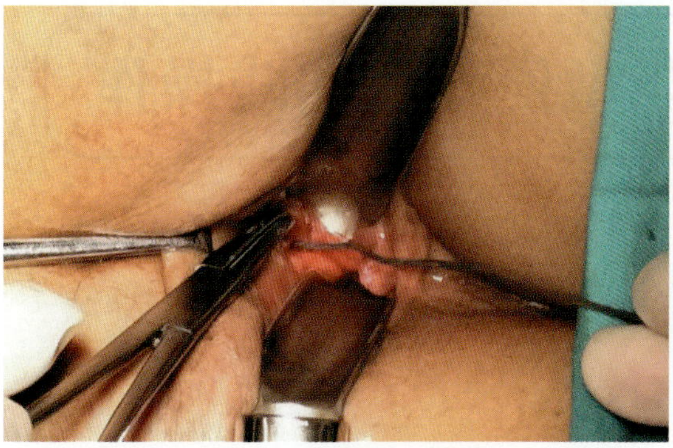

图 4-2-19　术中探查

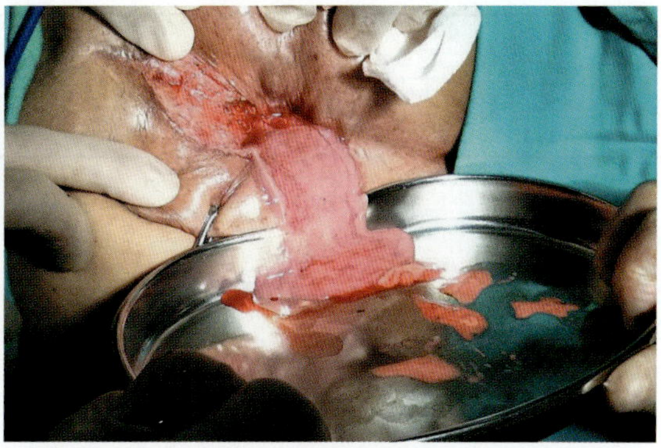

图 4-2-20　排脓

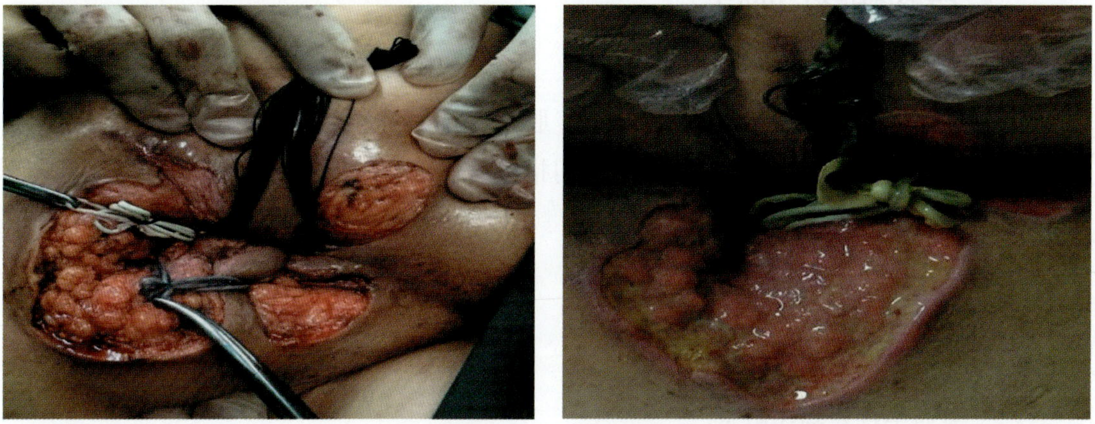

图 4-2-21　术后

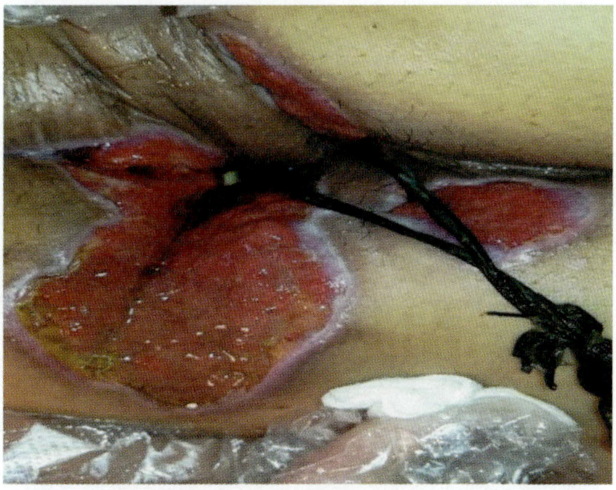

a. 术后第16天

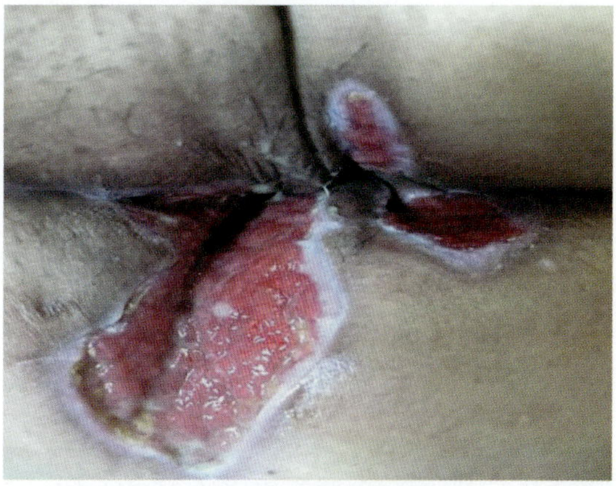

b. 术后第22天

图 4-2-22　术后病灶情况：肉芽组织鲜红，创面逐渐愈合

第五章　便秘（出口梗阻型便秘）实践操作

一、直肠黏膜内脱垂

（一）表现

直肠黏膜内脱垂是由于直肠黏膜松弛、脱垂，排便时形成套叠，堵塞肛管上口，引起排便困难。用力越大，梗阻感越重。肛门指检可发现直肠下端黏膜松弛或肠腔内黏膜堆积。

（二）手术方式

（1）直肠黏膜套扎、结扎术。

（2）PPH术。

（3）黏膜下硬化剂注射术。

（三）典型案例

◎案例1

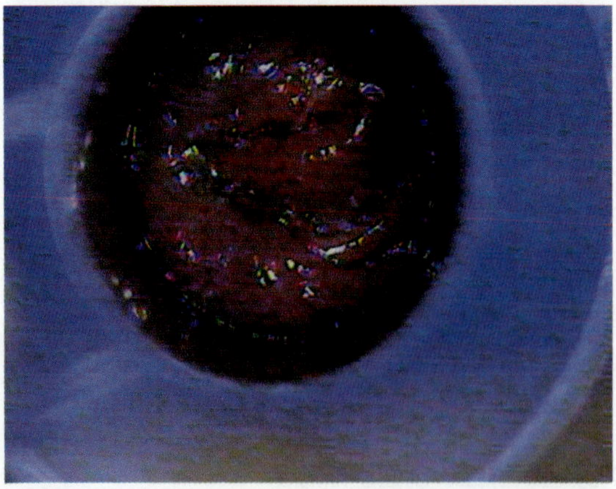

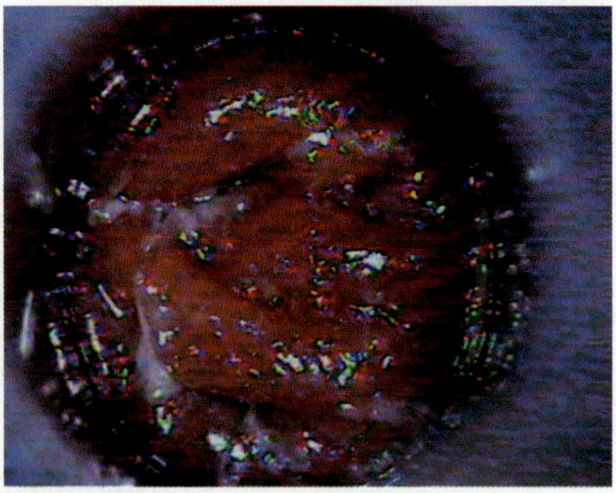

图 5-1-1　入院查肛门镜结果示：可见直肠黏膜松弛、堆积，肠腔不清

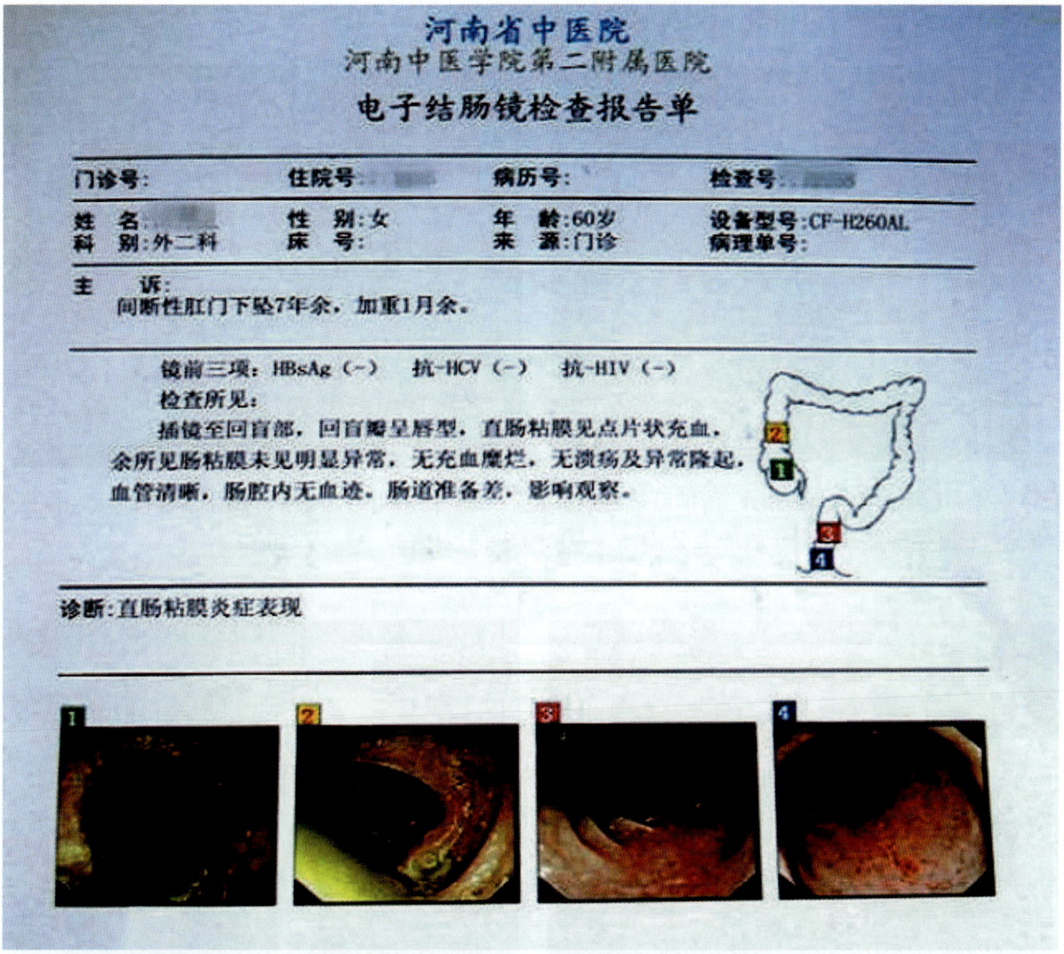

河南省中医院
河南中医学院第二附属医院
电子结肠镜检查报告单

门诊号：　住院号：　病历号：　检查号：
姓　名：　性　别：女　年　龄：60岁　设备型号：CF-H260AL
科　别：外二科　床　号：　来　源：门诊　病理单号：

主　诉：
间断性肛门下坠7年余，加重1月余。

镜前三项：HBsAg（-）　抗-HCV（-）　抗-HIV（-）
检查所见：
插镜至回盲部，回盲瓣呈唇型，直肠粘膜见点片状充血，余所见肠粘膜未见明显异常，无充血糜烂，无溃疡及异常隆起，血管清晰，肠腔内无血迹。肠道准备差，影响观察。

诊断：直肠粘膜炎症表现

图 5-1-2　入院结肠镜（2011 年 5 月 11 日）示：直肠黏膜炎症表现

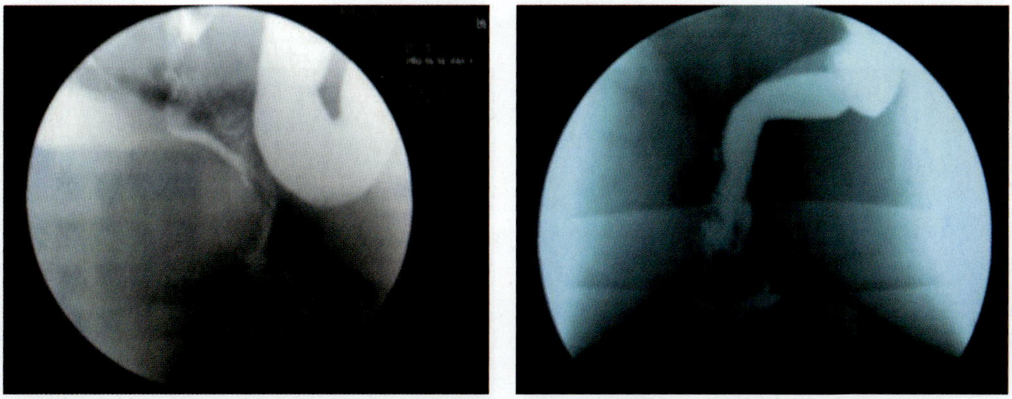

图 5-1-3　既往查排粪造影示：可见漏斗样影像

根据患者病情，行PPH术，手术过程如下所示。

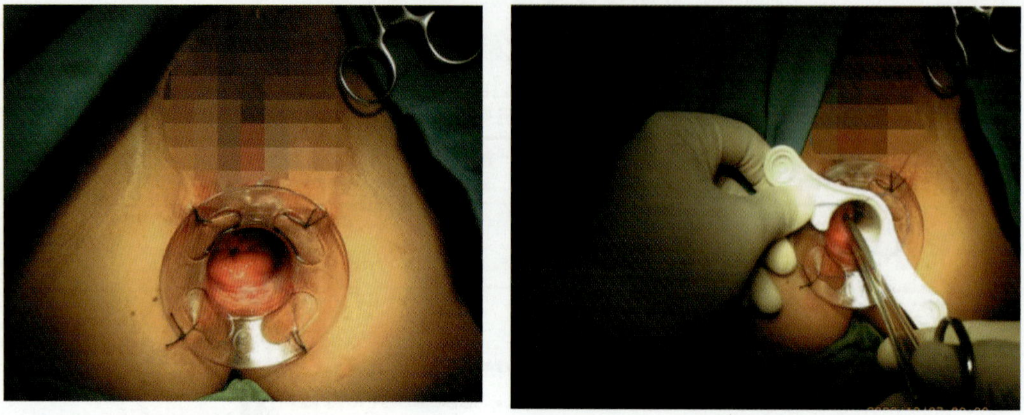

图 5-1-4 （手术中）用圆形肛管扩肛器进行扩肛，在扩肛器引导下置入透明肛镜并固定，根据病变情况，在肛镜的显露下，于齿线上 2.0 ~ 4.0cm 做荷包缝合

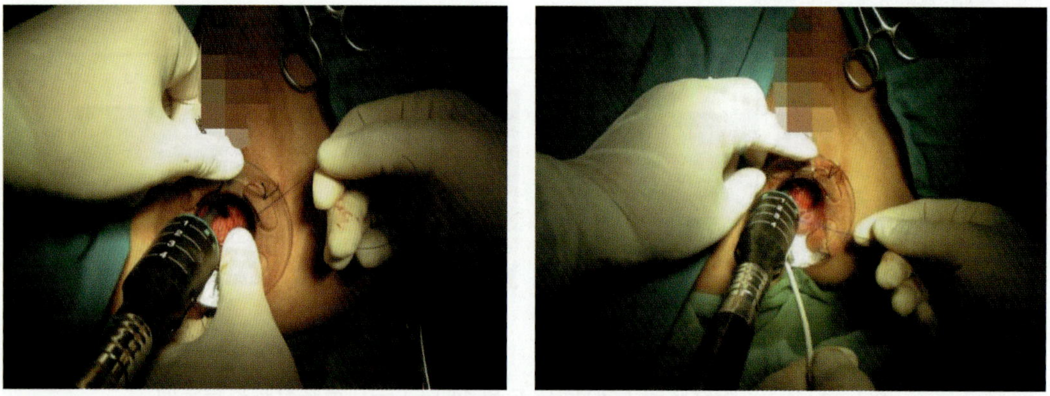

图 5-2-5 （手术中）旋开圆形吻合器至最大位置，将钉砧头导入并使之置于荷包线之上，将荷包线收紧并打结，用带线器将荷包线尾端从吻合器侧孔中拉出

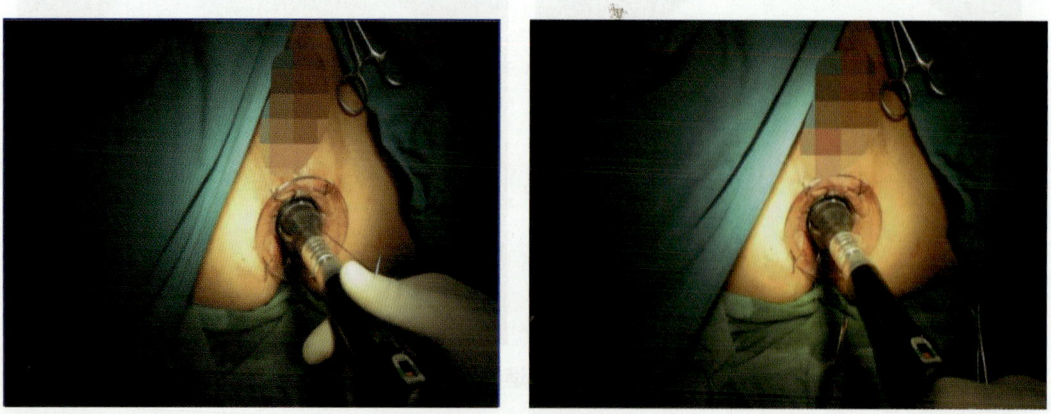

图 5-1-6 （手术中）适度牵拉荷包线，同时旋紧吻合器，将圆形吻合器送入肛内（女性患者应注意防止误伤阴道后壁），击发吻合器，松开手柄，静待 30 秒

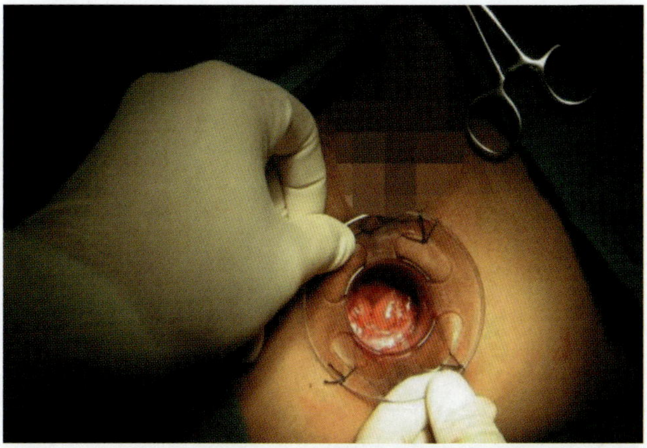

图 5-1-7（手术后）仔细检查吻合口，遇有活动性出血的部位必须用可吸收线缝扎止血

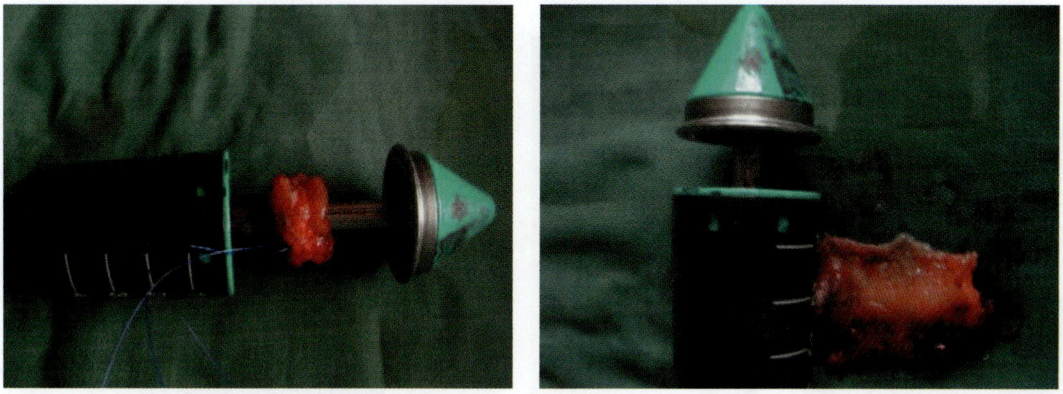

图 5-1-8　术中切除组织

直肠黏膜内脱垂PPH术注意事项：本手术的关键在于荷包，荷包的缝合高度应在齿线上方2～4cm。过高操作困难，且手术效果差，治疗不完全，术后仍可有排便困难现象；过低易伤及痔静脉丛，造成出血及术后疼痛。

◎案例 2

患者排便困难1年余，曾在多家医院保守治疗，疗效较差。

专科检查：视诊：截石位1点有一褐色肿物。指诊：直肠向前膨突，力排时直肠凹陷加深。肛门镜下见：直肠黏膜松弛堆积，肠腔不清，表面附有大便，截石位1、5、7、9、11点各有一红色肿物，截石位3、5点各有一白色的乳头状肿物。

术前诊断：直肠黏膜内脱垂、内痔、肛乳头肥大。

根据患者病情采用PPH术治疗。

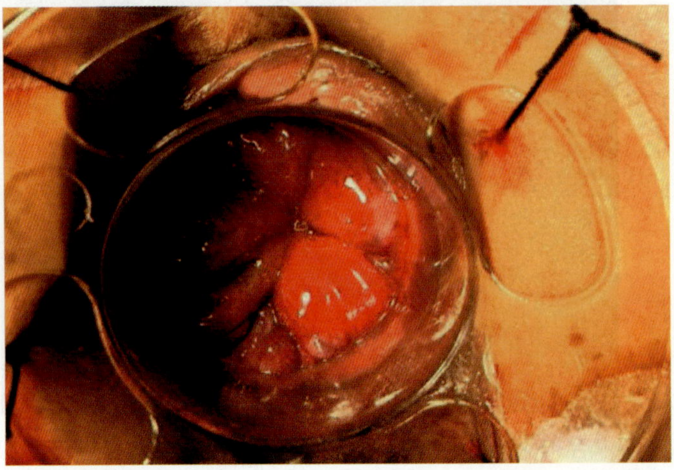

图 5-1-9 用圆形肛管扩肛器进行扩肛，在扩肛器引导下置入透明肛镜并固定

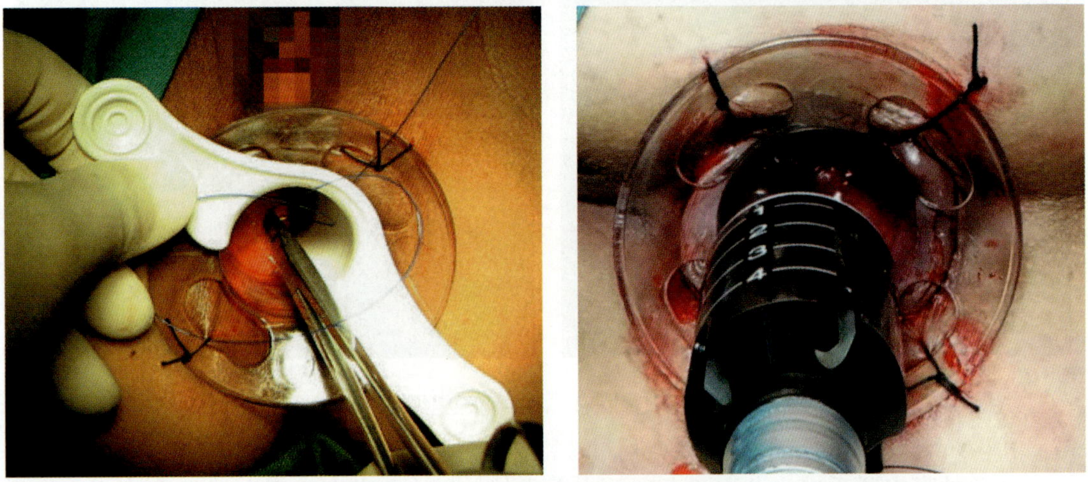

图 5-1-10 术中可见齿线上方 3cm 左右的松弛黏膜，用圆形吻合器切除脱垂黏膜

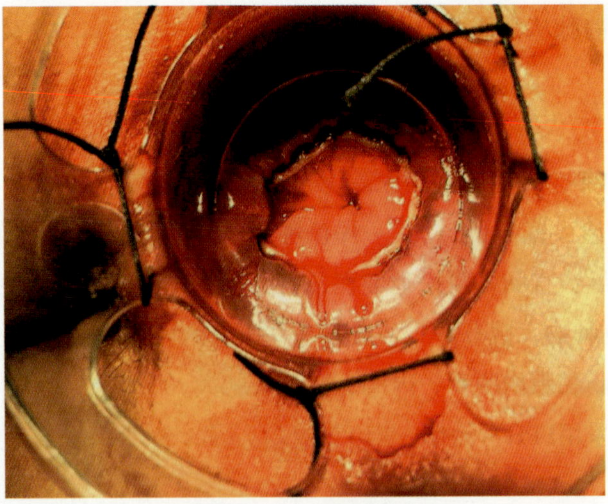

图 5-1-11 手术后

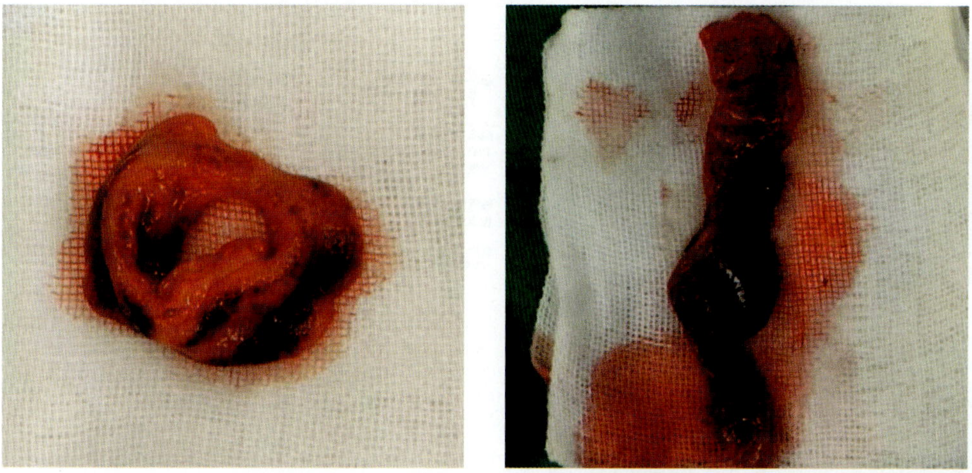

图 5-1-12　术中切除脱垂黏膜及痔核标本

二、直肠前突

（一）表现

直肠前突多见于女性，因直肠阴道隔薄弱，长期在排便时粪便的压迫下向阴道突出引起便秘。直肠指检是主要检查手段，可触及直肠前壁有明显薄弱松弛区域，排粪造影可显示直肠前突宽度和深度。

（二）手术方式

（1）经直肠：闭式修补术（Block术）、纵切横缝术（Sehapayak术）、环状切除术（PPH）。

（2）经阴道：STARR术、经阴道修补术。

（三）典型案例

◎案例 1

患者，女，57岁，排便困难20年余，平素便意频频，努挣不下，需手辅助方可排出大便。

专科检查：指诊：直肠重度向前膨出，力排时凹陷加深，绕指感明显。肛门镜下见：直肠黏膜松弛、堆积，肠腔壅滞不清。

术前诊断：出口梗阻型便秘（直肠前突、直肠黏膜内脱垂）、会阴下降。

根据病情给予手术方案：PPH+Block+内括约肌松解术。

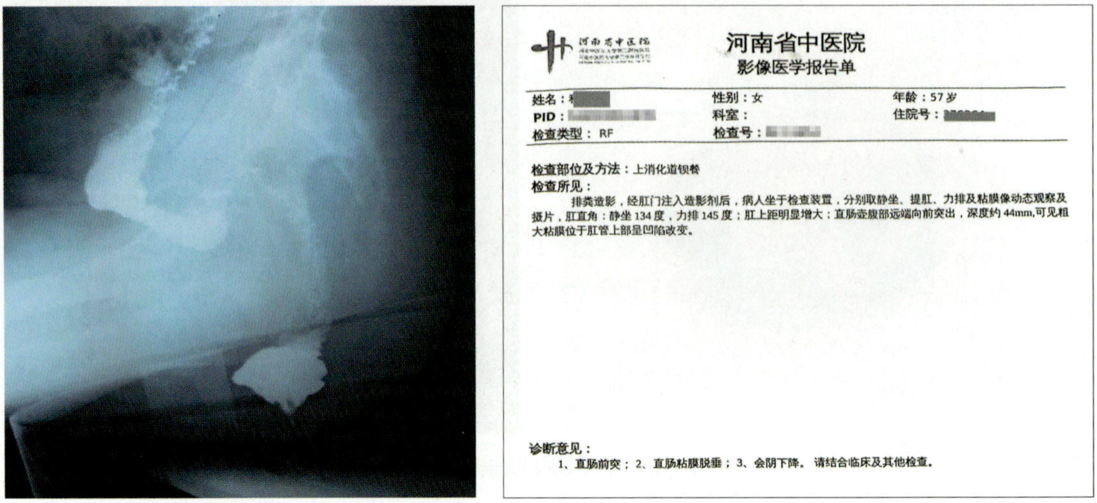

河南省中医院
影像医学报告单

姓名：[redacted] 性别：女 年龄：57岁
PID：[redacted] 科室： 住院号：[redacted]
检查类型：RF 检查号：[redacted]

检查部位及方法：上消化道钡餐
检查所见：
排粪造影，经肛门注入造影剂后，病人坐于检查装置，分别取静坐、提肛、力排及粘膜像动态观察及摄片，肛直角：静坐134度，力排145度；肛上距明显增大；直肠壶腹部远端向前突出，深度约44mm,可见粗大粘膜位于肛管上部呈凹陷改变。

诊断意见：
1、直肠前突；2、直肠粘膜脱垂；3、会阴下降。请结合临床及其他检查。

图 5-2-1 入院查排粪造影（2018 年 10 月 18 日）结果示：直肠壶腹部向前突出，深度约 44mm，可见粗大黏膜位于肛管上部、呈凹陷改变

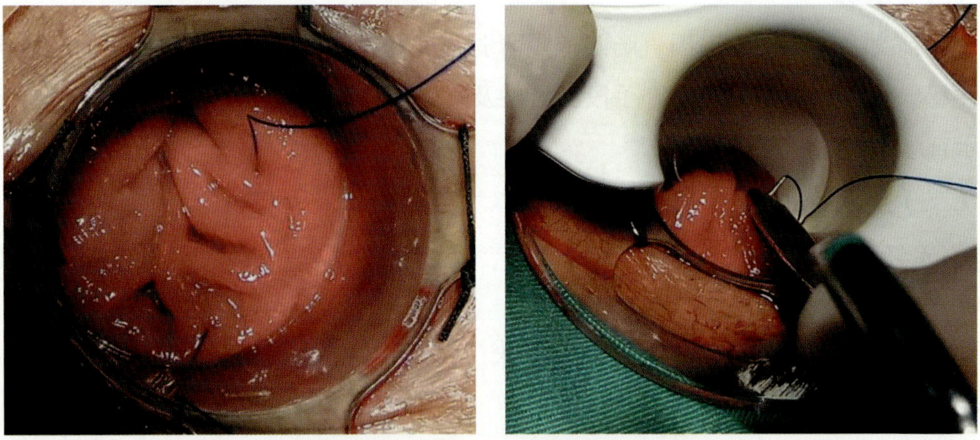

图 5-2-2 术中荷包缝合

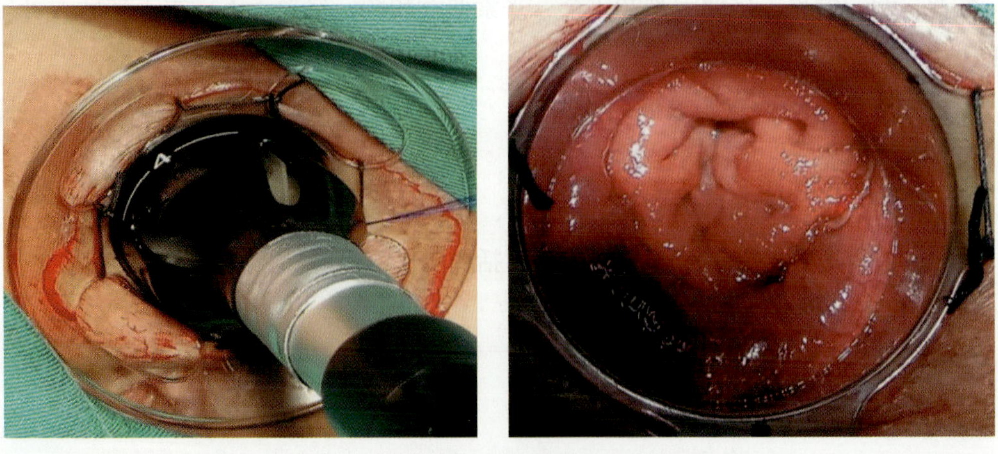

图 5-2-3 手术后查看吻合口，无活动性出血

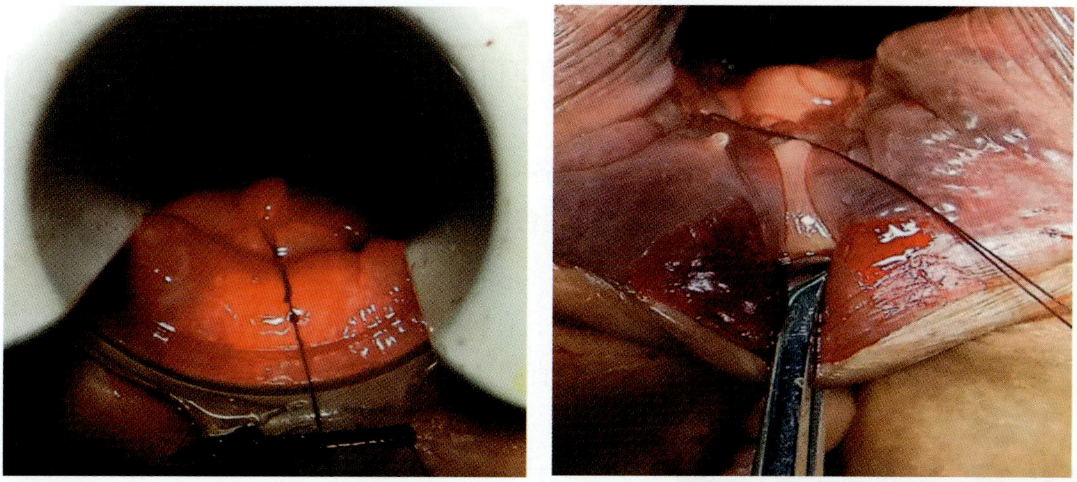

图 5-2-4　行直肠前突 Block 术

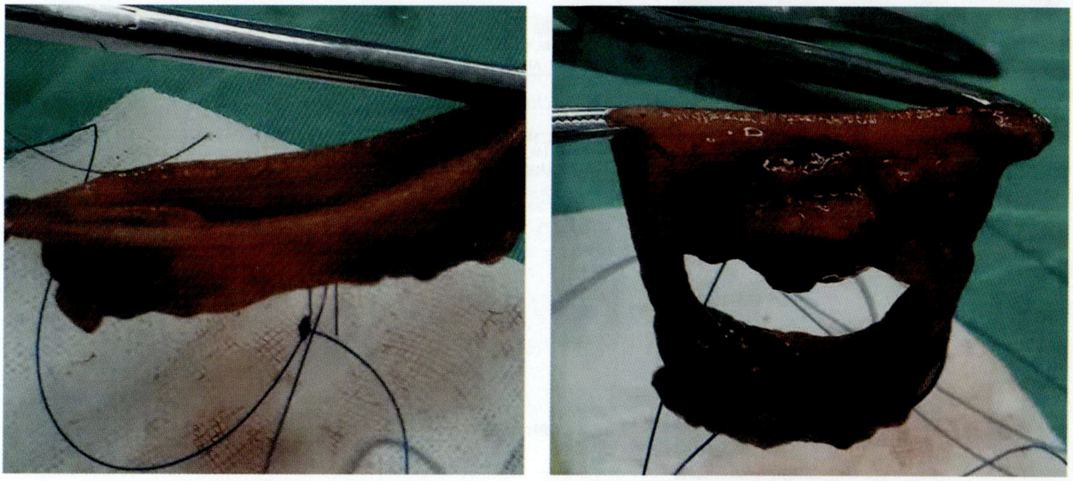

图 5-2-5　术中切除组织

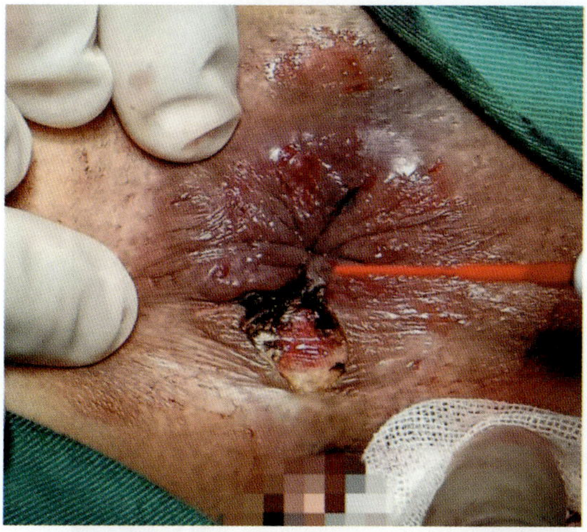

图 5-2-6　松解内括约肌

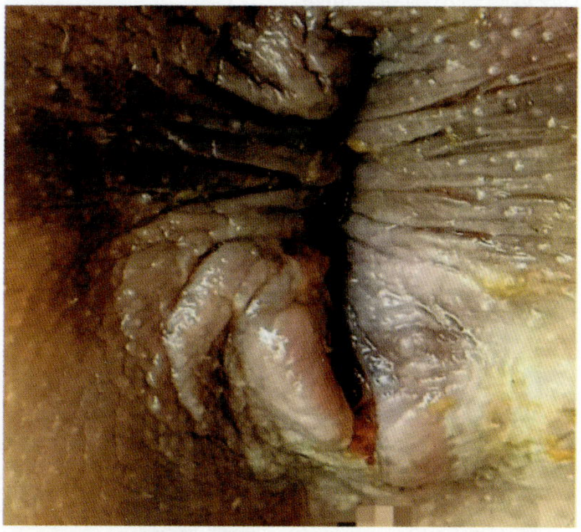

图 5-2-7　术后第 4 天

◎案例 2

患者，女，41岁，排便困难1年余，时有肛门下坠、排便不畅等症状，自用药物治疗后效果欠佳。

专科检查：视诊：截石位5、7点肛缘各有一褐色肿物。指诊：束指感明显，直肠向前膨出。肛门镜下见：直肠黏膜松弛、堆积，截石位5、7、11点齿线上各有一红色肿物，其中7点肿物较大，可随镜脱出肛外。

术前诊断：出口梗阻型便秘（直肠前突、直肠黏膜内脱垂）、会阴下降、混合痔。

根据检查结果给予手术方案：Block术+直肠黏膜内脱垂套扎术+内括约肌松解术。

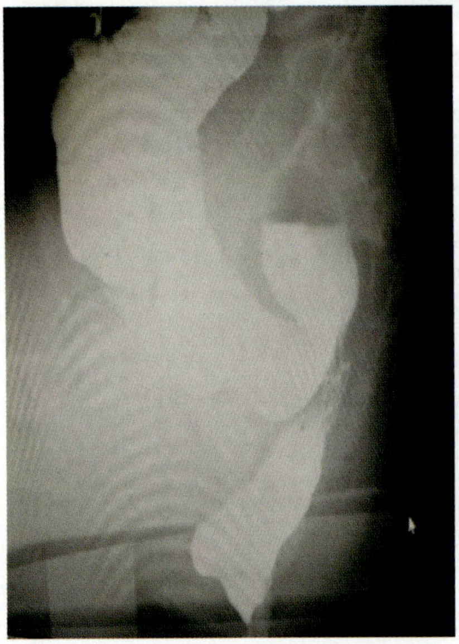

河南省中医院
影像医学报告单

姓名：[redacted]　性别：女　年龄：39岁
PID：[redacted]　科室：　住院号：[redacted]
检查类型：RF　检查号：RF-9848

检查部位及方法：钡灌肠
检查所见：
经肛门导管注入钡剂后，病人坐于检查装置，分别取静坐、提肛、力排及粘膜像动态观察及摄片，肛直角：静坐106.1度，力排135.7度；肛上距：静坐41mm，力排52mm；直肠壶腹部远端向前突出，深度约31mm；直肠粘膜可见褶曲、凹陷。

诊断意见：
1、直肠前突；2、直肠粘膜脱垂；3、会阴下降。请结合临床及其他检查。

图 5-2-8 入院查排粪造影（2018年7月10日）结果示：直肠壶腹部向前突出，深度约33mm，直肠黏膜可见褶曲、凹陷

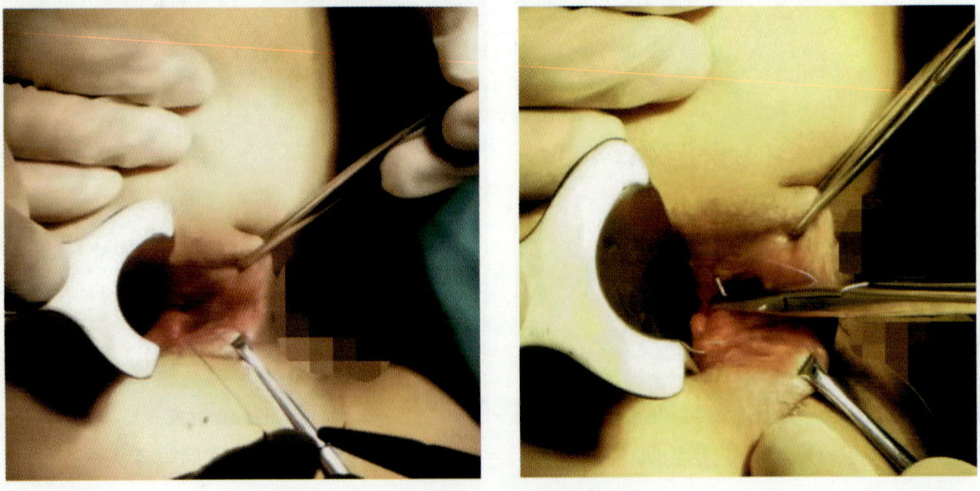

图 5-2-9 行 Block 术

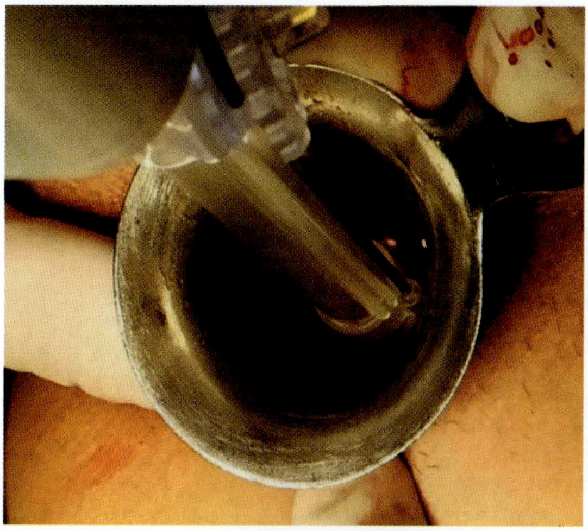

图 5-2-10　直肠黏膜内脱垂套扎术

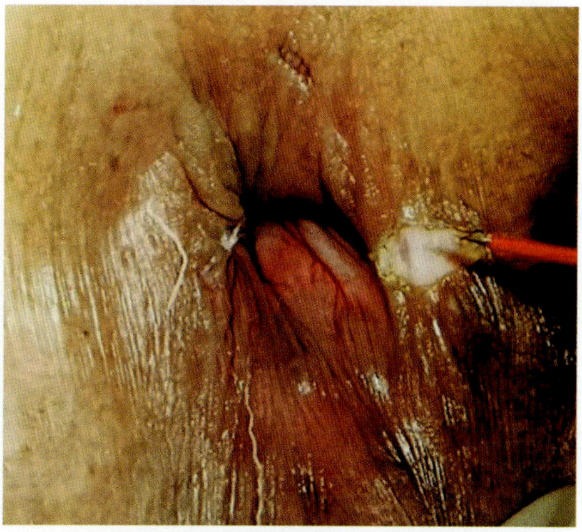

图 5-2-11　前位内括约肌松解术

三、耻骨直肠肌综合征

（一）表现

耻骨直肠肌痉挛性肥厚导致盆底出口处梗阻。直肠指检时可感觉到肛管紧张度增高，肛管测压时可见静息压及收缩压均增高，肛管肌电图检查发现耻骨直肠肌、外括约肌反常电活动；结肠传输检查可发现明显直肠滞留现象。排粪造影可见肛直角变小、肛管变长、有耻骨直肠肌压迹，形成“搁架征”。

（二）手术方式

（1）部分切除术。

（2）挂线术。

（三）典型病例

◎案例 1

患者，女，21岁，排便困难伴便时肛内肿物脱出1年，伴排便不尽感及肛门下坠感，无便意，平素大便10日一次，质干，间断口服通便灵、四磨汤口服液、中药煎剂及开塞露纳肛，效可，停药后症状反复。

专科检查：视诊：截石位7点可见褐色肛缘肿物。指诊：肛管紧张，束指感明显，直肠轻度向前膨出。肛门镜下见：直肠黏膜松弛、堆积，截石位3、7、11点可见红色肿物，与同方位肛缘肿物在齿线上下相连，截石位1、6点齿线上可见白色乳头状肿物。无痛电子结肠镜检查示：结肠黏膜未见明显异常。排粪造影结果示：于静坐、提肛、力排摄片，肛直角变化不大，力排期耻骨直肠肌切迹消失，肛管扩大不足，直肠壶腹部远端向前突出，深度约17mm，考虑耻骨直肠肌失弛缓症、直肠前突。

术前诊断：出口梗阻型便秘（耻骨直肠肌肥厚+失弛缓症、直肠前突）、混合痔、肛门乳头状瘤。

根据检查结果给予手术方案：内痔及直肠前突套扎吻合术+外痔切除术+肛门乳头状瘤电灼切除术+耻骨直肠肌挂线术。

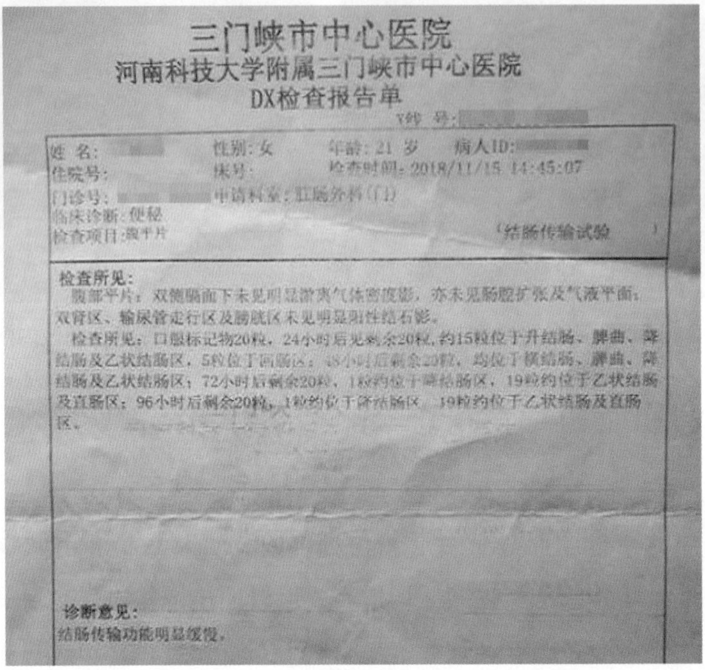

三门峡市中心医院
河南科技大学附属三门峡市中心医院
DX检查报告单

X线号：[redacted]

姓名：[redacted] 性别：女 年龄：21岁 病人ID：[redacted]
住院号： 床号： 检查时间：2018/11/15 14:45:07
门诊号：[redacted] 申请科室：肛肠外科（门）
临床诊断：便秘
检查项目：腹平片 （结肠传输试验 ）

检查所见：
腹部平片：双侧膈面下未见明显游离气体密度影，亦未见肠腔扩张及气液平面；双肾区、输尿管走行区及膀胱区未见明显阳性结石影。
检查所见：口服标记物20粒，24小时后见剩余20粒，约15粒位于升结肠、脾曲、降结肠及乙状结肠区，5粒位于直肠区；48小时后剩余20粒，均位于横结肠、脾曲、降结肠及乙状结肠区；72小时后剩余20粒，1粒约位于降结肠区，19粒约位于乙状结肠及直肠区；96小时后剩余20粒，1粒约位于降结肠区，19粒约位于乙状结肠及直肠区。

诊断意见：
结肠传输功能明显缓慢。

图 5-3-1 于外院行结肠传输试验回示：口服标记物 20 粒，96 小时后仍剩余 20 粒，1 粒约位于降结肠区，19 粒约位于乙状结肠及直肠区

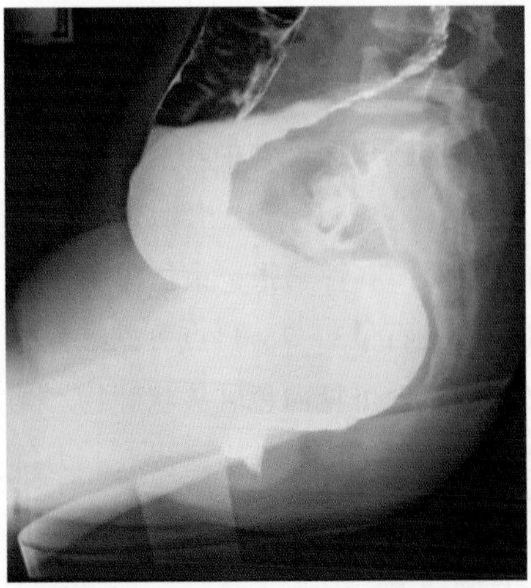

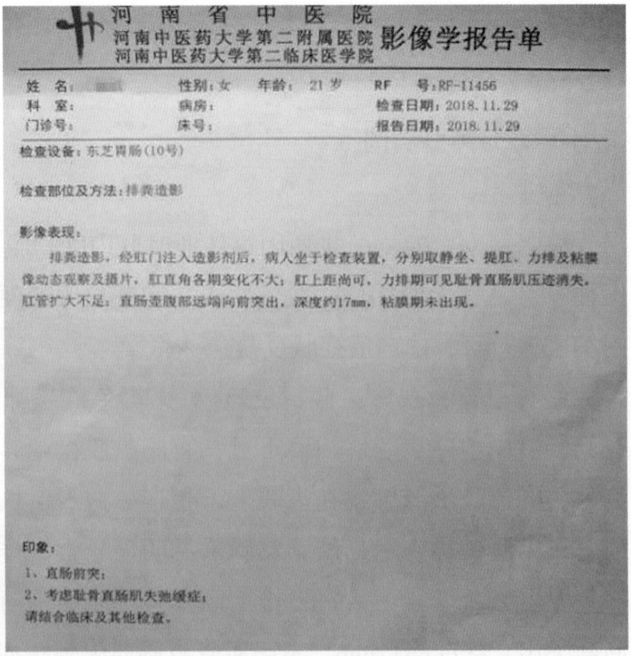

河南省中医院
河南中医药大学第二附属医院
河南中医药大学第二临床医学院
影像学报告单

姓名：[redacted] 性别：女 年龄：21岁 RF 号：RF-11456
科室： 病房： 检查日期：2018.11.29
门诊号： 床号： 报告日期：2018.11.29

检查设备：东芝胃肠（10号）

检查部位及方法：排粪造影

影像表现：
排粪造影，经肛门注入造影剂后，病人坐于检查装置，分别取静坐、提肛、力排及粘膜像动态观察及摄片，肛直角各期变化不大；肛上距尚可，力排期可见耻骨直肠肌压迹消失，肛管扩大不足；直肠壶腹部远端向前突出，深度约17mm，粘膜期未出现。

印象：
1、直肠前突；
2、考虑耻骨直肠肌失弛缓症；
请结合临床及其他检查。

图 5-3-2 入院查排粪造影示：直肠前突，考虑耻骨直肠肌失弛缓症（2018 年 11 月 29 日）

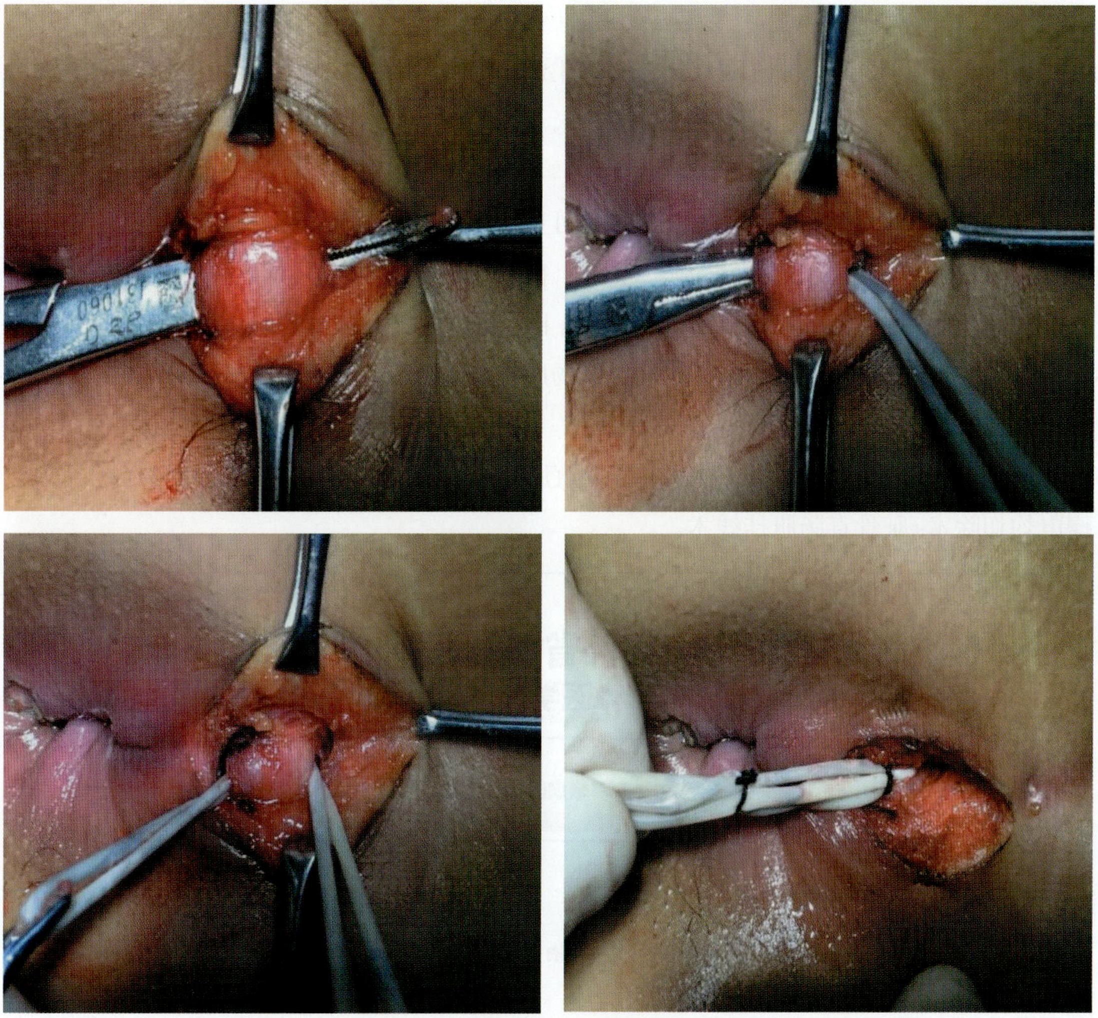

图 5-3-3　耻骨直肠肌挂线术（术中）

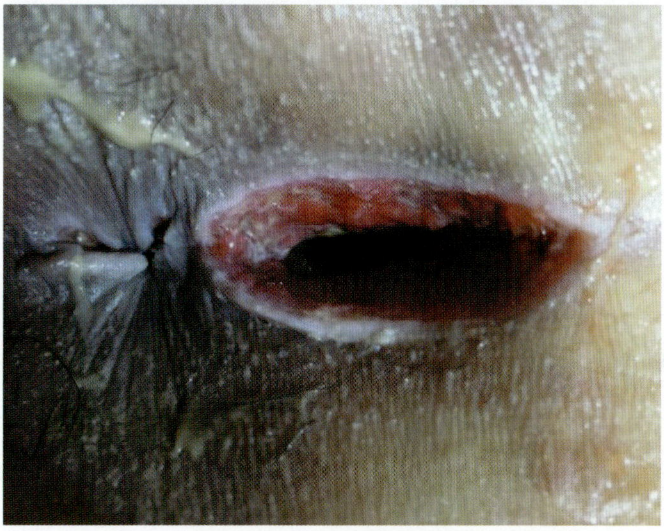

图 5-3-4　术后第 12 天

◎案例 2

患者，女，36岁，排便困难2年，肛门部时有憋胀感，缺乏便意，便时肛内肿物脱出，平素大便3～5日行一次，质干、量少，长期口服大黄、番泻叶等通便类药物，效差。

专科检查：视诊：截石位5、7、11点可见褐色肛缘肿物。指诊：肛管紧张，束指感明显。肛门镜下见：直肠黏膜松弛、堆积；截石位5、7、11点可见红色肿物，与同方位肛缘肿物齿线上下相连；截石位5、7点齿线上可见白色乳头状肿物。

术前诊断：出口梗阻型便秘（耻骨直肠肌痉挛、直肠前突）、会阴下降、混合痔、肛门乳头状瘤。

根据检查结果给予手术方案：内痔及直肠前突套扎吻合术+外痔切除术+肛门乳头状瘤电灼切除术+耻骨直肠肌挂线术。

河南省中医院

影像医学报告单

姓名：[redacted] 性别：女 年龄：36 岁

PID：[redacted] 科室：耳鼻喉病区 住院号：[redacted]

检查类型：DR 检查号：[redacted]

检查部位及方法：腹部(正位)

检查所见：

口服胶囊标志物后，24 小时肠道内可见标志物 20 枚，48 小时肠道内可见标志物 19 枚，72 小时肠道内可见标志物 2 枚，96 小时肠道内未见标志物。

诊断意见：

考虑结肠传输功能迟缓，请结合临床 建议必要时进一步检查

图 5-3-5 入院查结肠传输试验（2018 年 10 月 29 日）：72 小时剩余 2 粒标志物

河南省中医院
河南中医药大学第二附属医院
无痛电子结肠镜检查诊疗报告单

检查号:

姓名:	**性别**:女	**年　龄**:36岁	**设　　备**:
科别:肛肠科一区	**来源**:住院	**住院号**:	**床号**:+10
镜前HBsA:（-）	**抗**-HCV:（-）	**抗**-HIV:（-）	**病理单号**:

检查所见：

循腔进镜至回肠末段，回盲瓣呈唇型，结肠、直肠粘膜呈褐色豹纹样改变，所见结肠袋规则，未见糜烂、溃疡及异常隆起，肠腔内无血迹，肠道准备欠佳。

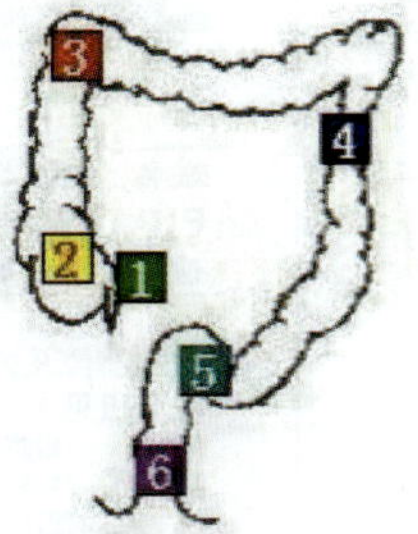

诊断:结肠黑变病

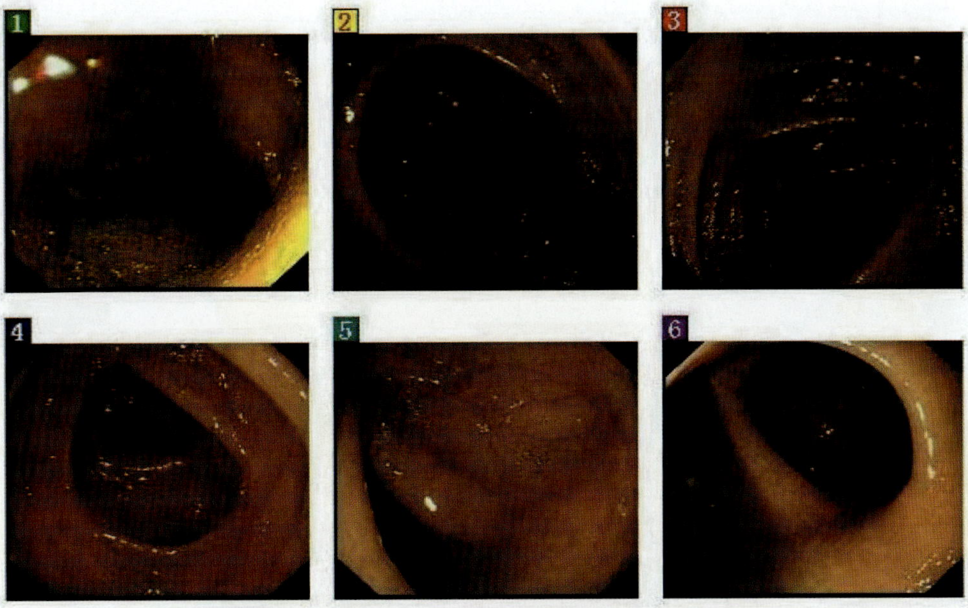

图 5-3-6　入院查结肠镜（2018 年 11 月 1 日）回示：结肠黑变病

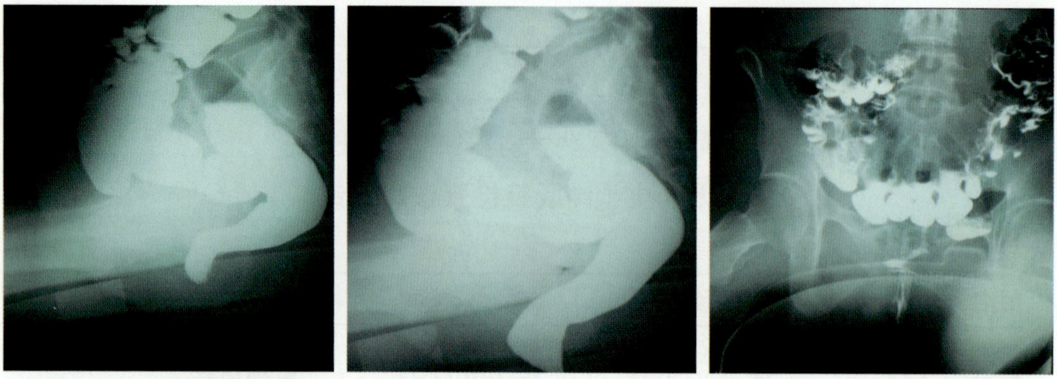

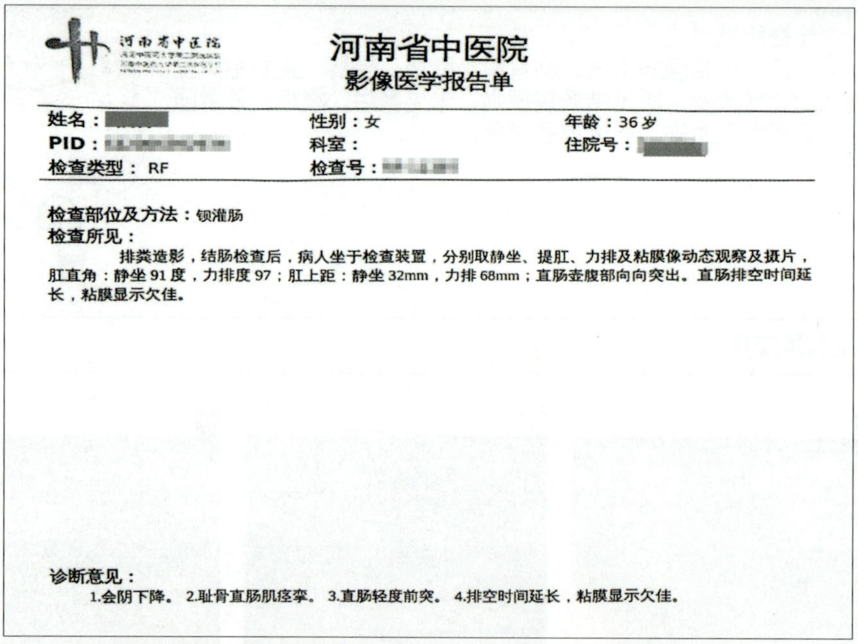

河南省中医院

影像医学报告单

姓名：[redacted] 性别：女 年龄：36 岁

PID：[redacted] 科室： 住院号：[redacted]

检查类型：RF 检查号：[redacted]

检查部位及方法：钡灌肠

检查所见：

排粪造影，结肠检查后，病人坐于检查装置，分别取静坐、提肛、力排及粘膜像动态观察及摄片，肛直角：静坐 91 度，力排度 97；肛上距：静坐 32mm，力排 68mm；直肠壶腹部向向突出。直肠排空时间延长，粘膜显示欠佳。

诊断意见：

1.会阴下降。 2.耻骨直肠肌痉挛。 3.直肠轻度前突。 4.排空时间延长，粘膜显示欠佳。

图 5-3-7 入院查排粪造影（2018 年 11 月 1 日）回示：会阴下降、耻骨直肠肌痉挛、直肠轻度前突

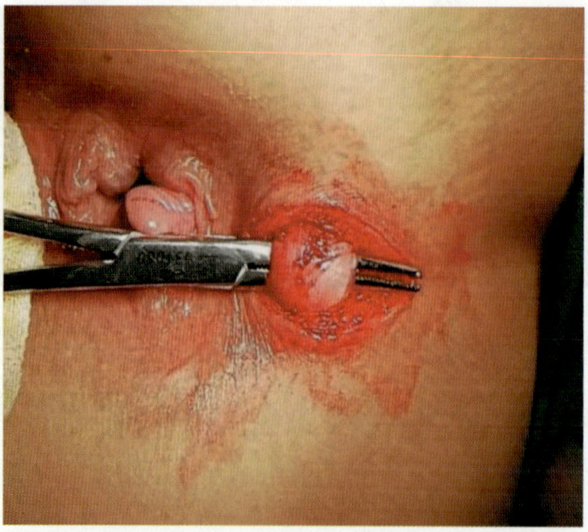

图 5-3-8 （术中）于截石位 6 点做一放射状切口，切开皮肤及皮下组织，钝性分离并挑出耻骨直肠肌

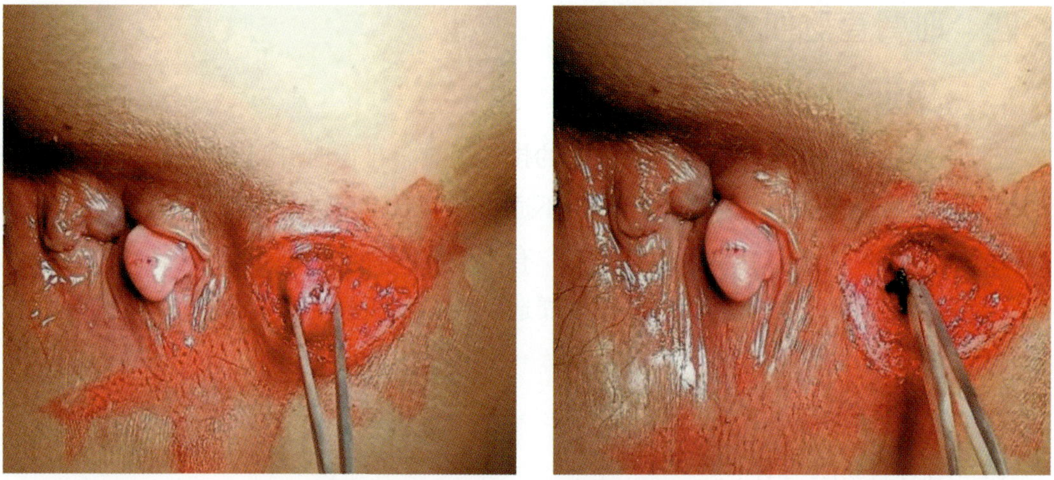

图 5-3-9　（术中）耻骨直肠肌挂线术

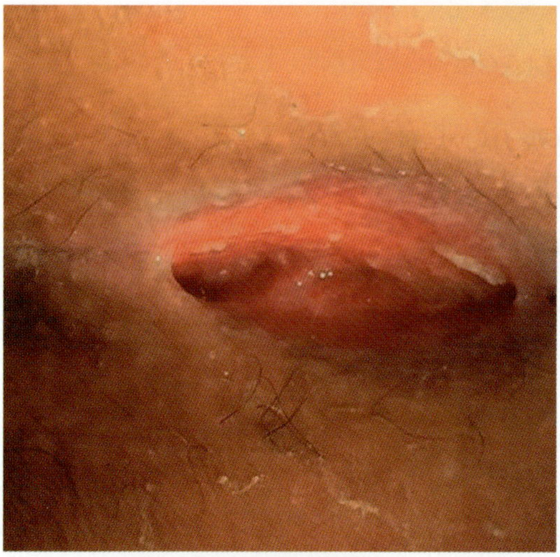

a. 术后第20天

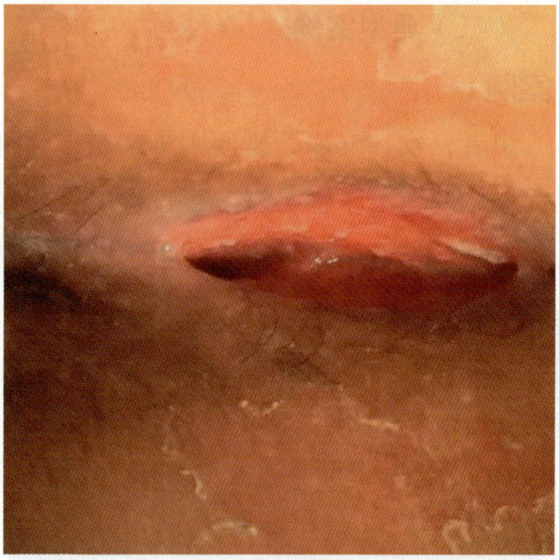

b. 术后第22天

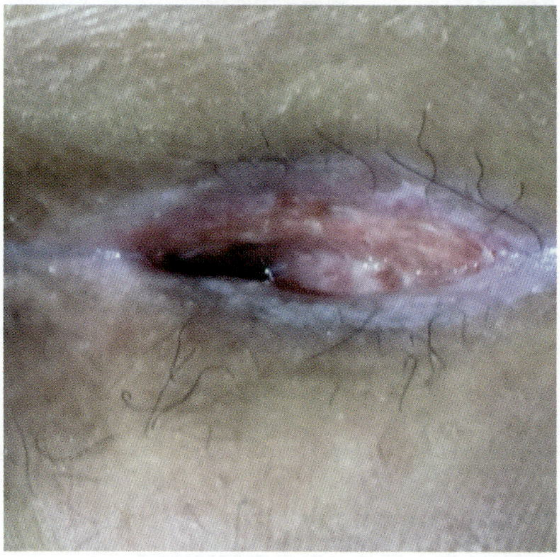

c. 术后第30天

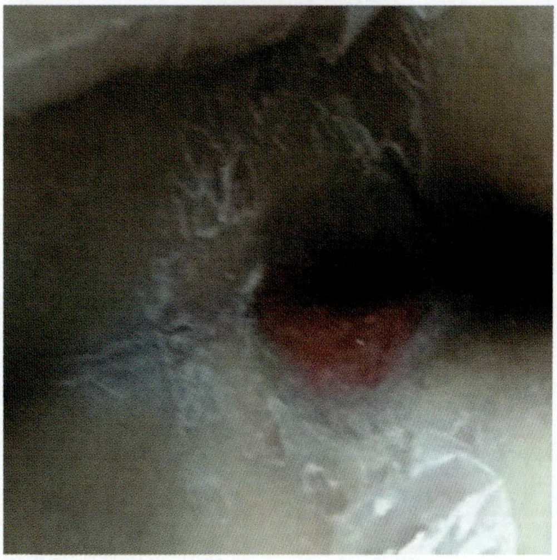

d .术后第38天

图 5-3-10　术后病灶情况

四、耻骨直肠肌肥厚

（一）表现

耻骨直肠肌肥厚往往伴有进行性加重的排便困难，排便时肛门有明显的堵塞或松不开的感觉，便后有排便不尽感和肛门下坠不适感。直肠指检可感到肛管张力明显增高，肛管延长，直肠角变小，耻骨直肠肌肥厚，有时触痛或触及锐利边缘，嘱患者做排便动作时，耻骨直肠肌松不开或反而收紧。排粪造影片显示明显的“搁架征”。盆底肌电图有显著反常肌电活动。

（二）手术方式

（1）耻骨直肠肌切断术。

（2）耻骨直肠肌松解术。

（三）典型案例

◎案例 1

患者，女，56岁，排便困难20余年，排便费力，大便日行1次，质软，量少，便血，无黏液，便后不净感明显，曾自行口服药物治疗（具体药物不详），效欠佳。

根据病情及检查结果给予手术方案：耻骨直肠肌部分切除术。

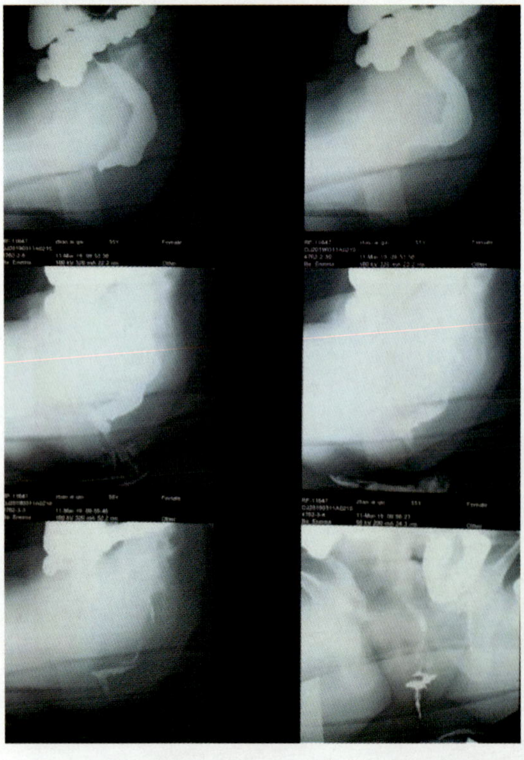

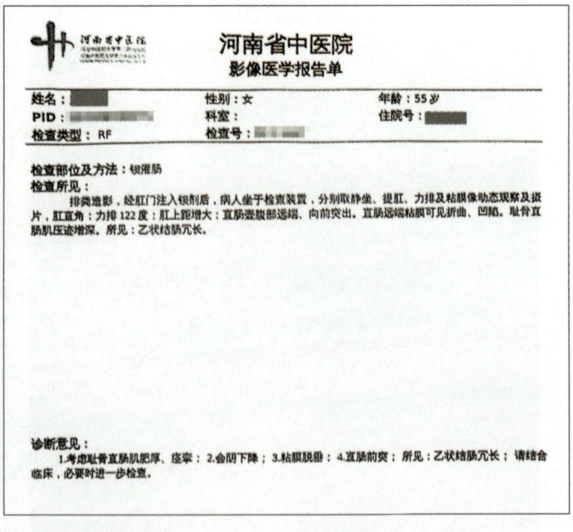

河南省中医院
影像医学报告单

姓名：[redacted] 性别：女 年龄：55岁
PID：[redacted] 科室： 住院号：[redacted]
检查类型：RF 检查号：[redacted]

检查部位及方法：钡灌肠
检查所见：
排粪造影，经肛门注入钡剂后，病人坐于检查装置，分别取静坐、提肛、力排及粘膜像动态观察及摄片，肛直角：力排122度；肛上距增大；直肠壶腹部远端、向前突出。直肠远端粘膜可见折曲、凹陷。耻骨直肠肌压迹增深。所见：乙状结肠冗长。

诊断意见：
1.考虑耻骨直肠肌肥厚、痉挛；2.会阴下降；3.粘膜脱垂；4.直肠前突；所见：乙状结肠冗长；请结合临床，必要时进一步检查。

图 5-4-1 入院查排粪造影（2019 年 3 月 11 日）回示：耻骨直肠肌肥厚

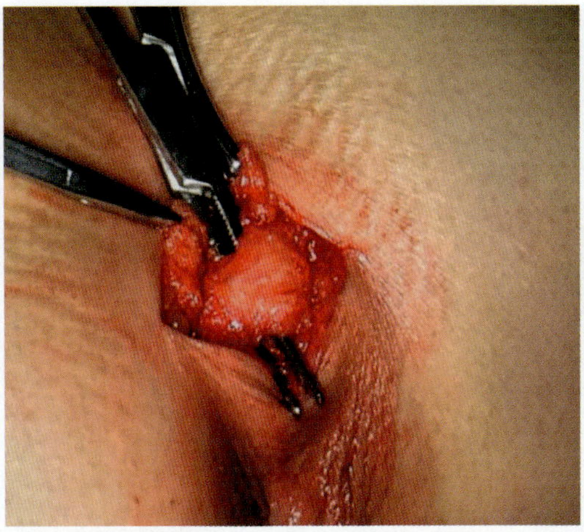

图 5-4-2　松解耻骨直肠肌

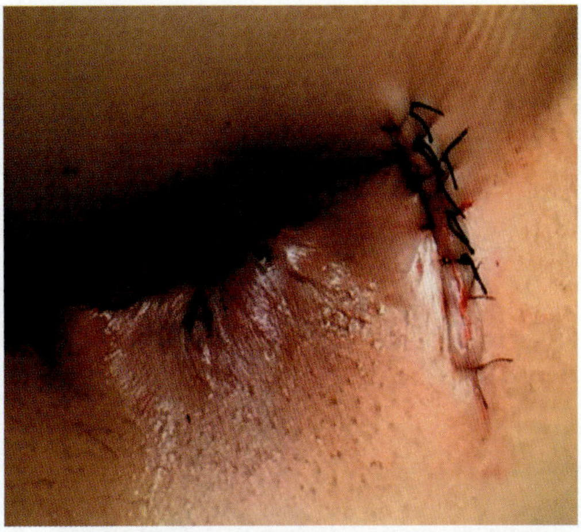

图 5-4-3　手术后

◎案例 2

魏某，女，50岁，以“出口梗阻型便秘（直肠黏膜内脱垂、直肠前突、耻骨直肠肌肥厚）、内痔、肛乳头肥大、直肠炎”为诊断入院。

相关检查完善后根据患者病情给予手术方案：直肠前突Block术+直肠黏膜内脱垂套扎吻合术+耻骨直肠肌挂线松解术。

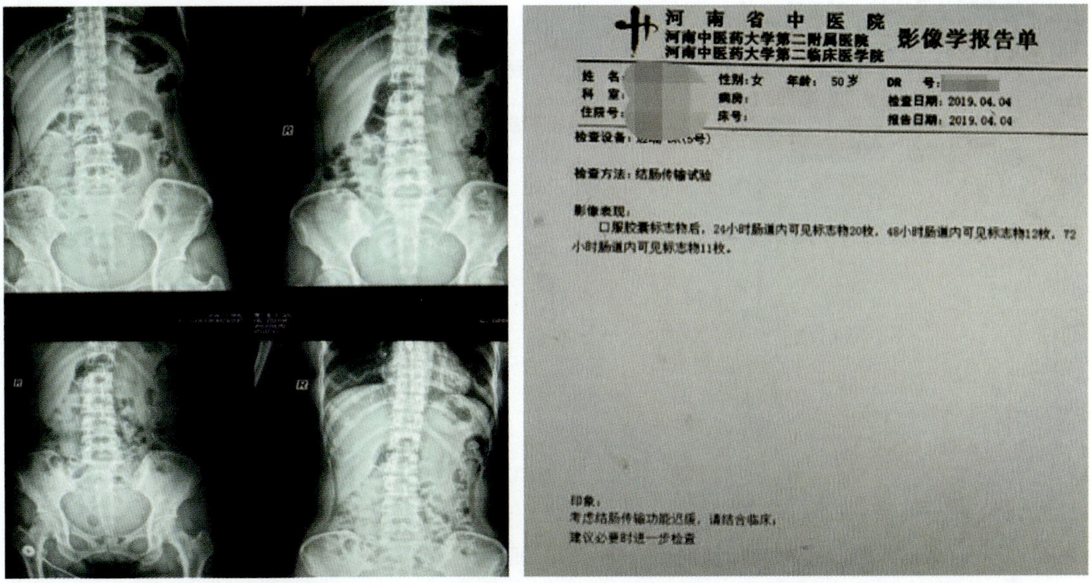

河　南　省　中　医　院
河南中医药大学第二附属医院
河南中医药大学第二临床医学院
影像学报告单

姓　名：　性别：女　年龄：50 岁　DR　号：
科　室：　病房：　检查日期：2019. 04. 04
住院号：　床号：　报告日期：2019. 04. 04

检查设备：

检查方法：结肠传输试验

影像表现：

口服胶囊标志物后，24小时肠道内可见标志物20枚，48小时肠道内可见标志物12枚，72小时肠道内可见标志物11枚。

印象：
考虑结肠传输功能迟缓，请结合临床，
建议必要时进一步检查

图 5-4-4　入院查结肠传输（2019 年 4 月 4 日）结果示：考虑结肠传输功能迟缓

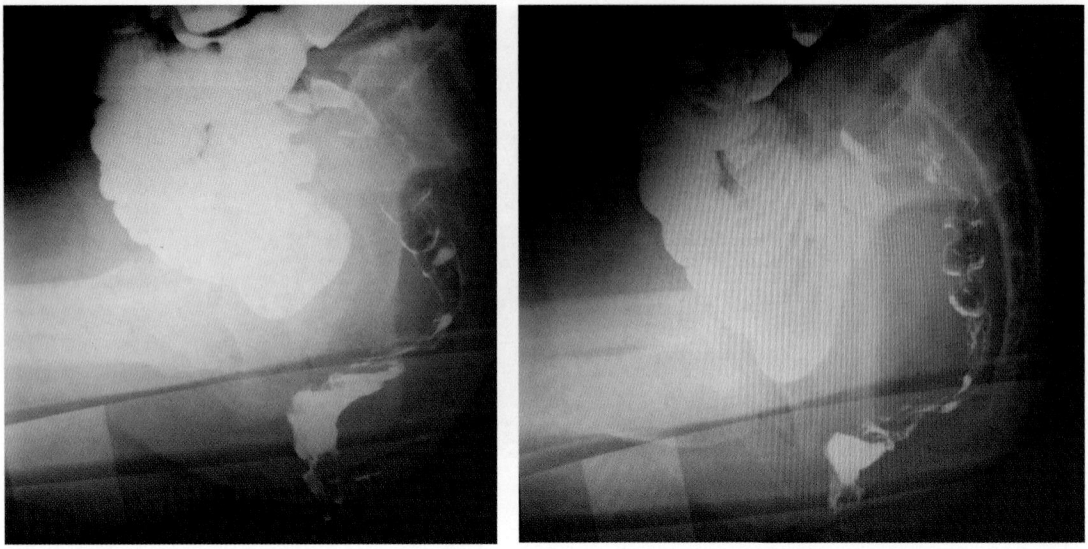

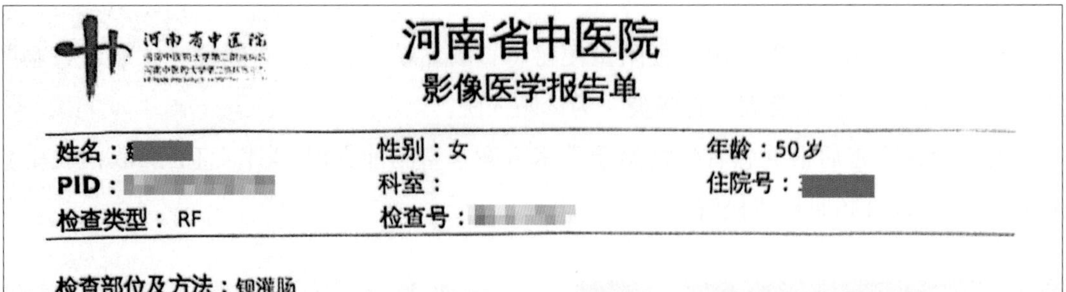

河南省中医院

影像医学报告单

姓名：[redacted] 性别：女 年龄：50岁

PID：[redacted] 科室： 住院号：[redacted]

检查类型：RF 检查号：[redacted]

检查部位及方法：钡灌肠

检查所见：

经肛门导管注入钡剂后，病人坐于检查装置，分别取静坐、提肛、力排及粘膜像动态观察及摄片，肛直角：静坐98.1度，力排115.2度；肛上距：静坐41mm，力排61mm；排便开始时间延长，肛管直肠结合部后方各期像变化不著，可见"搁架征"；力排期乙状结肠下缘稍低于耻尾线；直肠壶腹部远端稍向前突出；直肠粘膜可见褶曲、凹陷。

诊断意见：

1、考虑耻骨直肠肌肥厚 2、直肠粘膜脱垂；3、会阴下降；4、乙状结肠下垂。请结合临床及其他检查。

图5-4-5 入院查排粪造影（2019年4月4日）结果示：直肠前突、直肠黏膜内脱垂、耻骨直肠肌肥厚

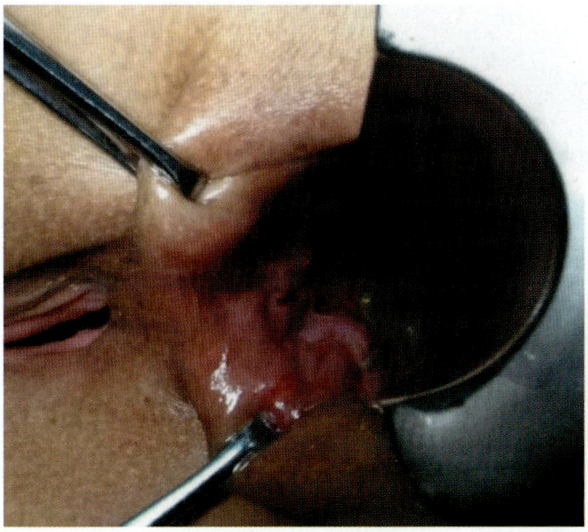

图 5-4-6　术前

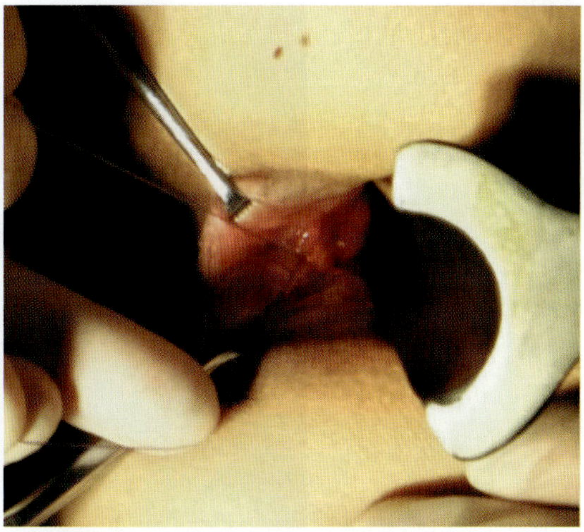

图 5-4-7　术中直肠前突 Block 术

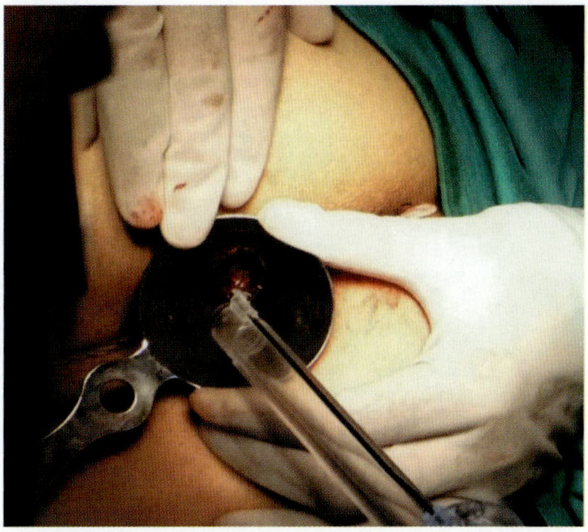

图 5-4-8　直肠黏膜内脱垂套扎吻合术

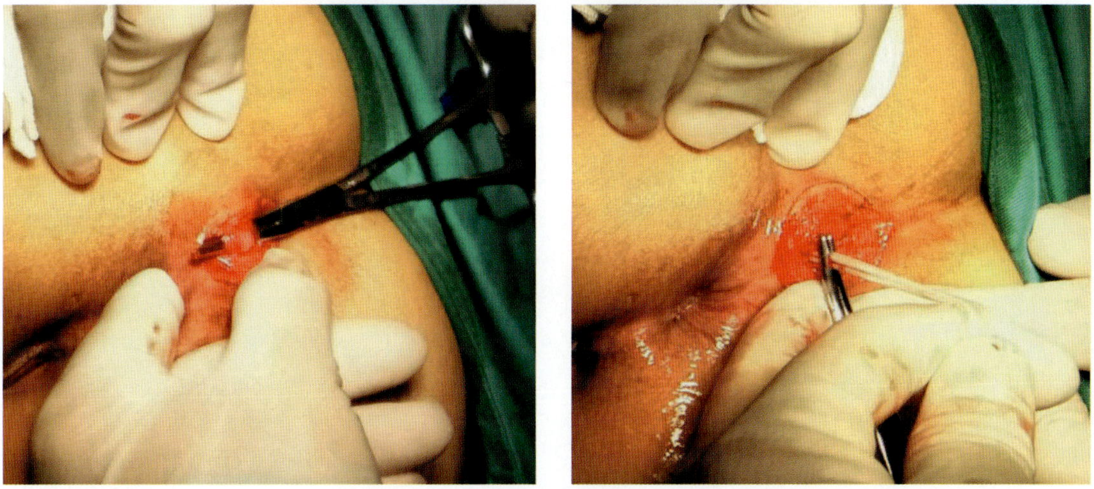

图 5-4-9　耻骨直肠肌挂线松解术

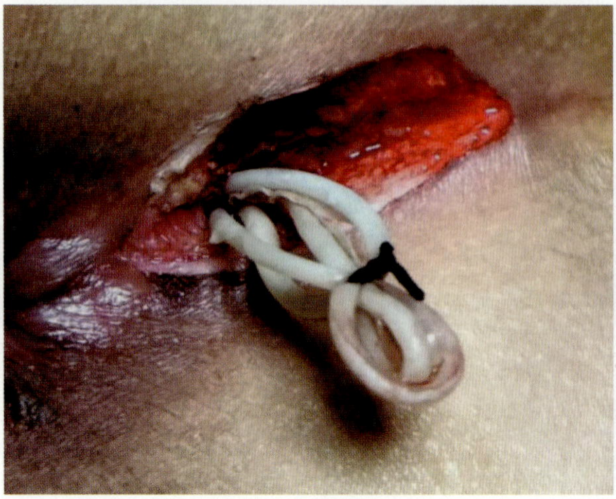

图 5-4-10 术后肛门部情况

第六章　溃疡性结肠炎实践操作

一、溃疡性结肠炎典型案例

楚某，男，68岁。患者间断脓血便1年余，大便日行2～3次，质稀不成形，时有脓血便，间断于当地诊所药物治疗（具体不详）。

肛门镜下见：直肠黏膜充血、糜烂，有散在溃疡。隐血试验阳性，大便颜色为暗红色，性状为糊状，白细胞（+），红细胞（++++）。

病理：符合溃疡性结肠炎。

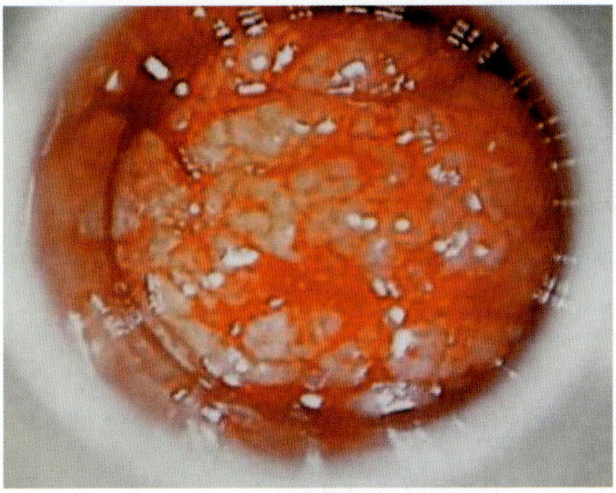

图 6-1-1　治疗前肛门镜检查

治疗方案：

（1）云南红药胶囊口服（3粒/次，3次/日）+保留灌肠（云南红药4粒+康复新液50mL）。

（2）美沙拉嗪1.0g/次，3次/日，口服。

经治疗，1～7天脓血便逐渐消失，直肠黏膜溃疡及糜烂逐渐修复；隐血试验阳性，大便颜色为黄色，性状为软便，白细胞和红细胞均为0～3个/HP。治疗14天后，肛门直肠镜下直肠黏膜未见明显出血点，未见黏液便及脓血便；隐血试验阳性，大便颜色为黄褐色，性状为软便，未检出白细胞和红细胞。

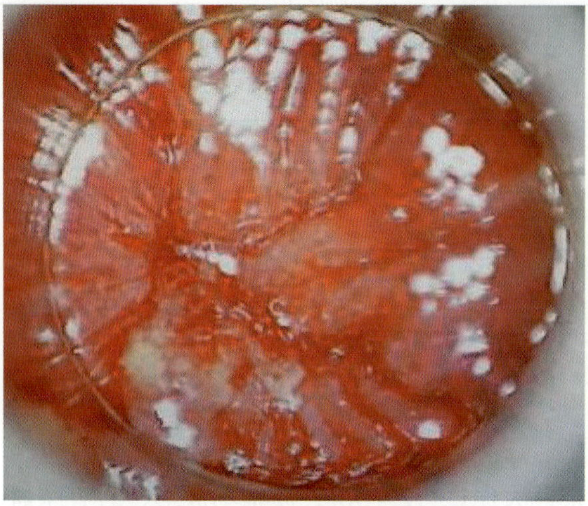
图 6-1-2 治疗 7 天后肛门镜检查

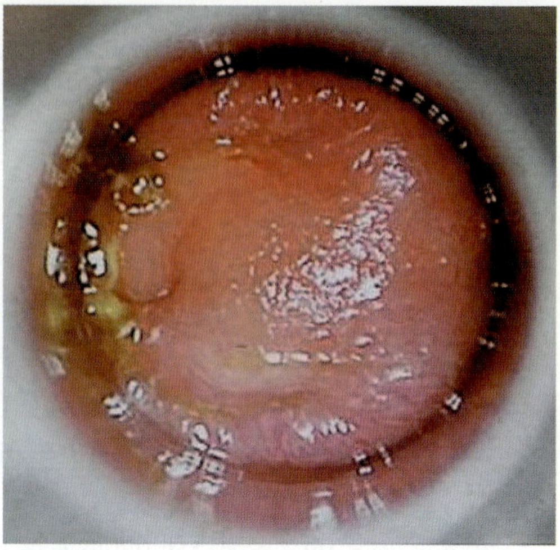
图 6-1-3 治疗 14 天后肛门镜检查

二、溃疡性结肠炎治疗知识拓展

（一）黏膜愈合——溃疡性结肠炎（UC）治疗的新目标

1. 黏膜愈合

（1）内镜下肉眼观察及显微镜下溃疡消失。

（2）苏格兰计分内镜下黏膜表现为0分——“正常黏膜”。

2. 国际炎症性肠病研究组织（IOIBD）黏膜愈合标准

（1）可见到的结肠黏膜脆性正常。

（2）无出血。

（3）无糜烂和溃疡（无正常血管分支也属黏膜愈合）。

3. 传统治疗目标——症状缓解存在的问题

（1）症状严重度不一定与内镜改变平行。

（2）仅症状缓解就给予维持治疗或停药极易复发。

4. 传统治疗与新的治疗

（1）传统治疗：诱导缓解治疗⟶症状缓解⟶维持治疗。

（2）新的治疗：诱导缓解治疗⟶黏膜愈合⟶维持治疗。

5. 以黏膜愈合为UC缓解标准的药物治疗

（1）美沙拉嗪。

（2）糖皮质激素。

（3）免疫抑制剂。

（4）英夫利昔单抗。

6. 结肠镜的Mayo（梅奥医学中心，即妙佑医疗国际）分级

0级——正常黏膜。

1级（轻度）——血管模糊、充血、水肿、红斑、轻度脆性增加。

2级（中度）——无血管分支、中度黏膜脆性增加、糜烂或浅溃疡。

3级（重度）——自发性出血，明显溃疡形成。

0或1级为黏膜愈合。

7. 黏膜愈合的重要性

（1）降低复发风险。

（2）降低癌变风险。

（3）降低外科手术率。

（4）改善生活质量。

8. UC缓解的最重要标准：黏膜愈合

（1）大量资料表明，黏膜愈合是UC治疗有效性的可靠指标，是UC长期预后关键性预测因子。

（2）最新指南推荐：在今后所有的临床试验中将黏膜愈合列入首要的治疗重点。

9. 黏膜愈合——UC治疗的新目标的理解

（1）黏膜愈合的定义：肉眼及显微镜下溃疡消失。

（2）UC治疗目标的转变：症状的诱导缓解与维持治疗，黏膜愈合与维持黏膜愈合。

（3）对轻中度UC，长期使用美沙拉嗪治疗是维持黏膜愈合的关键。

（4）使用美沙拉嗪、类固醇激素、英夫利昔单抗有一定比例的黏膜愈合率。

（5）治疗达到黏膜愈合比仅仅症状缓解能更有效地降低复发风险，降低癌变风险，降低手术率及提高生活质量。

（二）UC的维持治疗

我国诊治指南中强调：所有患者需要用药维持治疗，需要长期用药，甚至终身用药。

1. UC坚持美沙拉嗪维持治疗的重要性

（1）有效预防UC复发。

（2）有效降低UC癌变。

（3）降低UC医疗费用。

2. UC易复发

（1）约有50%的UC患者在任何一年内会复发一次。

（2）UC诊断后的2～3年内易复发。

3. UC易癌变 国外相关数据显示：IBD患者死亡的主要原因中，癌变约占15%，且在确诊IBD 8～10年后，癌变风险逐年增长0.5%～1%。

4. UC癌变概率增加

（1）现已证实，IBD病程10年，癌变概率大幅度增加，结直肠癌已成为UC患者的主要死因之一。

（2）回顾性试验证实，IBD人群的结直肠癌的发病率是非IBD人群的2倍。

5. 慢性炎症是癌变的危险因素 UC⟶慢性炎症⟶异型增生⟶腺癌。

UC患者癌变风险为正常人的5～7倍。

（1）IBD相关结肠癌预后极差。

（2）抗炎药物治疗可降低癌变率。

6. 2～20年荟萃分析研究 美沙拉嗪维持治疗可减少结直肠癌的发生，使UC患者结直肠癌风险降低50%。

7. UC缓解期维持治疗 所有UC患者都推荐终身维持治疗，尤其是左半或超过左半的UC，以及每年至少复发一次的远端UC。对远端UC病变已缓解2年，且不愿继续用药者可停药观察。有证据表明维持治疗可减少结肠癌的发生。

（三）美沙拉嗪治疗常见问题

1. 剂量不足，疗程过短（疗效与剂量相关） 口服美沙拉嗪剂量与黏膜内药物浓度相关的研究结论：

（1）口服美沙拉嗪剂量从1.2g/d增加到2.4g/d，组织内药物浓度有相应升高，疗效亦有提高。

（2）口服剂量超过4.8g/d时虽然血液中美沙拉嗪代谢物增加，但组织内药物浓度未增加。

（3）多数口服剂型只增加右半结肠黏膜药物浓度，很少增加直肠药物浓度。

2. 剂型选择针对性不强（药物剂型可影响黏膜内药物浓度）

（1）为什么远端UC局部治疗优于口服？研究表明：局部用药美沙拉嗪浓度是单纯口服的20～200倍，而黏膜内美沙拉嗪浓度与肠道炎症呈负相关。

（2）为何全结肠炎也要口服加局部治疗？口服药物主要起到整体调节机体的作用；而局部治疗可以促进局部血液循环，便于药物迅速吸收。

3. 减药或停药——仅凭症状轻重而定

（1）缓解症状不一定代表疾病痊愈。

（2）黏膜愈合与症状消失的关系：①症状缓解不一定代表黏膜愈合；②症状存在也不代表黏膜未愈合。

（3）UC治疗目标：

黏膜愈合 { 提高长期缓解率；降低手术率；降低住院率 } ⟹ 改变自然病程

4. 过早停药——担心不良反应

5. 合并感染，误认为原发病未控制

UC合并各种感染的概率：

（1）有合并巨细胞病毒性肺炎的报告。

（2）Ben–Horin 报告了IBD发生伪膜性肠炎者为13%。

（3）合并感染的住院UC患者1998年是24‰，2004年升至39‰。

（4）有急性发作的IBD患者中5%～18%是叠加了难辨肠炎。

6. 效果不好时盲目增加剂量

（1）不同个体疗效不同与黏膜内药物浓度有关，过大剂量不总能增强疗效。

（2）肠道传输时间、pH状态、黏膜渗透能力、疾病活动度、肠内酶活性，以及药物穿透力、药物剂型都可影响黏膜内药物浓度。

（四）《伤寒论》经方治疗

1. 脾肾阳虚证

［主症］①久泻不止，夹有白冻，甚则完谷不化，滑脱不禁；②形寒肢冷。

［次症］①腹痛，喜温喜按；②腹胀，食少纳差；③腰膝酸软；④舌质淡胖，或有齿痕，苔薄白润；⑤脉沉细或尺脉弱。

［治法］健脾补肾，温阳化湿。

［主方］理中丸（《伤寒论》）与四神丸（《证治准绳》）加减。

《伤寒论》第386条："霍乱……寒多不用水者，理中丸主之。"

2. 肝郁脾虚证

［主症］①腹痛即泻，泻后痛减；②常因情志或饮食因素诱发大便次数增多。

［次症］①大便稀，或黏液便；②情绪抑郁或焦虑不安；③嗳气不爽，食少腹胀；④舌质淡红，苔薄白；⑤脉弦或弦细。

［治法］疏肝理气，健脾和中。

［主方］痛泻要方（《景岳全书》）合四逆散（《伤寒论》）加减。

《伤寒论》第318 条："少阴病，四逆，其人或咳，或悸，或小便不利，或腹中痛，或泄利下重者，四逆散主之。"

3. 寒热错杂证

［主症］ ①下痢稀薄，夹有乳冻，反复发作；②舌质红，或舌淡红，舌苔薄黄。

［次症］ ①腹痛绵绵；②四肢不温；③腹部有灼热感，烦渴；④脉弦，或细弦。

［治法］ 温中补虚，清热化湿。

［主方］ 乌梅丸（《伤寒论》）加减。

《伤寒论》第338条："伤寒脉微而厥……乌梅丸主之。又主久利。"

4. 热毒炽盛证

［主症］ ①发病急骤，暴下脓血或血便；②腹痛拒按；③发热；④舌质红绛，苔黄腻。

［次症］ ①口渴；②腹胀；③小便黄赤；④脉滑数。

［治法］ 清热解毒，凉血止痢。

［主方］ 白头翁汤（《伤寒论》）加减。

《伤寒论》第371条："热利下重者，白头翁汤主之。"

《伤寒论》第373条："下利，欲饮水者，以有热故也，白头翁汤主之。"

（五）席作武教授辨证论治个人体会

笔者根据中医辨证思维将其分为：大肠湿热证、脾肾阳虚证、脾胃虚弱证、阴血亏虚证、气滞血瘀证、肝郁脾虚证、寒热错杂证。

表 6-2-1 席作武教授辨治 UC 经验

证型	临床表现（主症 + 舌脉）	治法	主方
大肠湿热证	腹泻，便下黏液脓血；腹痛；里急后重。舌质红，苔黄腻；脉滑	清热化湿，调气和血	芍药汤（《素问病机气宜保命集》）
脾肾阳虚证	久泻不止，大便稀薄，夹有白冻；腹痛，喜温喜按。舌质淡，苔薄白润；脉沉细	健脾补肾，温阳化湿	附子理中丸（《太平惠民和剂局方》）合四神丸（《证治准绳》）
脾胃虚弱证	腹泻便溏；腹痛绵绵，喜温喜按；脘腹胀满。舌质淡红，边有齿痕，苔薄白腻；脉细弱或细滑	益气健脾，化湿和中	参苓白术散（《太平惠民和剂局方》）
阴血亏虚证	便下脓血，反复发作；大便干结，夹有黏液便血，排便不畅；腹中隐隐灼痛。舌红少津或舌质淡，少苔或无苔；脉细弱	滋阴清肠，益气养血	驻车丸（《备急千金要方》）合四物汤（《太平惠民和剂局方》）
气滞血瘀证	大便溏泻或为黑便；腹痛拒按，胀痛或刺痛。舌紫暗或有斑，脉细涩	理气活血，通络消积	膈下逐瘀汤（《医林改错》）
肝郁脾虚证	情绪抑郁或焦虑，常因情志因素诱发大便次数增多；大便稀烂或黏液便；腹痛即泻，泻后痛减。舌质淡红，苔薄白；脉弦或弦细	疏肝理气，健脾化湿	痛泻要方（《景岳全书》）合四逆散（《伤寒论》）
寒热错杂证	下痢稀薄，夹有黏冻，反复发作；肛门灼热；腹痛绵绵。舌质红，或舌淡红，苔薄黄；脉弦或细弦	温中补虚，清热化湿	乌梅丸（《伤寒论》）

（六）辨证论治注意事项

UC较为复杂，临床中常虚实夹杂，多证并见，多一证为主兼见他证，因此临诊时不必拘泥于证治分型，需细心求证，抓主要矛盾。

（七）中成药辨证治疗

表 6-2-2　UC 不同证型使用的中成药

证型	中成药
大肠湿热证	结肠清热丸（河南省中医院院内制剂）
热毒炽盛证	
脾气虚弱证	结肠补虚丸（河南省中医院院内制剂）
脾肾阳虚证	
寒热错杂证	结肠清热丸 + 结肠补虚丸
肝郁脾虚证	逍遥丸

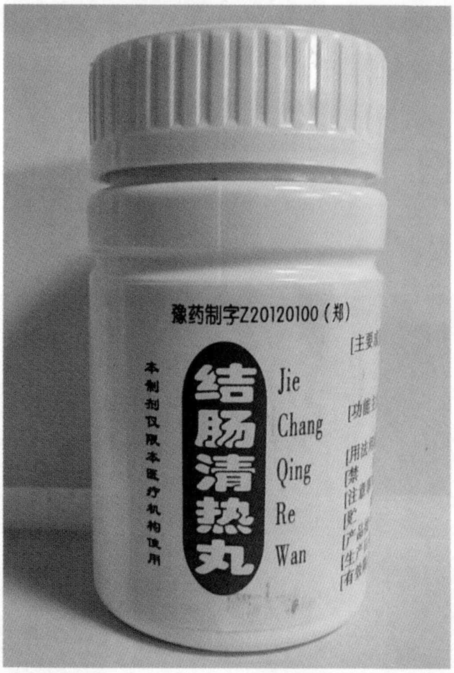

图 6-2-1　结肠清热丸

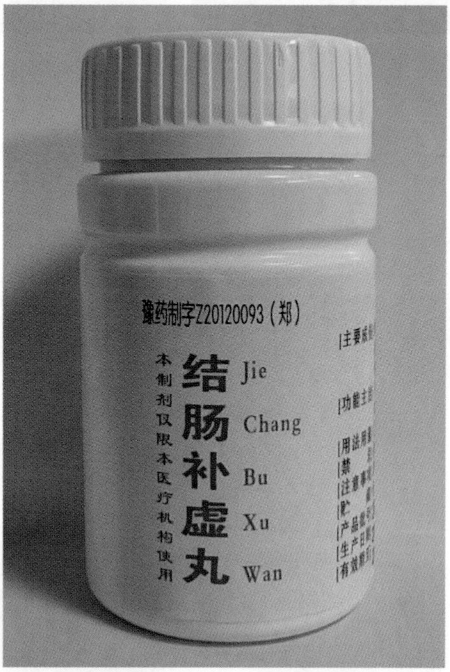

图 6-2-2　结肠补虚丸

第七章　直肠脱垂实践操作

一、直肠脱垂典型图片

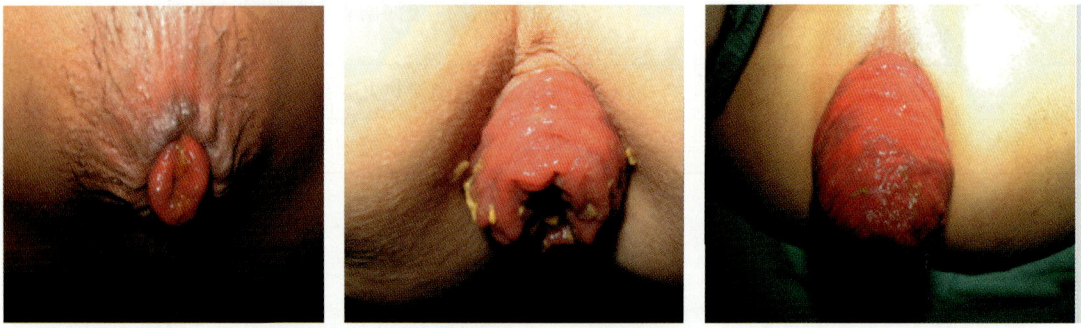

图 7-1-1　直肠脱垂

二、直肠脱垂经肛三联术典型案例

◎案例 1

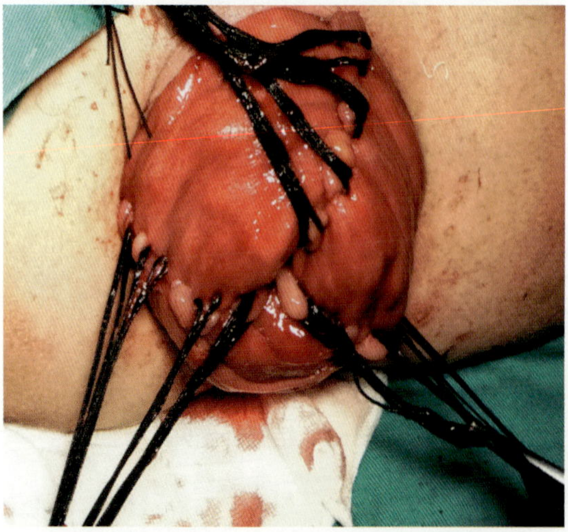

图 7-2-1　柱状缝扎

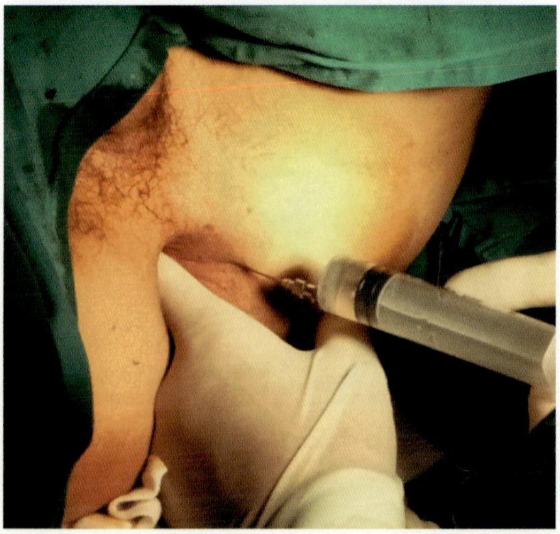

图 7-2-2　三间隙注射

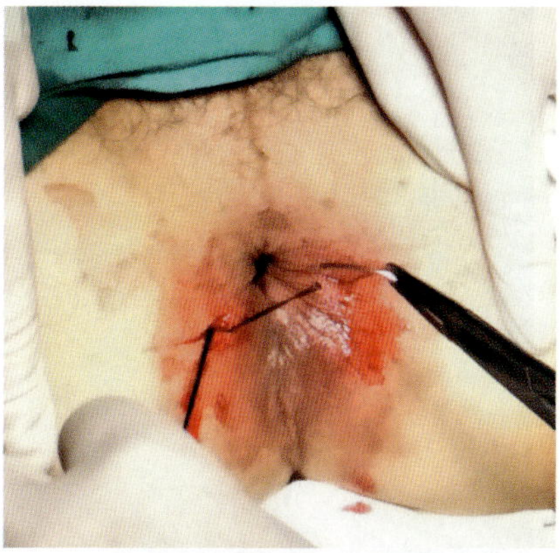

图 7-2-3　肛门环缩术

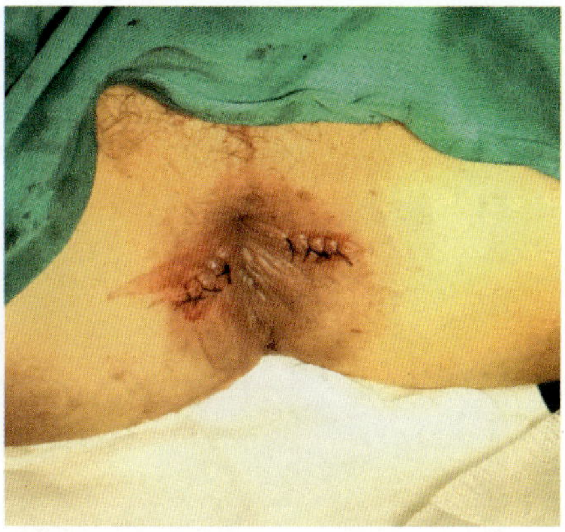

图 7-2-4　术后

◎案例 2

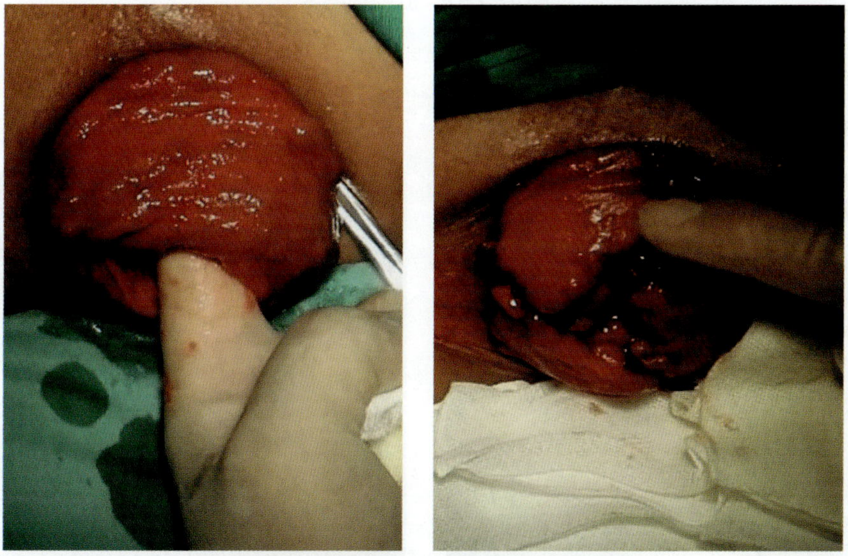

图 7-2-5　直肠黏膜柱状缝扎术

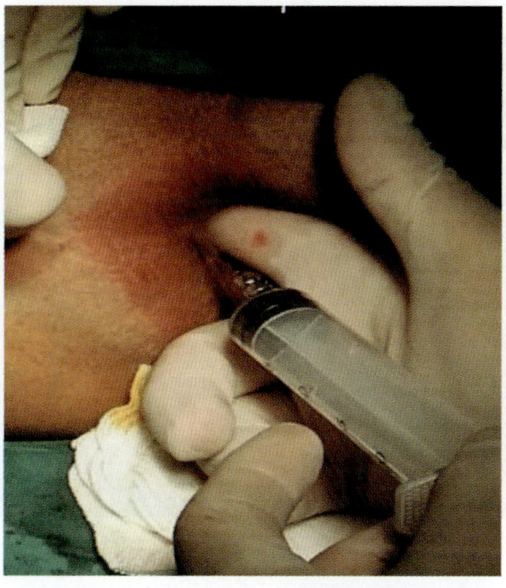

图 7-2-6　三间隙注射

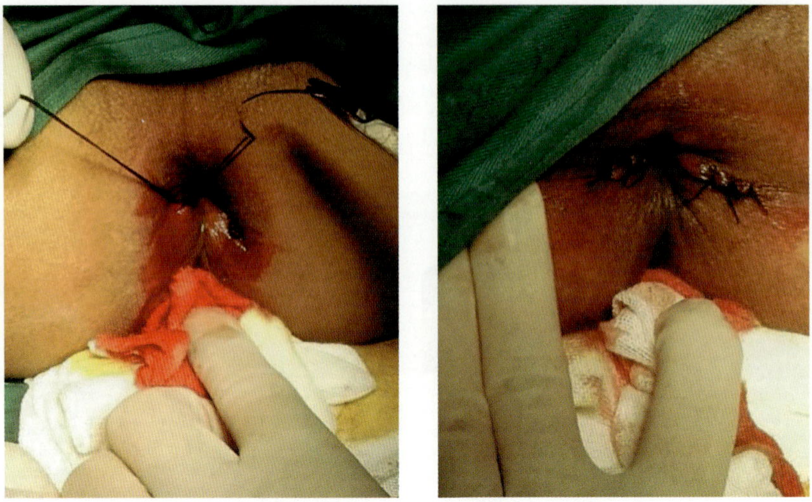

图 7-2-7 肛门环缩术

◎案例 3

1.直肠脱垂经肛改良三联术

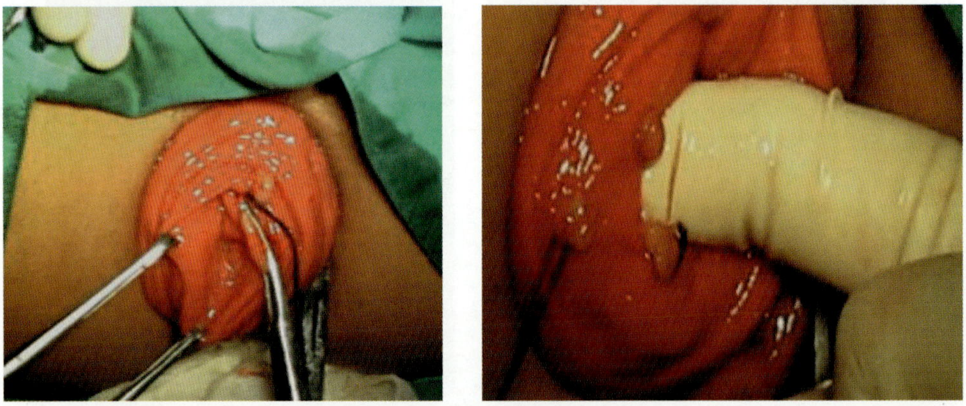

图 7-2-8 直肠黏膜点状结扎

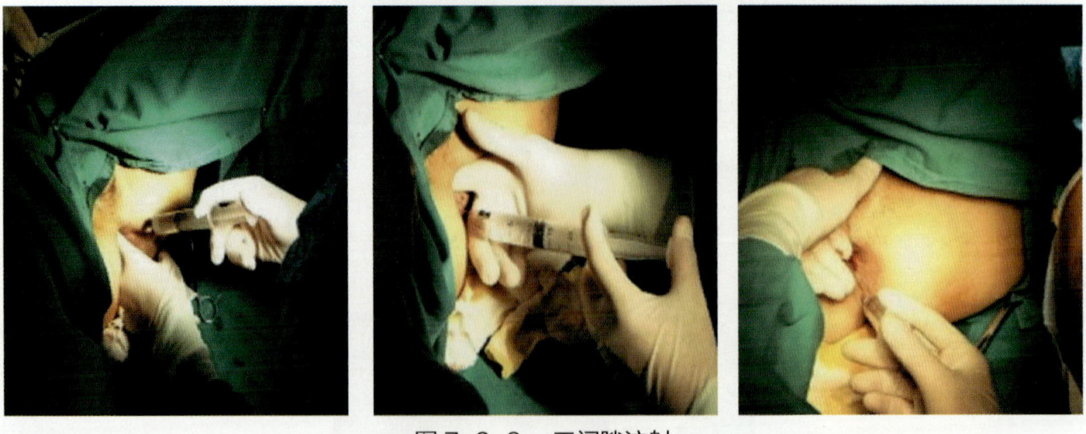

图 7-2-9 三间隙注射

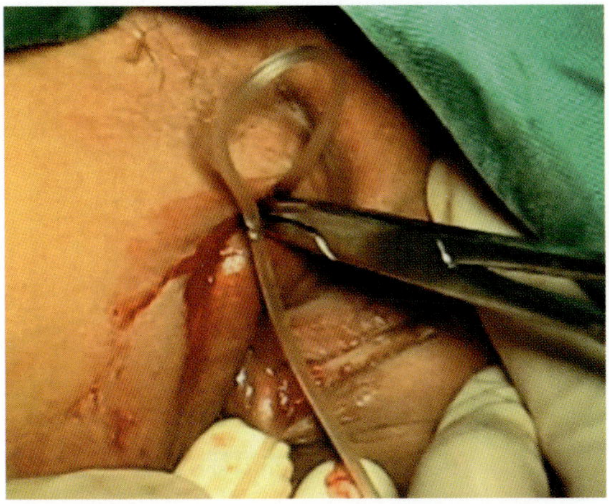

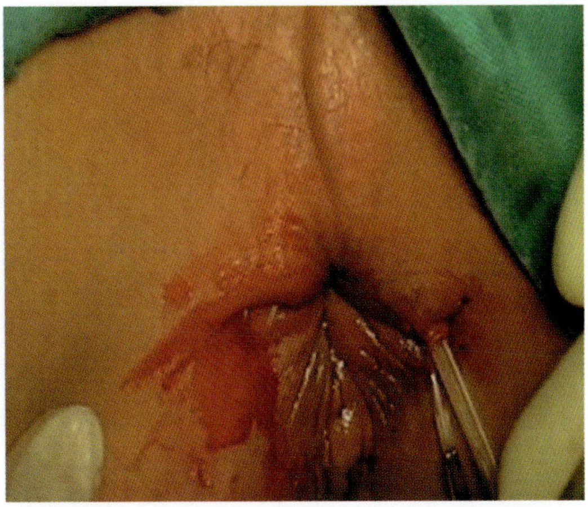

图 7-2-10 肛门环缩术

2. PPH-STARR术

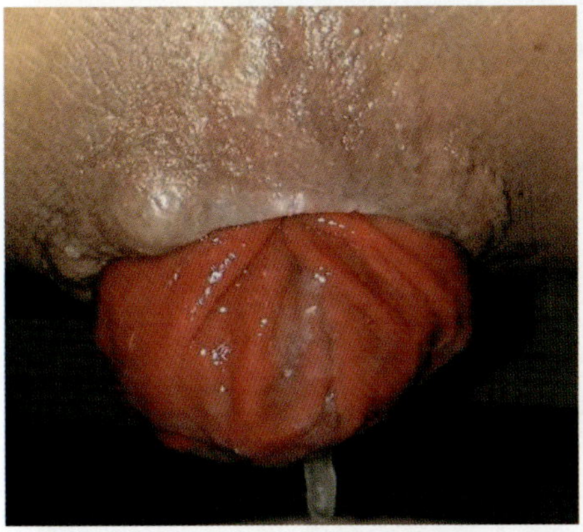

图 7-2-11 蹲位查体

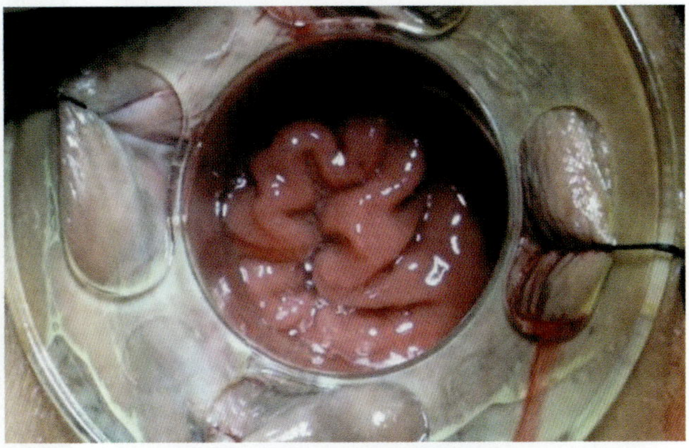

图 7-2-12 固定肛管扩肛器

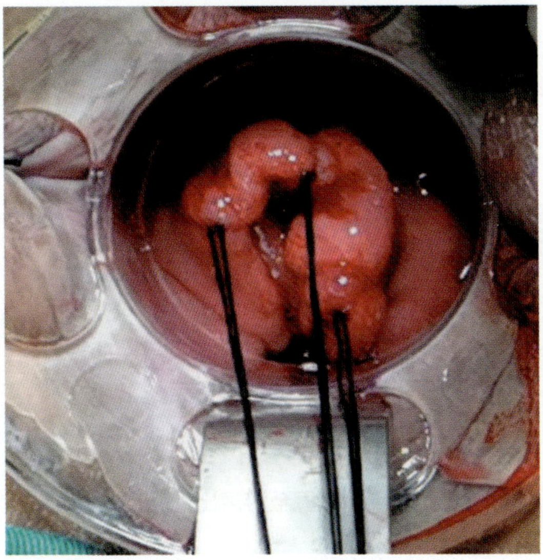

图 7-2-13 降落伞缝合

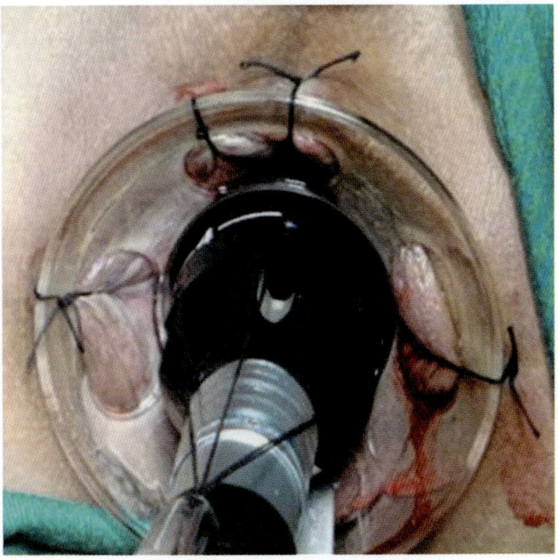

图 7-2-14 置入吻合器

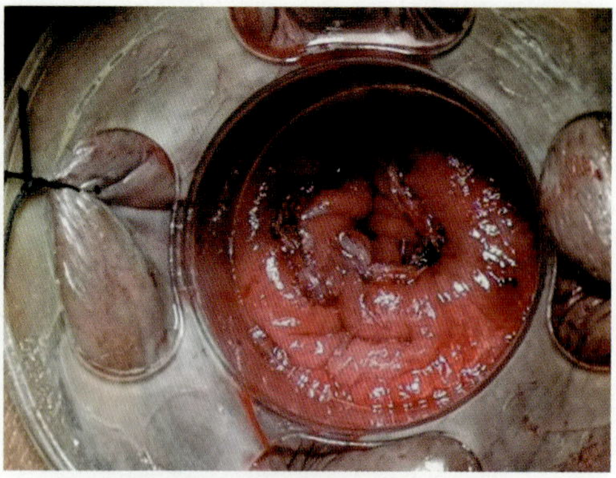

图 7-2-15 检查吻合口

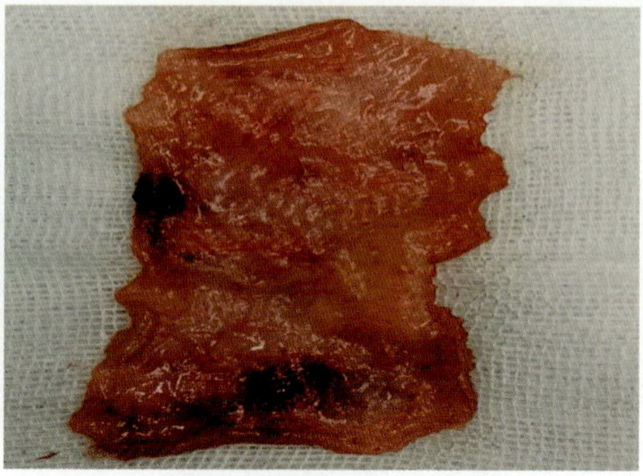

图 7-2-16 术后标本

3. Delorme术

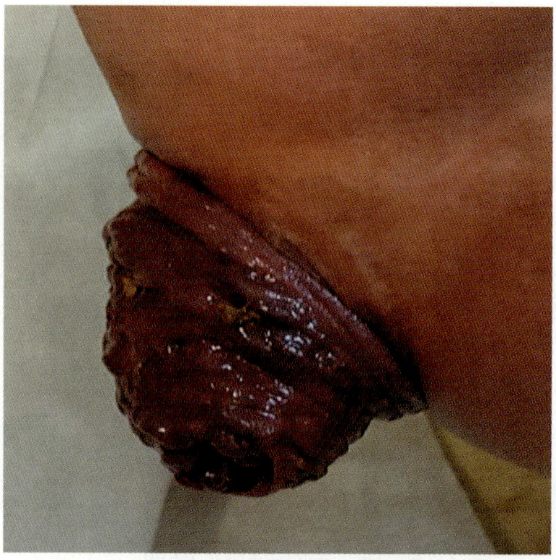

图 7-2-17 术前查体

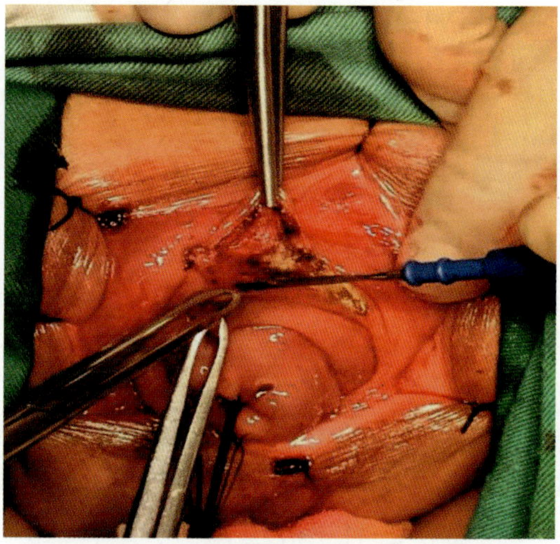

图 7-2-18 环形切开至黏膜下层

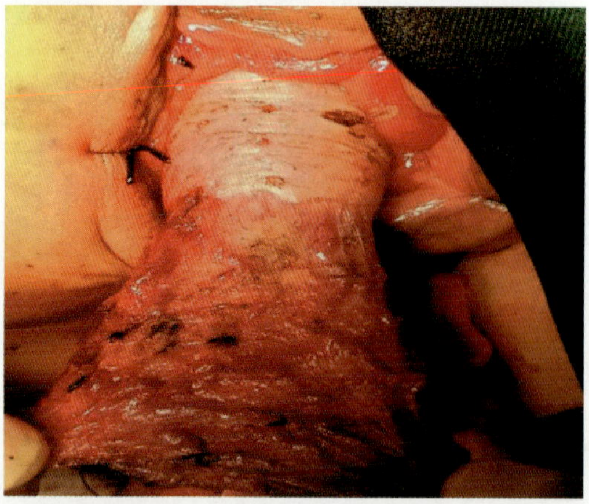

图 7-2-19 袖状剥离黏膜至脱垂肠管顶端

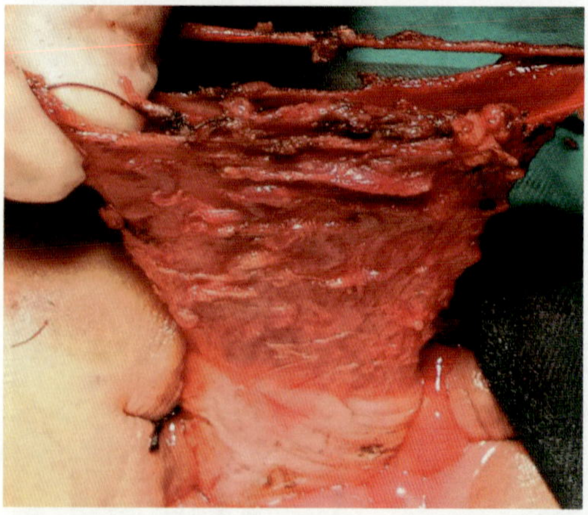

图 7-2-20 直至游离出现张力

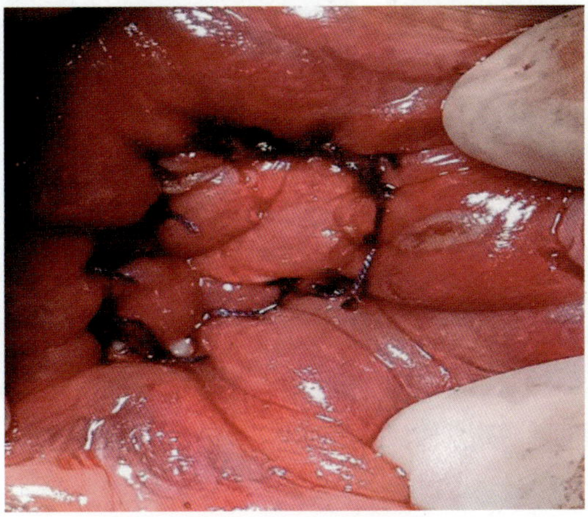

图 7-2-21　端 - 端黏膜吻合

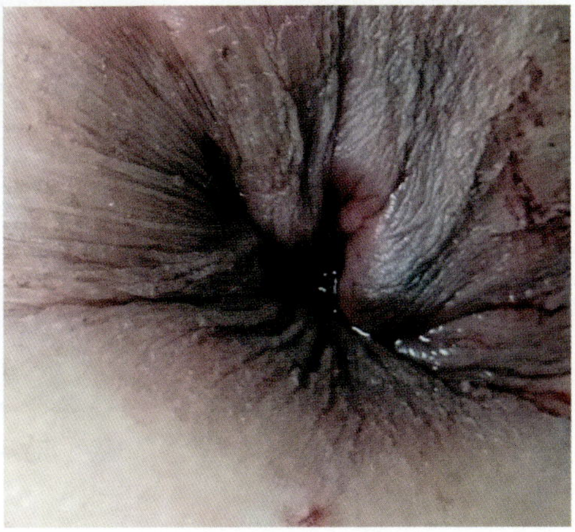

图 7-2-22　术后

4. Altemeier术

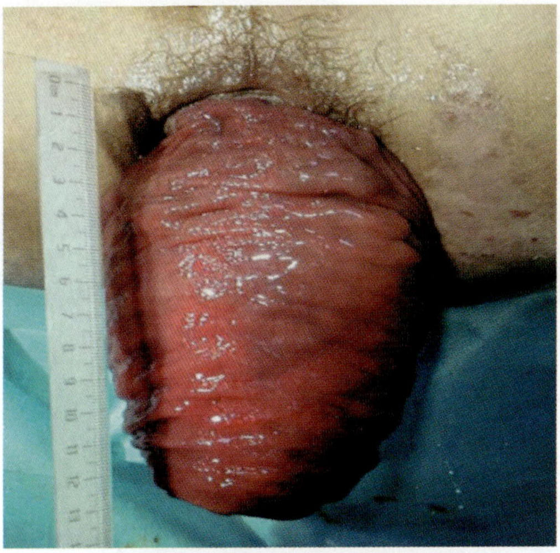

图 7-2-23　术前查体

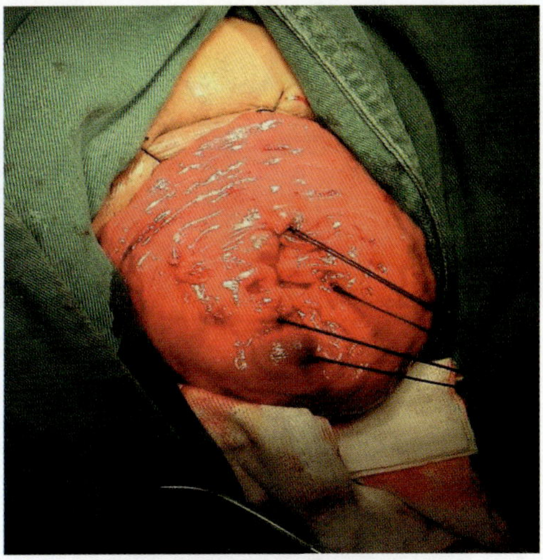

图 7-2-24　术中牵出脱垂肠管并缝线牵拉

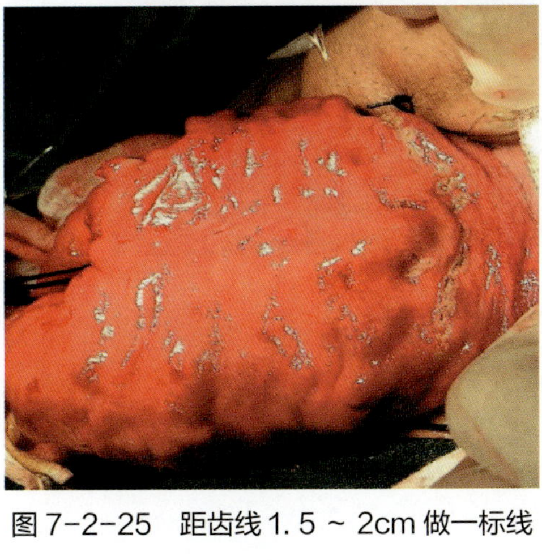

图 7-2-25　距齿线 1. 5 ~ 2cm 做一标线

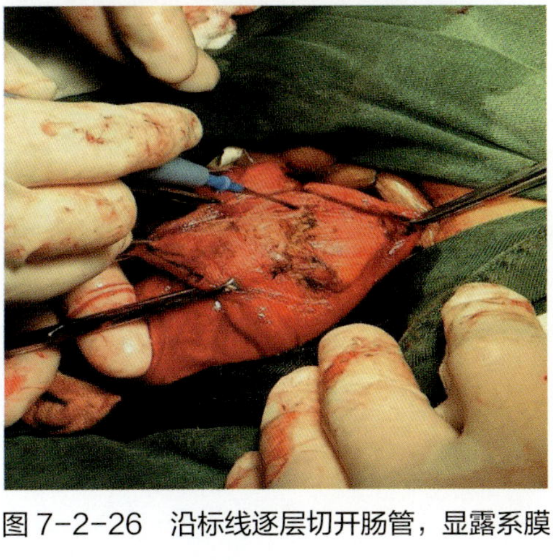

图 7-2-26　沿标线逐层切开肠管，显露系膜

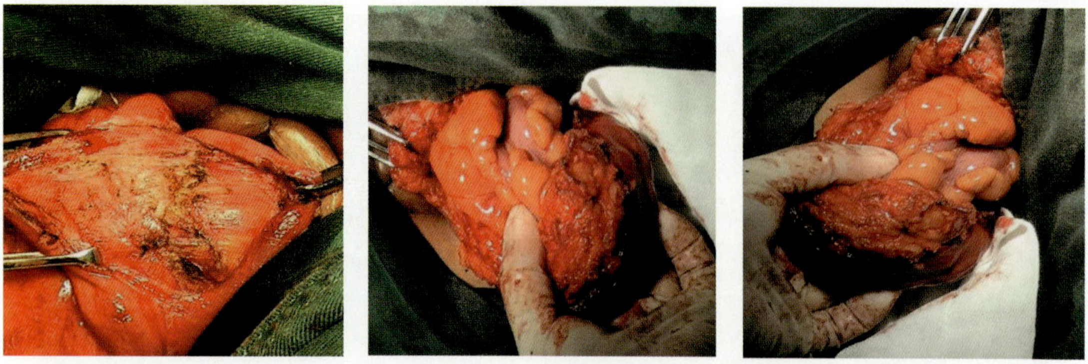

图 7-2-27 沿系膜间隙游离并修复盆底

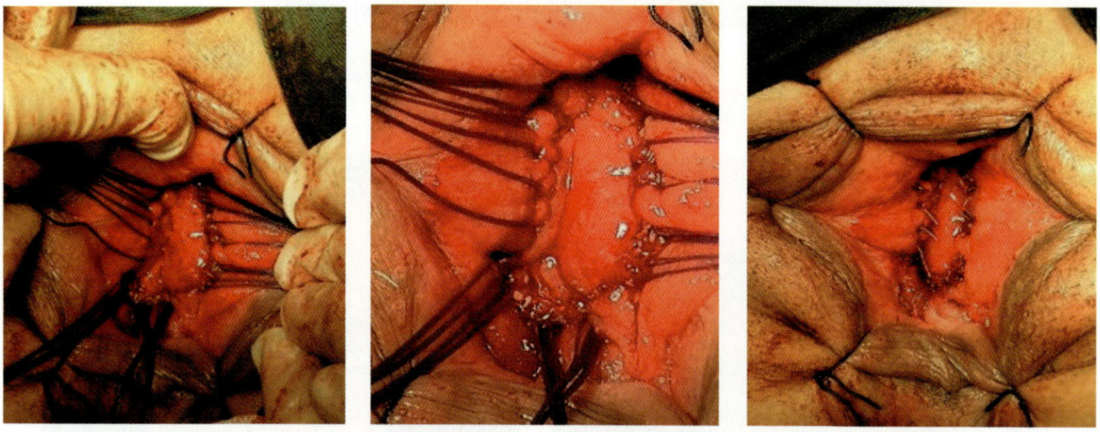

图 7-2-28 肠管吻合

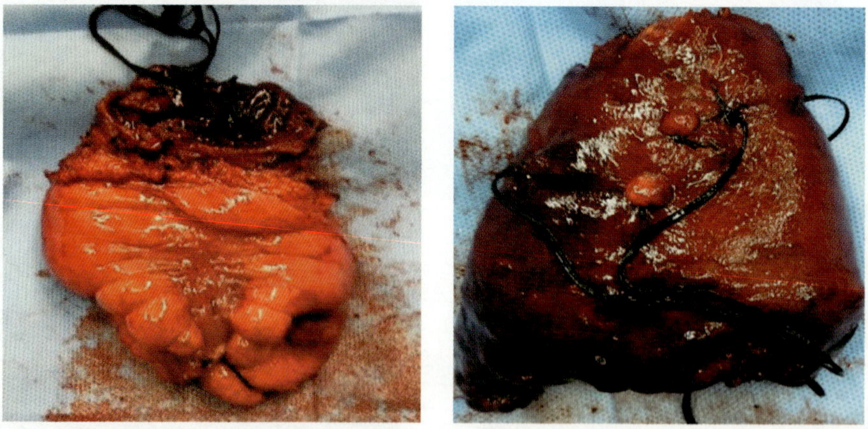

图 7-2-29 标本

第八章　直肠阴道瘘实践操作

一、直肠阴道瘘典型图片

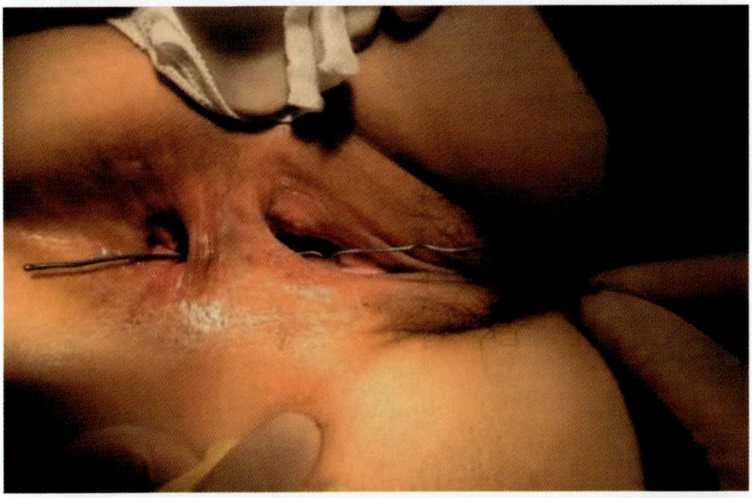

图 8-1-1　直肠阴道瘘

二、直肠阴道瘘专科检查

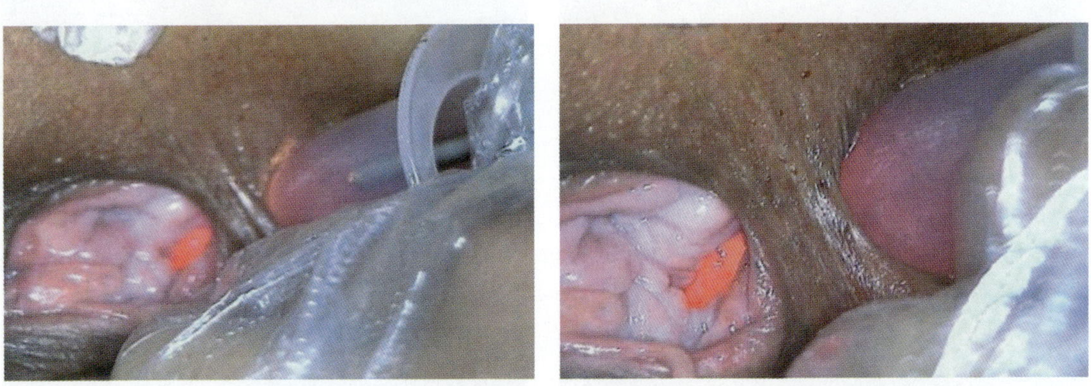

图 8-2-1　肛门镜检查

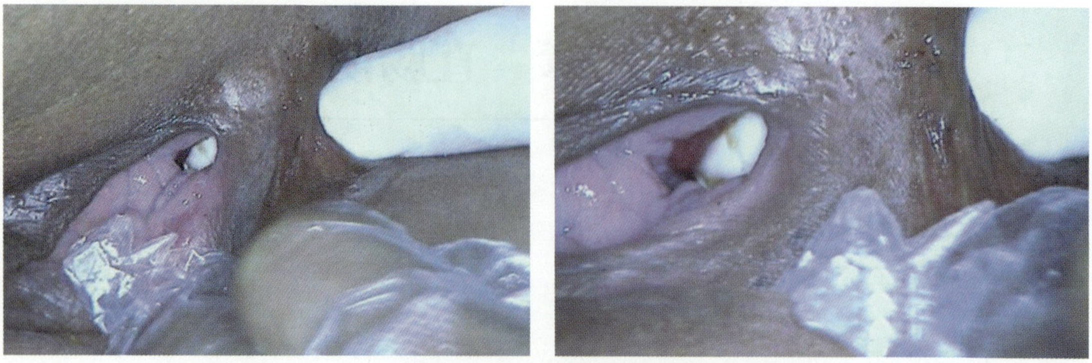

图 8-2-2 肛门指诊检查

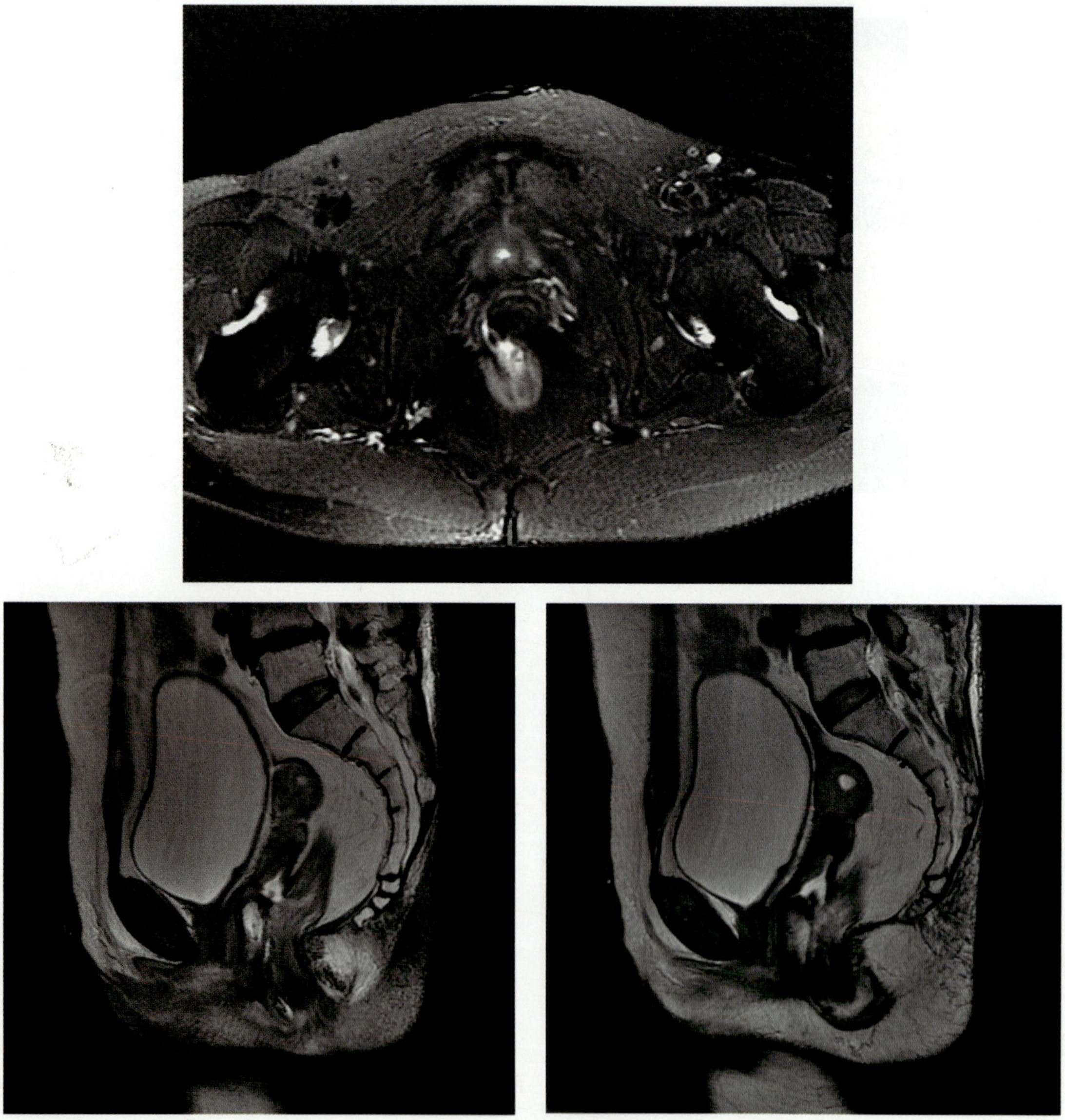

图 8-2-3 MRI 检查

三、直肠阴道瘘典型案例

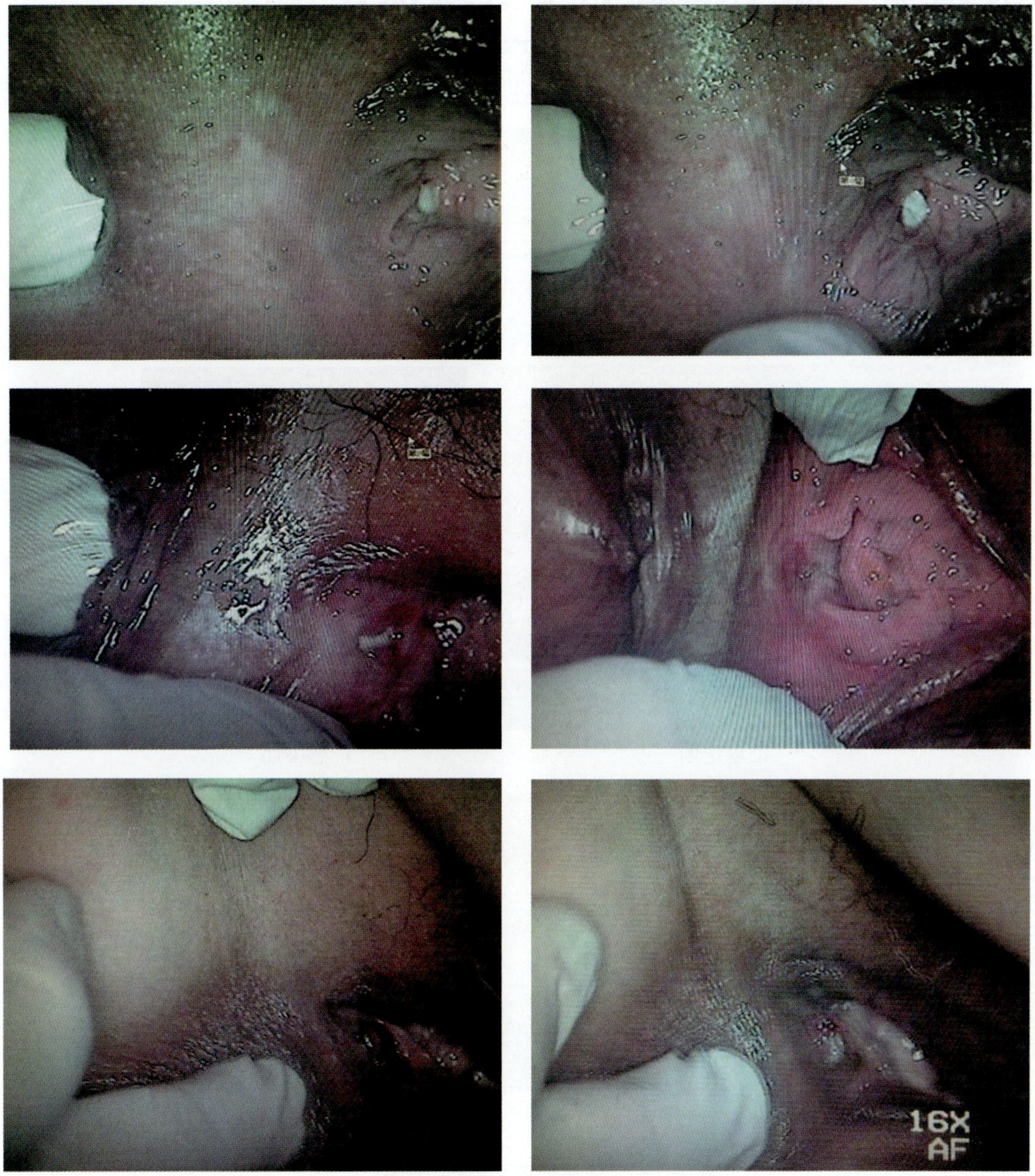

图 8-3-1　直肠阴道瘘的探查

第九章　骶尾部藏毛窦实践操作

一、骶尾部藏毛窦典型图片

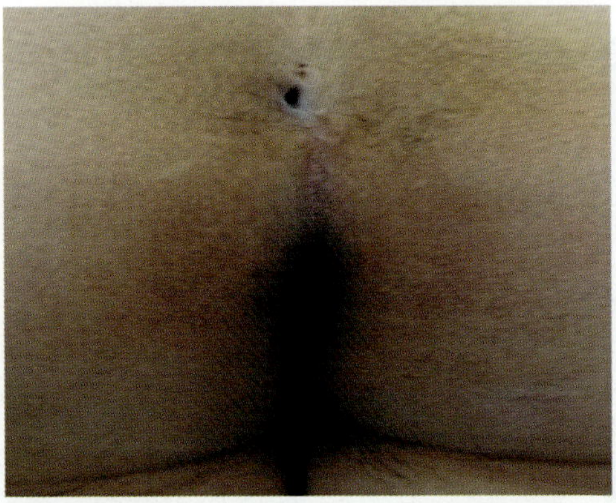

a. 稳定期

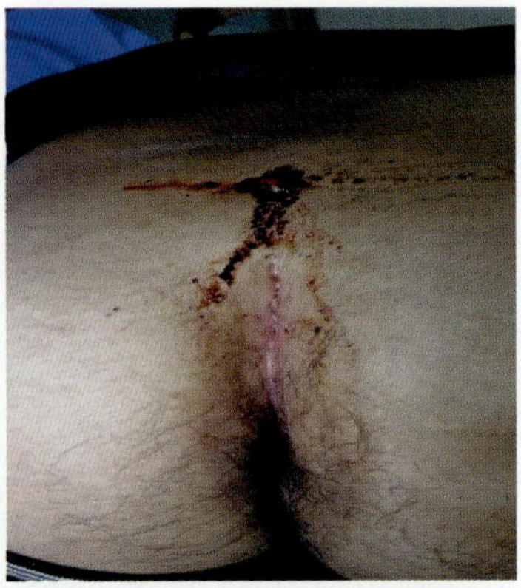

b. 感染期

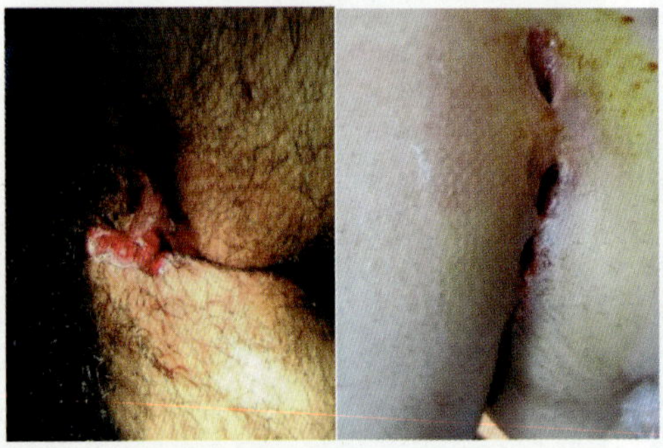

c. 术后不愈合

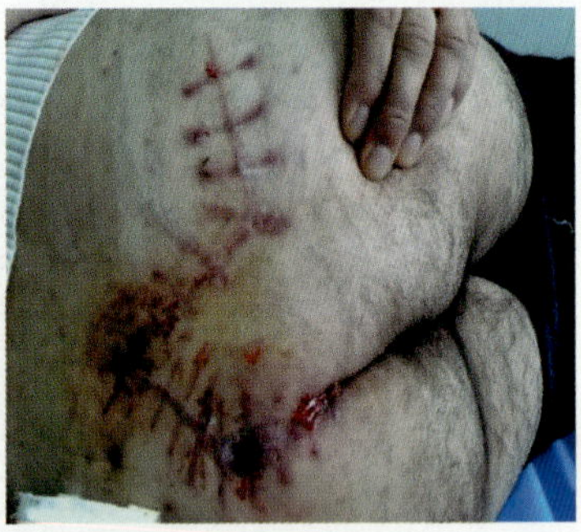

d. 术后感染

图 9-1-1　骶尾部藏毛窦典型图片

二、病灶切除开放术

［优点］ 术区创面引流通畅，不易继发感染。

［缺点］ 术后痛苦大、创面大、瘢痕大，术区不耐磨，恢复时间长，且术后存在不适感。

［适用证］ 患病时间长、病变范围大，伴窦道感染者。

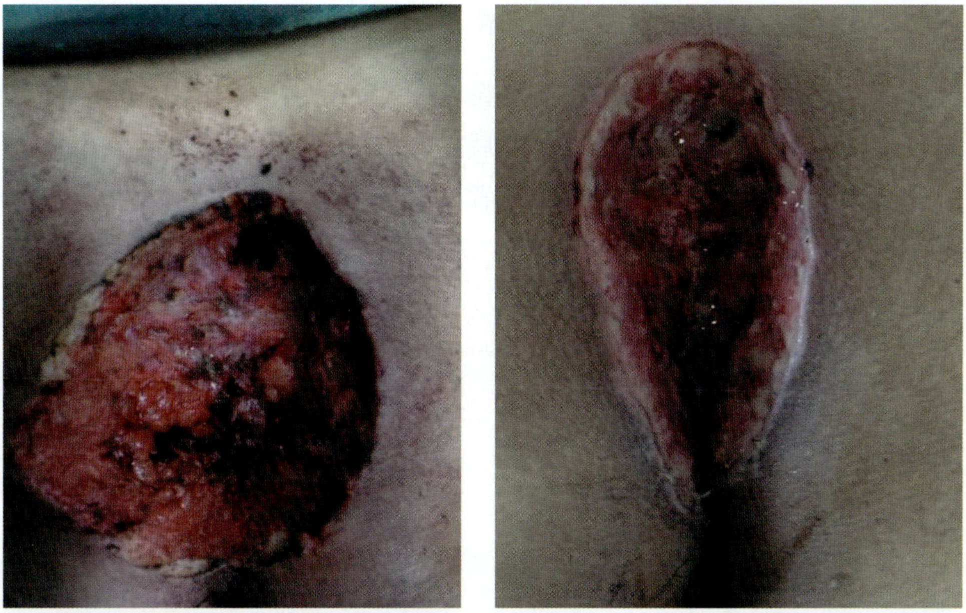

图 9-2-1　切除病灶开放

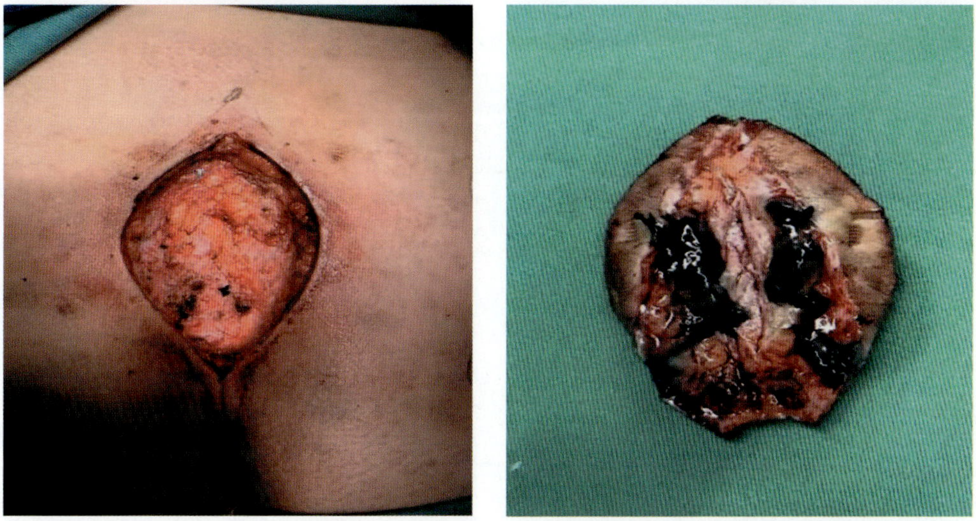

图 9-2-2　切除开放及切除组织

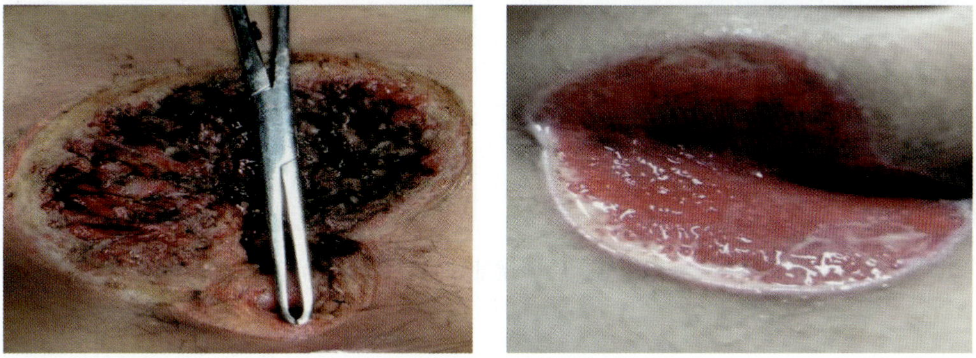

图 9-2-3　感染期行切除开放

三、病灶切除袋形缝合开放术

[优点] 手术方法简单，创面引流通畅，患者痛苦小。

[缺点] 病变组织切除不够充分，术后存在复发的可能。

[适用证] 只有单个窦道且位置较浅者。

◎案例

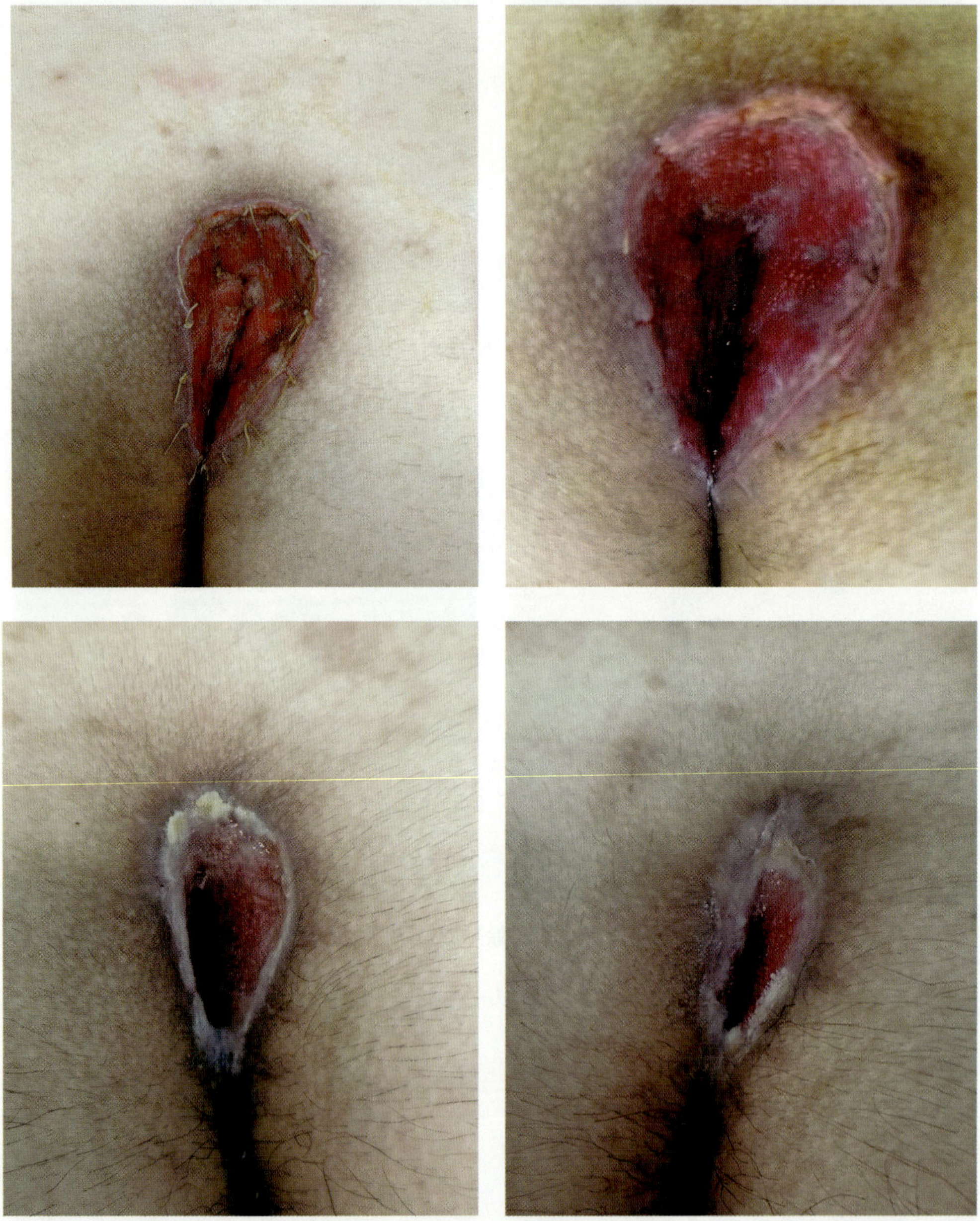

图 9-3-1 骶尾部藏毛窦袋形缝合

四、病灶切除一期缝合术

［优点］ 恢复时间短，疼痛轻微，术区瘢痕形成小。

［缺点］ 术区缝合处张力较大，切口裂开及局部感染发生率较高。

［适用证］ 单一窦道，病变范围小，无感染者。

◎案例 1

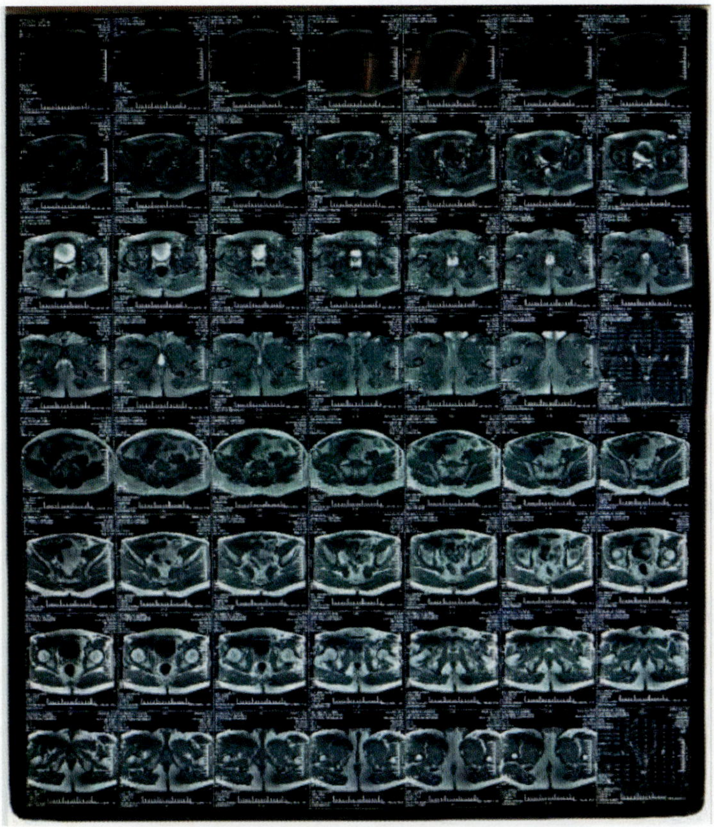

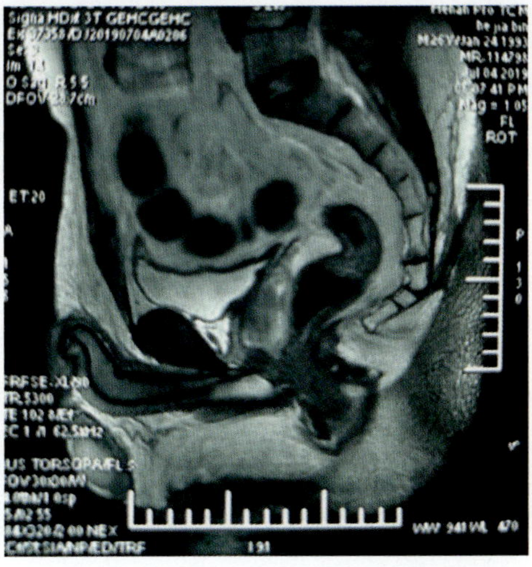

图 9-4-1　MRI 示：骶 5 ~尾 1 椎体水平腰骶部中线区皮下软组织内异常信号，考虑藏毛窦

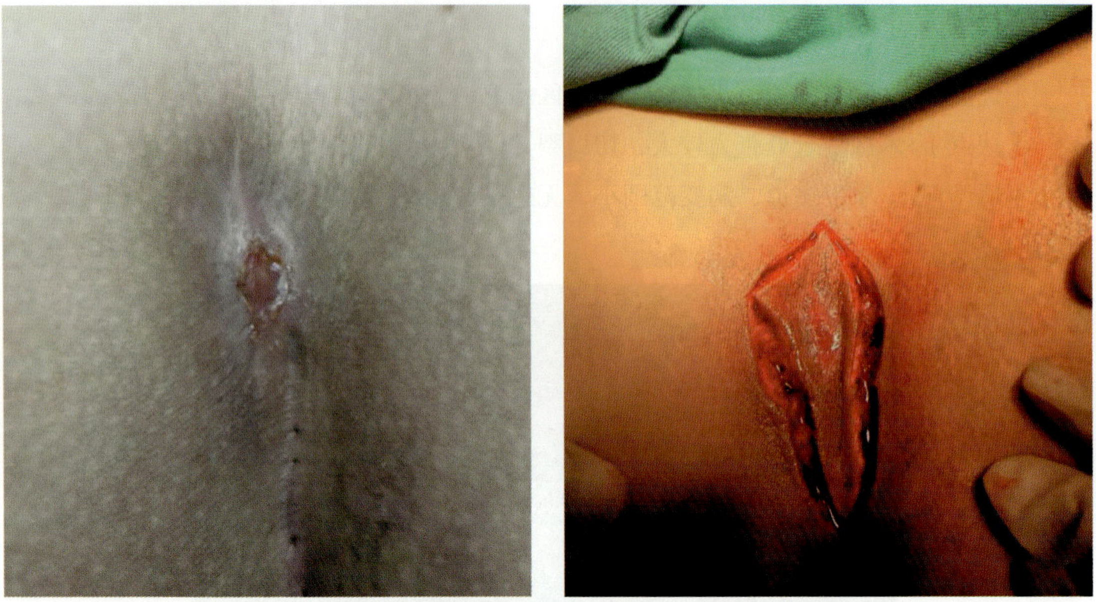

图 9-4-2 术前及切口情况

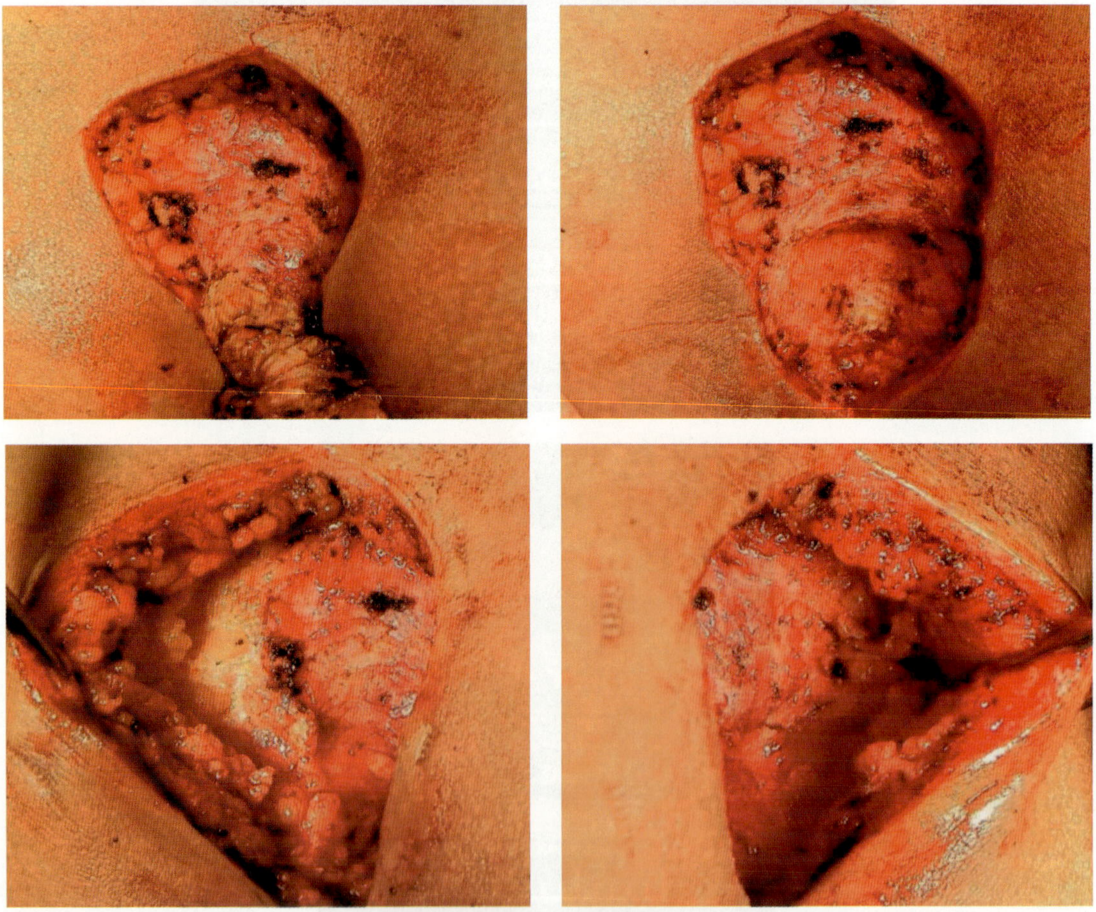

图 9-4-3 术中切口情况

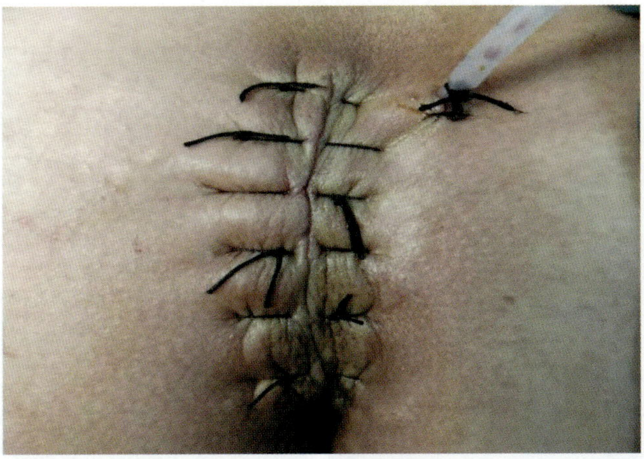

图 9-4-4　引流缝合

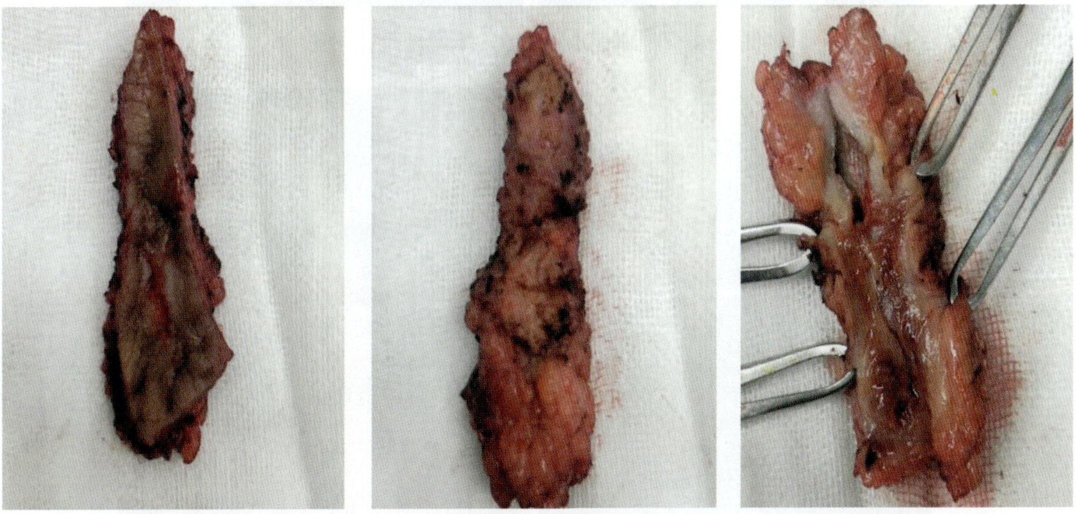

图 9-4-5　切除组织

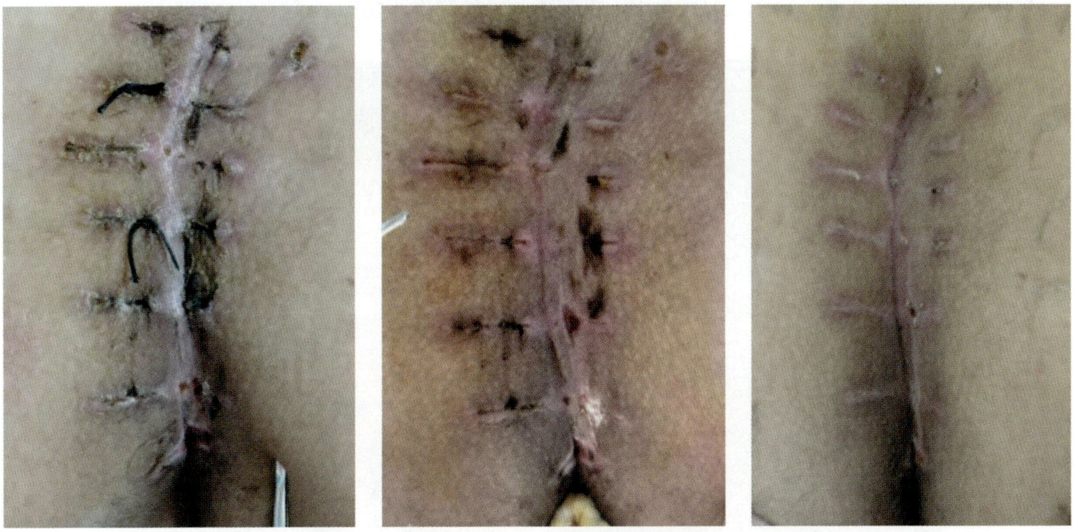

图 9-4-6　术后愈合情况

◎案例 2

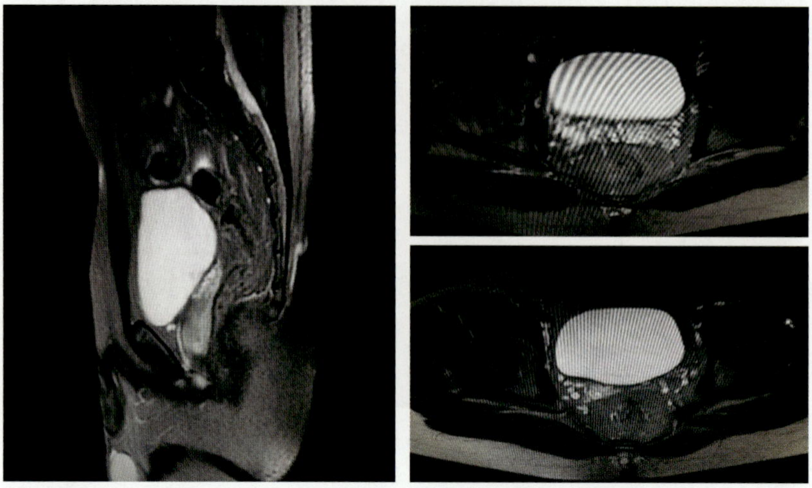

图 9-4-7 术前 MRI 示：骶尾部高信号影

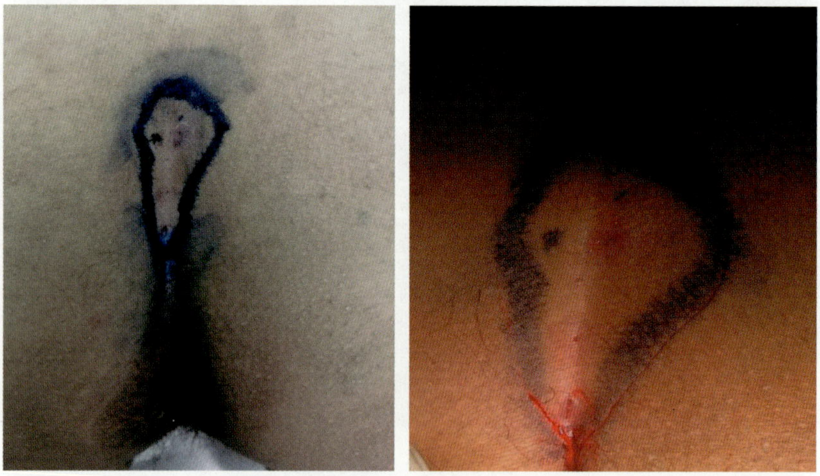

图 9-4-8 术前美蓝染色并确定切口

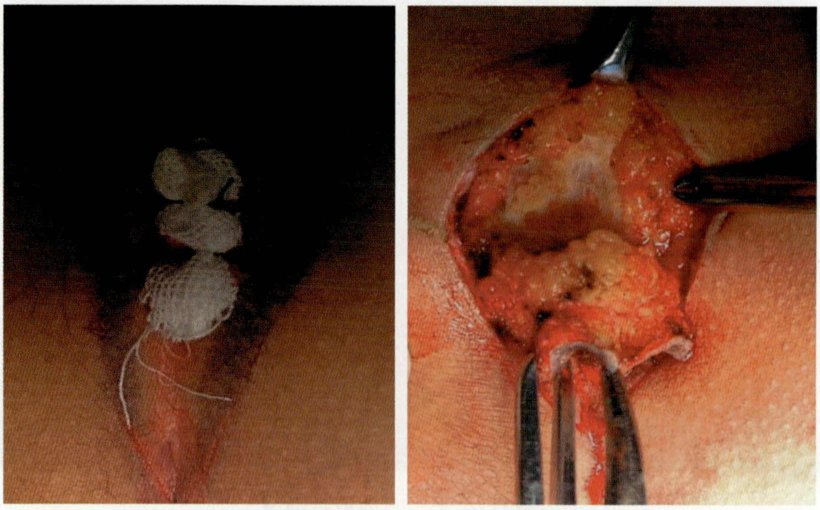

图 9-4-9 术中：切开病灶

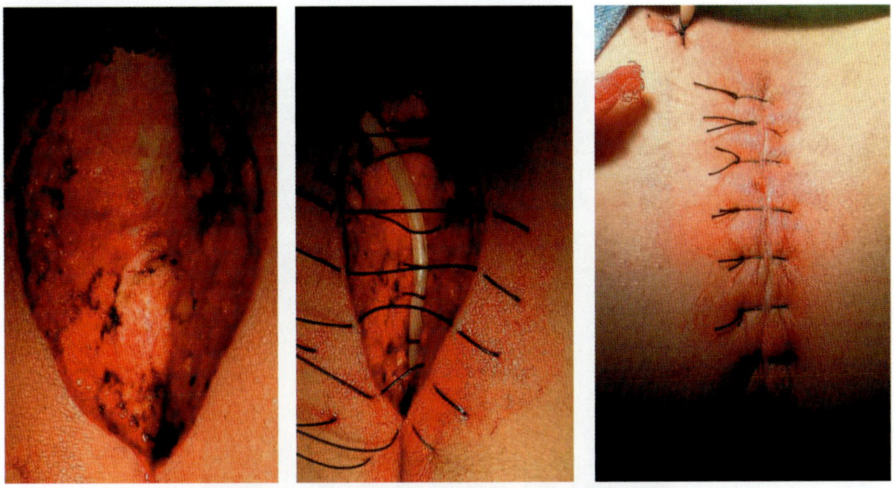

图 9-4-10 完整切除，引流缝合

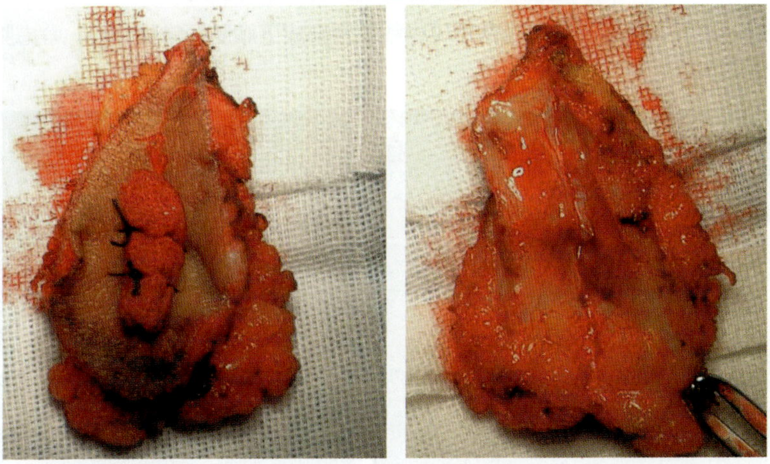

图 9-4-11 术后标本

五、皮瓣转移成形术

皮瓣转移成形术包括臀沟抬高术（Karydakis术、Bascom术）、Z形皮瓣转移成形术、菱形皮瓣移植术（Limberg术、Dufourmental术）、V-Y皮瓣成形术。

（一）Karydakis 术

在中线至少1cm处做一个椭圆形切口，切除病灶皮肤、病变组织及脂肪至骶骨筋膜；充分游离靠近中线侧皮瓣；移动皮瓣至对侧，侧方缝合。

［优点］ 可有效抬高臀沟，降低手术愈合难度，通过在臀沟处移植有抵抗力的皮肤以阻止毛发的侵入而减少复发，转移臀沟中线切口，避免张力过大。

［注意事项］ 切除过程中避免残留病变组织，应直接切除至新鲜组织裸露，缝合时不要残留死腔，注意缝合线的规格。

◎案例

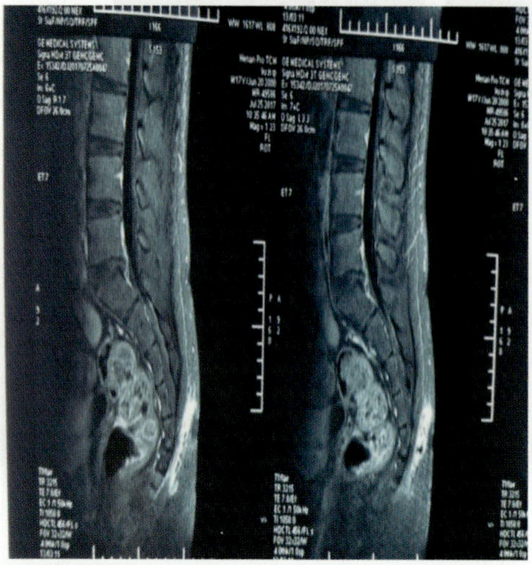

图 9-5-1 术前 MRI 示：骶 4 ~尾 2 椎体水平中线区臀部皮下脂肪异常强化灶，考虑脓肿；尾 2 ~ 3 椎体异常强化，骨髓水肿可能

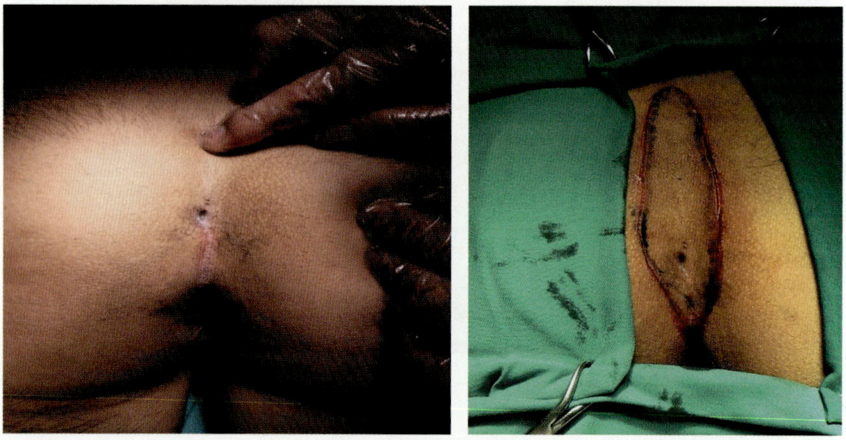

图 9-5-2 术前定位

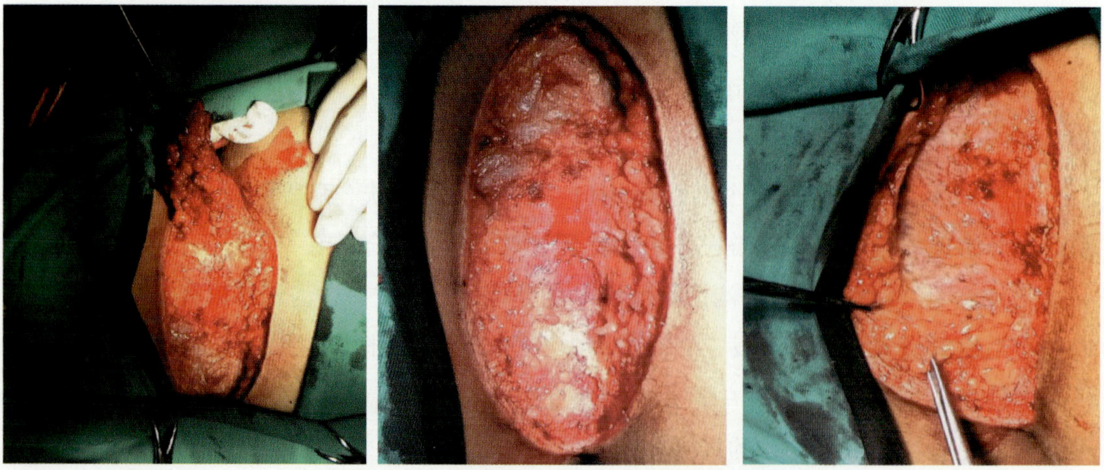

图 9-5-3 术中切口情况，完全切除病灶

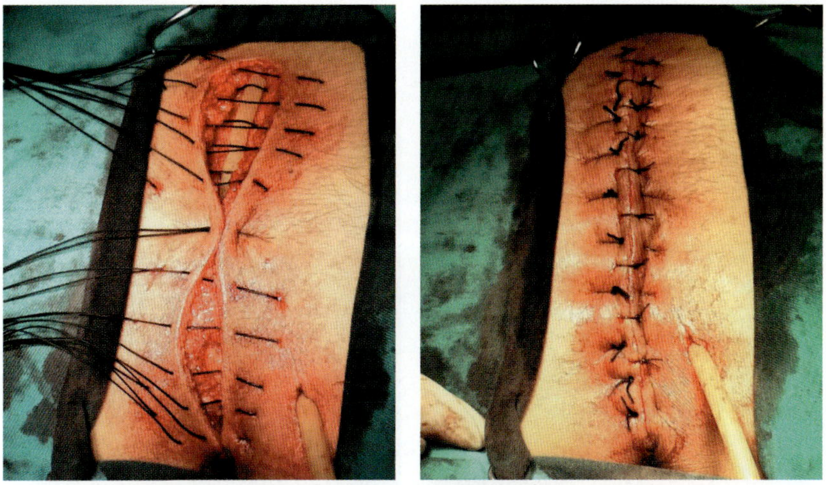

图 9-5-4　术中缝合情况

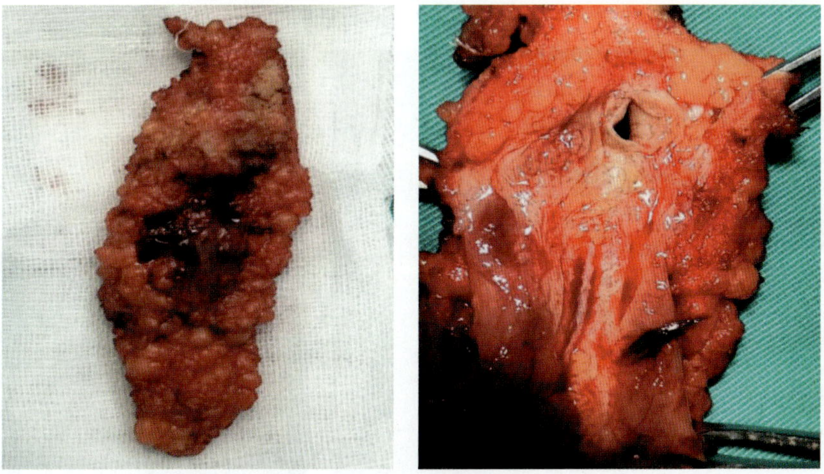

图 9-5-5　术后标本

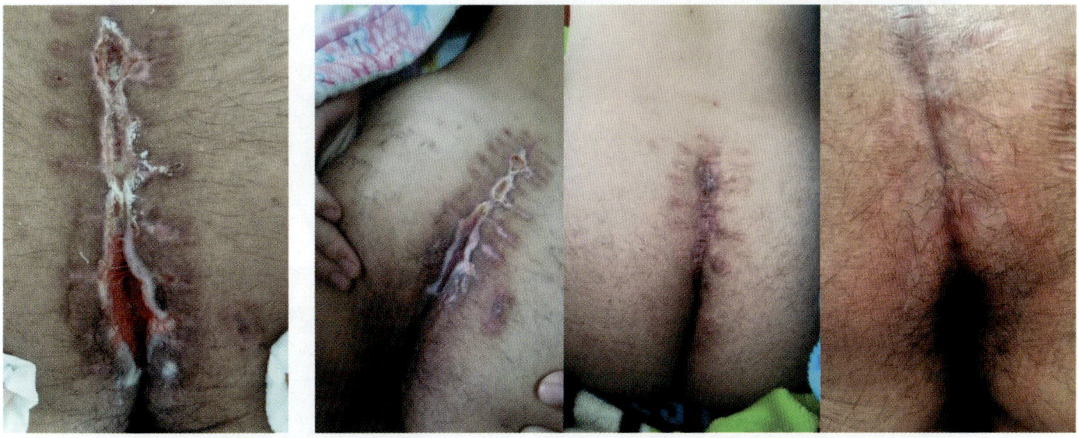

a. 出院前创面愈合情况　　　　b. 出院后创面愈合情况（患者自拍）

图 9-5-6　术后愈合情况

（二）Bascom 术

◎案例

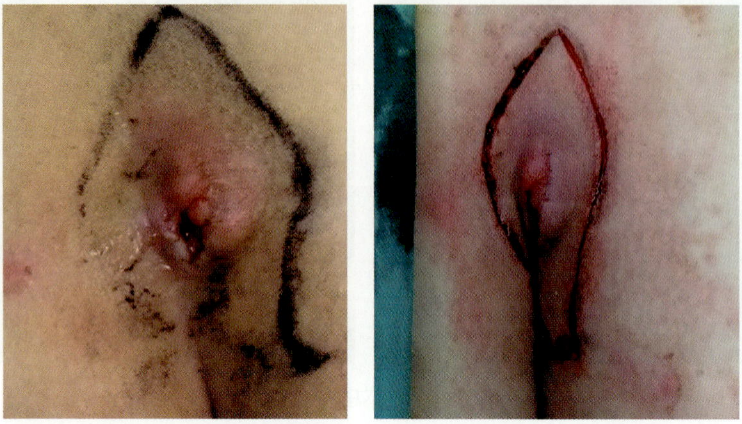

图 9-5-7 术前及切口

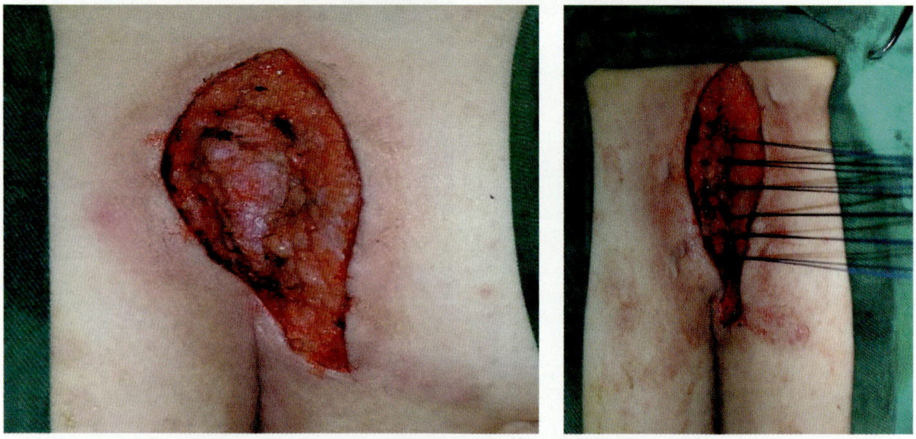

图 9-5-8 术中完全切除病灶，游离皮瓣，减张缝合

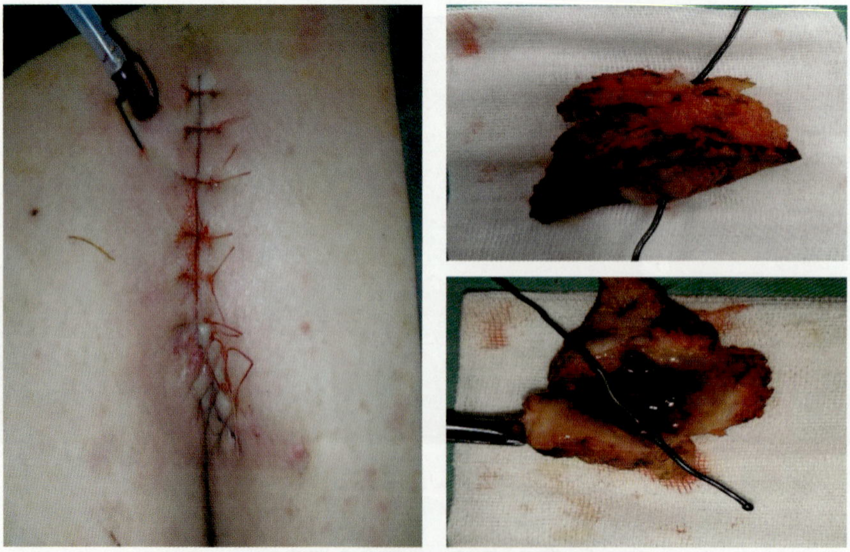

图 9-5-9 术后缝合切口及标本

（三）Z形皮瓣转移成形术

在术区做一梭形切口，完整切除病变组织。于切口上下端各做一个与梭形切口纵轴约成45° 角的直线切口，将皮瓣缝合，翻转缝合至Z形。

［优点］ 该术式缝合处张力小，术后愈合时间短，患者无术后不适感。适用于所有藏毛窦，大小皆可。

［缺点］ 手术过程相对较复杂，皮瓣成角为锐角，血运不佳时有坏死的可能。有时候锐角处愈合差。

（四）菱形皮瓣移植术

术区采用菱形切口，延长切口至e点，使d-e的距离等于b-d的距离。做e-f使之与d-c平行，皮瓣向下切至筋膜层后旋转，然后间断缝合。

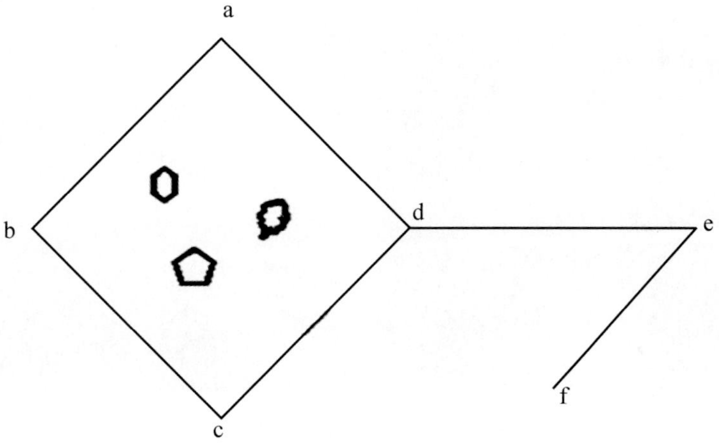

图 9-5-10　菱形皮瓣术

皮瓣基本上是一个平行四边形，其中两个钝角为120° ，两个锐角为60° ，当然这些角可以根据病变缺损部位的形状进行改变。菱形的所有边和皮瓣的边是等长的。理论上，菱形可以制作多达4个皮瓣，可以修补人体任何部位的任何缺损。

［优点］ 可替换中线手术瘢痕；抬高臀沟；减少皮肤浸渍和碎屑堆积，减少臀部摩擦所致出汗；真正做到无张力修补创面，皮瓣血供良好，恢复时间短。

［缺点］ 术中游离组织较多，操作相对复杂；皮瓣下面不缝合，容易形成死腔。

◎案例1（Limberg 术）

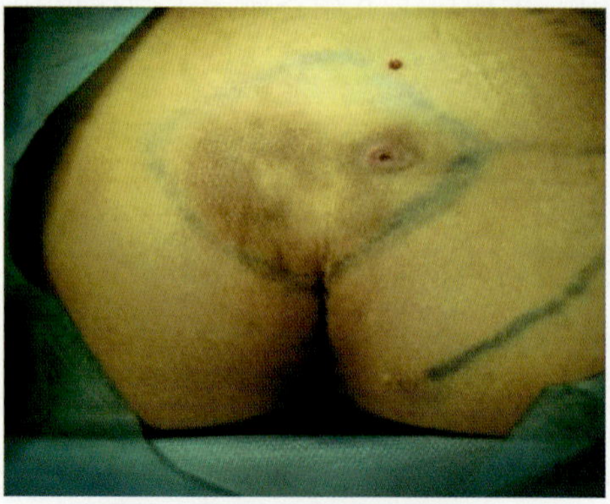

图 9-5-11 术前菱形画线

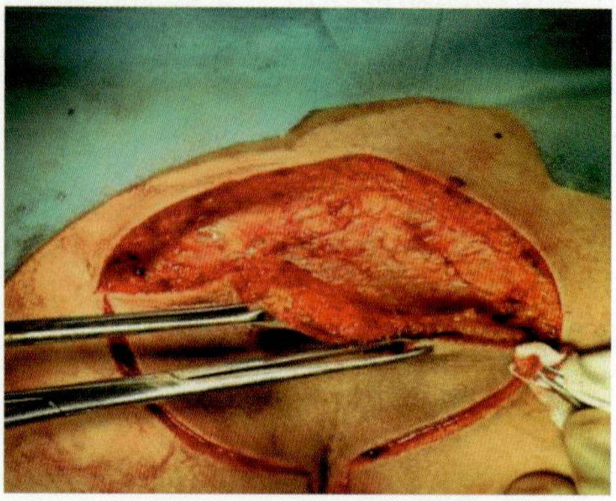

图 9-5-12 切除病灶

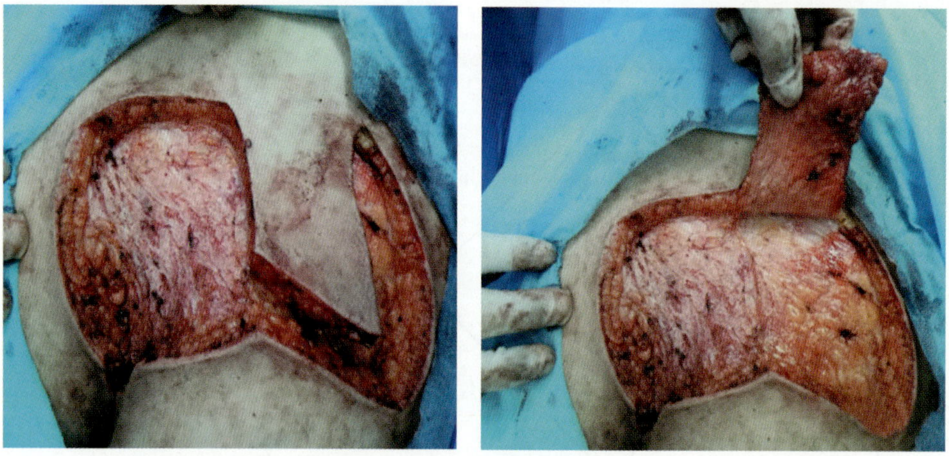

图 9-5-13 检查游离皮瓣

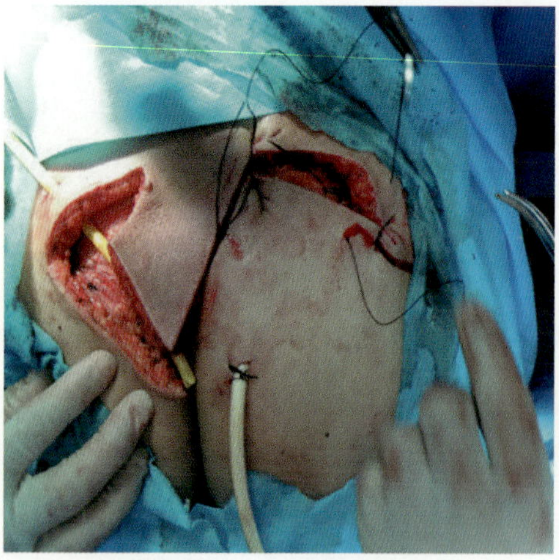

图 9-5-14 放置引流管

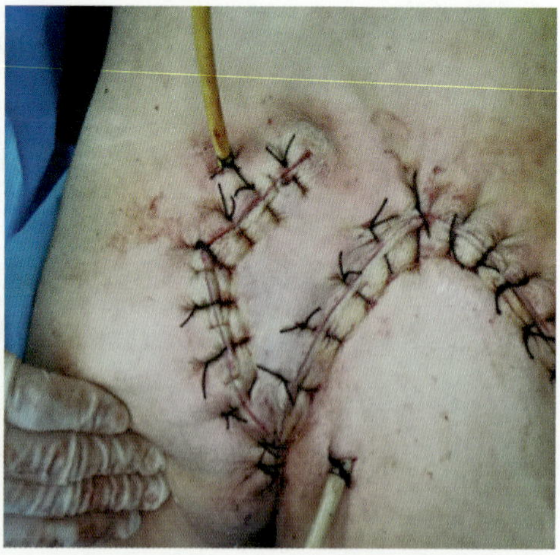

图 9-5-15 间断缝合

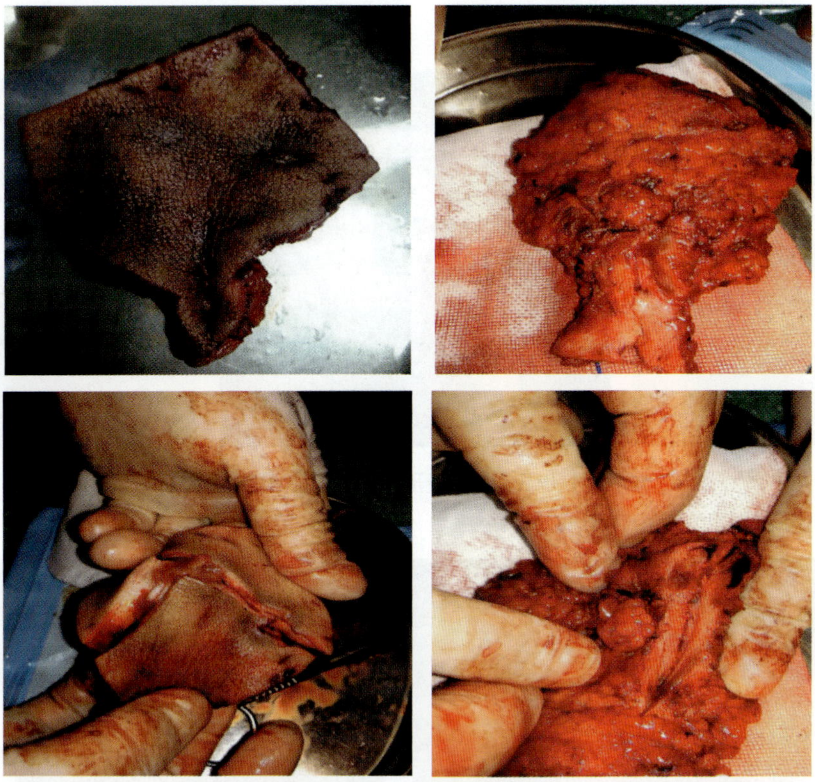

图 9-5-16　切除标本情况

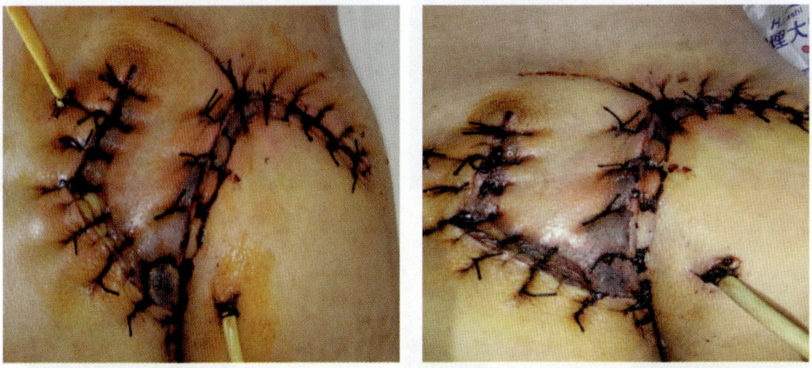

a. 术后第3天　　b. 术后第6天

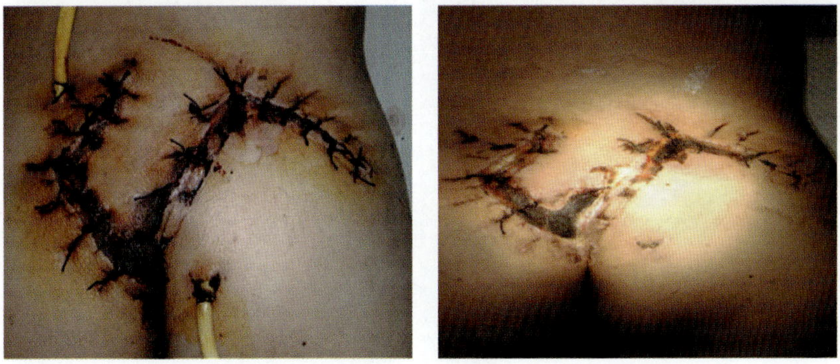

c. 术后第10天　　d. 术后第19天

图 9-5-17　术后恢复情况

◎案例 2（改良 Limberg 术）

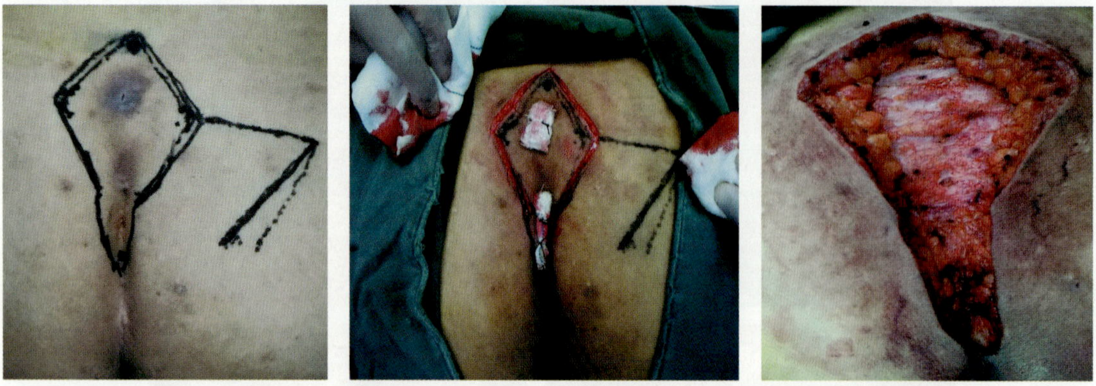

图 9-5-18 菱形画线，切除病灶

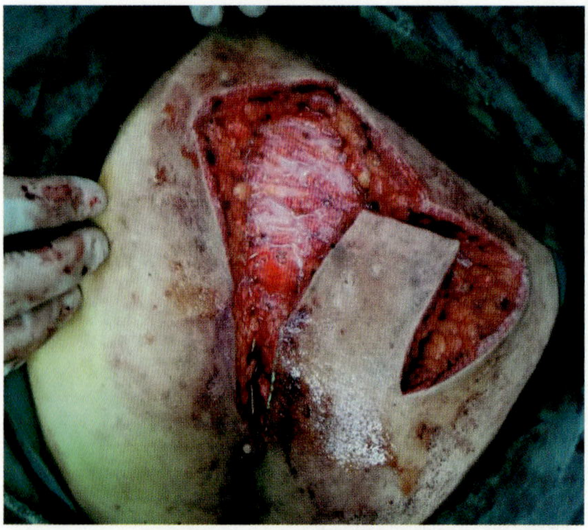

图 9-5-19 检查游离皮瓣

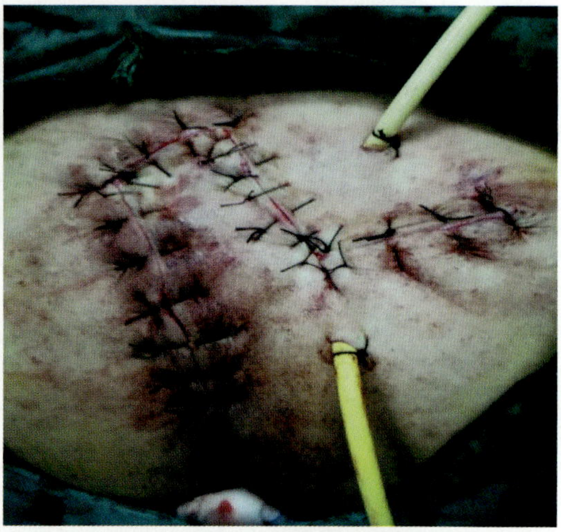

图 9-5-20 引流，间断缝合

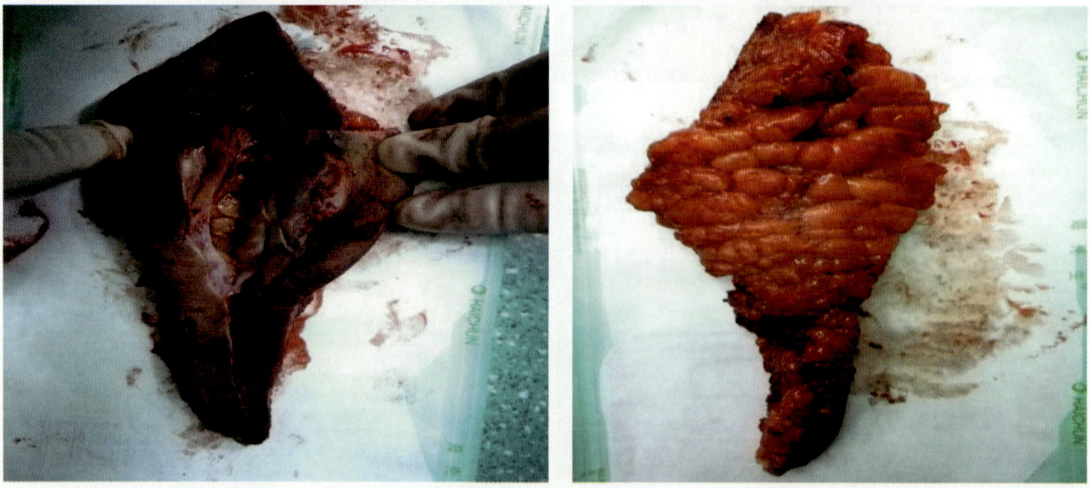

图 9-5-21 切除标本

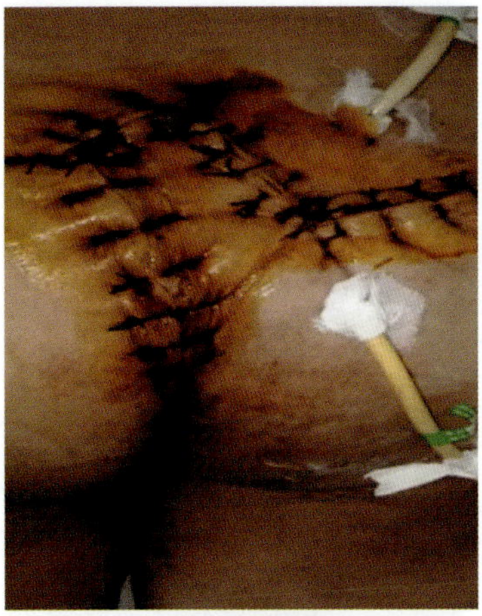

a. 术后第3天

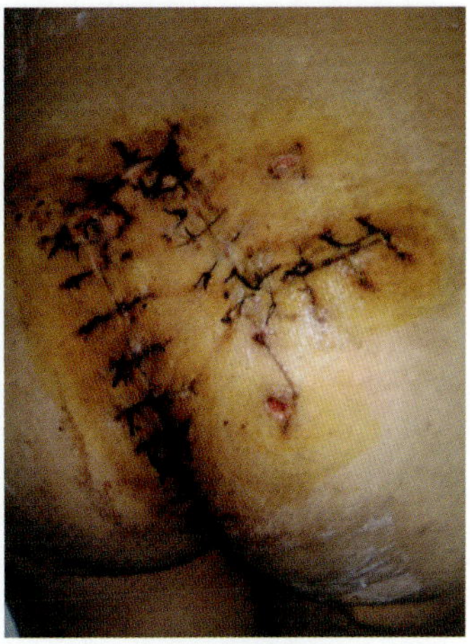

b. 术后第8天

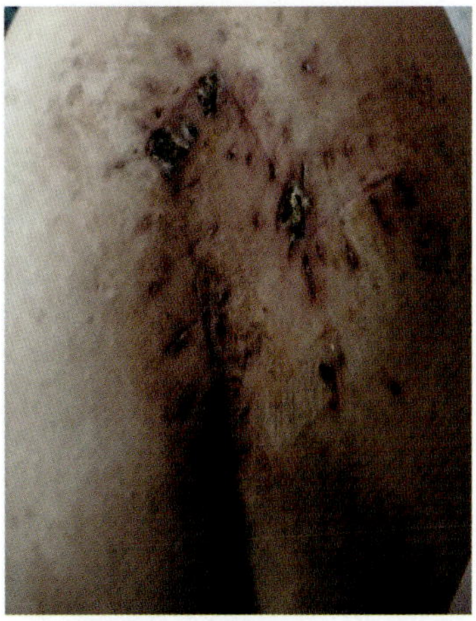

c. 术后愈合

图 9-5-22　术后恢复情况

◎案例 3（改良 Limberg 术）

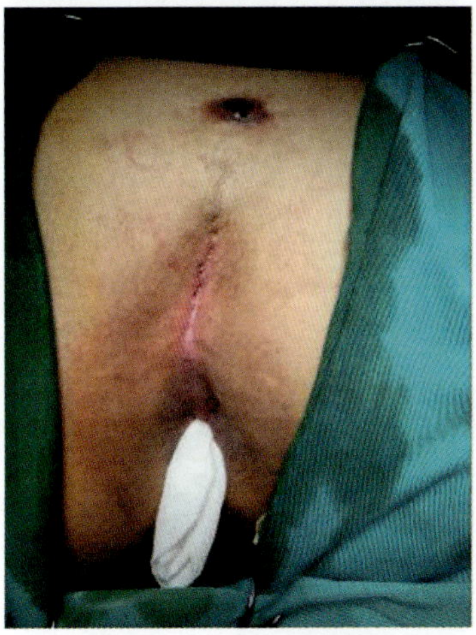

图 9-5-23　术前

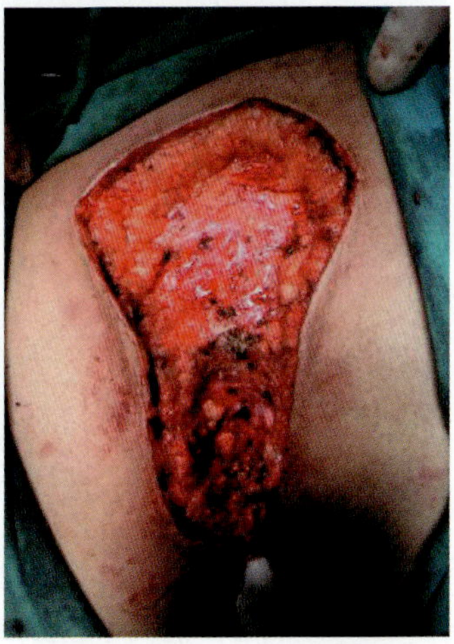

图 9-5-24　切除病灶

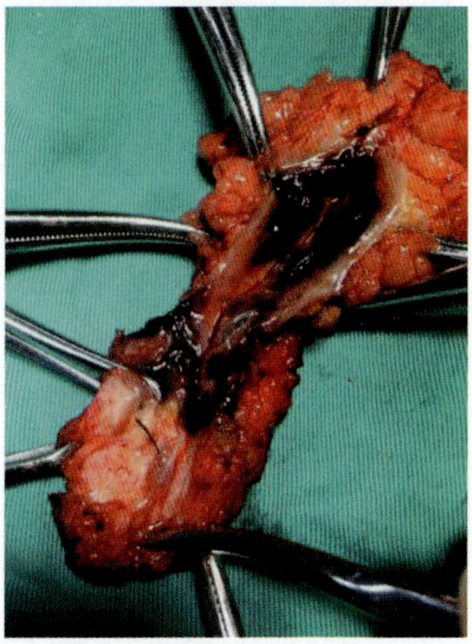

图 9-5-25　切除组织

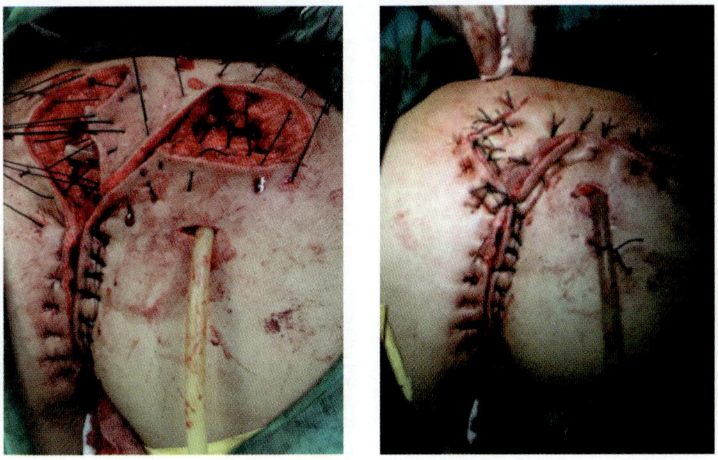

图 9-5-26　引流，间断缝合

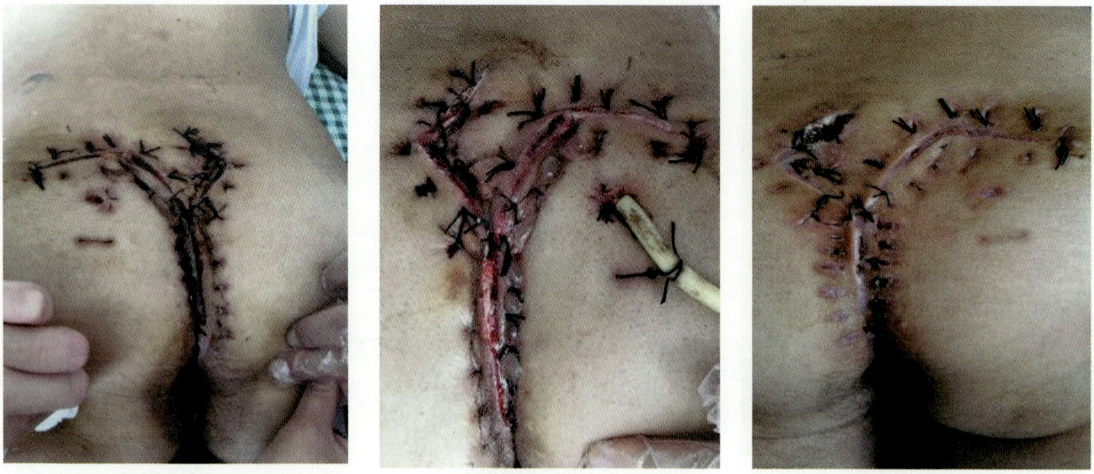

a. 术后第3天　　b. 术后第9天　　c. 术后间断拆线

图 9-5-27 术后恢复情况

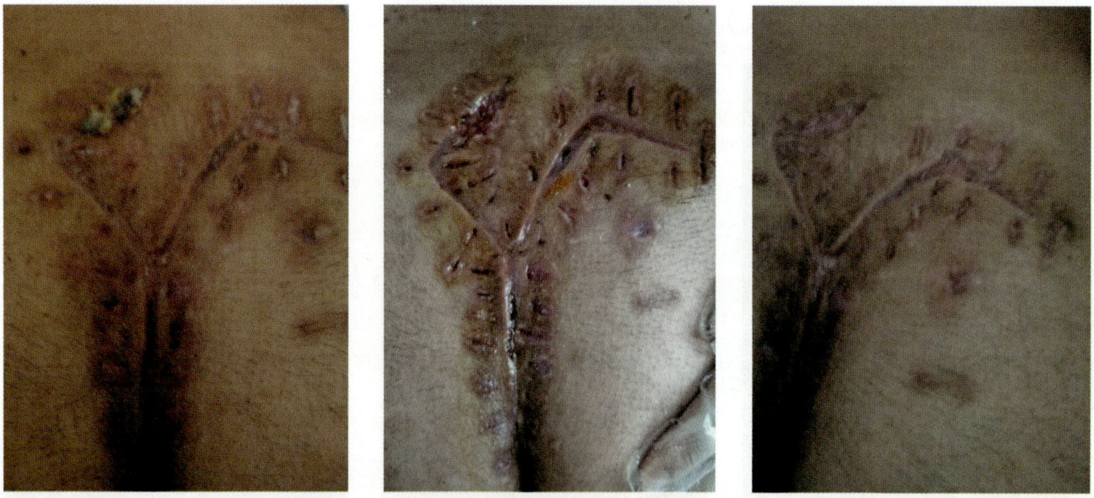

图 9-5-28 术后愈合情况（患者自拍）

◎案例 4（原拟行 Limberg 术，后改为 Karydakis 术）

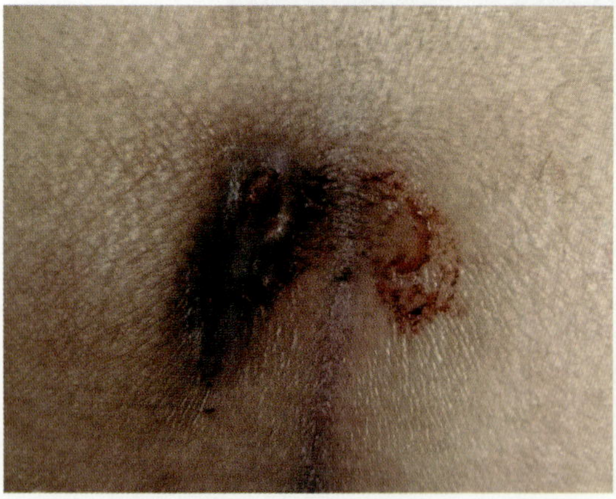

图 9-5-29 术前

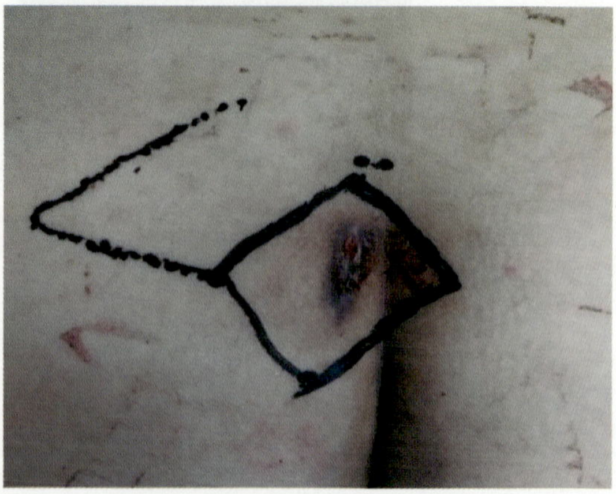

图 9-5-30 拟行 Limberg 术

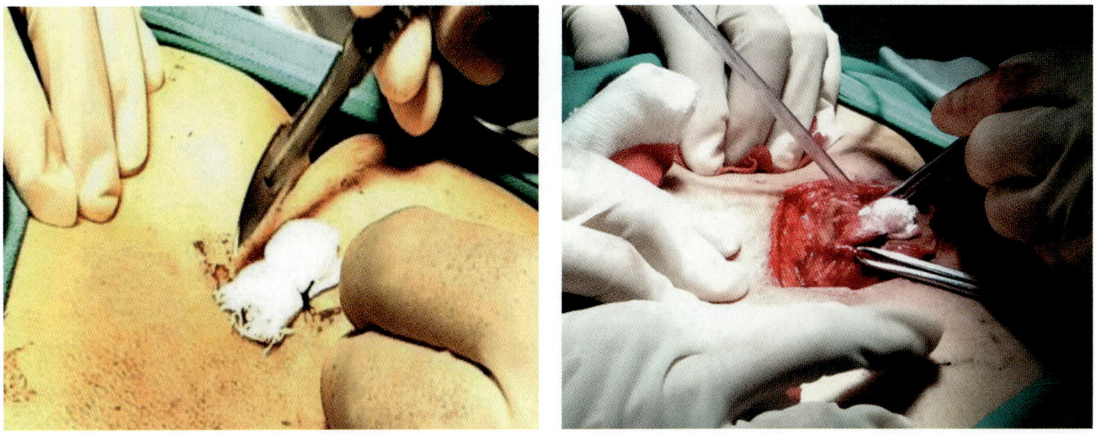

图 9-5-31　术中保护创面，预防感染

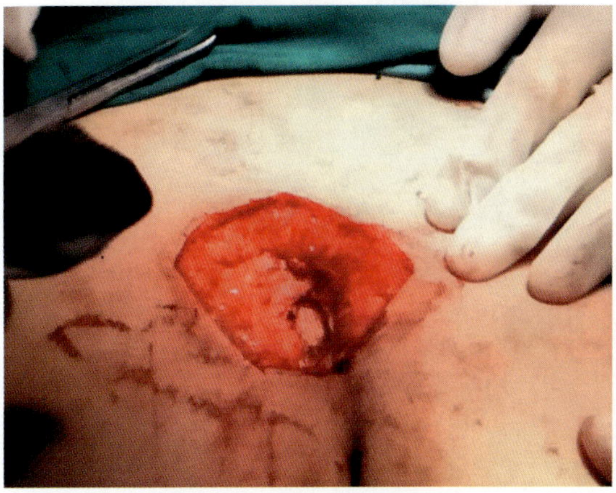

图 9-5-32　切除病灶

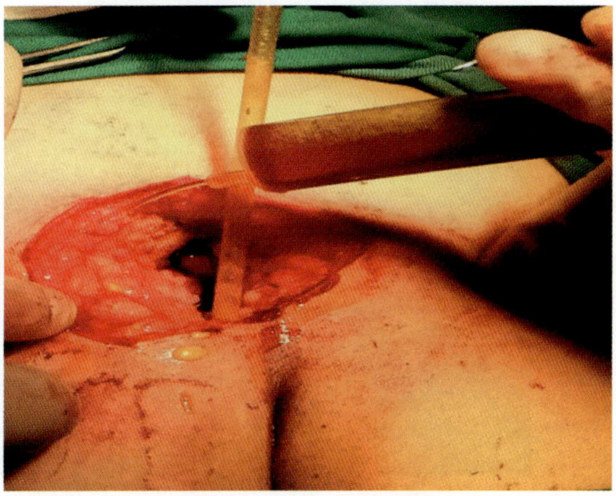

图 9-5-33　冲洗消毒

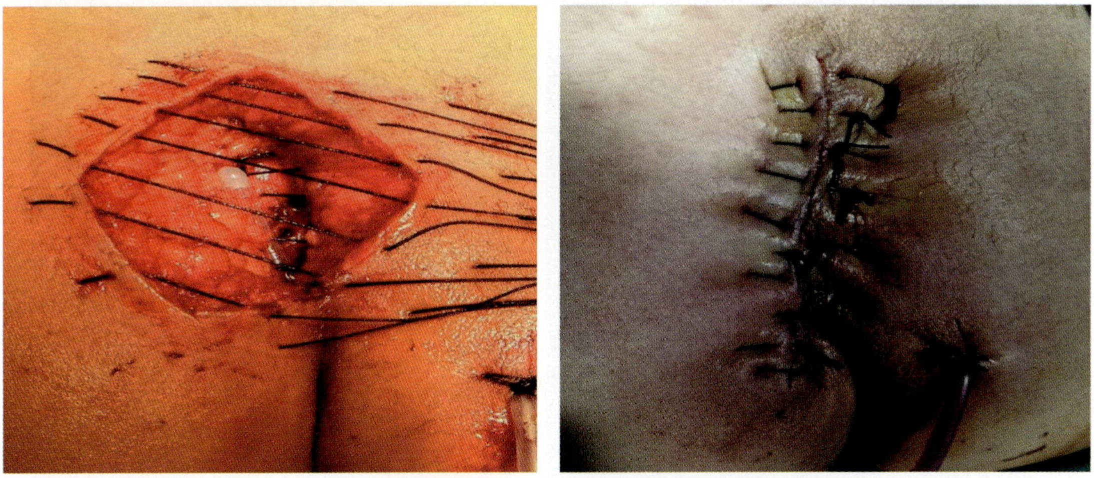

图 9-5-34　切除一期缝合术

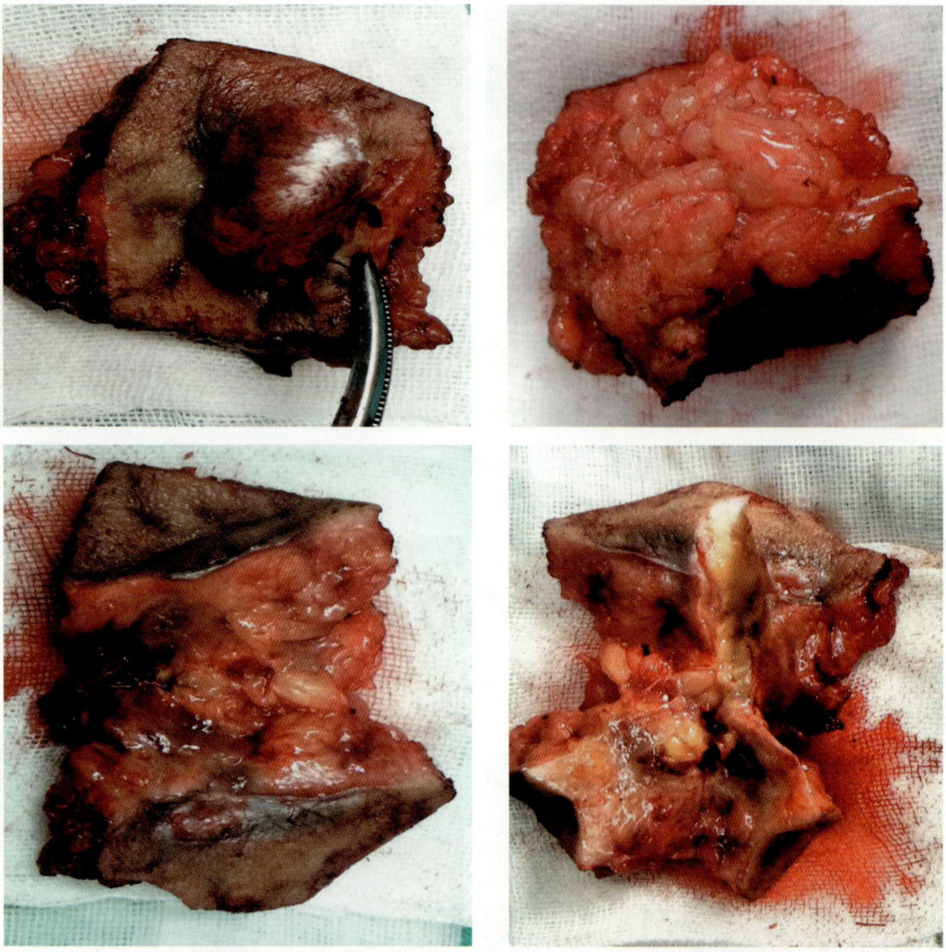

图 9-5-35 术后标本

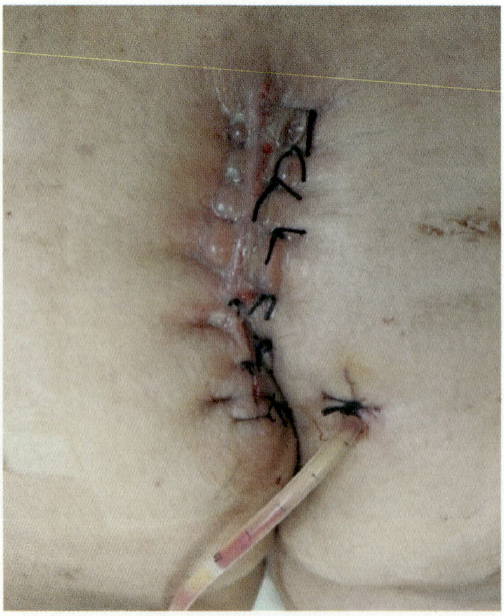

图 9-5-36 术后

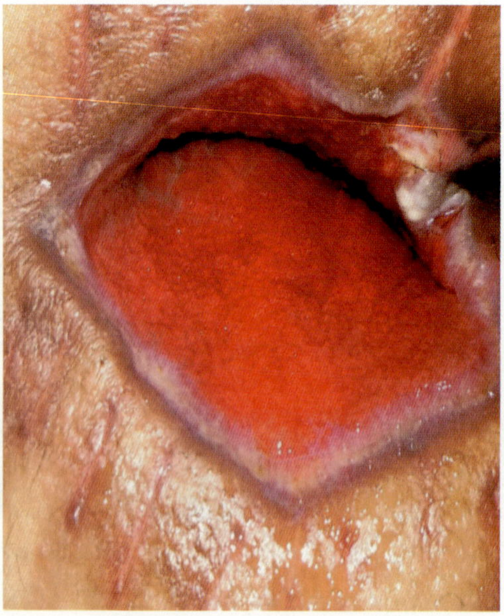

图 9-5-37 术后创面感染

◎案例 5（原拟行 Limberg 术，后改为 Karydakis 术）

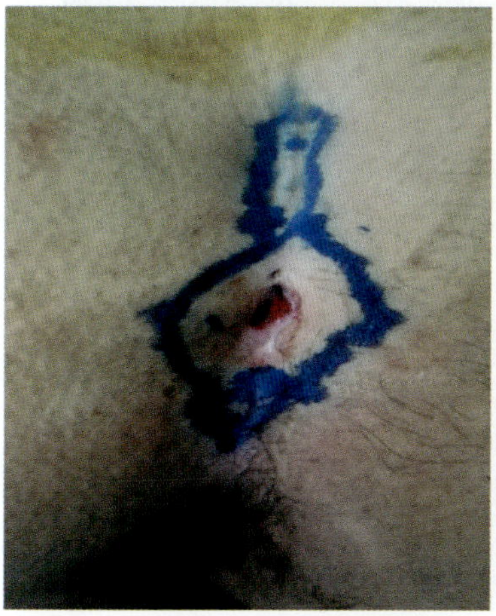

图 9-5-38　术前画线定位

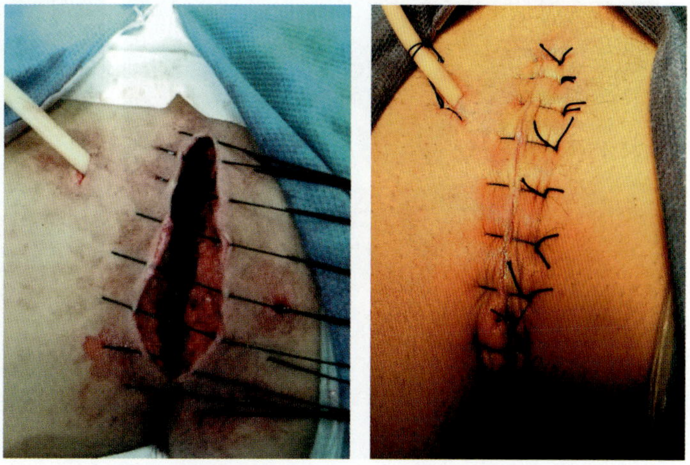

图 9-5-39　切除、缝合情况

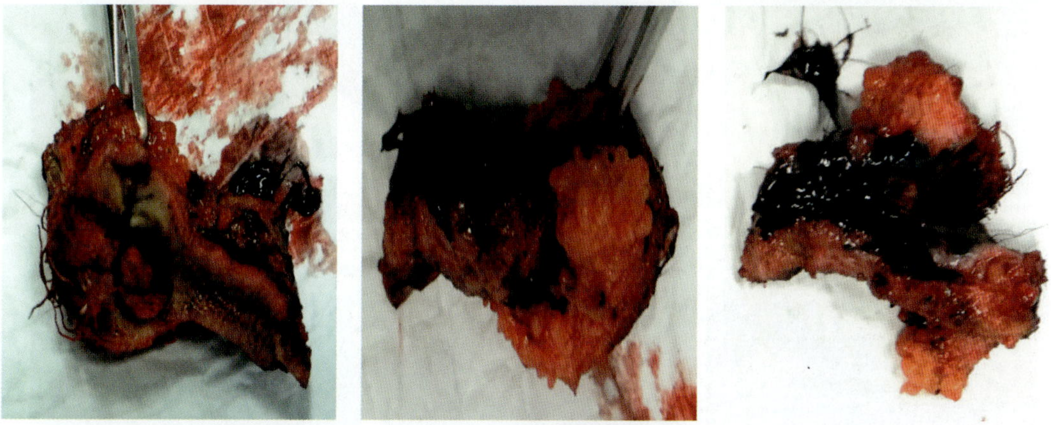

图 9-5-40　切除组织

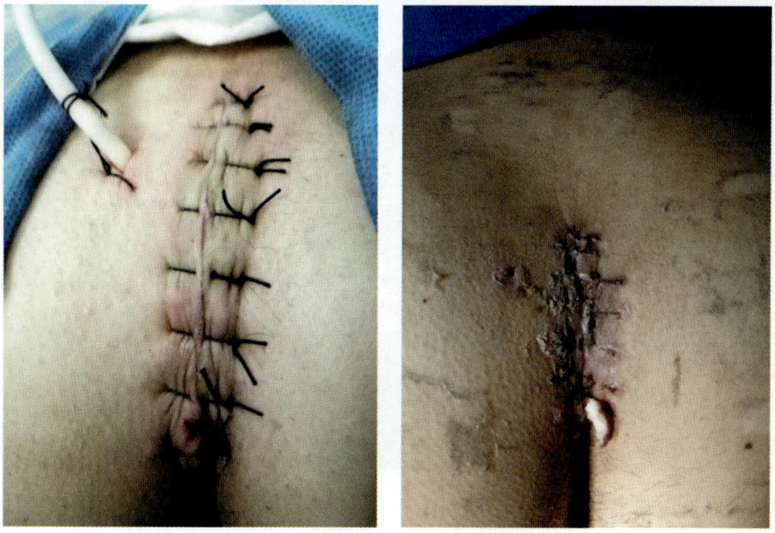

图 9-5-41　术后恢复情况

◎案例 6（Limberg术后皮瓣部分坏死感染）

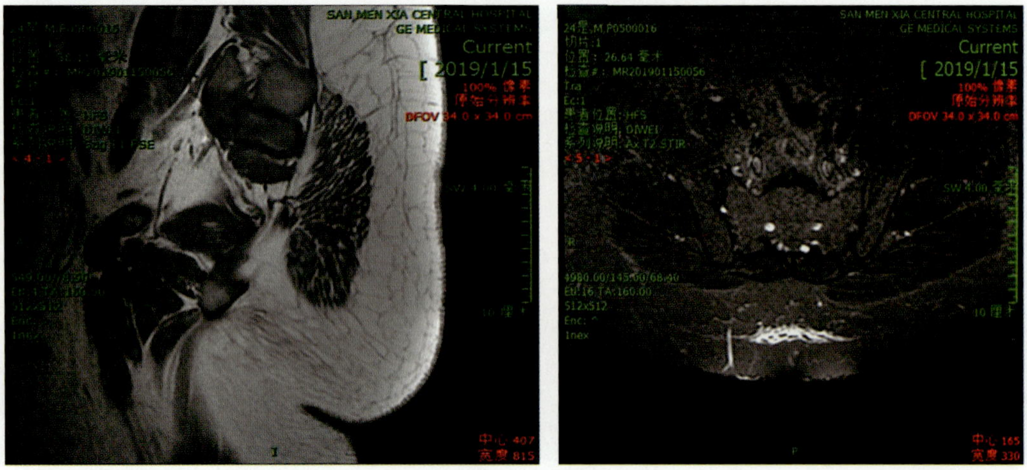

图 9-5-42 MRI 显示结果

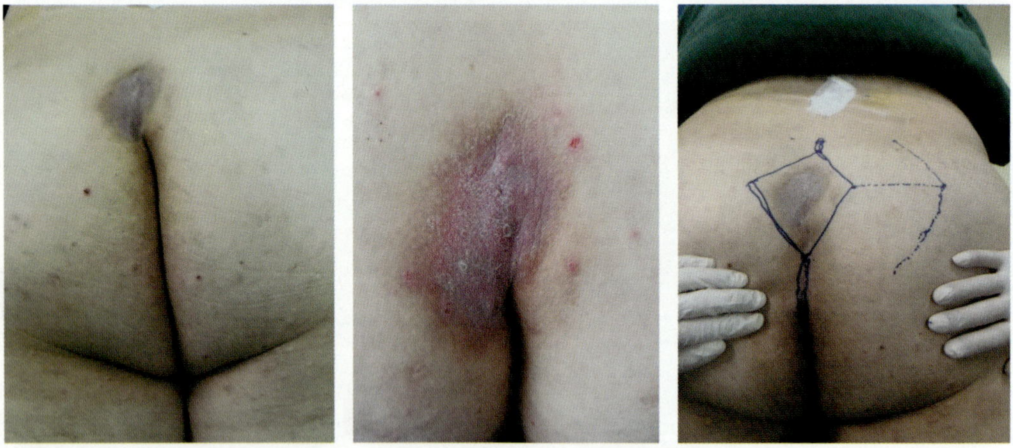

图 9-5-43 术前定位及皮瓣的选取

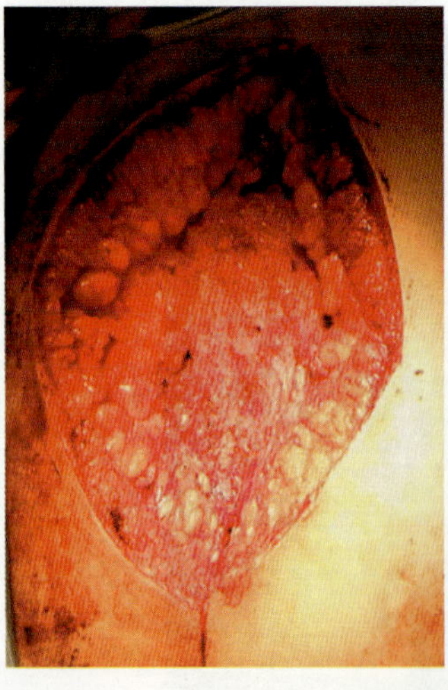

图 9-5-44 彻底切除感染窦道

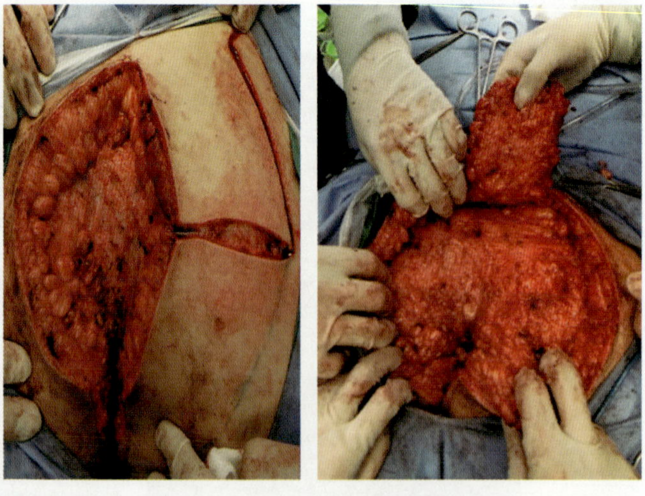

图 9-5-45 游离皮瓣

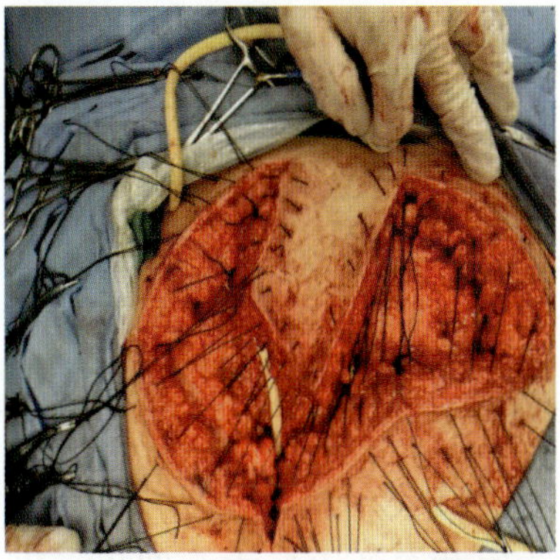
图 9-5-46　转移皮瓣并固定缝合

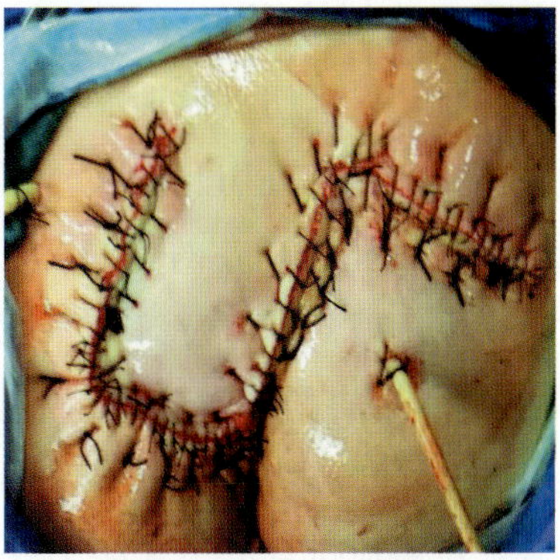
图 9-5-47　缝合术毕

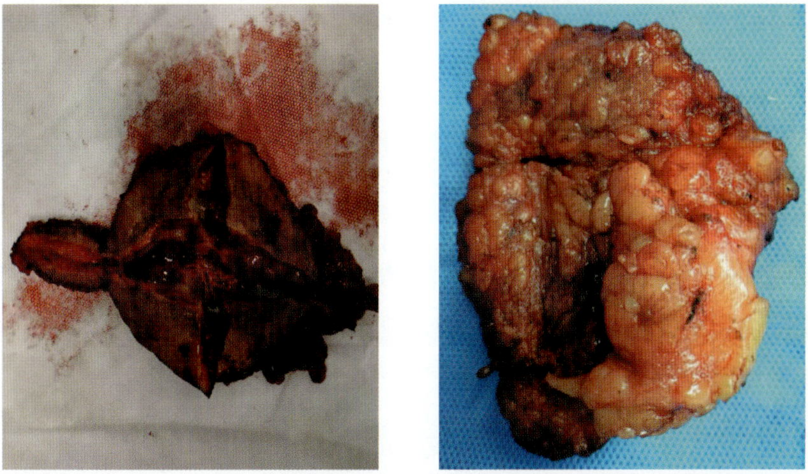
图 9-5-48　术后标本

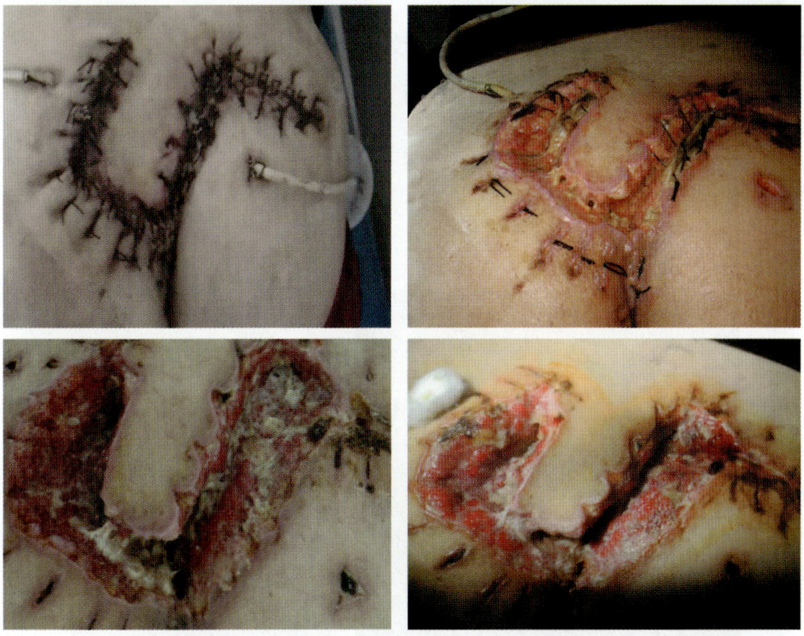
图 9-5-49　术后皮瓣部分坏死感染

（五）V－Y皮瓣成形术

做一纵行梭状切口，切口纵轴平行并偏离骶尾正中线约1.0cm，纵轴线选择在切除范围较广的一侧臀部，垂直切开皮肤、皮下组织、深筋膜，直至骶骨筋膜；切缘两侧做横V形的辅助切口，V形开口正对切缘，且上下两端不要超过梭形切口顶点，垂直切开V形口直达肌肉，注意V形口与梭形口之间要保留1.0cm正常皮肤；局部置管引流后逐层缝合梭形切口，缝合V形口的两侧顶角，无张力后再缝合两边，使V形变Y形，术毕。

［优点］彻底切除病变组织及臀沟中线小凹，消除发病基础；移动皮瓣，抬高了臀沟，防止复发；皮瓣血供良好，无张力缝合，术后并发症少；手术简单、创面小，术后美容效果好。

［注意事项］病灶要切除彻底；注意V形开口长度和深度，保证皮瓣的血供，确保更好地移动。

藏毛窦手术的复发率（文献统计）：

（1）仅开放：7%～24%。

（2）切除加开放：0～22%。

（3）切除加一期缝合：1%～46%。

（4）切除加袋形缝合：7%～13%。

（5）切除加Z形成形：0～10%。

（6）切除加菱形缝合：3%～5%。

六、病灶切开清创开放植皮术

广州中医药大学第一附属医院李玉英教授较早开展该术。

［优点］手术方法简单，创面完全引流，清创后植皮，愈合快，痛苦小。

［缺点］病变组织切除不够充分，术后存在复发的可能。

［适应证］窦道位置较浅者。

◎案例

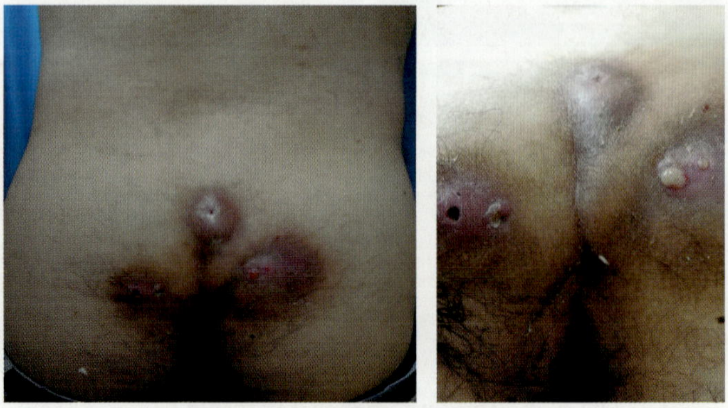

图9-6-1 骶尾部大面积感染灶

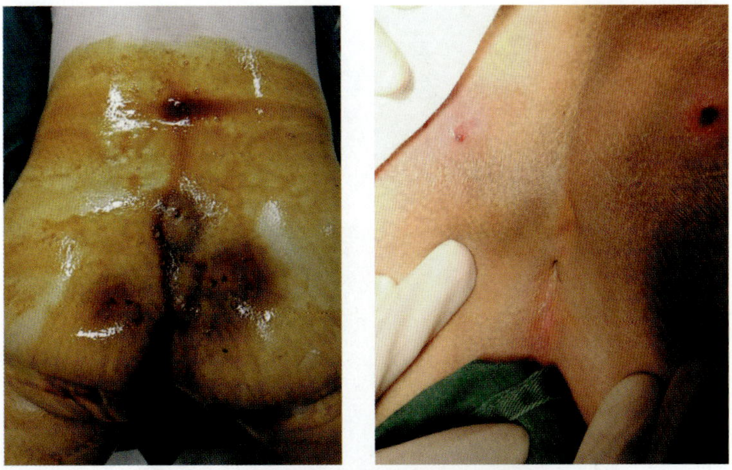

图 9-6-2　术前消毒

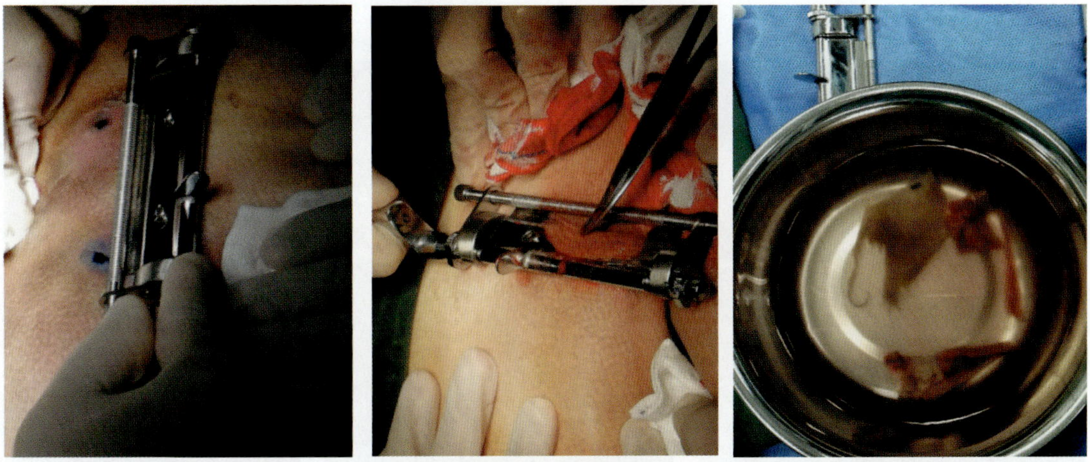

图 9-6-3　取皮

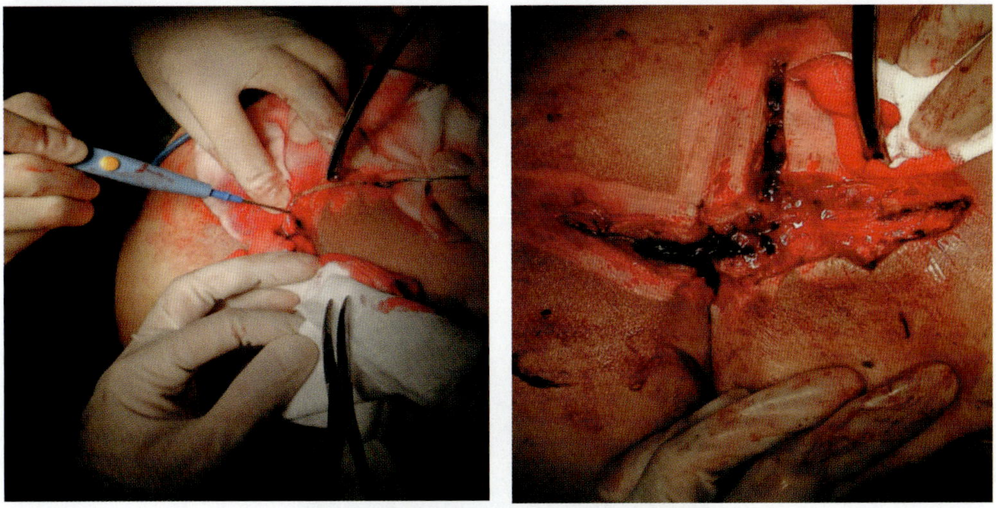

图 9-6-4　切开清创

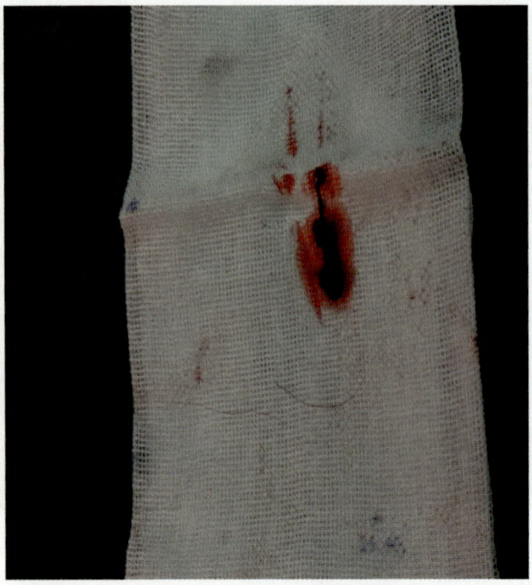

图 9-6-5 术中切除标本

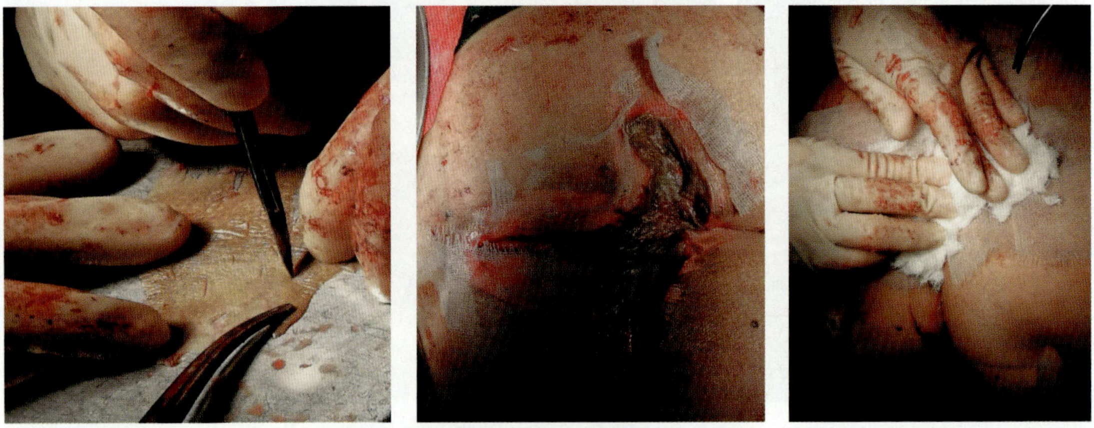

图 9-6-6 术中植皮

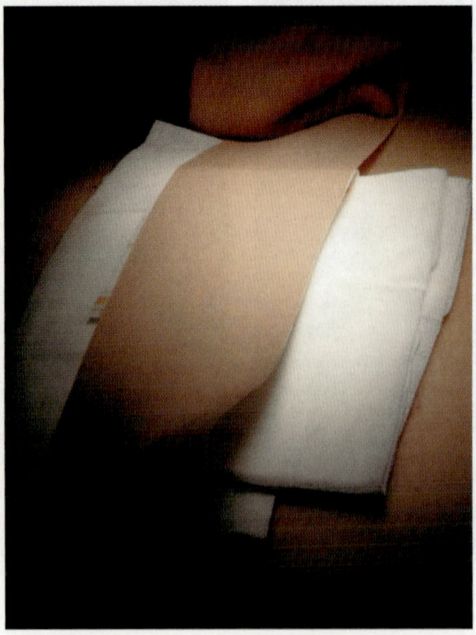

图 9-6-7 术后包扎固定

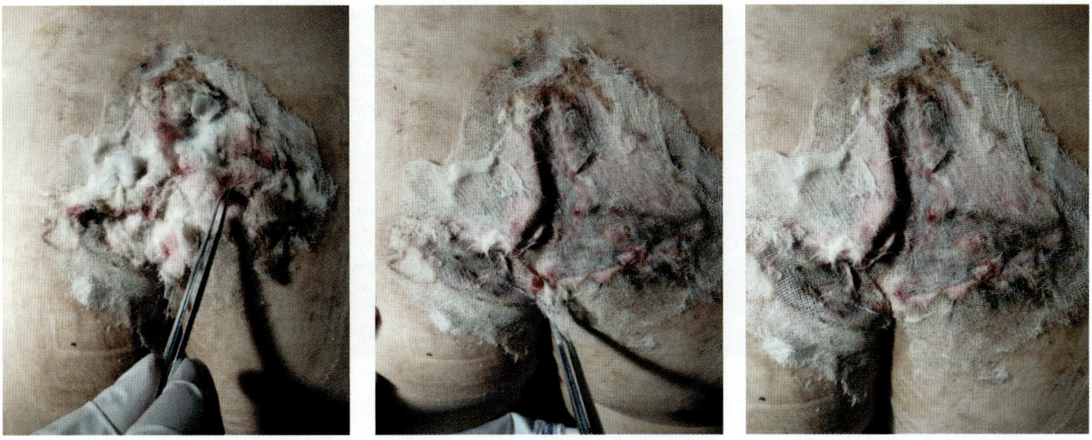

图 9-6-8　术后第 7 天换药

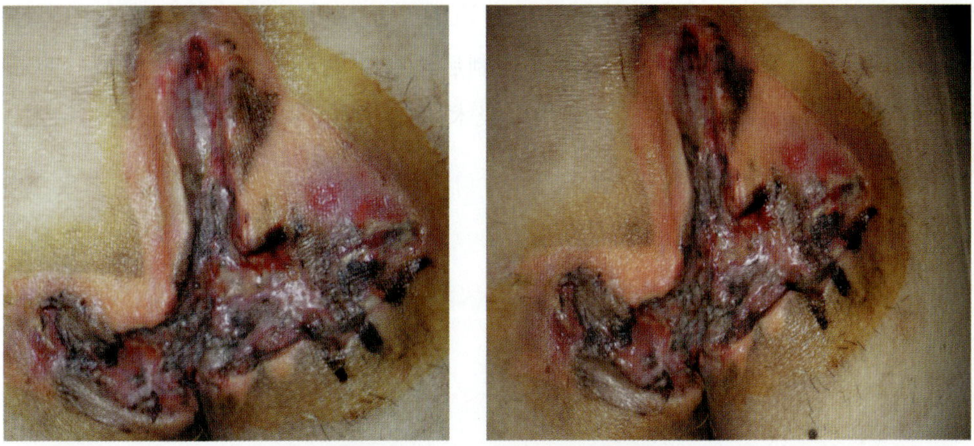

图 9-6-9　术后第 13 天换药

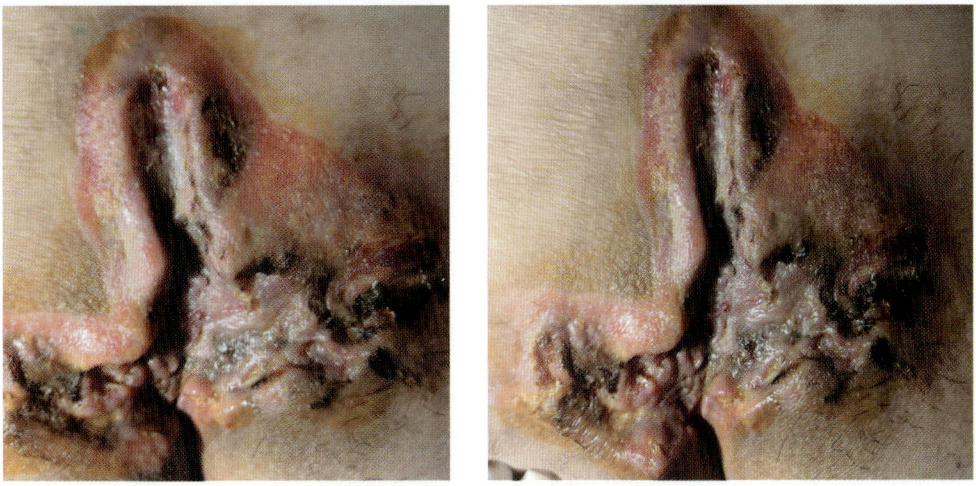

图 9-6-10　术后第 18 天换药

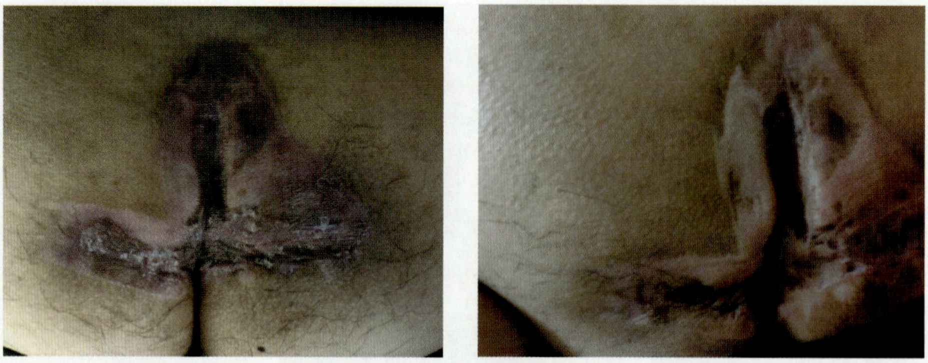

图 9-6-11 术后彻底恢复

七、结语

想要彻底治愈藏毛窦，减少其复发，窦道的完整切除是关键。有感染者先控制感染，可以行切开引流和抗炎治疗，待炎症控制后再行择期手术。切口在追求一期闭合的同时不能盲目地行直接缝合术；病变范围广或术后复发的患者可行菱形皮瓣移植术。

第十章　坏死性筋膜炎实践操作

一、坏死性筋膜炎典型图片

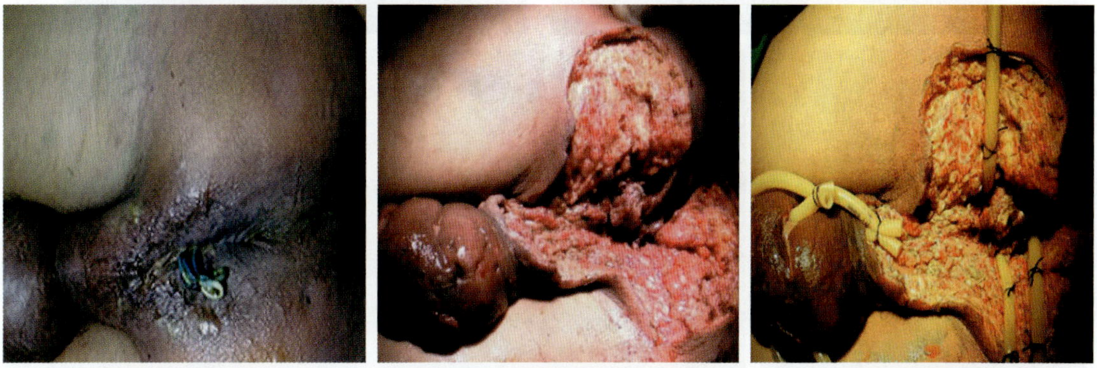

a. 手术前　　b. 肛门扩创切口　　c. 手术后即刻

图 10-1-1　坏死性筋膜炎

二、坏死性筋膜炎典型病例

（一）2018 年典型案例

◎案例 1

患者，男，38岁，无糖尿病。

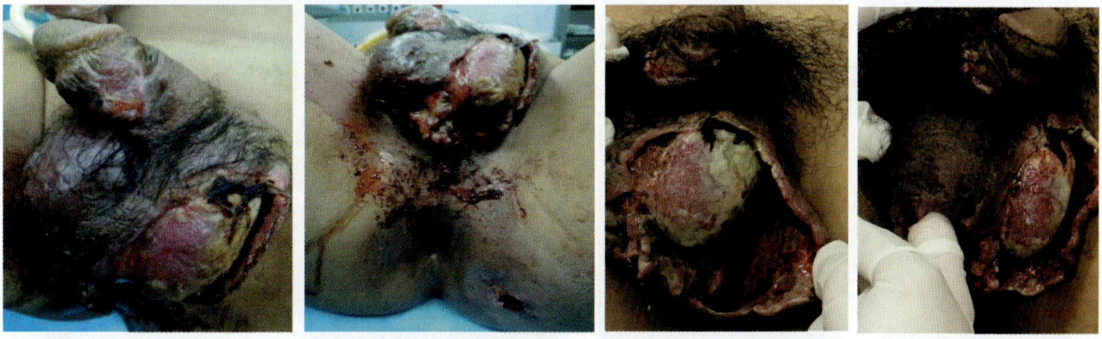

图 10-2-1　入院情况：会阴部大面积感染坏死

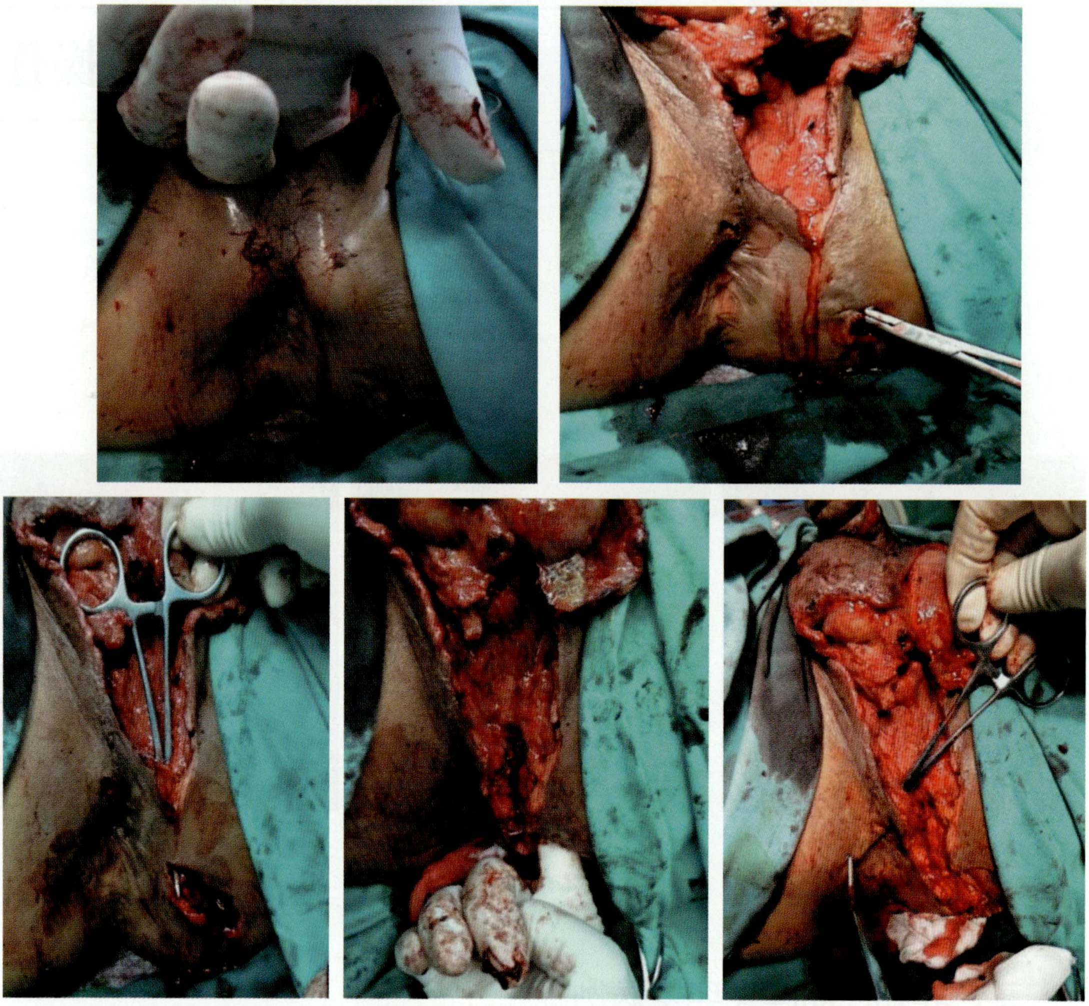

图 10-2-2 术中：探查清创

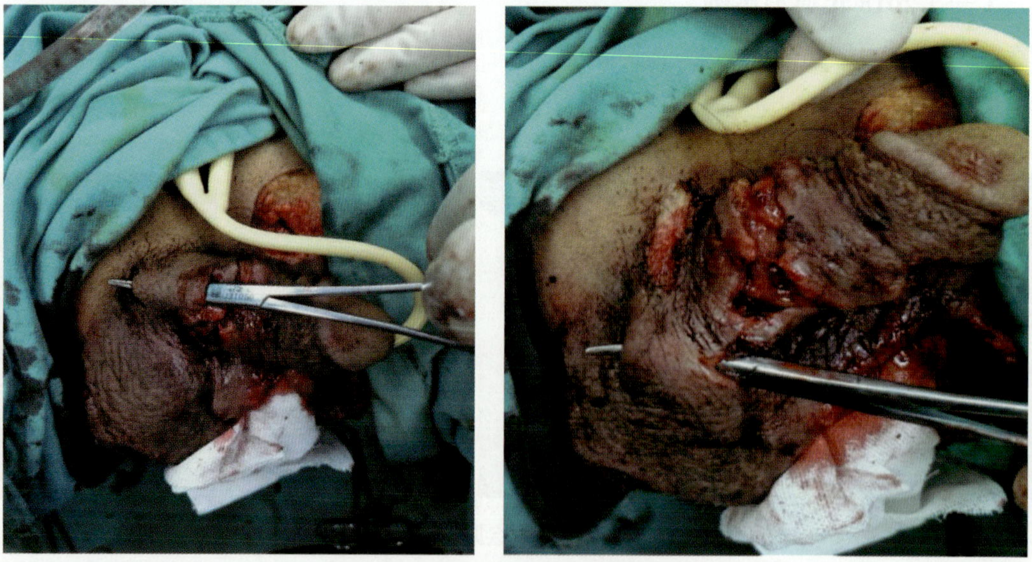

图 10-2-3 术中：继续探查清创

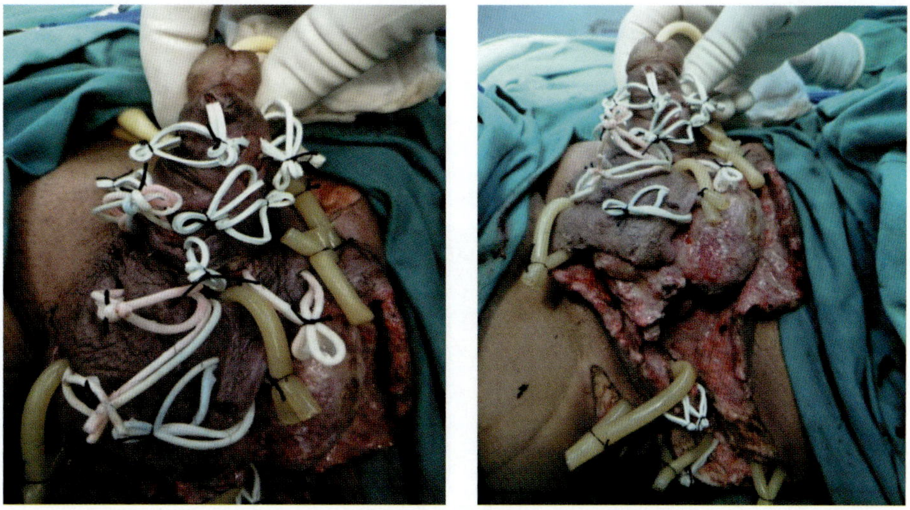

图 10-2-4 挂线引流，手术结束

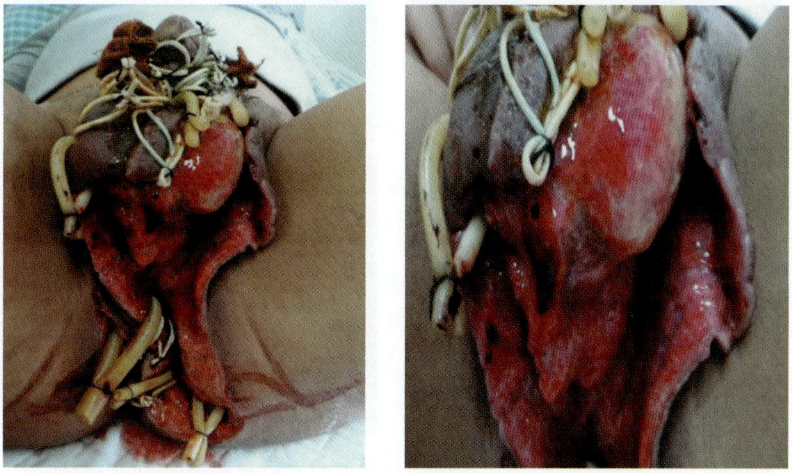

a. 术后第8天

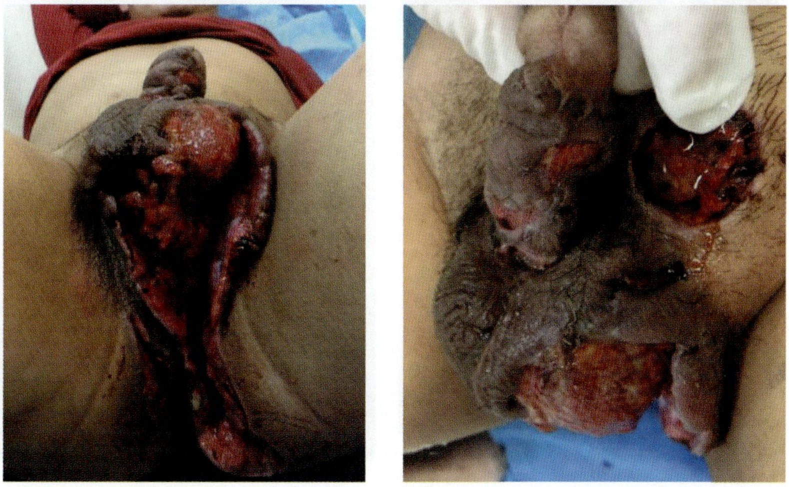

b. 术后第12天

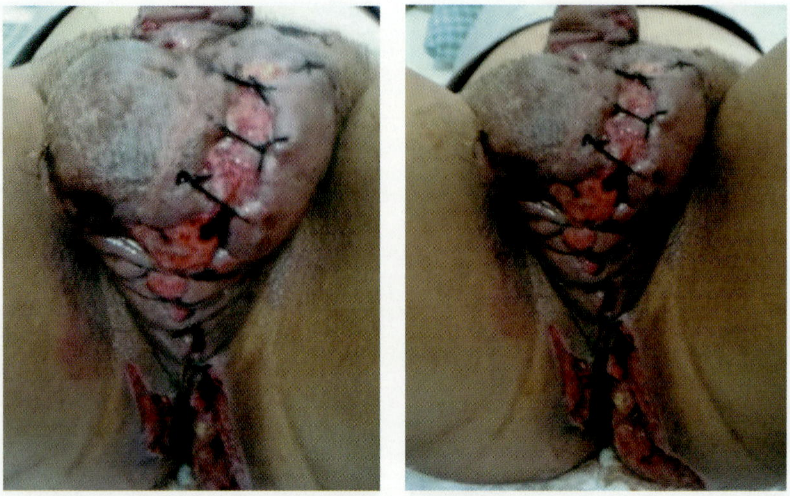

c. 术后缝合

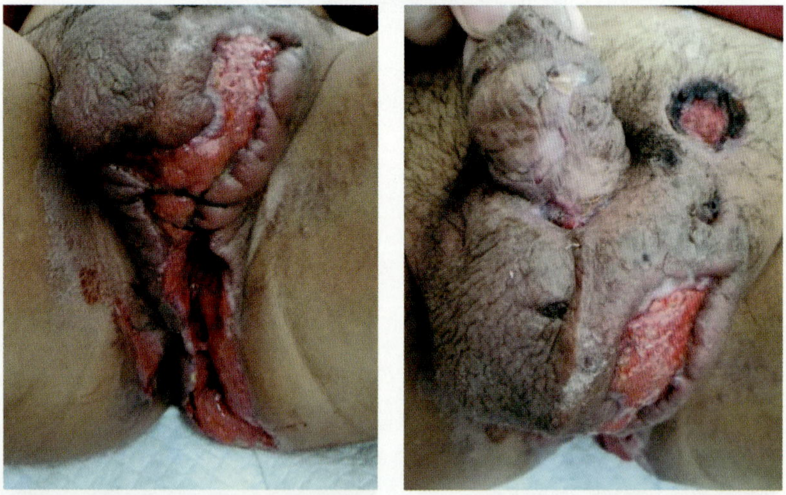

d. 术后第18天

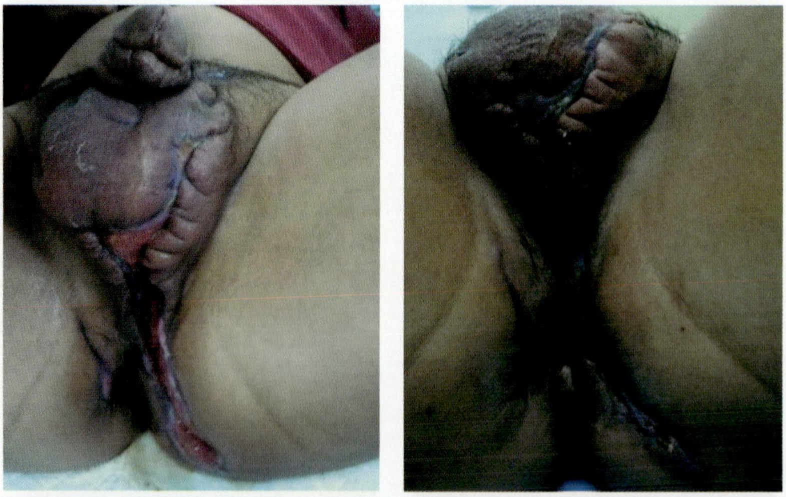

e. 术后第25天

图 10-2-5 术后恢复情况

◎案例 2

患者，男，55岁，以“肛周脓肿10天，加重伴意识模糊半天 ”为主诉入院。入院诊断：①脓毒性休克；②肛周会阴、阴囊及下腹部坏死性筋膜炎；③2型糖尿病；④全身炎症反应综合征；⑤糖尿病心肌病；⑥心功能不全；⑦低蛋白血症；⑧贫血。

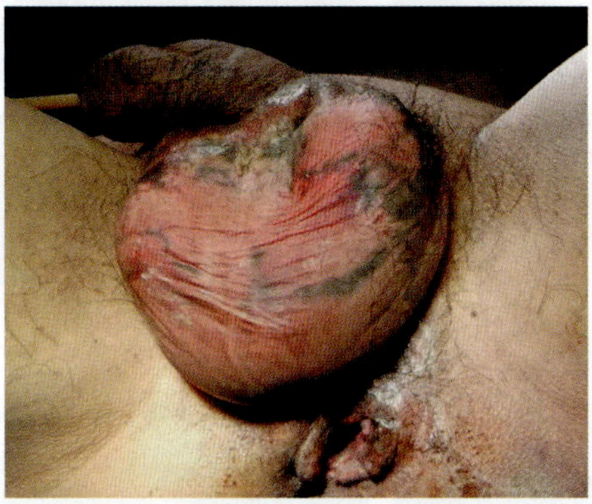

图 10-2-6　入院情况：肛周会阴、阴囊及下腹部大面积感染

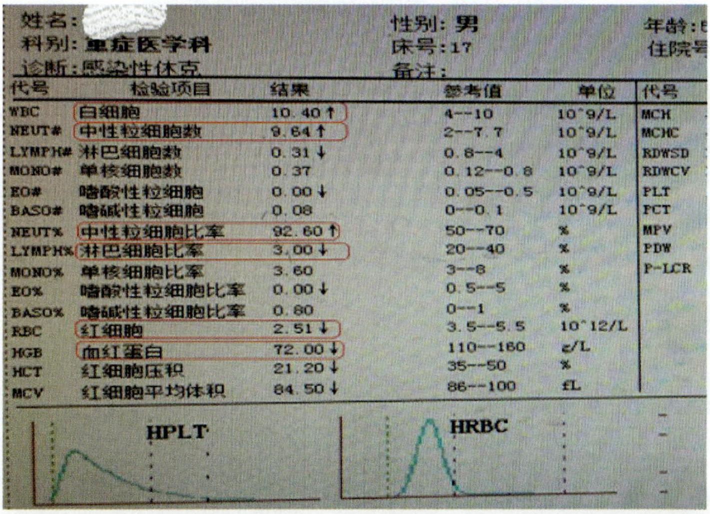

姓名：　　性别：男　　年龄：
科别：重症医学科　　床号：17　　住院号
诊断：感染性休克　　备注：

代号	检验项目	结果	参考值	单位
WBC	白细胞	10.40↑	4--10	10^9/L
NEUT#	中性粒细胞数	9.64↑	2--7.7	10^9/L
LYMPH#	淋巴细胞数	0.31↓	0.8--4	10^9/L
MONO#	单核细胞数	0.37	0.12--0.8	10^9/L
EO#	嗜酸性粒细胞	0.00↓	0.05--0.5	10^9/L
BASO#	嗜碱性粒细胞	0.08	0--0.1	10^9/L
NEUT%	中性粒细胞比率	92.60↑	50--70	%
LYMPH%	淋巴细胞比率	3.00↓	20--40	%
MONO%	单核细胞比率	3.60	3--8	%
EO%	嗜酸性粒细胞比率	0.00↓	0.5--5	%
BASO%	嗜碱性粒细胞比率	0.80	0--1	%
RBC	红细胞	2.51↓	3.5--5.5	10^12/L
HGB	血红蛋白	72.00↓	110--160	g/L
HCT	红细胞压积	21.20↓	35--50	%
MCV	红细胞平均体积	84.50↓	86--100	fL

代号
MCH
MCHC
RDWSD
RDWCV
PLT
PCT
MPV
PDW
P-LCR

HPLT　HRBC

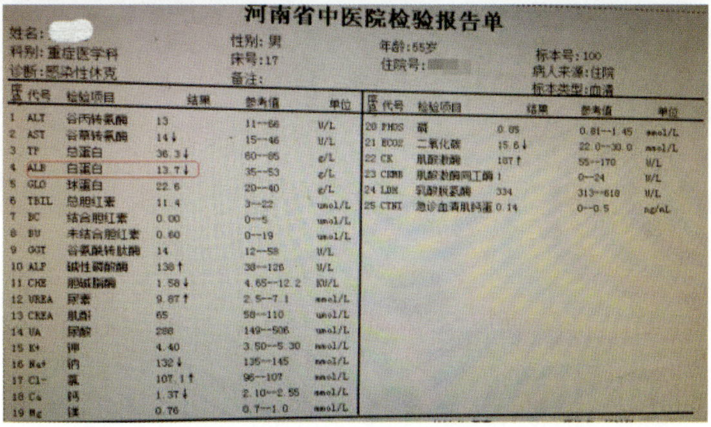

河南省中医院检验报告单

姓名：　　性别：男　　年龄：55岁　　标本号：100
科别：重症医学科　　床号：17　　住院号：　　病人来源：住院
诊断：感染性休克　　备注：　　标本类型：血清

序号	代号	检验项目	结果	参考值	单位
1	ALT	谷丙转氨酶	13	11--66	U/L
2	AST	谷草转氨酶	14↓	15--46	U/L
3	TP	总蛋白	36.3↓	60--85	g/L
4	ALB	白蛋白	13.7↓	35--53	g/L
5	GLO	球蛋白	22.6	20--40	g/L
6	TBIL	总胆红素	11.4	3--22	umol/L
7	BC	结合胆红素	0.00	0--5	umol/L
8	BU	未结合胆红素	0.60	0--19	umol/L
9	GGT	谷氨酰转肽酶	14	12--58	U/L
10	ALP	碱性磷酸酶	138↑	38--126	U/L
11	CHE	胆碱脂酶	1.58↓	4.65--12.2	KU/L
12	UREA	尿素	9.87↑	2.5--7.1	mmol/L
13	CREA	肌酐	65	58--110	umol/L
14	UA	尿酸	288	149--506	umol/L
15	K+	钾	4.40	3.50--5.30	mmol/L
16	Na+	钠	132↓	135--145	mmol/L
17	Cl-	氯	107.1↑	96--107	mmol/L
18	Ca	钙	1.37↓	2.10--2.55	mmol/L
19	Mg	镁	0.76	0.7--1.0	mmol/L
20	PHOS	磷	0.89	0.81--1.45	mmol/L
21	HCO2	二氧化碳	15.6↓	22.0--30.0	mmol/L
22	CK	肌酸激酶	187↑	55--170	U/L
23	CKMB	肌酸激酶同工酶	1	0--24	U/L
24	LDH	乳酸脱氢酶	334	313--618	U/L
25	CTNI	急诊血清肌钙蛋	0.14	0--0.5	ng/mL

图 10-2-7　入院检查：炎症感染指标高，白蛋白偏低

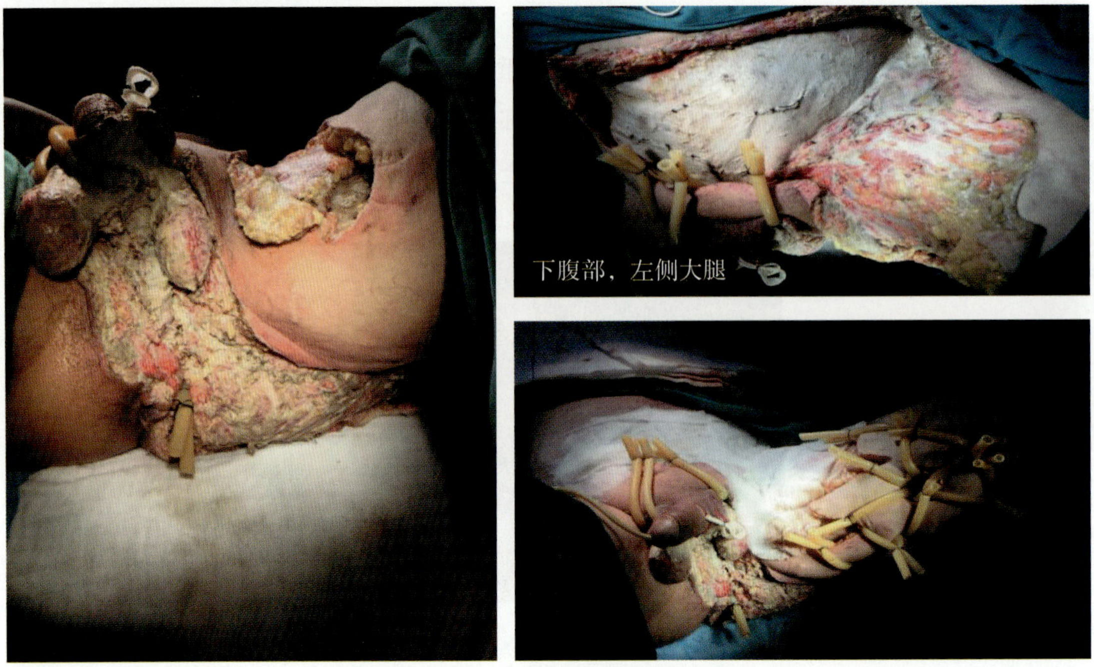

图 10-2-8 术中：大面积清创挂线

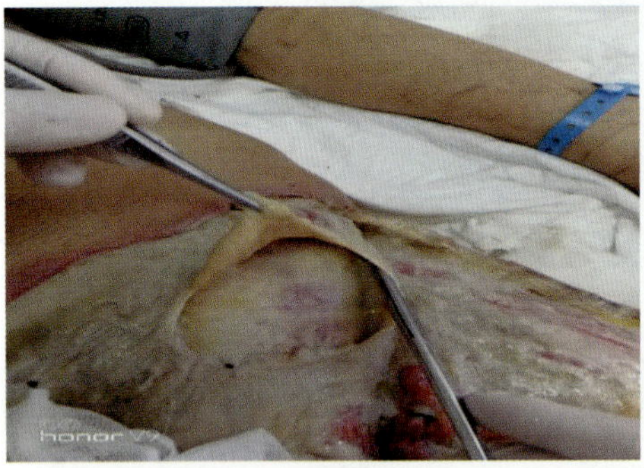

a. 术后第5天

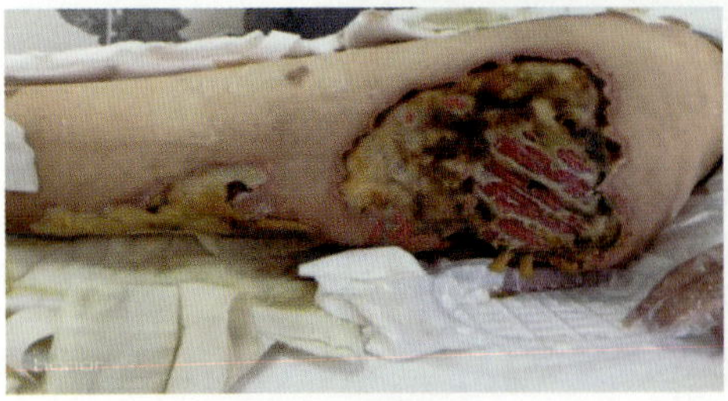

b.术后第12天

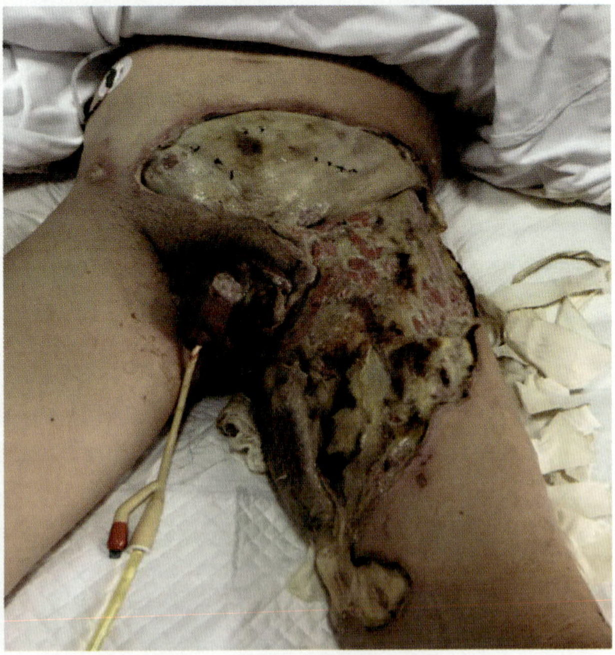

c. 术后第17天

图10-2-9 术后恢复情况

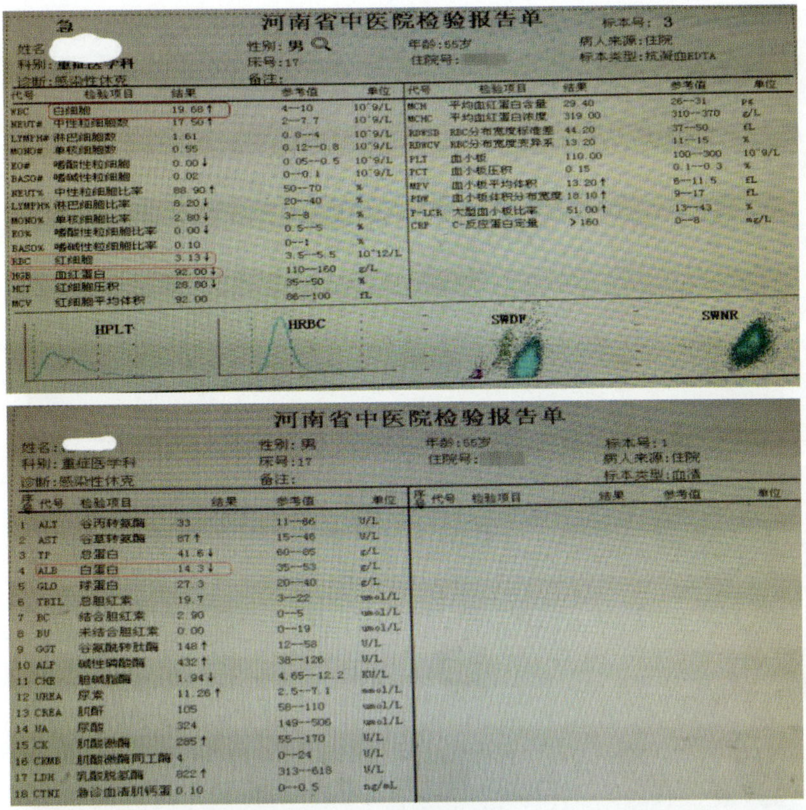

急　河南省中医院检验报告单　标本号：3

姓名：[redacted]　性别：男　年龄：55岁　病人来源：住院
科别：重症医学科　床号：17　住院号：[redacted]　标本类型：抗凝血EDTA
诊断：感染性休克　备注：

代号	检验项目	结果	参考值	单位
WBC	白细胞	19.68 ↑	4--10	10^9/L
NEUT#	中性粒细胞数	17.50 ↑	2--7.7	10^9/L
LYMPH#	淋巴细胞数	1.61	0.8--4	10^9/L
MONO#	单核细胞数	0.55	0.12--0.8	10^9/L
EO#	嗜酸性粒细胞	0.00 ↓	0.05--0.5	10^9/L
BASO#	嗜碱性粒细胞	0.02	0--0.1	10^9/L
NEUT%	中性粒细胞比率	88.90 ↑	50--70	%
LYMPH%	淋巴细胞比率	8.20 ↓	20--40	%
MONO%	单核细胞比率	2.80 ↓	3--8	%
EO%	嗜酸性粒细胞比率	0.00 ↓	0.5--5	%
BASO%	嗜碱性粒细胞比率	0.10	0--1	%
RBC	红细胞	3.13 ↓	3.5--5.5	10^12/L
HGB	血红蛋白	92.00 ↓	110--160	g/L
HCT	红细胞压积	28.80 ↓	35--50	%
MCV	红细胞平均体积	92.00	86--100	fL

代号	检验项目	结果	参考值	单位
MCH	平均血红蛋白含量	29.40	26--31	pg
MCHC	平均血红蛋白浓度	319.00	310--370	g/L
RDWSD	RBC分布宽度标准差	44.20	37--50	fL
RDWCV	RBC分布宽度变异系	13.20	11--15	%
PLT	血小板	110.00	100--300	10^9/L
PCT	血小板压积	0.15	0.1--0.3	%
MPV	血小板平均体积	13.20 ↑	6--11.5	fL
PDW	血小板体积分布宽度	18.10 ↑	9--17	fL
P-LCR	大型血小板比率	51.00 ↑	13--43	%
CRP	C-反应蛋白定量	>160	0--8	mg/L

河南省中医院检验报告单

姓名：[redacted]　性别：男　年龄：55岁　标本号：1
科别：重症医学科　床号：17　住院号：[redacted]　病人来源：住院
诊断：感染性休克　备注：　标本类型：血清

序号	代号	检验项目	结果	参考值	单位
1	ALT	谷丙转氨酶	33	11--86	U/L
2	AST	谷草转氨酶	87 ↑	15--46	U/L
3	TP	总蛋白	41.6 ↓	60--85	g/L
4	ALB	白蛋白	14.3 ↓	35--53	g/L
5	GLO	球蛋白	27.3	20--40	g/L
6	TBIL	总胆红素	19.7	3--22	umol/L
7	BC	结合胆红素	2.90	0--5	umol/L
8	BU	未结合胆红素	0.00	0--19	umol/L
9	GGT	谷氨酰转肽酶	148 ↑	12--58	U/L
10	ALP	碱性磷酸酶	432 ↑	38--126	U/L
11	CHE	胆碱酯酶	1.94 ↓	4.65--12.2	KU/L
12	UREA	尿素	11.26 ↑	2.5--7.1	mmol/L
13	CREA	肌酐	105	58--110	umol/L
14	UA	尿酸	324	149--506	umol/L
15	CK	肌酸激酶	285 ↑	55--170	U/L
16	CKMB	肌酸激酶同工酶	4	0--24	U/L
17	LDH	乳酸脱氢酶	822 ↑	313--618	U/L
18	CTNI	急诊血清肌钙蛋	0.10	0--0.5	ng/mL

a.术后第2天

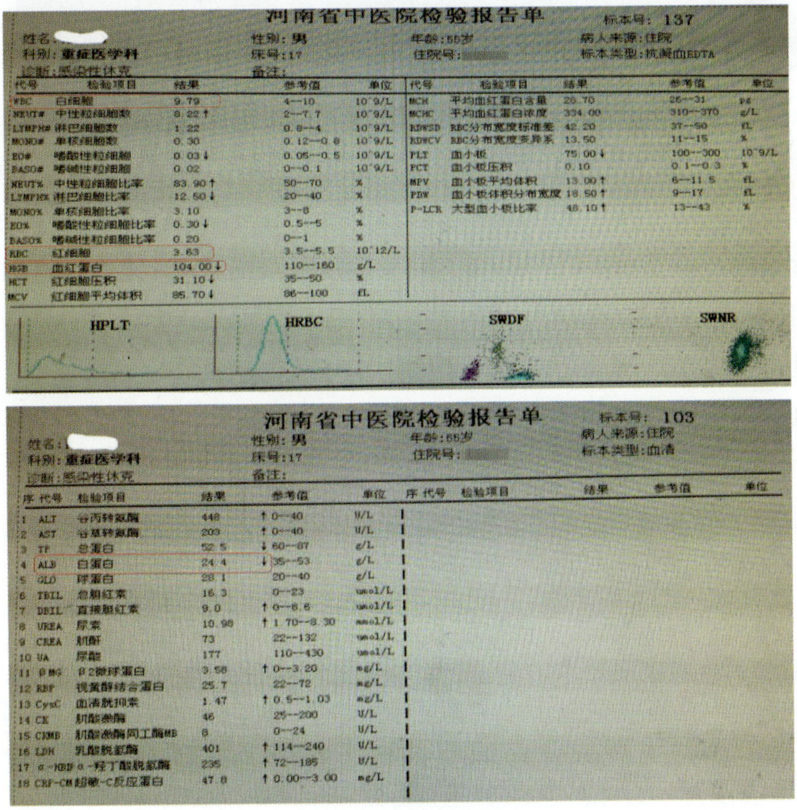

河南省中医院检验报告单　标本号：137

姓名：[redacted]　性别：男　年龄：55岁　病人来源：住院
科别：重症医学科　床号：17　住院号：[redacted]　标本类型：抗凝血EDTA
诊断：感染性休克　备注：

代号	检验项目	结果	参考值	单位
WBC	白细胞	9.79	4--10	10^9/L
NEUT#	中性粒细胞数	8.22 ↑	2--7.7	10^9/L
LYMPH#	淋巴细胞数	1.22	0.8--4	10^9/L
MONO#	单核细胞数	0.30	0.12--0.8	10^9/L
EO#	嗜酸性粒细胞	0.03 ↓	0.05--0.5	10^9/L
BASO#	嗜碱性粒细胞	0.02	0--0.1	10^9/L
NEUT%	中性粒细胞比率	83.90 ↑	50--70	%
LYMPH%	淋巴细胞比率	12.50 ↓	20--40	%
MONO%	单核细胞比率	3.10	3--8	%
EO%	嗜酸性粒细胞比率	0.30 ↓	0.5--5	%
BASO%	嗜碱性粒细胞比率	0.20	0--1	%
RBC	红细胞	3.63	3.5--5.5	10^12/L
HGB	血红蛋白	104.00 ↓	110--160	g/L
HCT	红细胞压积	31.10 ↓	35--50	%
MCV	红细胞平均体积	85.70 ↓	86--100	fL

代号	检验项目	结果	参考值	单位
MCH	平均血红蛋白含量	28.70	26--31	pg
MCHC	平均血红蛋白浓度	334.00	310--370	g/L
RDWSD	RBC分布宽度标准差	42.20	37--50	fL
RDWCV	RBC分布宽度变异系	13.50	11--15	%
PLT	血小板	75.00 ↓	100--300	10^9/L
PCT	血小板压积	0.10	0.1--0.3	%
MPV	血小板平均体积	13.00 ↑	6--11.5	fL
PDW	血小板体积分布宽度	18.50 ↑	9--17	fL
P-LCR	大型血小板比率	48.10 ↑	13--43	%

河南省中医院检验报告单　标本号：103

姓名：[redacted]　性别：男　年龄：55岁　病人来源：住院
科别：重症医学科　床号：17　住院号：[redacted]　标本类型：血清
诊断：感染性休克　备注：

序	代号	检验项目	结果	参考值	单位
1	ALT	谷丙转氨酶	448	↑ 0--40	U/L
2	AST	谷草转氨酶	209	↑ 0--40	U/L
3	TP	总蛋白	52.5	↓ 60--87	g/L
4	ALB	白蛋白	24.4	↓ 35--53	g/L
5	GLO	球蛋白	28.1	20--40	g/L
6	TBIL	总胆红素	16.3	0--23	umol/L
7	DBIL	直接胆红素	9.0	↑ 0--6.6	umol/L
8	UREA	尿素	10.98	↑ 1.70--8.30	mmol/L
9	CREA	肌酐	73	22--132	umol/L
10	UA	尿酸	177	110--430	umol/L
11	β MG	β2微球蛋白	3.58	↑ 0--3.20	mg/L
12	RBP	视黄醇结合蛋白	25.7	22--72	mg/L
13	CysC	血清胱抑素	1.47	↑ 0.5--1.03	mg/L
14	CK	肌酸激酶	46	25--200	U/L
15	CKMB	肌酸激酶同工酶MB	8	0--24	U/L
16	LDH	乳酸脱氢酶	401	↑ 114--240	U/L
17	α-HBD	α-羟丁酸脱氢酶	235	↑ 72--185	U/L
18	CRP-CH	超敏-C反应蛋白	47.8	↑ 0.00--3.00	mg/L

b. 术后第5天

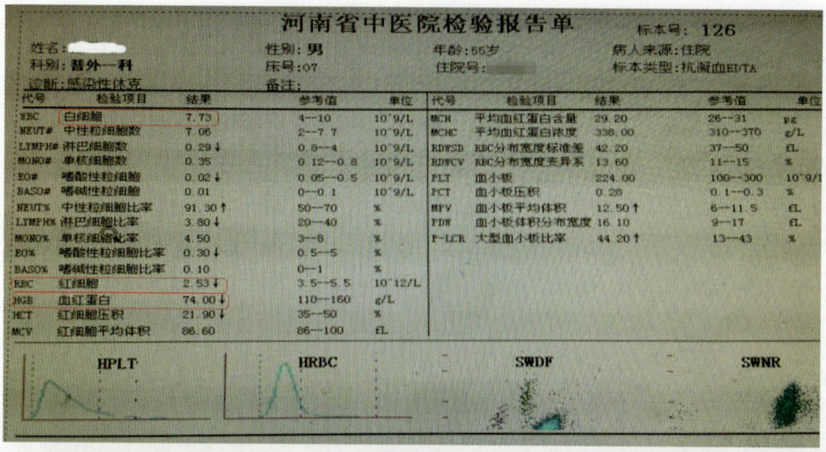

河南省中医院检验报告单　　标本号：126

姓名：[redacted]　性别：男　年龄：55岁　病人来源：住院

科别：普外一科　床号：07　住院号：[redacted]　标本类型：抗凝血EDTA

诊断：感染性休克　备注：

代号	检验项目	结果	参考值	单位
WBC	白细胞	7.73	4--10	10^9/L
NEUT#	中性粒细胞数	7.06	2--7.7	10^9/L
LYMPH#	淋巴细胞数	0.29↓	0.8--4	10^9/L
MONO#	单核细胞数	0.35	0.12--0.8	10^9/L
EO#	嗜酸性粒细胞	0.02↓	0.05--0.5	10^9/L
BASO#	嗜碱性粒细胞	0.01	0--0.1	10^9/L
NEUT%	中性粒细胞比率	91.30↑	50--70	%
LYMPH%	淋巴细胞比率	3.80↓	20--40	%
MONO%	单核细胞比率	4.50	3--8	%
EO%	嗜酸性粒细胞比率	0.30↓	0.5--5	%
BASO%	嗜碱性粒细胞比率	0.10	0--1	%
RBC	红细胞	2.53↓	3.5--5.5	10^12/L
HGB	血红蛋白	74.00↓	110--160	g/L
HCT	红细胞压积	21.90↓	35--50	%
MCV	红细胞平均体积	86.60	86--100	fL
MCH	平均血红蛋白含量	29.20	26--31	pg
MCHC	平均血红蛋白浓度	338.00	310--370	g/L
RDWSD	RBC分布宽度标准差	42.20	37--50	fL
RDWCV	RBC分布宽度变异系	13.60	11--15	%
PLT	血小板	224.00	100--300	10^9/L
PCT	血小板压积	0.28	0.1--0.3	%
MPV	血小板平均体积	12.50↑	6--11.5	fL
PDW	血小板体积分布宽度	16.10	9--17	fL
P-LCR	大型血小板比率	44.20↑	13--43	%

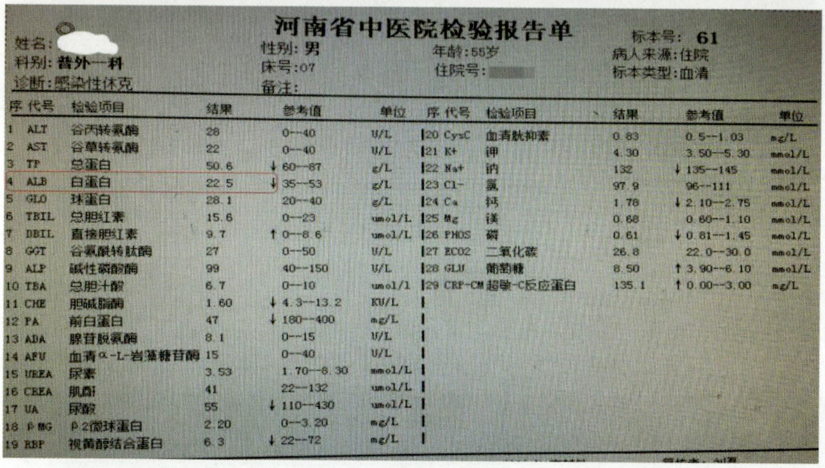

河南省中医院检验报告单　　标本号：61

姓名：[redacted]　性别：男　年龄：55岁　病人来源：住院

科别：普外一科　床号：07　住院号：[redacted]　标本类型：血清

诊断：感染性休克　备注：

序	代号	检验项目	结果	参考值	单位
1	ALT	谷丙转氨酶	28	0--40	U/L
2	AST	谷草转氨酶	22	0--40	U/L
3	TP	总蛋白	50.6	↓ 60--87	g/L
4	ALB	白蛋白	22.5	↓ 35--53	g/L
5	GLO	球蛋白	28.1	20--40	g/L
6	TBIL	总胆红素	15.6	0--23	umol/L
7	DBIL	直接胆红素	9.7	↑ 0--8.6	umol/L
8	GGT	谷氨酰转肽酶	27	0--50	U/L
9	ALP	碱性磷酸酶	99	40--150	U/L
10	TBA	总胆汁酸	6.7	0--10	umol/l
11	CHE	胆碱脂酶	1.60	↓ 4.3--13.2	KU/L
12	PA	前白蛋白	47	↓ 180--400	mg/L
13	ADA	腺苷脱氨酶	8.1	0--15	U/L
14	AFU	血清α-L-岩藻糖苷酶	15	0--40	U/L
15	UREA	尿素	3.53	1.70--8.30	mmol/L
16	CREA	肌酐	41	22--132	umol/L
17	UA	尿酸	55	↓ 110--430	umol/L
18	β MG	β2微球蛋白	2.20	0--3.20	mg/L
19	RBP	视黄醇结合蛋白	6.3	↓ 22--72	mg/L
20	CysC	血清胱抑素	0.83	0.5--1.03	mg/L
21	K+	钾	4.30	3.50--5.30	mmol/L
22	Na+	钠	132	↓ 135--145	mmol/L
23	Cl-	氯	97.9	96--111	mmol/L
24	Ca	钙	1.78	↓ 2.10--2.75	mmol/L
25	Mg	镁	0.68	0.60--1.10	mmol/L
26	PHOS	磷	0.61	↓ 0.81--1.45	mmol/L
27	ECO2	二氧化碳	26.8	22.0--30.0	mmol/L
28	GLU	葡萄糖	8.50	↑ 3.90--6.10	mmol/L
29	CRP-CM	超敏-C反应蛋白	135.1	↑ 0.00--3.00	mg/L

c. 术后第12天

图 10-2-10　术后化验指标：炎症指标逐渐降低，红细胞、血红蛋白、白蛋白偏低

术后治疗措施：给予白蛋白20g，1次/日；输压积红细胞8U；输血浆3 200mL；5月8～17日给予血液净化，1次/日。

诊治经过：

（1）2018年5月7日（发病10天）急诊入住ICU。

（2）院内急会诊：肛肠科、普外科、ICU。

（3）肛肠科、普外科联合手术。

（4）ICU综合治疗9天。

（5）转入普外科治疗8天（首诊科室）。

（6）术后17天患者家属要求出院：经济原因。

◎案例 3

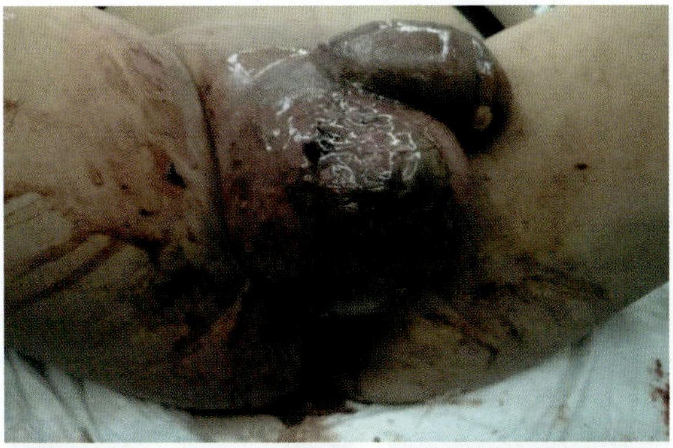

图 10-2-11　入院情况：肛周会阴、阴囊部大面积感染

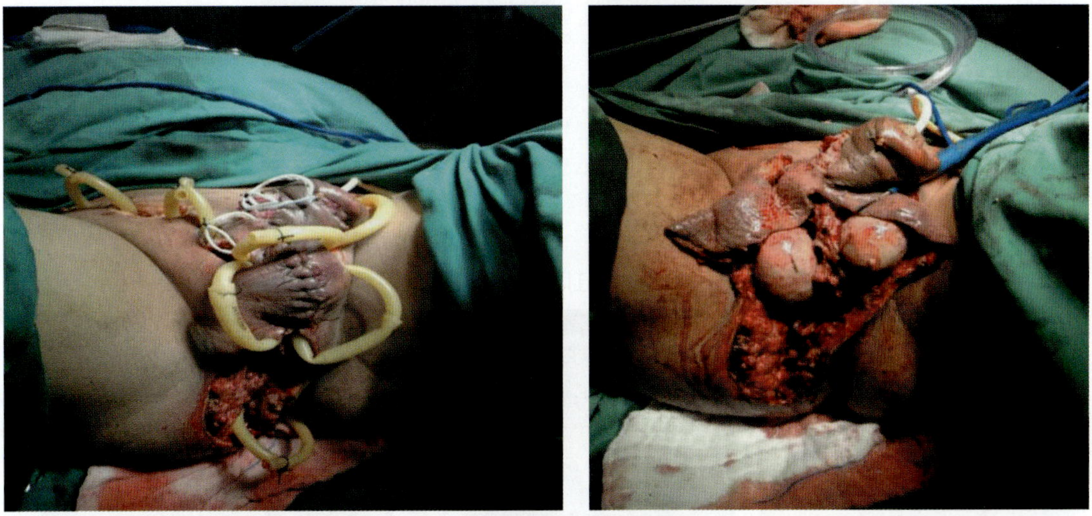

图 10-2-12　术中：清创挂线

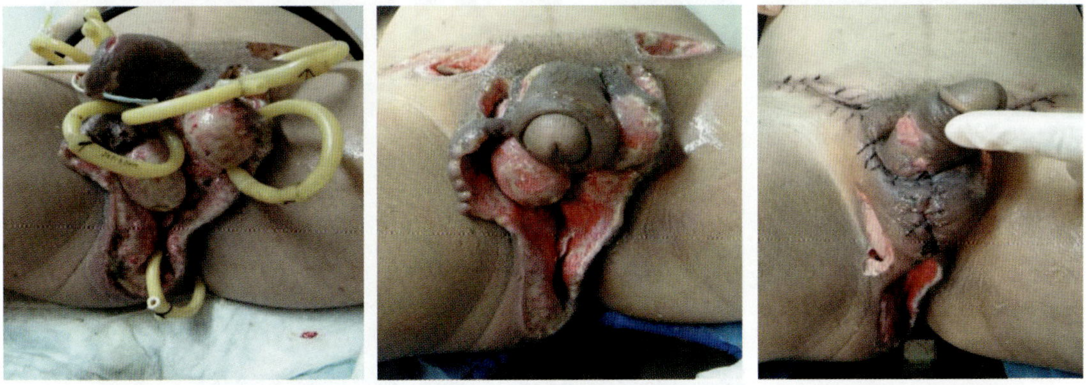

a. 术后第2天　　b. 术后第8天　　c. 术后第15天

图 10-2-13　术后：创面肉芽组织鲜红，给予缝合

◎案例 4

患者，男，56岁，患有糖尿病。血糖12. 56mmol/L。发病7天，白细胞39. 89 × 10^9/L。

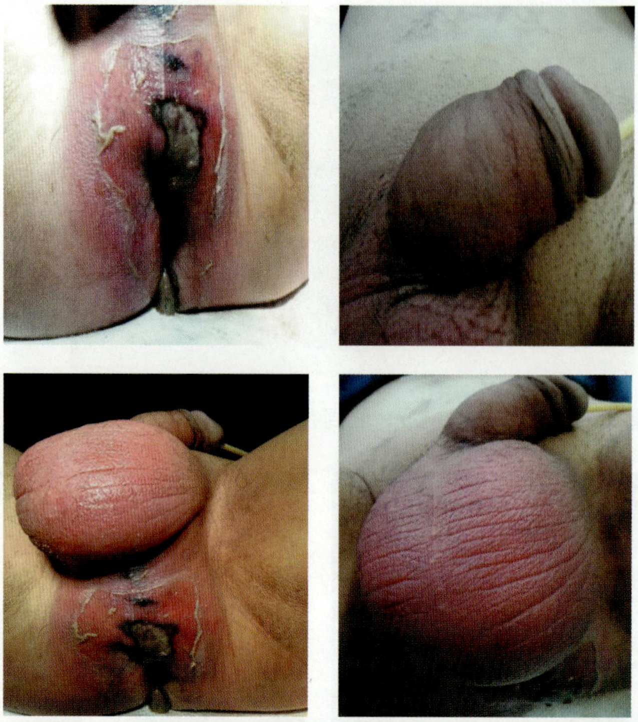

图 10-2-14 入院情况：肛周会阴部及整个阴囊部大面积感染

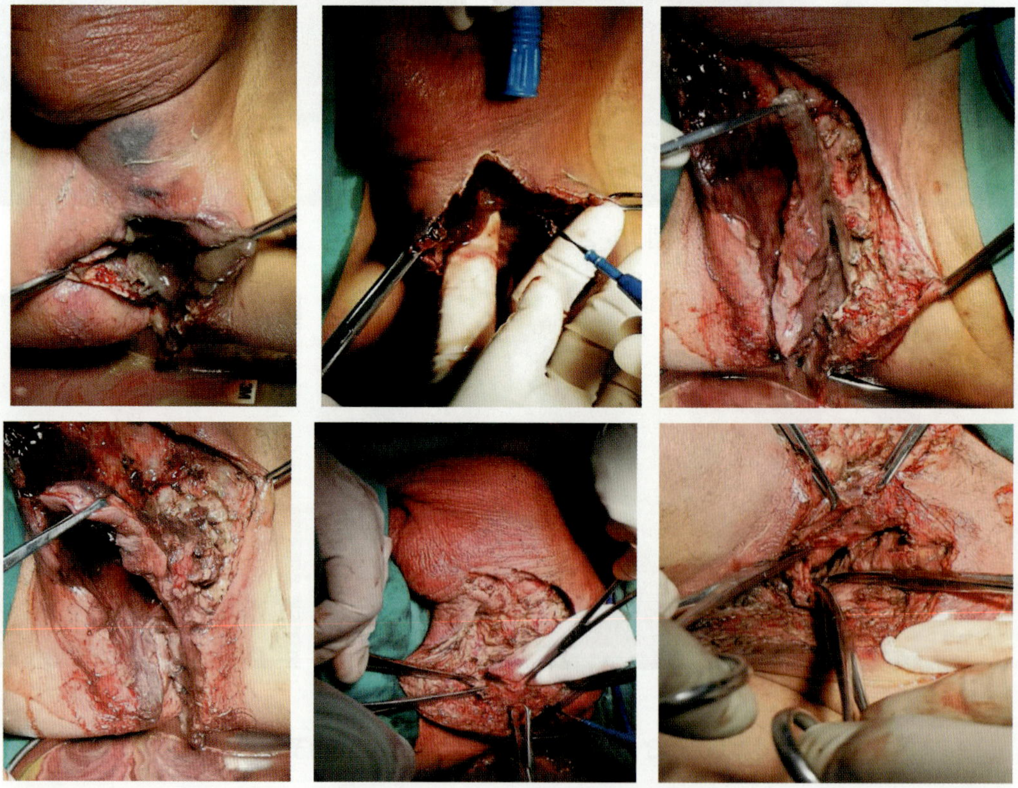

图 10-2-15 术中：打开感染病灶

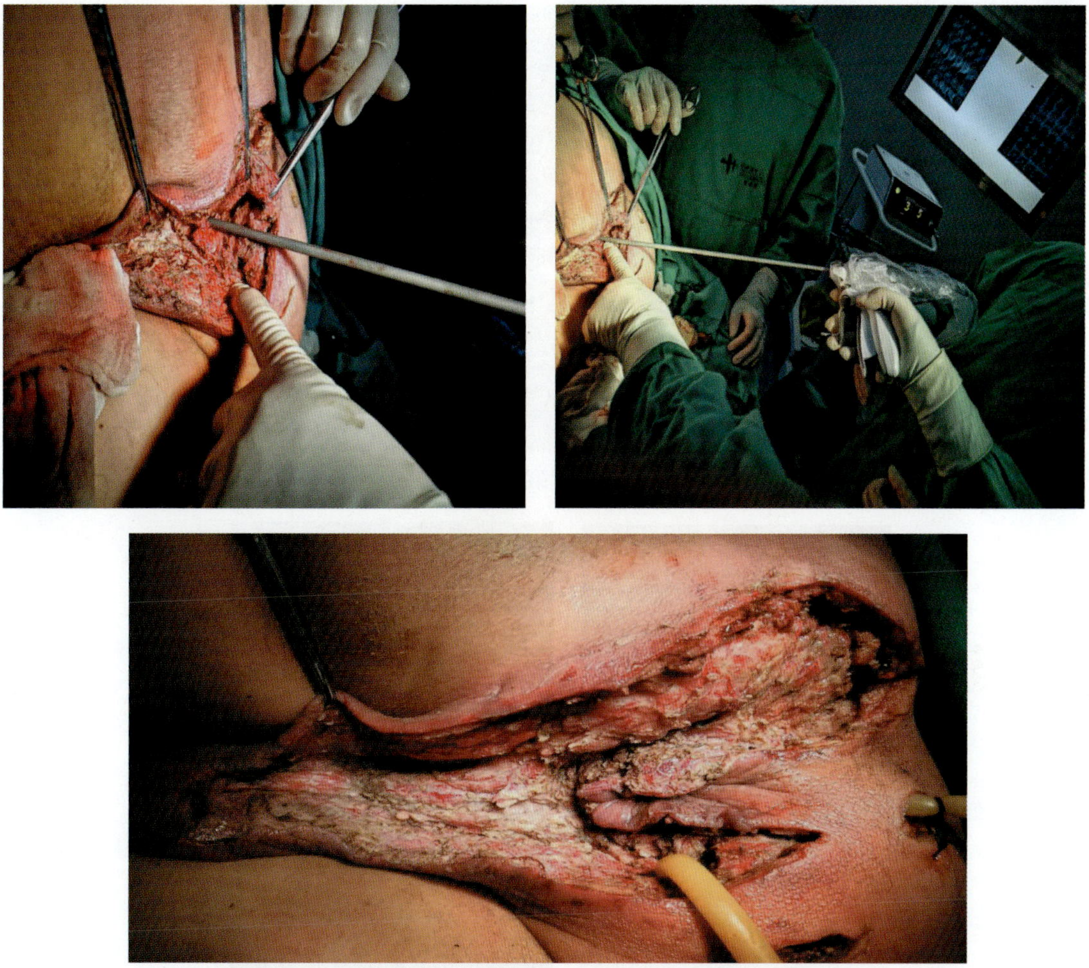

图 10-2-16　术中：使用超声刀切除骨盆直肠间隙坏死组织

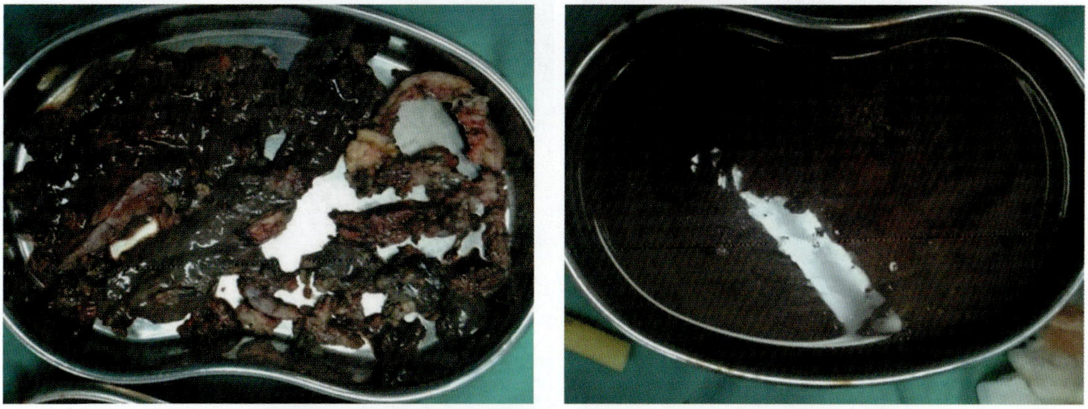

图 10-2-17　病灶组织

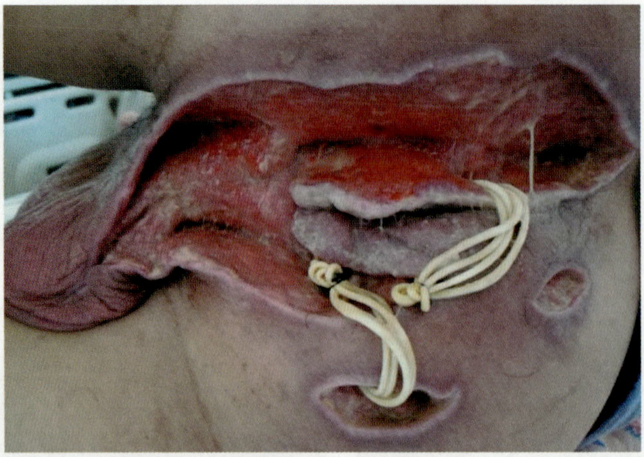

a. 术后第15天

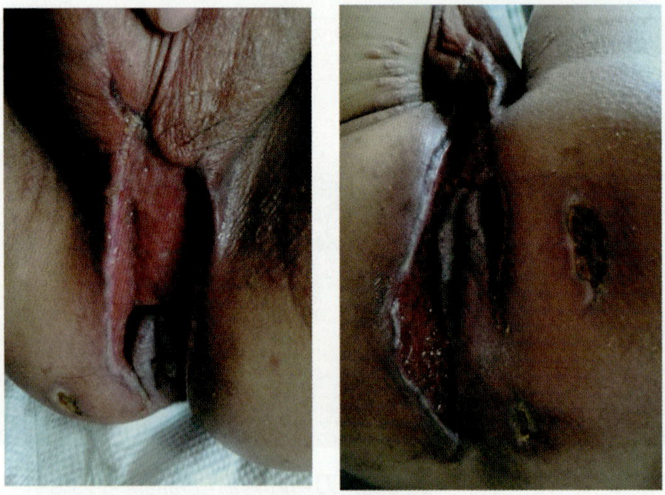

b. 术后第30天

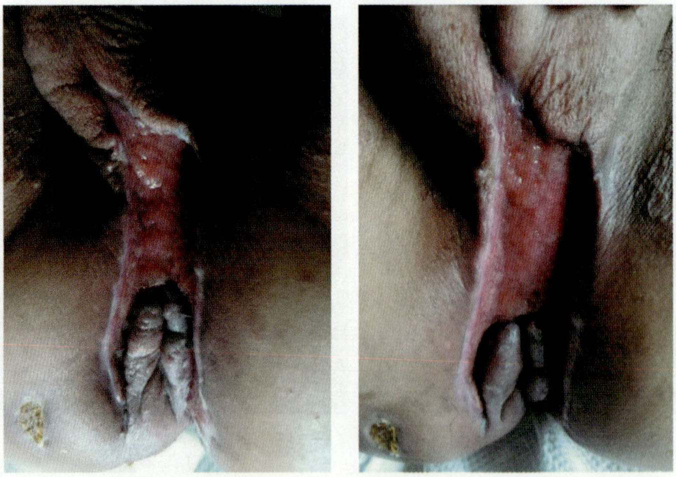

c. 术后第33天

图10-2-18 术后恢复情况：肉芽组织鲜红，创面逐渐愈合

◎案例 5

患者，男，46岁，2018年8月15日入院。有糖尿病病史4年，血糖最高达20mmol/L，当日14. 21mmol/L。查血红蛋白108g/L，白蛋白20.3g/L。入院诊断：①坏死性筋膜炎；②肛门直肠坏死缺失；③糖尿病；④乙型病毒性肝炎；⑤肝硬化；⑥肾积水；⑦肺炎；⑧尿潴留；⑨贫血；⑩电解质紊乱；⑪低蛋白血症。

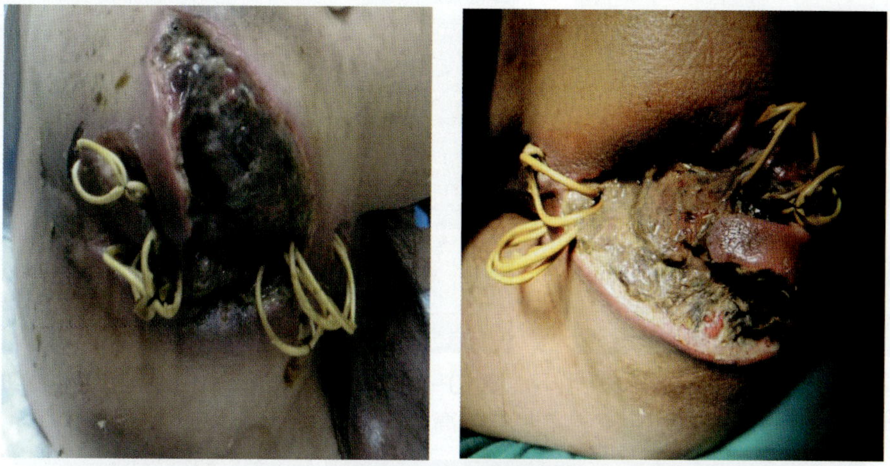

图 10-2-19　入院情况

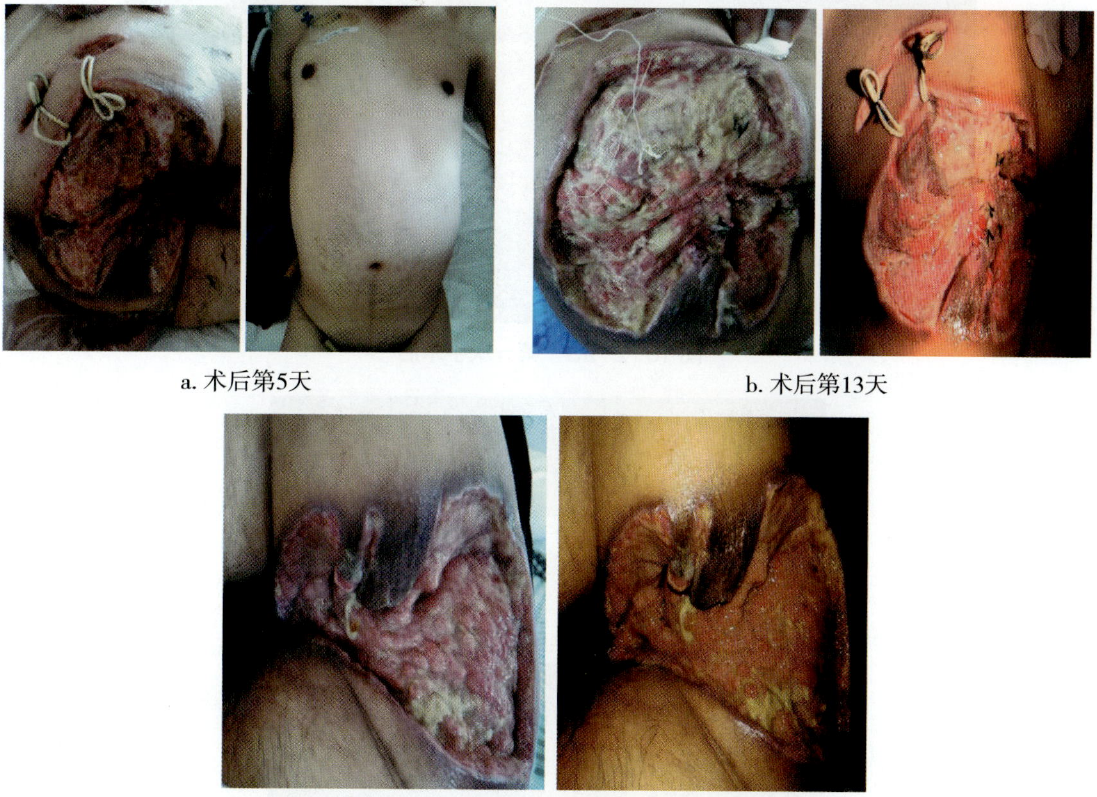

a. 术后第5天

b. 术后第13天

c. 术后第20天

图 10-2-20　术后恢复情况：患者病情稳定，坚持创面冲洗换药

◎案例 6

患者，男，75岁，以“阴囊肿胀疼痛7天，加重2天”为主诉收入院。

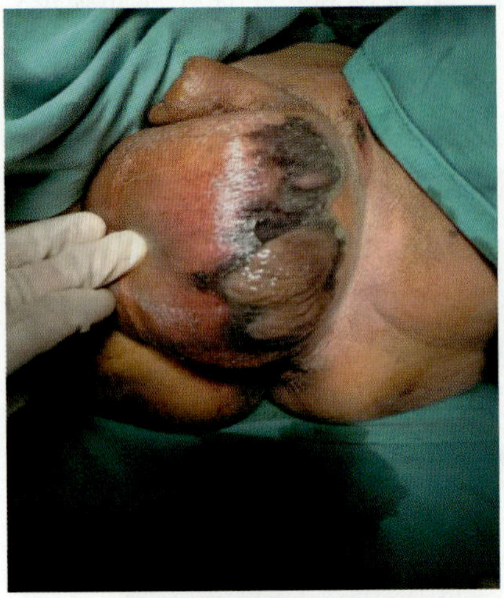

图 10-2-21 入院情况：阴囊会阴部、腹股沟及大腿根部大面积感染

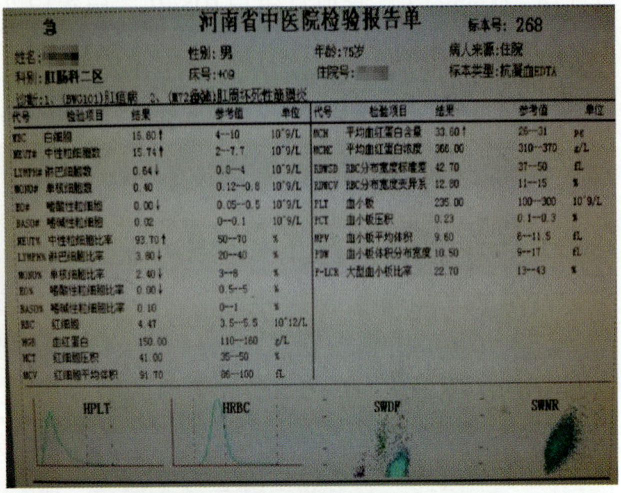

急　河南省中医院检验报告单　标本号：268

姓名：[redacted]　性别：男　年龄：75岁　病人来源：住院

科别：肛肠科二区　床号：+09　住院号：[redacted]　标本类型：抗凝血EDTA

诊断：1、(BWG101)肛痈病 2、(…)肛周坏死性筋膜炎

代号	检验项目	结果	参考值	单位
WBC	白细胞	15.60↑	4--10	10^9/L
NEUT#	中性粒细胞数	15.74↑	2--7.7	10^9/L
LYMPH#	淋巴细胞数	0.64↓	0.8--4	10^9/L
MONO#	单核细胞数	0.40	0.12--0.8	10^9/L
EO#	嗜酸性粒细胞	0.00↓	0.05--0.5	10^9/L
BASO#	嗜碱性粒细胞	0.02	0--0.1	10^9/L
NEUT%	中性粒细胞比率	93.70↑	50--70	%
LYMPH%	淋巴细胞比率	3.80↓	20--40	%
MONO%	单核细胞比率	2.40↓	3--8	%
EO%	嗜酸性粒细胞比率	0.00↓	0.5--5	%
BASO%	嗜碱性粒细胞比率	0.10	0--1	%
RBC	红细胞	4.47	3.5--5.5	10^12/L
HGB	血红蛋白	150.00	110--160	g/L
HCT	红细胞压积	41.00	35--50	%
MCV	红细胞平均体积	91.70	86--100	fL

代号	检验项目	结果	参考值	单位
MCH	平均血红蛋白含量	33.60↑	26--31	pg
MCHC	平均血红蛋白浓度	366.00	310--370	g/L
RDWSD	RBC分布宽度标准差	42.70	37--50	fL
RDWCV	RBC分布宽度变异系	12.80	11--15	%
PLT	血小板	235.00	100--300	10^9/L
PCT	血小板压积	0.23	0.1--0.3	%
MPV	血小板平均体积	9.60	6--11.5	fL
PDW	血小板体积分布宽度	10.50	9--17	fL
P-LCR	大型血小板比率	22.70	13--43	%

HPLT　HRBC　SWDF　SWNR

图 10-2-22 化验结果示：白细胞、中性粒细胞等炎症指标高

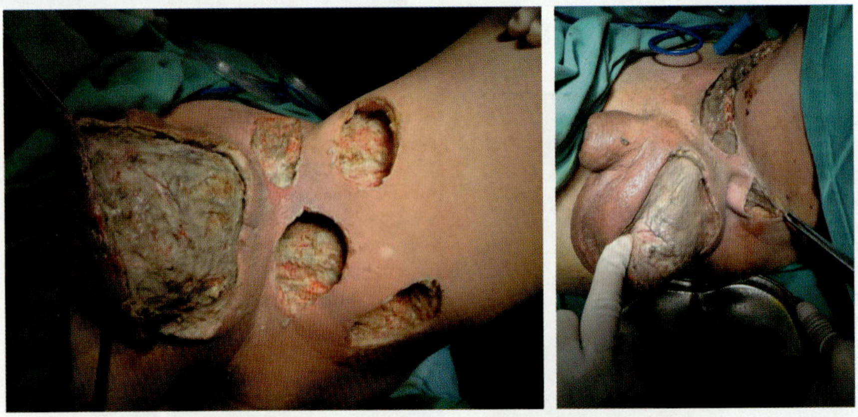

图 10-2-23 第一次手术后

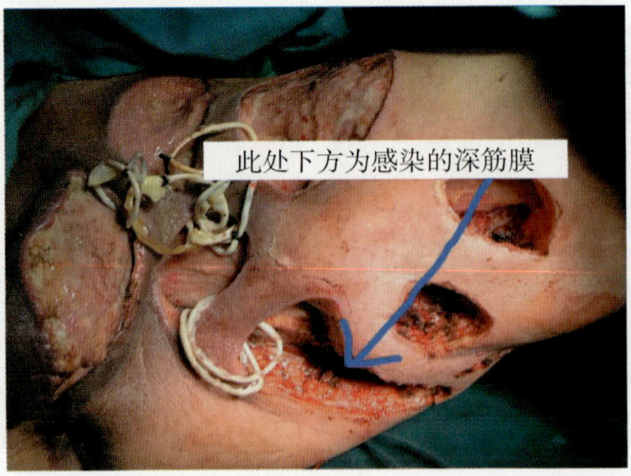

图 10-2-24 第二次手术后（扩创，累及深筋膜）

诊治经过：

（1）第二次清创术后第1天21：50，突然出现胸闷、呼吸困难，患者表达尚清楚。

（2）吸氧。查心电图提示：窦性心动过速，多处T波改变。心电监护：心率147次/分，血压170/110mmHg，血氧饱和度53%。

（3）紧急转入ICU抢救，途中大概10分钟，患者自主呼吸和心跳停止，气管插管，胸外按压，心肺复苏。自主心跳恢复。后电除颤1次。

（4）清晨7点患者家属放弃抢救，自动出院。

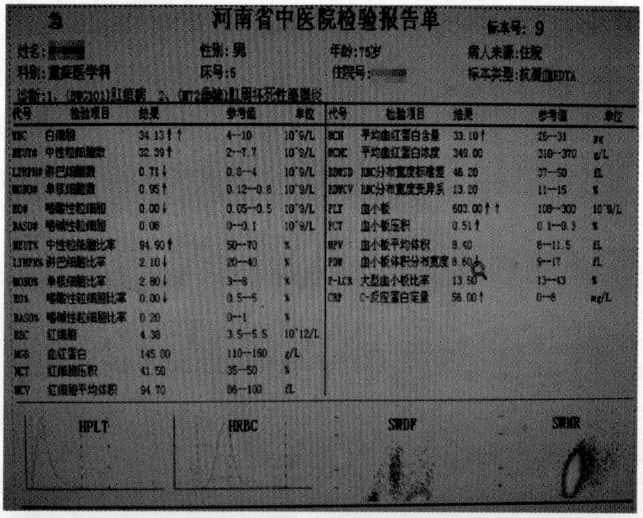

急　河南省中医院检验报告单　标本号：9

姓名：[redacted]　性别：男　年龄：75岁　病人来源：住院

科别：重症医学科　床号：5　住院号：[redacted]　标本类型：抗凝血EDTA

诊断：1、(BWG101)肛瘘病　2、(M72备注)肛周坏死性筋膜炎

代号	检验项目	结果	参考值	单位	代号	检验项目	结果	参考值	单位
WBC	白细胞	34.13↑↑	4--10	10^9/L	MCH	平均血红蛋白含量	33.10↑	26--31	pg
NEUT#	中性粒细胞数	32.39↑	2--7.7	10^9/L	MCHC	平均血红蛋白浓度	349.00	310--370	g/L
LYMPH#	淋巴细胞数	0.71↓	0.8--4	10^9/L	RDWSD	RBC分布宽度标准差	46.20	37--50	fL
MONO#	单核细胞数	0.95↑	0.12--0.8	10^9/L	RDWCV	RBC分布宽度变异系	13.20	11--15	%
EO#	嗜酸性粒细胞	0.00↓	0.05--0.5	10^9/L	PLT	血小板	603.00↑↑	100--300	10^9/L
BASO#	嗜碱性粒细胞	0.08	0--0.1	10^9/L	PCT	血小板压积	0.51↑	0.1--0.3	%
NEUT%	中性粒细胞比率	94.90↑	50--70	%	MPV	血小板平均体积	9.40	6--11.5	fL
LYMPH%	淋巴细胞比率	2.10↓	20--40	%	PDW	血小板体积分布宽度	8.60↓	9--17	fL
MONO%	单核细胞比率	2.80↓	3--8	%	P-LCR	大型血小板比率	13.50	13--43	%
EO%	嗜酸性粒细胞比率	0.00↓	0.5--5	%	CRP	C-反应蛋白定量	56.00↑	0--8	mg/L
BASO%	嗜碱性粒细胞比率	0.20	0--1	%					
RBC	红细胞	4.38	3.5--5.5	10^12/L					
HGB	血红蛋白	145.00	110--160	g/L					
HCT	红细胞压积	41.50	35--50	%					
MCV	红细胞平均体积	94.70	86--100	fL					

HPLT　HRBC　SWDF　SWNR

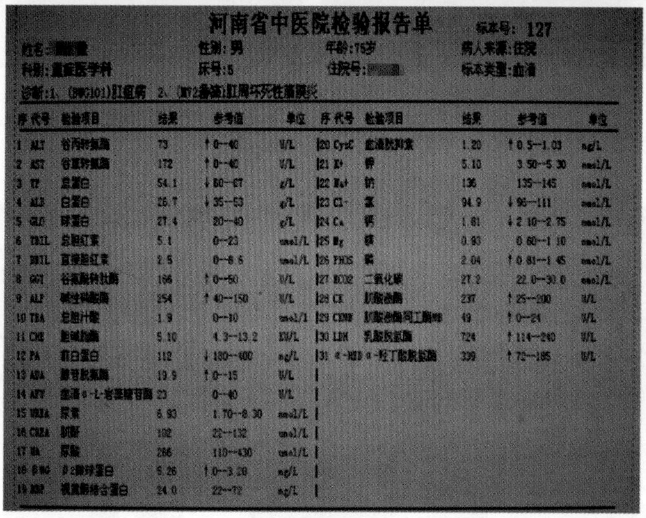

河南省中医院检验报告单　标本号：127

姓名：[redacted]　性别：男　年龄：75岁　病人来源：住院

科别：重症医学科　床号：5　住院号：[redacted]　标本类型：血清

诊断：1、(BWG101)肛瘘病　2、(M72备注)肛周坏死性筋膜炎

序	代号	检验项目	结果	参考值	单位	序	代号	检验项目	结果	参考值	单位
1	ALT	谷丙转氨酶	73	↑0--40	U/L	20	CysC	血清胱抑素	1.20	↑0.5--1.03	mg/L
2	AST	谷草转氨酶	172	↑0--40	U/L	21	K+	钾	5.10	3.50--5.30	mmol/L
3	TP	总蛋白	54.1	↓60--87	g/L	22	Na+	钠	136	135--145	mmol/L
4	ALB	白蛋白	26.7	↓35--53	g/L	23	Cl-	氯	94.9	↓96--111	mmol/L
5	GLO	球蛋白	27.4	20--40	g/L	24	Ca	钙	1.81	↓2.10--2.75	mmol/L
6	TBIL	总胆红素	5.1	0--23	umol/L	25	Mg	镁	0.93	0.60--1.10	mmol/L
7	DBIL	直接胆红素	2.5	0--6.6	umol/L	26	PHOS	磷	2.04	↑0.81--1.45	mmol/L
8	GGT	谷氨酰转肽酶	166	↑0--50	U/L	27	ECO2	二氧化碳	27.2	22.0--30.0	mmol/L
9	ALP	碱性磷酸酶	254	↑40--150	U/L	28	CK	肌酸激酶	237	↑25--200	U/L
10	TBA	总胆汁酸	1.9	0--10	umol/l	29	CKMB	肌酸激酶同工酶MB	49	↑0--24	U/L
11	CHE	胆碱酯酶	5.10	4.3--13.2	KU/L	30	LDH	乳酸脱氢酶	724	↑114--240	U/L
12	PA	前白蛋白	112	↓180--400	mg/L	31	α-HBD	α-羟丁酸脱氢酶	339	↑72--185	U/L
13	ADA	腺苷脱氨酶	19.9	↑0--15	U/L						
14	AFU	血清α-L-岩藻糖苷酶	23	0--40	U/L						
15	UREA	尿素	6.93	1.70--8.30	mmol/L						
16	CREA	肌酐	102	22--132	umol/L						
17	UA	尿酸	286	110--430	umol/L						
18	β-MG	β2微球蛋白	5.26	↑0--3.20	mg/L						
19	RBP	视黄醇结合蛋白	24.0	22--72	mg/L						

图10-2-25　ICU检查结果：血象及C反应蛋白持续升高，提示感染进行性加重，同时可见肝肾功能严重受损

ICU出院诊断：①心源性休克（心肺复苏术后，缺血缺氧性脑病）；②Ⅰ型呼吸衰竭（呼吸性酸中毒）；③全身炎症反应综合征（肛周坏死性筋膜炎清创术+扩创术）；④2型糖尿病；⑤低蛋白血症；⑥电解质紊乱（低钠血症）；⑦多功能脏器衰竭（心、肝、肺）；⑧恶性心律失常（阵发性室速、快速房颤、频发室性早搏、频发房性早搏）。

◎案例 7

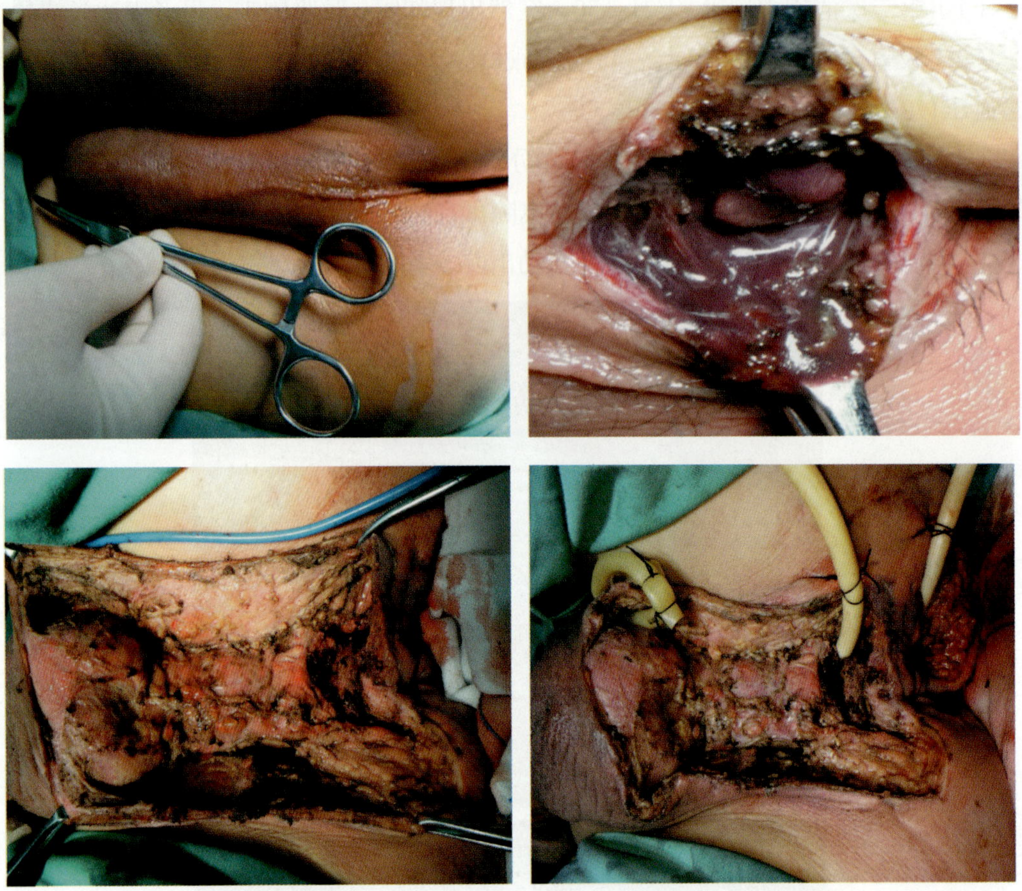

图 10-2-26 术中：打开感染病灶，给予清创挂线

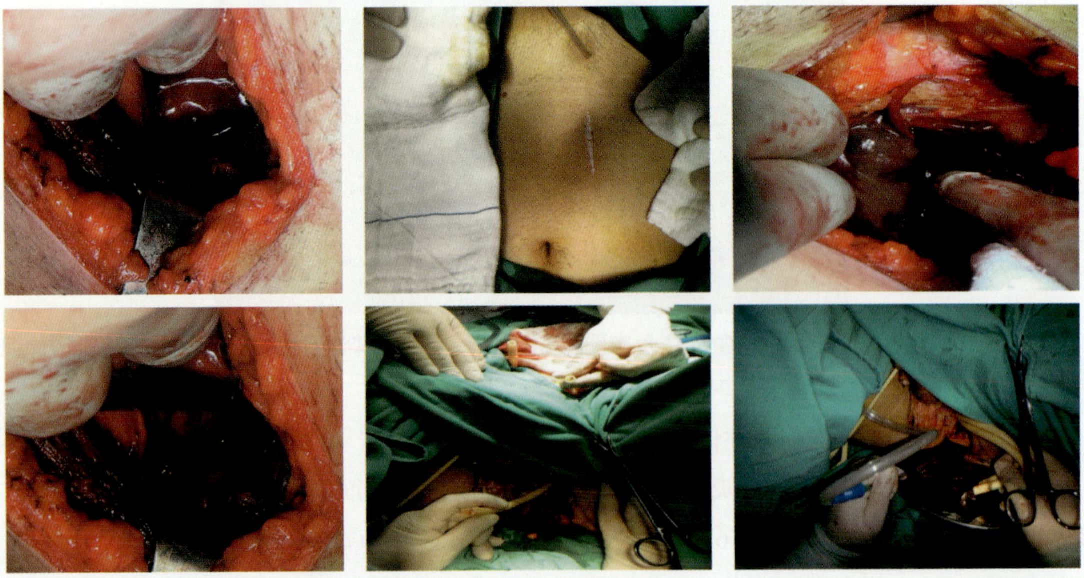

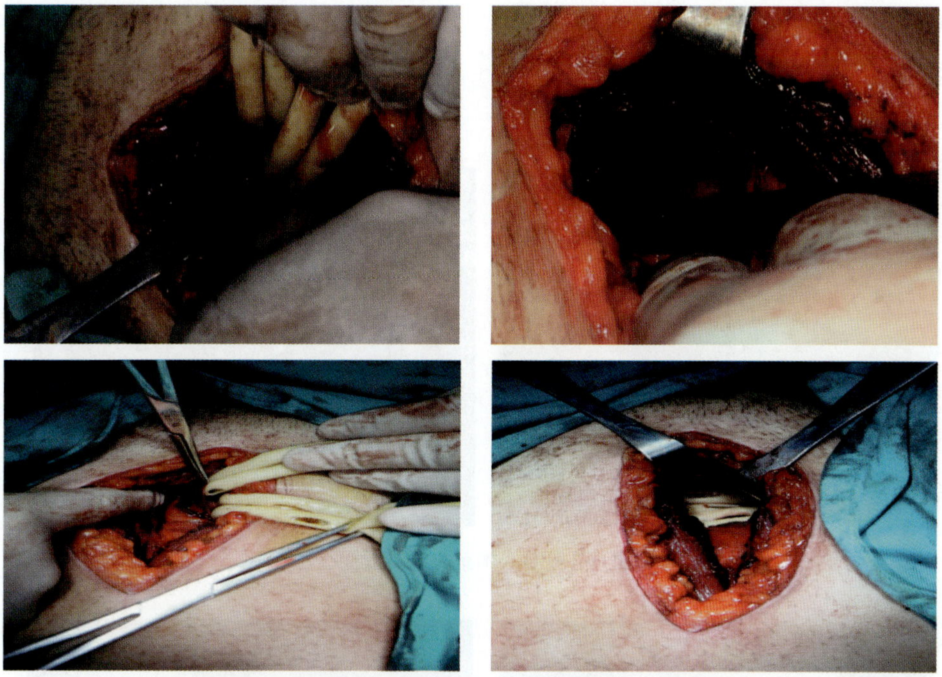

图 10-2-27　2018 年 11 月 25 日（术后 6 天再术），打开腹部，深度清理感染灶

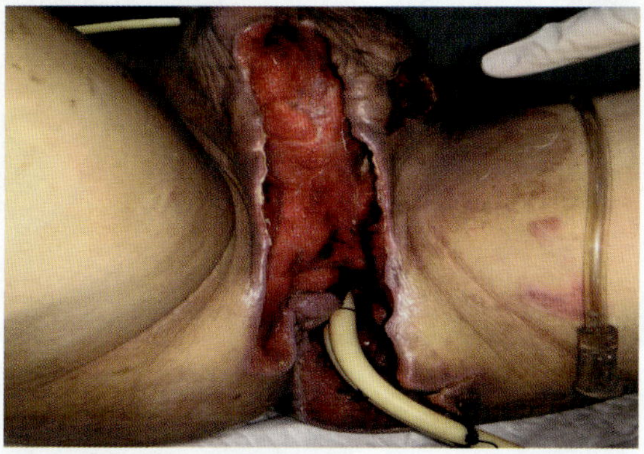

图 10-2-28　第二次术后第 15 天，肉芽组织鲜红，引流通畅

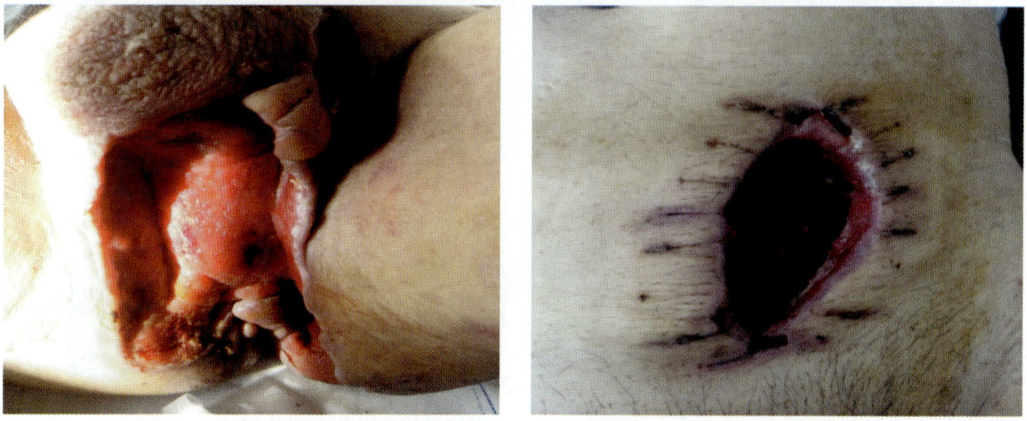

图 10-2-29　第二次术后第 23 天，患者术后恢复良好，创面逐渐愈合

（二）2017 年以前典型案例

◎案例 1

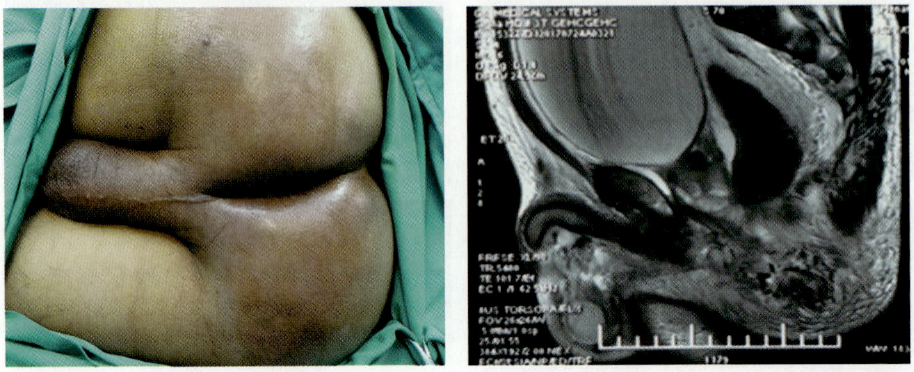

图 10-2-30 术前：感染面积较大

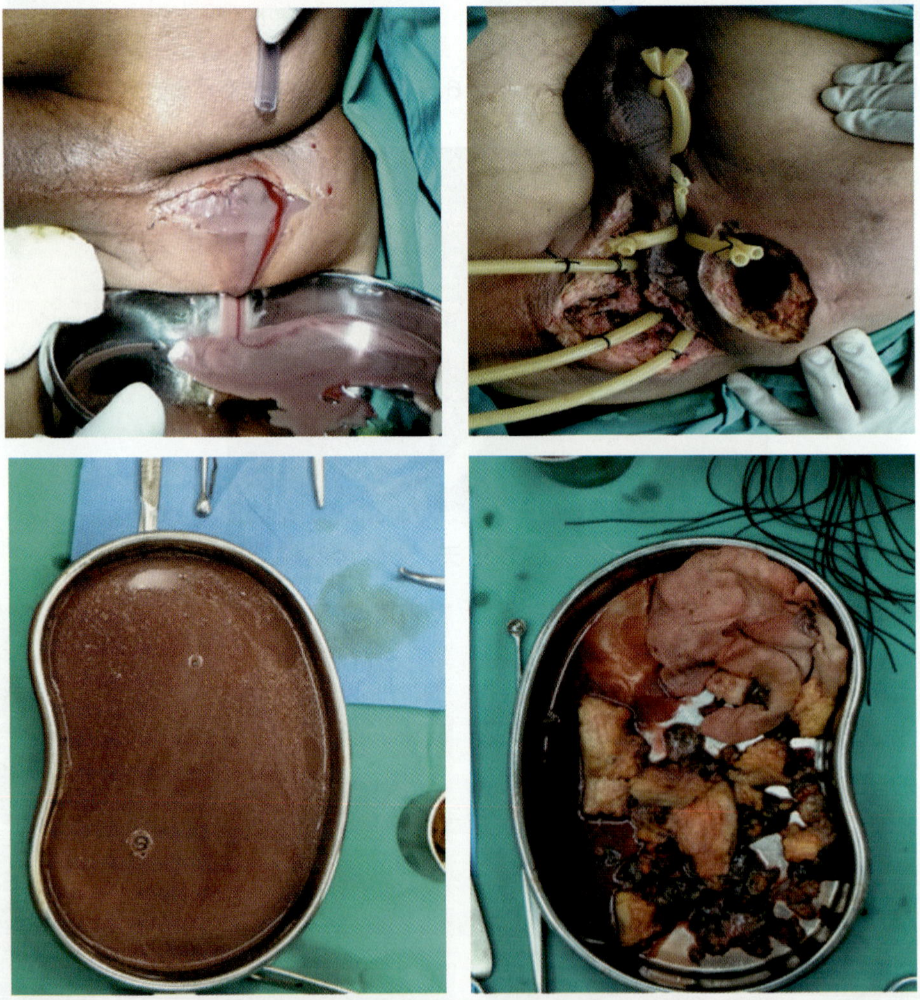

图 10-2-31 第一次手术切开清创挂线及术中切除标本

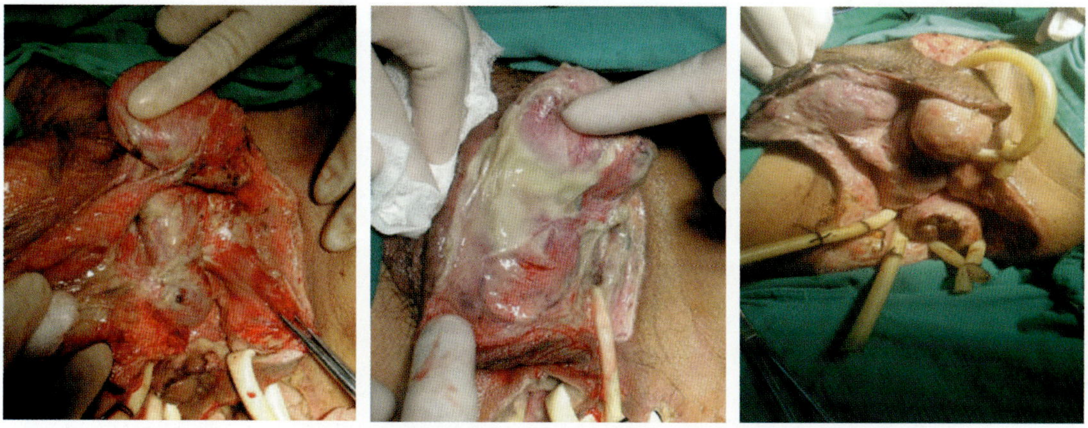

图 10-2-32 术中（第二次手术）：感染涉及整个阴囊部，再次给予清创挂线

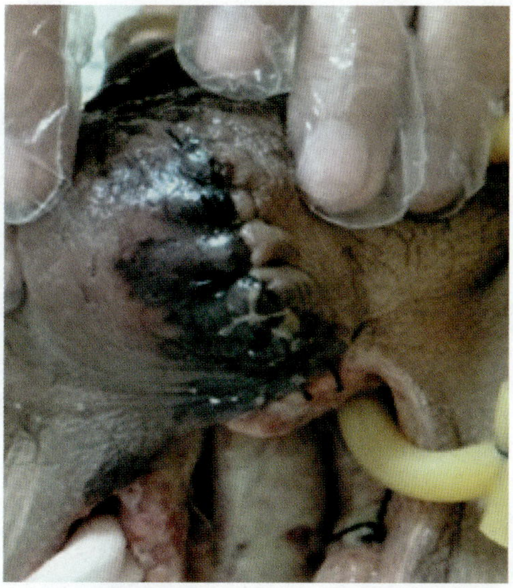

图 10-2-33 第二次手术后第 2 天

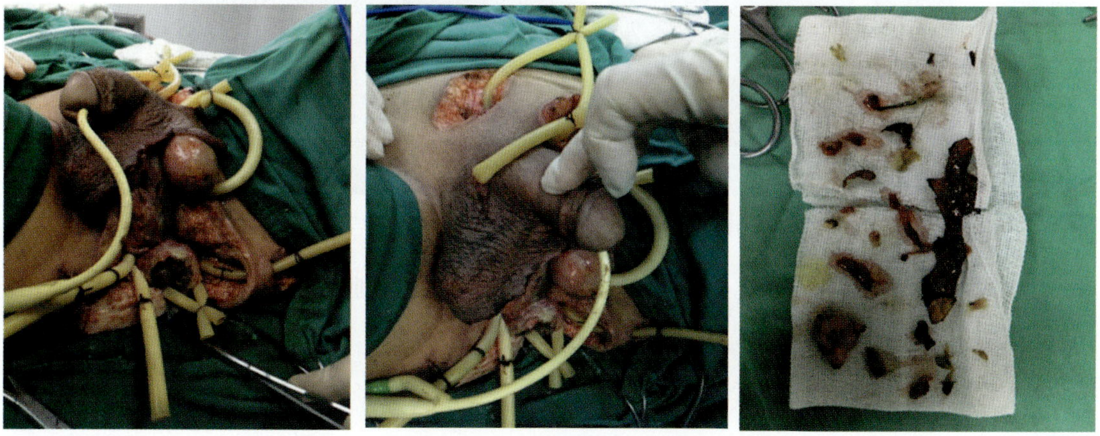

图 10-2-34 第三次手术

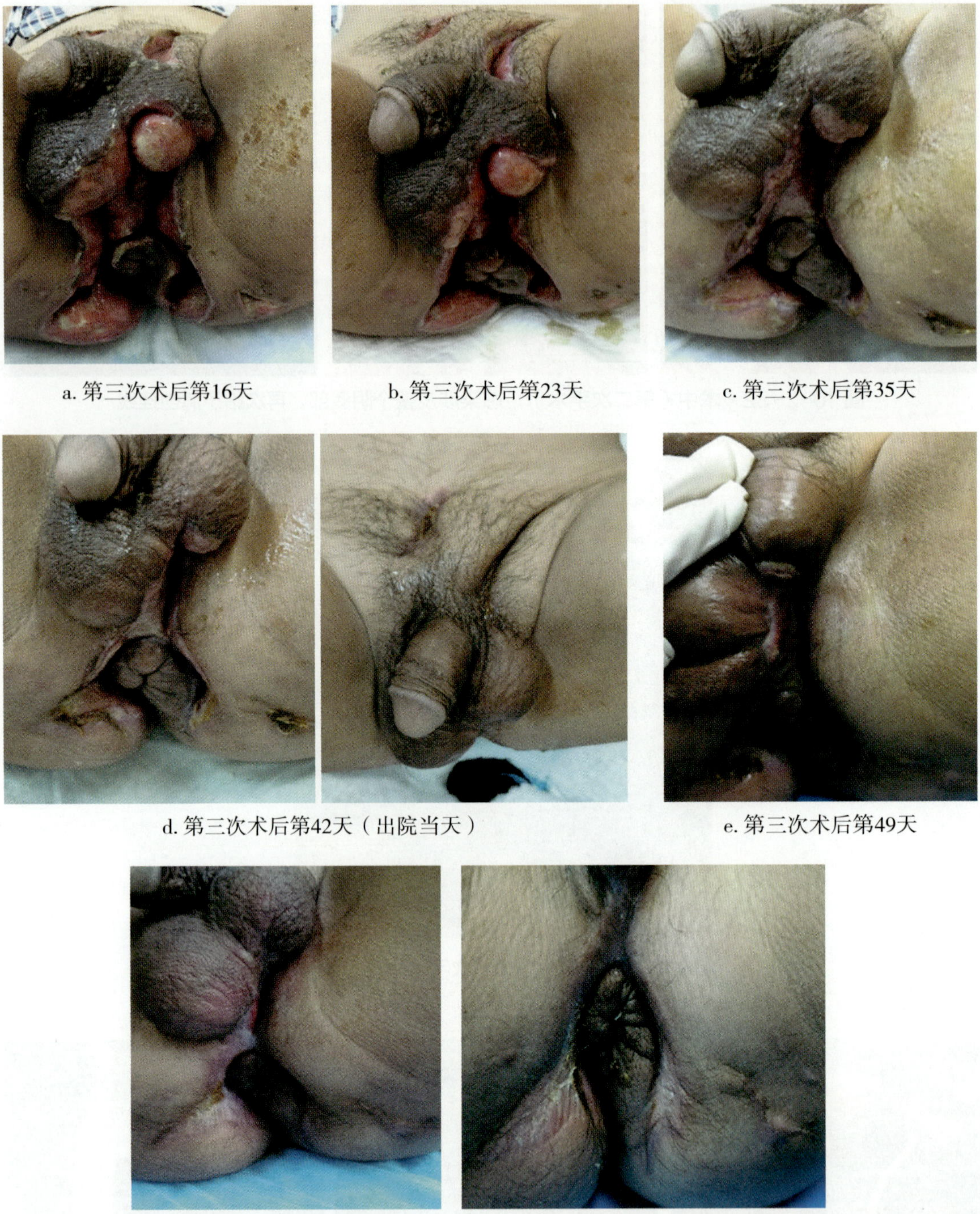

a. 第三次术后第16天　b. 第三次术后第23天　c. 第三次术后第35天

d. 第三次术后第42天（出院当天）　e. 第三次术后第49天

f. 第三次术后第69天　g. 第三次术后第85天

图 10-2-35 术后创面较大，恢复情况良好，创面逐渐愈合

◎案例 2

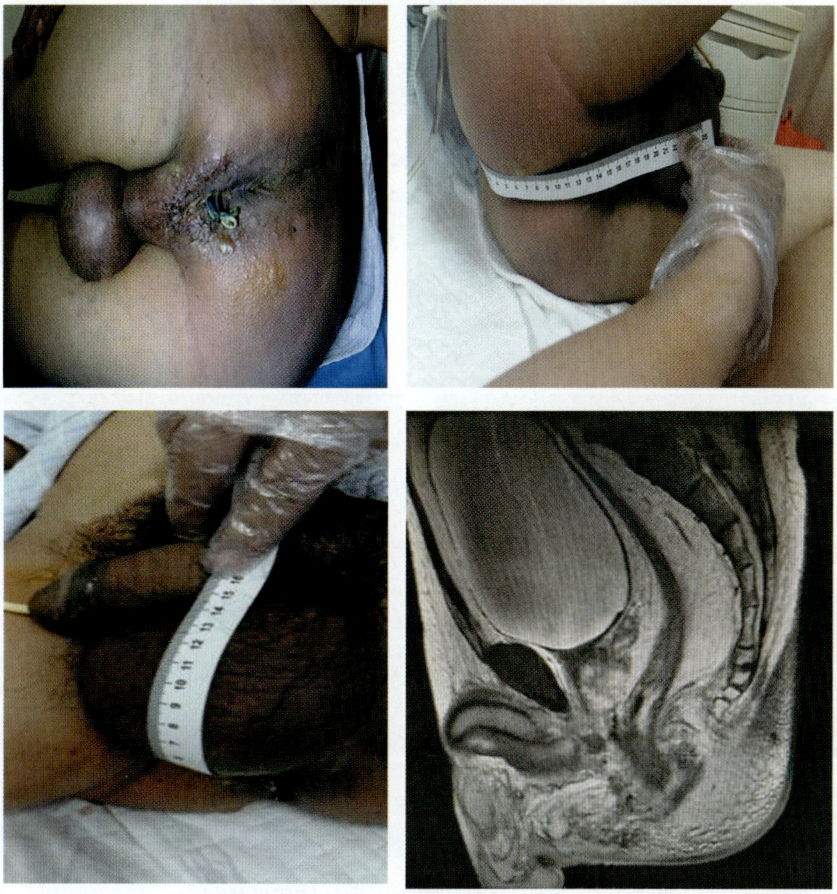

图 10-2-36　术前：臀部及阴囊部大面积感染灶，MRI 报告坏死性筋膜炎

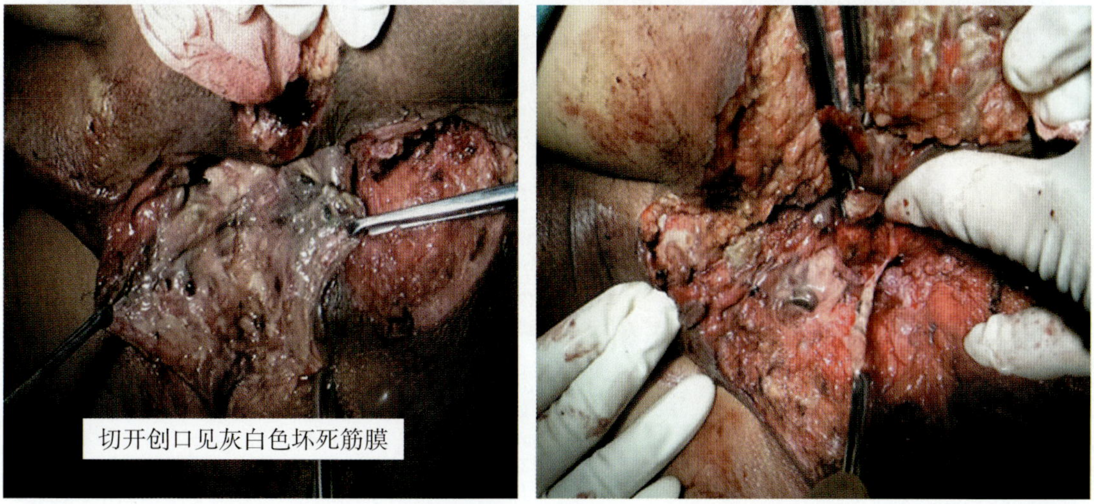

图 10-2-37　术中：打开感染灶可见灰白色坏死筋膜

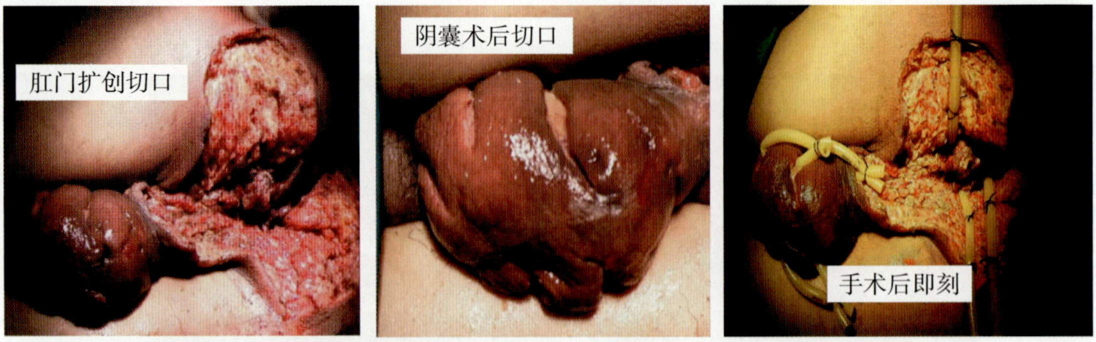

图 10-2-38 术后：肛门扩创切口、阴囊部切口，并给予挂线引流

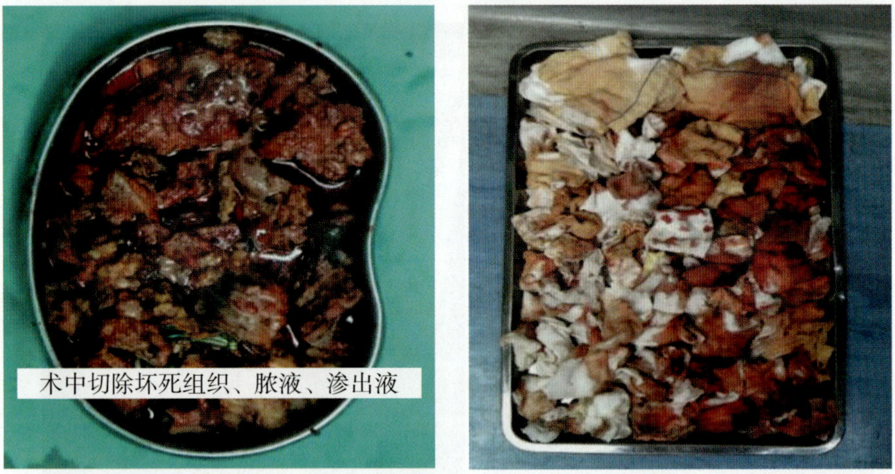

图 10-2-39 术中：切除标本及使用的棉纱

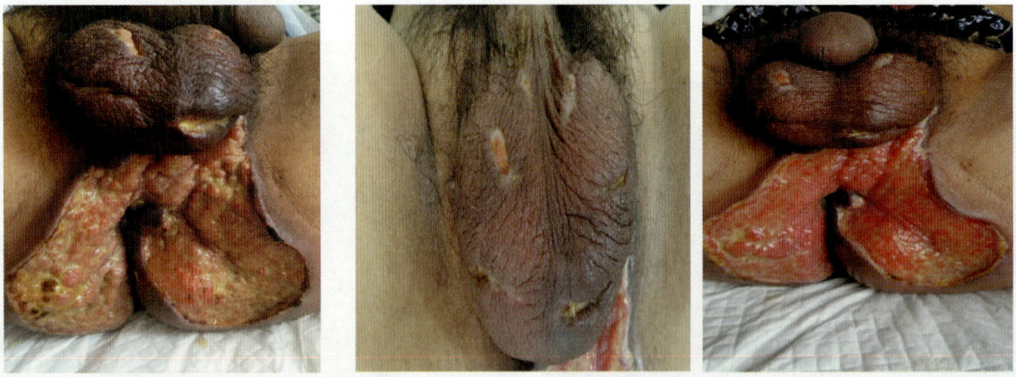

a. 术后第21天

b. 术后第33天

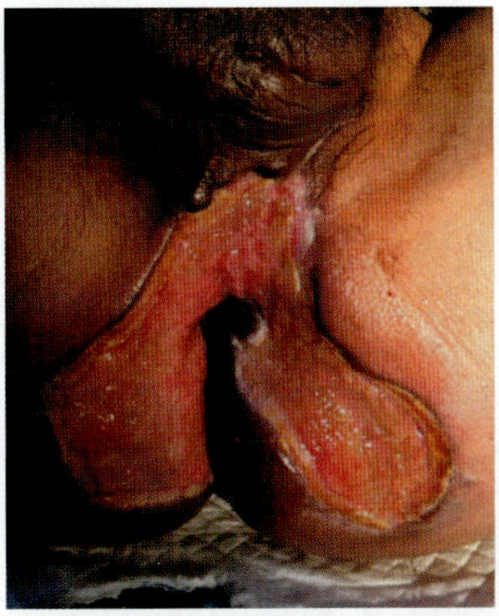

c. 术后第47天

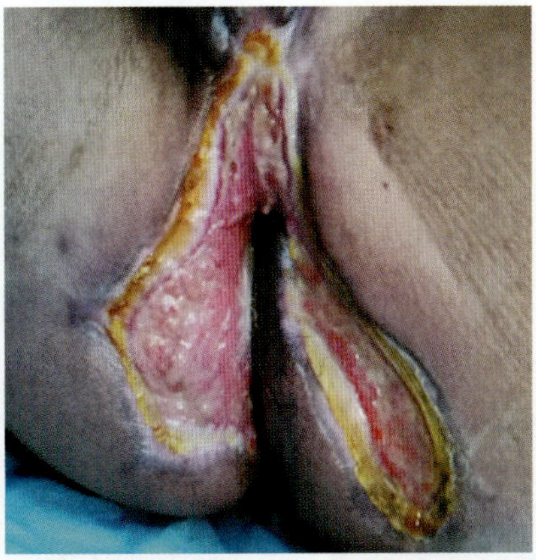

d. 术后第61天

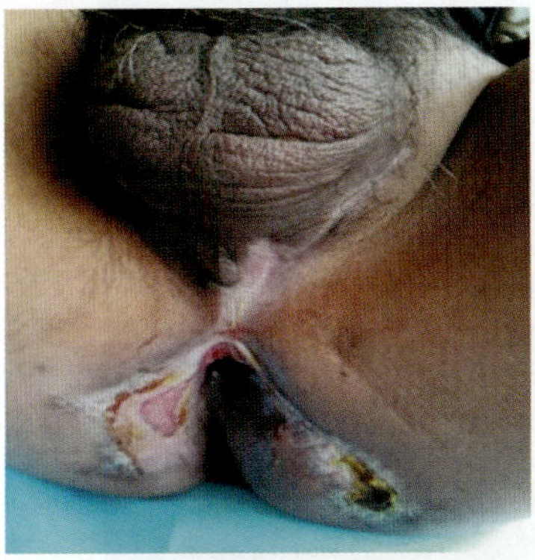

e. 术后第96天

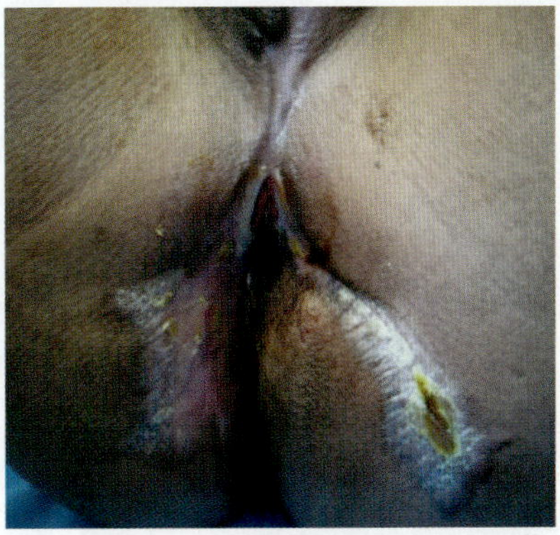

f.术后第124天

图 10-2-40　患者术后创面肉芽组织鲜红，创面逐渐愈合，恢复良好

◎案例 3

患者，女性，78岁，肛周疼痛10天，加重伴肿胀3天。最高体温40℃。来院时无法行走，平车推入病房，大小便困难。既往病史：房颤、高血压、糖尿病病史，未规律用药及监测。

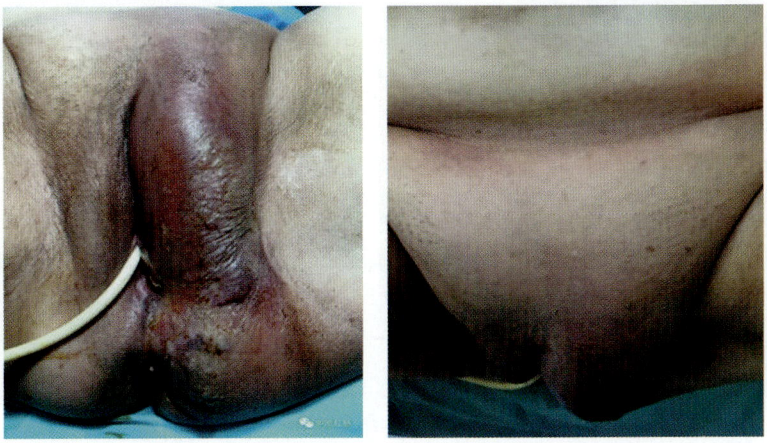

图 10-2-41　术前：感染面积大，涉及左侧会阴、臀部

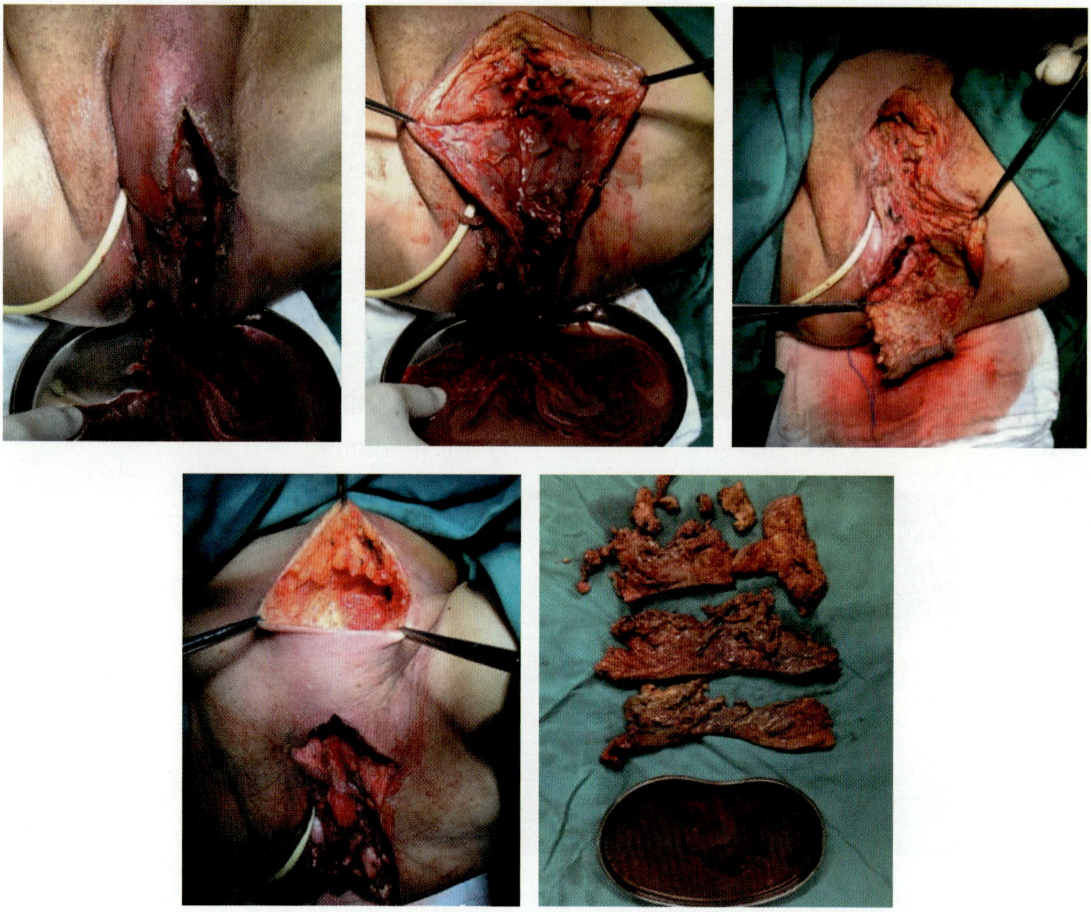

图 10-2-42 术中：切开感染病灶，彻底清创引流

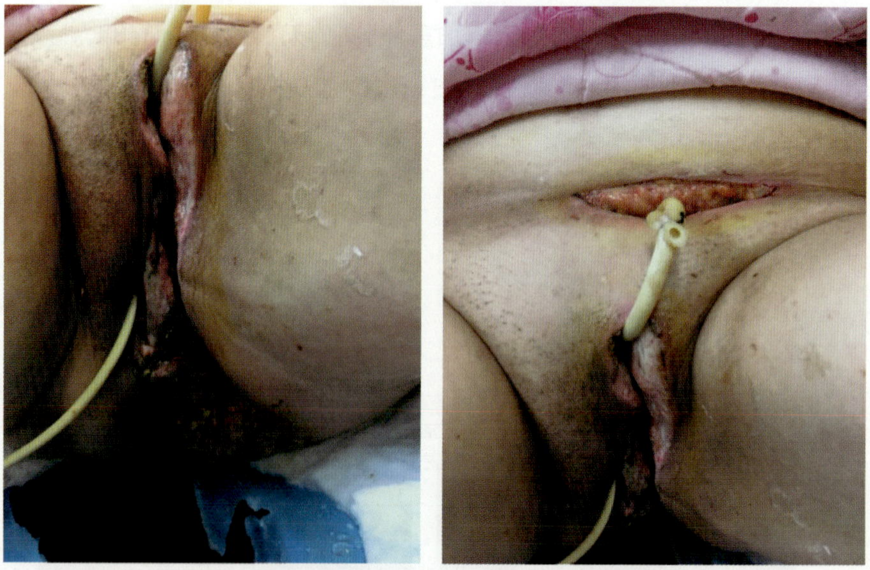

图 10-2-43 术后 3 天引流通畅，患者病情稳定

◎案例 4

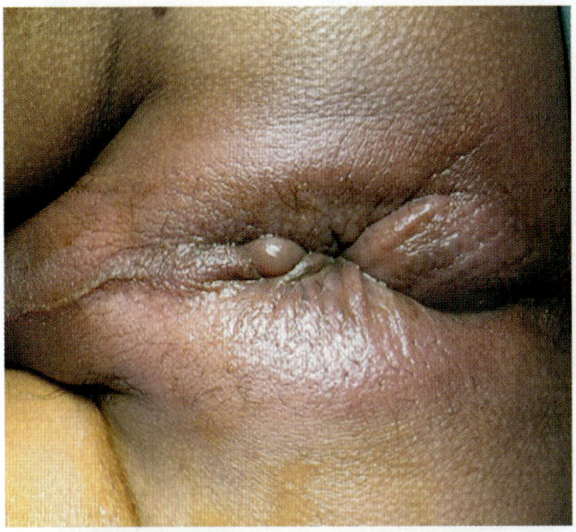

图 10-2-44　术前：感染病灶

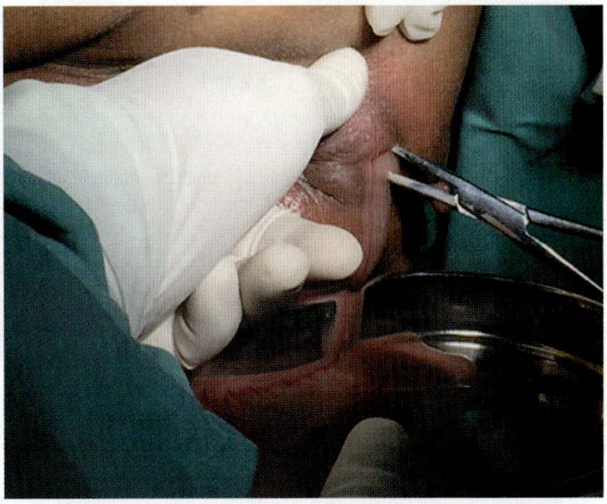

图 10-2-45　术中：切开引流出大量恶臭脓液

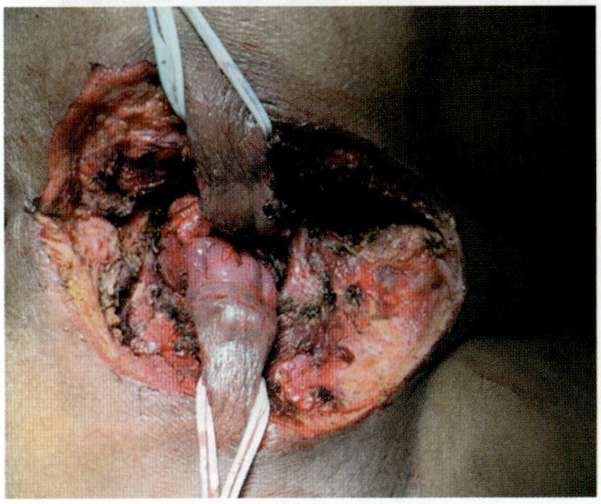

图 10-2-46　术后

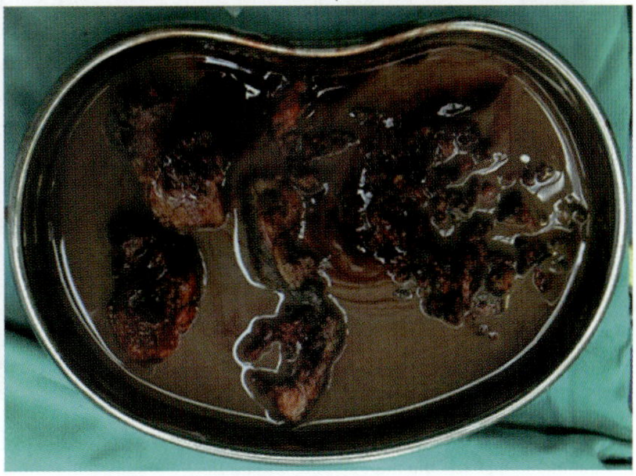

图 10-2-47　标本

◎案例 5

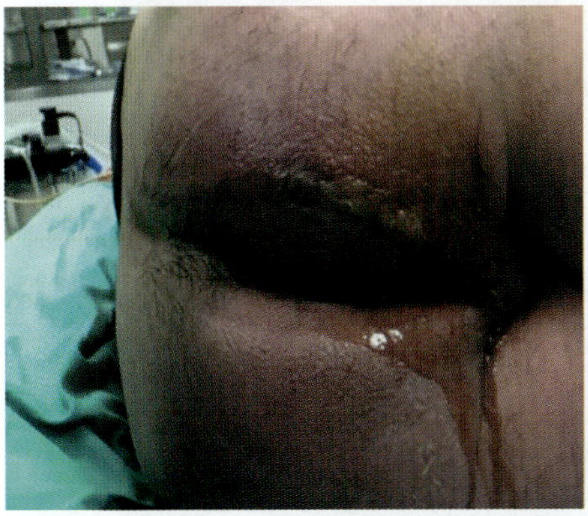

图 10-2-48　术前：臀部肛周大面积感染病灶

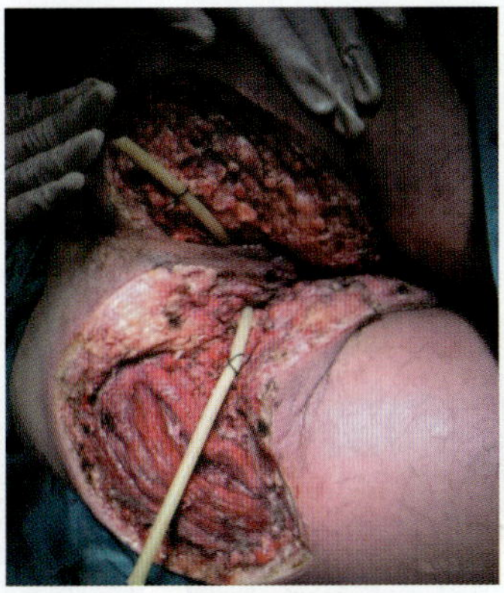

图 10-2-49　术中：大面积清创

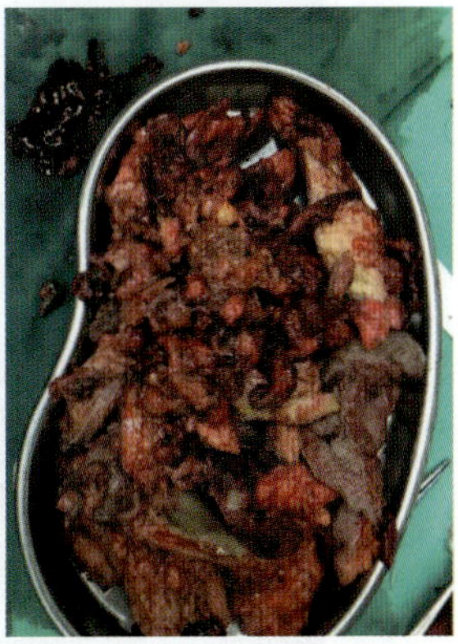

图 10-2-50　标本

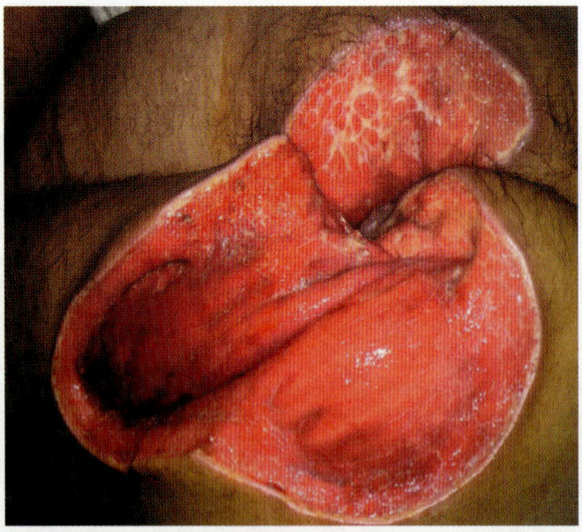

a. 术后第16天

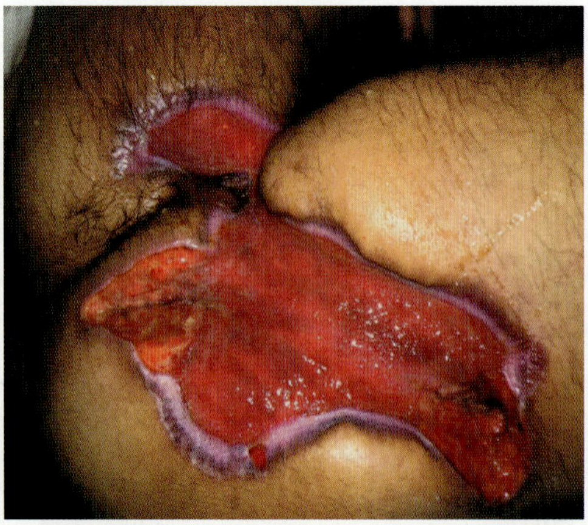

b. 术后第46天

图 10-2-51 术后：创面肉芽组织鲜红，逐渐愈合

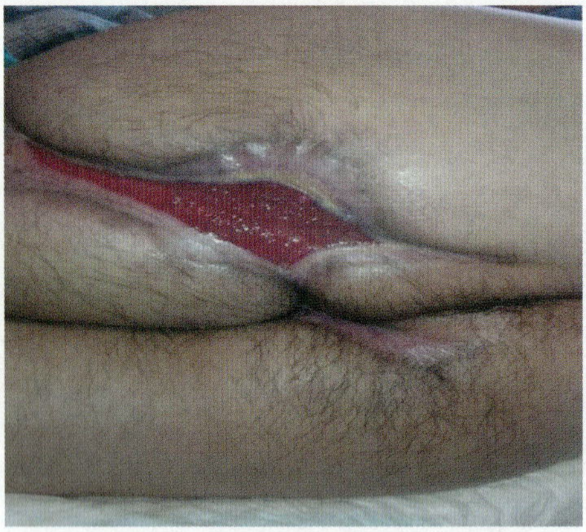

图 10-2-52 术后第 113 天，肉芽组织鲜红

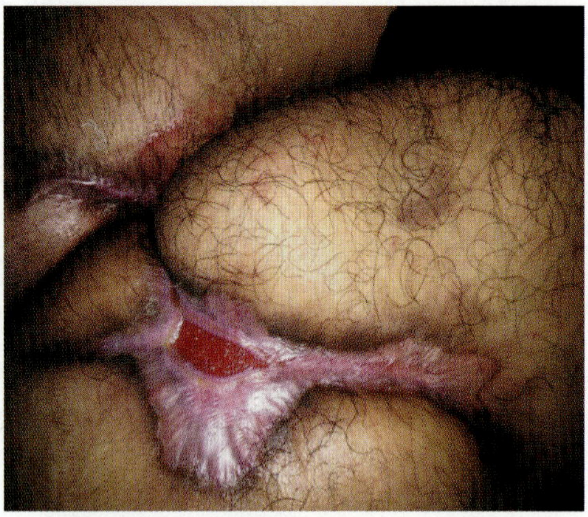

图 10-2-53 术后第 137 天，创面逐渐愈合

◎案例 6

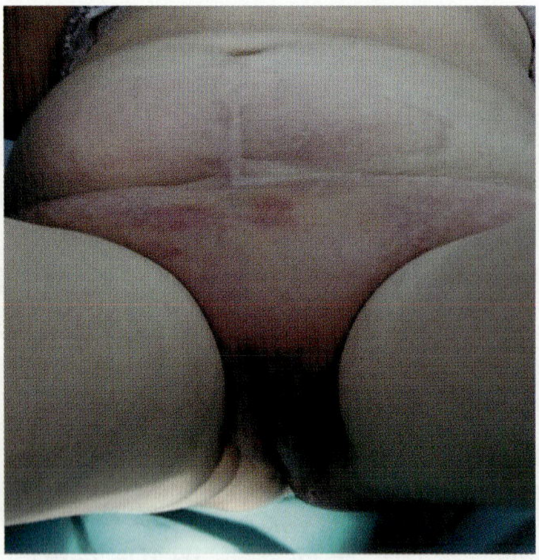

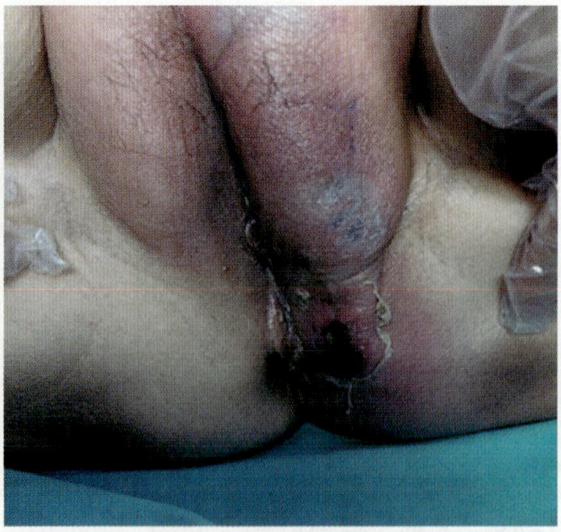

图 10-2-54 术前：大面积感染灶，涉及下腹和大面积会阴部

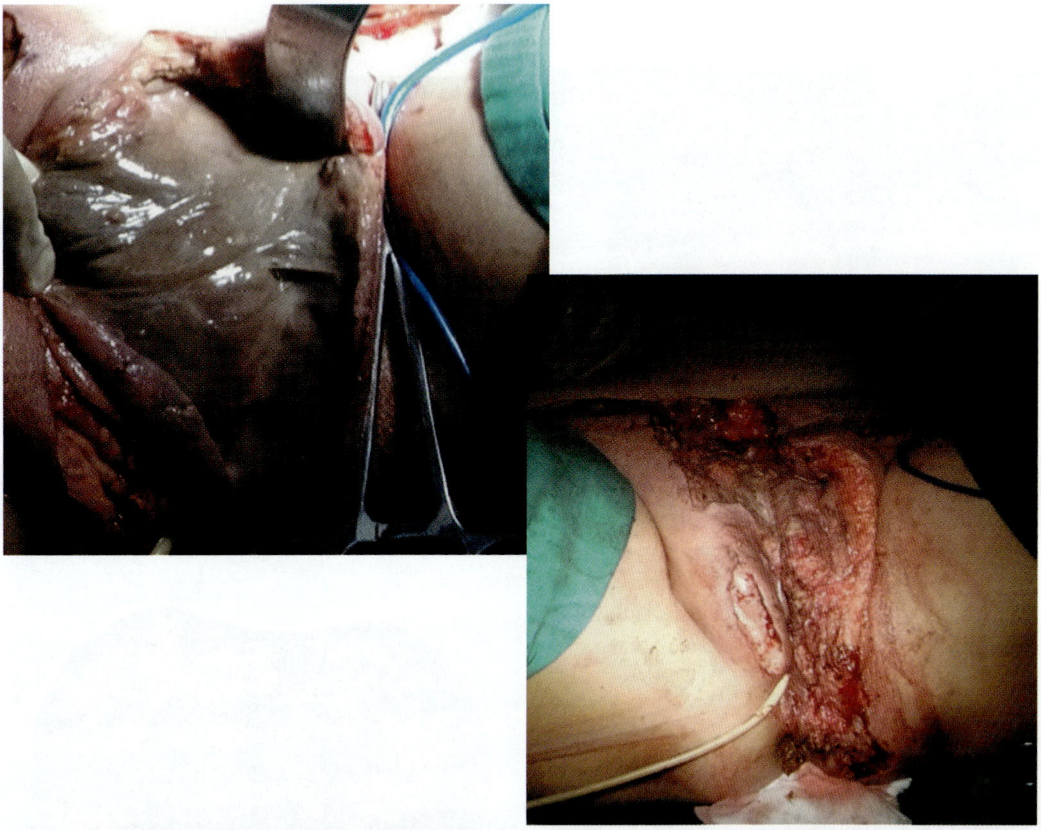

图 10-2-55　术中：打开感染灶，彻底清创

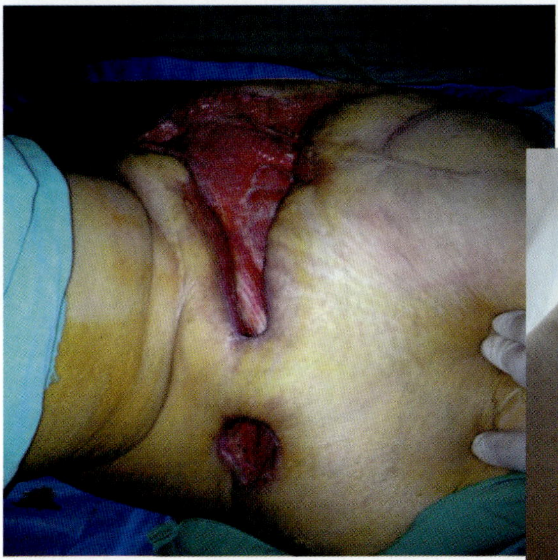

图 10-2-56　术后第 26 天：腹壁及会阴切口缝合前

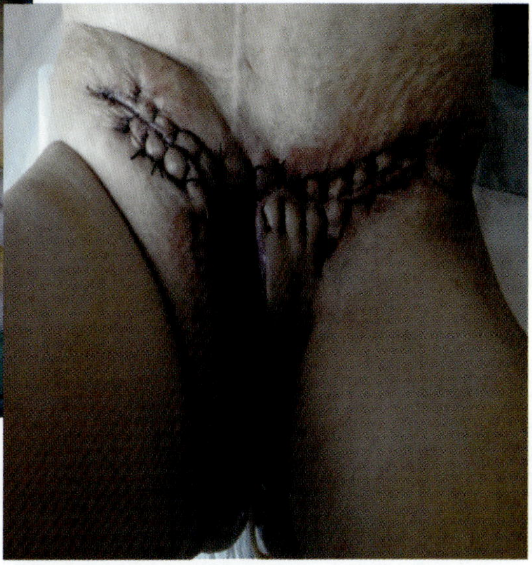

图 10-2-57　术后第 26 天（8 月 11 日）：缝合后

◎案例 7

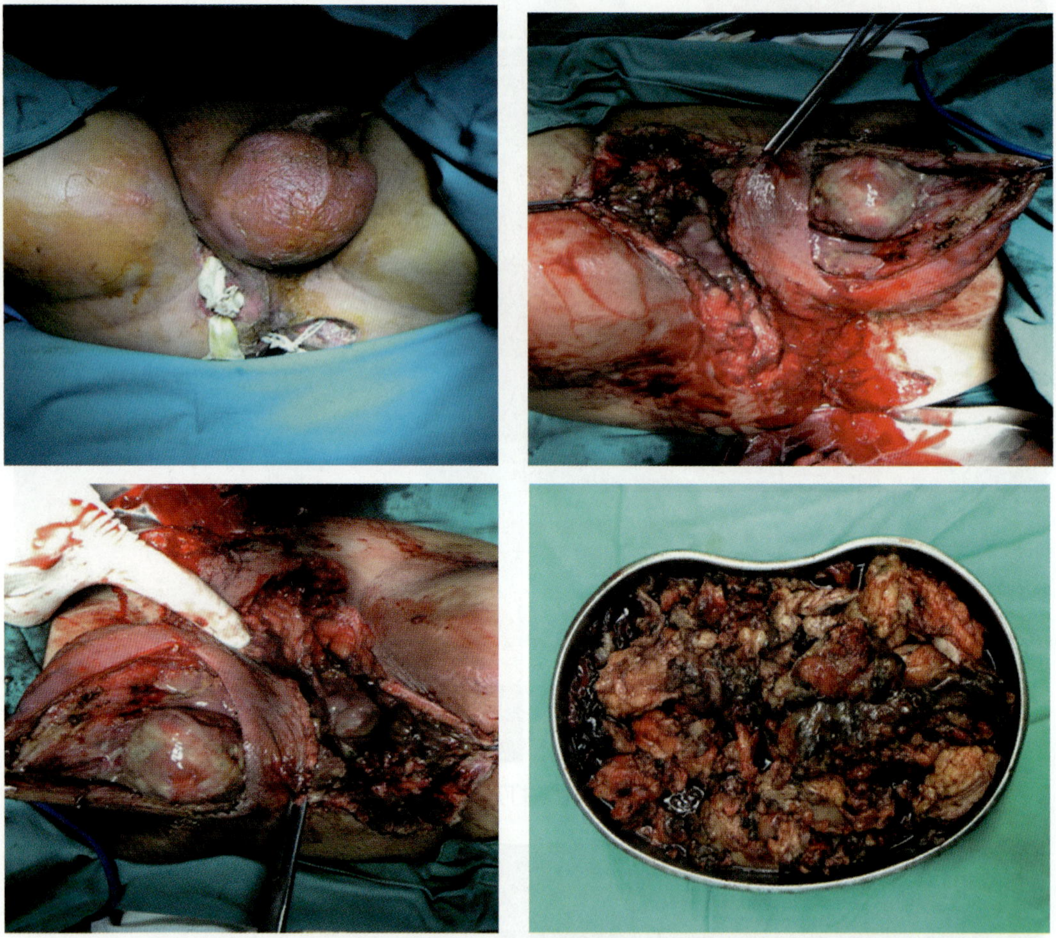

图 10-2-58 术中：打开感染灶给予彻底清创，切除大量感染坏死组织

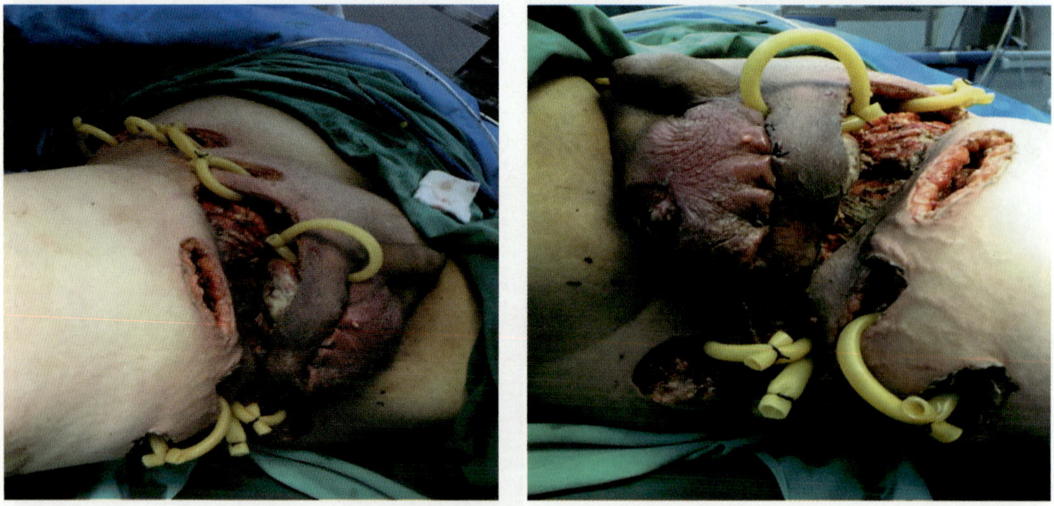

图 10-2-59 术后第 3 天：切口挂线

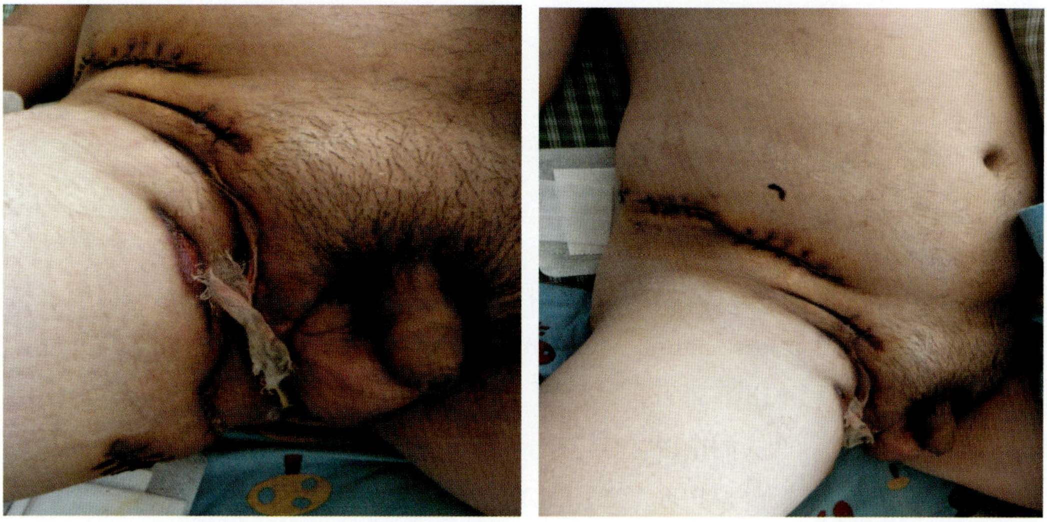

图 10-2-60 术后第 35 天：腹壁会阴部切口缝合后，逐渐愈合

三、坏死性筋膜炎治疗体会

1. 手术彻底清创是原则 一旦确诊，立即手术、彻底清创。越早手术，患者生存率越高。有文献报道，该病发病24小时内进行手术，死亡率约为6%；发病24～48小时内进行手术，死亡率升高至24%；发病6天后做广泛切开引流者，死亡率高达50%以上。

2. 术后换药是关键 用过氧化氢溶液或甲硝唑注射液反复冲洗以确保引流通畅，保证创面不留死腔。

3. 术后高压氧治疗是有效的辅助治疗手段

4. 抗生素在治疗中起重要作用 术后即时抗感染并纠正电解质失衡。以三代以上的头孢类抗生素为主（如四代头孢泰能），辅以甲硝唑或替硝唑等抗厌氧菌药物，待细菌培养及药敏试验结果回示后调整用药；全身症状较重者可同时应用糖皮质激素。

5. 营养支持是保证治疗效果的坚强后盾 患者感染面积广、病程长、营养差，需要营养支持以保证创口的愈合，因此可根据具体情况对症处理，如纠正低蛋白血症、输血、纠正水电解质紊乱等支持治疗。同时，治疗原发基础疾病也是保证患者预后的一个重要因素。

6. 控制血糖贯穿始终

参考文献

[1] 席作武. 肛肠病临床诊疗实训大全[M]. 西安：西安交通大学出版社，2015.

[2] Herand Abcarian，Jose Cintron，Richard Nelson. 肛肠手术并发症的预防与处理[M]. 王振宜，郭修田，邵万金，等译. 上海：上海浦江教育出版社有限公司，2021.

[3] 周世印. 溃疡性结肠炎的中医治疗[M]. 郑州：河南科学技术出版社，1991.

[4] 聂敏，李春雨. 肛肠外科护理[M]. 北京：人民卫生出版社，2018.

[5] 刘国栋，杨阳. 肛瘘手术后的并发症及其治疗措施探讨[J]. 世界最新医学信息文摘，2015，15（84）：127-128.

[6] 维奥来尔·霍查. 肛裂术后常见并发症的处理方法[J]. 中国医刊，2008（11）：27-29.

[7] 刘宝华.《便秘外科诊治指南》（2017年版）解读[J]. 中华胃肠外科杂志，2017，20（12）：1331-1333.

[8] 高金龙，张桢，徐月. 坏死性筋膜炎证治体会[J]. 中国中医急症，2020，29（2）：361-363.